The Dermato-Venereology Volume

Interpretation
of Clinical Pathway
and Therapeutic Drugs

临床路径治疗药物释义

INTERPRETATION OF CLINICAL PATHWAY AND THERAPEUTIC DRUGS

皮肤病及性病学分册

《临床路径治疗药物释义》专家组 编

中国协和医科大学出版社
北 京

图书在版编目（CIP）数据

临床路径治疗药物释义·皮肤病及性病学分册/《临床路径治疗药物释义》专家组编. —北京：中国协和医科大学出版社，2022.7
ISBN 978-7-5679-1980-8

Ⅰ. ①临… Ⅱ. ①临… Ⅲ. ①皮肤病-用药法 ②性病-用药法 Ⅳ. ①R452

中国版本图书馆 CIP 数据核字（2022）第 077685 号

临床路径治疗药物释义·皮肤病及性病学分册

编　　者：《临床路径治疗药物释义》专家组
责任编辑：许进力　王朝霞
丛书总策划：张晶晶　冯佳佳
本书策划：边林娜　张晶晶

出版发行：中国协和医科大学出版社
（北京市东城区东单三条 9 号　邮编 100730　电话 010-65260431）
网　址：www.pumcp.com
经　销：新华书店总店北京发行所
印　刷：北京天恒嘉业印刷有限公司

开　本：787mm×1092mm　1/16
印　张：36
字　数：960 千字
版　次：2022 年 7 月第 1 版
印　次：2022 年 7 月第 1 次印刷
定　价：226.00 元

ISBN 978-7-5679-1980-8

皮肤病及性病学临床路径及相关释义编审专家名单

（按姓氏笔画排序）

马东来　中国医学科学院北京协和医院
王　涛　中国医学科学院北京协和医院
王文明　中国医学科学院北京协和医院
王宝玺　中国医学科学院整形外科医院
王海朦　中国医学科学院北京协和医院
邓丹琪　昆明医科大学第二附属医院
朱学骏　北京大学第一医院
乔　菊　中国医学科学院北京协和医院
刘笑纯　中国医学科学院皮肤病医院
刘爱民　中国医学科学院北京协和医院
孙秋宁　中国医学科学院北京协和医院
杨　柳　华中科技大学同济医学院附属协和医院
杨雪源　中国医学科学院皮肤病学研究所
李　军　中国医学科学院北京协和医院
李若瑜　北京大学第一医院
吴　易　广西医科大学第二附属医院
吴　超　中国医学科学院北京协和医院
何春涤　中国医科大学附属第一医院
何春霞　中国医学科学院北京协和医院
张学军　安徽医科大学第一附属医院
张建中　北京大学人民医院
陈　伟　中国医学科学院北京协和医院
陈喜雪　北京大学第一医院
罗杰峰　广西医科大学第二附属医院
郑　捷　上海交通大学医学院附属瑞金医院
郑　敏　浙江大学医学院附属第二医院
郑和义　中国医学科学院北京协和医院
郝　飞　第三军医大学西南医院
施　辛　苏州大学附属第二医院
施若非　上海交通大学医学院附属瑞金医院
姚　煦　中国医学科学院皮肤病医院
秦安京　首都医科大学附属复兴医院
晋红中　中国医学科学院北京协和医院

顾　恒　中国医学科学院皮肤病医院
徐金华　复旦大学附属华山医院
陶　娟　华中科技大学同济医学院附属协和医院
曹　华　上海交通大学医学院附属瑞金医院
崔　勇　安徽医科大学第一附属医院
渠　涛　中国医学科学院北京协和医院
曾凡钦　中山大学附属第二医院
曾跃平　中国医学科学院北京协和医院
潘　萌　上海交通大学医学院附属瑞金医院

《临床路径治疗药物释义》编审专家名单

编写指导专家

金有豫　首都医科大学
孙忠实　中国人民解放军总医院第六医学中心
李大魁　中国医学科学院北京协和医院
王汝龙　首都医科大学附属北京友谊医院
孙春华　北京医院
贡联兵　中国人民解放军第 305 医院
李玉珍　北京大学人民医院
王育琴　首都医科大学宣武医院
汤致强　中国医学科学院肿瘤医院
郭代红　中国人民解放军总医院第一医学中心
胡　欣　北京医院
史录文　北京大学医学部
翟所迪　北京大学第三医院
赵志刚　首都医科大学附属北京天坛医院
梅　丹　中国医学科学院北京协和医院
崔一民　北京大学第一医院

编　委（按姓氏笔画排序）

丁玉峰　华中科技大学同济医学院附属同济医院
卜书红　南方医科大学南方医院
马满玲　哈尔滨医科大学附属第一医院
王伟兰　中国人民解放军总医院第一医学中心
王咏梅　首都医科大学附属北京佑安医院
王晓玲　首都医科大学附属北京儿童医院
方建国　华中科技大学同济医学院附属同济医院
史亦丽　中国医学科学院北京协和医院
吕迁洲　复旦大学附属中山医院
朱　珠　中国医学科学院北京协和医院
朱　曼　中国人民解放军总医院第一医学中心
刘丽宏　中日友好医院
刘丽萍　中国人民解放军总医院第五医学中心
刘皋林　上海交通大学附属第一人民医院
孙春华　北京医院

孙路路　首都医科大学附属北京世纪坛医院
杜　光　华中科技大学同济医学院附属同济医院
杜广清　首都医科大学附属北京康复医院
李　静　煤炭总医院
李国辉　中国医学科学院肿瘤医院
李雪宁　复旦大学附属中山医院
杨会霞　清华大学第二附属医院
杨莉萍　北京医院
吴建龙　深圳市第二人民医院
沈　素　首都医科大学附属北京友谊医院
张　渊　上海交通大学附属第六人民医院
张相林　中日友好医院
张艳华　北京大学肿瘤医院
陆奇志　广西壮族自治区江滨医院
陆瑶华　上海交通大学附属第六人民医院
陈瑞玲　首都医科大学附属北京天坛医院
林　阳　首都医科大学附属北京安贞医院
周　颖　北京大学第一医院
屈　建　安徽省立医院
侯　宁　山东省立医院
侯连兵　南方医科大学南方医院
徐小薇　中国医学科学院北京协和医院
郭海飞　北京大学第六医院
陶　玲　中山大学附属第三医院
蔡　芸　中国人民解放军总医院第一医学中心

《临床路径治疗药物释义·皮肤病及性病学分册》参编专家名单

（按姓氏笔画排序）

丁玉峰　卜书红　马东来　马满玲　王　涛　王文明　王伟兰　王汝龙
王咏梅　王育琴　王宝玺　王晓玲　王海朦　方建国　邓丹琪　史亦丽
史录文　吕迁洲　朱　珠　朱　曼　朱学骏　乔　菊　刘丽宏　刘丽萍
刘笑纯　刘皋林　刘爱民　汤致强　孙忠实　孙春华　孙秋宁　孙路路
贡联兵　杜　光　杜广清　杨　柳　杨会霞　杨莉萍　杨雪源　李　军
李　静　李大魁　李玉珍　李若瑜　李国辉　李雪宁　吴　易　吴　超
吴建龙　何春涤　何春霞　沈　素　张　渊　张学军　张建中　张相林
张艳华　陆奇志　陆瑶华　陈　伟　陈喜雪　陈瑞玲　林　阳　罗杰峰
金有豫　周　颖　郑　捷　郑　敏　郑和义　屈　建　赵志刚　郝　飞
胡　欣　侯　宁　侯连兵　施　辛　施若非　姚　煦　秦安京　晋红中
顾　恒　徐小薇　徐金华　郭代红　郭海飞　陶　玲　陶　娟　梅　丹
曹　华　崔一民　崔　勇　渠　涛　曾凡钦　曾跃平　蔡　芸　翟所迪
潘　萌

序 言

由于历史、地域、医学教育背景、临床医学基础以及中医、西医并存等诸多因素，造成了我国在不同地区、不同医院在同一疾病诊疗上的巨大差异。所谓“差异”，实质上就是不规范。临床诊疗的不规范不仅导致了患者不能得到合理诊断与治疗，还导致了患者诊疗开支的无谓增加，还是医患矛盾发生的重要原因之一。这一现象在我们皮肤性病科的表现尤为突出。由于我国的医疗基础薄弱，皮肤病学科长期来受重视程度低，造成我们这个学科的医疗主体——皮肤性病科临床医师队伍的严重良莠不齐。获得高学历、经过正规临床训练的皮肤科医师大都集中在大城市的三级医院。缺乏规范化培训、医学院校一毕业还未接受基本的临床知识和技能训练，穿上白大褂就成为皮肤科专科医师的在我国皮肤性病科医师队伍中不在少数。

皮肤性病学科是一门复杂学科，堪称临床医学二级学科中最为庞杂的，内容涉及临床各学科。皮肤性病既有其特有的疾病特点，病种多达1000余个，是临床各个学科中病种数最多的；还与其他临床各学科有密切联系和交叉，几乎与临床各科相关；皮肤疾病常伴有多脏器、多系统的受累或是其他系统疾病在皮肤的表现；一些与之相关的基础学科如病理学、免疫学、遗传学、肿瘤学、医学微生物学、外科手术学及近年来方兴未艾的分子生物学、激光医学、影像医学等技术与理论越来越多地被应用于皮肤性病的临床诊断和治疗。因此，皮肤性病科临床医师应具备较其他专科医师更为宽广的临床医学知识和技能。

我国目前皮肤性病治疗的现况可以借用我国著名皮肤性病学家、中国医学科学院皮肤病学研究所孙建芳教授的话来概括，是“千人千方”即对同一疾病各个医师都有自己的不同处方，而欧美是“千人一方”。对一个门诊就诊的患者，特别是一个住院的患者，到底应该做哪些检查，通过哪些检查可以有助于诊断和鉴别诊断，哪些检查对了解患者有无皮肤外的系统损害是必需的而哪些检查是过度的，是为医院或科室而不是为患者进行的，都没有一个合适的规范，结果或是出现突发意外而没有对重要脏器在入院时进行评价的资料，酿成医疗纠纷甚至医疗事故，或是被患者投诉“过度检查”。

基于以上现象，显示我国目前临床诊疗亟待规范化，特别是在皮肤性病学科。由我国部分富有临床经验的资深皮肤科医师制定的、中国协和医科大学出版社出版的《临床路径治疗药物释义·皮肤病及性病学分册》对部分常见皮肤病的入院后在不同的时间节点应该进行的与疾病相关的必须检查和处理，可能出现的并发症、排除与疾病相关或药物治疗可能后发生的器官与系统病变应该进行的预先检查和处理进行了规范性介绍，即“临床路径”；同时，还对皮肤科常用药物的药理特点和临床应用进行了释义。希望这本书能够成为每个皮肤性病科医师的案头必备之书，希望这本书对我国皮肤性病学界的规范化诊疗和治疗有所助益。

我国的皮肤性病学科与其他临床各个学科一样，其规范化的诊断与治疗还有漫长的路要走，现在仅仅是开始。更多疾病的“临床路径”还在制订中。让我们一起努力，为我国临床诊疗的逐步规范化作出贡献，从中提高自我、造福患者、造福后代、利及国家。

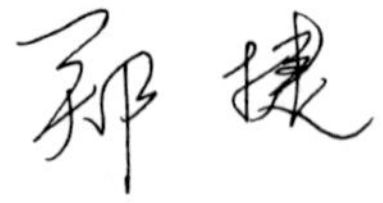

中华医学会皮肤性病学分会　前主任委员
上海交通大学医学院　皮肤性病学教授
上海交通大学医学院附属瑞金医院　皮肤科主任、主任医师

前 言

临床路径是由医院管理人员、医师、护师、药师、医技师等多学科专家共同参与，针对特定病种或病例组合的诊疗流程，整合检查、检验、诊断、治疗和护理等多种诊疗措施而制定的标准化、表格化的诊疗规范。开展临床路径工作是实现医疗保健优化、系统化、标准化和全程质量管理的重要途径。

为更好地贯彻国务院办公厅医药卫生体制改革的有关精神，帮助各级医疗机构开展临床路径管理，保证临床路径工作顺利开展，受国家卫生和计划生育委员会委托，中国医学科学院承担了组织编写《临床路径释义》的工作。在此基础上，中国协和医科大学出版社组织国内临床药学、药理学等领域的专家共同编写了《临床路径治疗药物释义》，就临床路径及相关释义中涉及药物的部分进行了补充释义和拓展阅读。

参加本书编写的专家大多数亲身经历了医院临床路径试点工作。他们根据临床路径各病种的具体特点，设计了便于临床医师在诊疗过程中查阅的药品表单，对药物信息进行了系统、简明阐述。全书涵盖了药品的政策和学术来源，并在临床路径及相关释义中，对“治疗方案选择”“选择用药方案”“术前、术中、术后”用药、“医师表单医嘱用药”等项下涉及相关药物的信息进行了归纳整理。

随着医药科技的不断进步，临床路径将根据循证医学的原则动态修正；与此同时，不同地域的不同医疗机构也应根据自身情况，合理制订适合本地区、本院实际情况的临床路径。因时间和条件限制，书中的不足之处在所难免，欢迎同行诸君批评指正。

编　者

2022 年 2 月

目 录

第一篇

皮肤病及性病学临床路径及相关释义

Interpretation

of Clinical Pathway

第一章

寻常痤疮临床路径释义

【医疗质量控制指标】

指标一、把握治疗的安全性和疗效平衡

指标二、分级治疗

指标三、定期随访

一、寻常痤疮编码

疾病名称及编码：寻常痤疮（ICD-10：L70.0）

二、临床路径检索方法

L70.0

三、国家医疗保障疾病诊断相关分组（CHS-DRG）

MDCJ 皮肤、皮下组织及乳腺疾病及功能障碍

JZ1 其他皮肤及乳腺疾患

四、寻常痤疮临床路径标准门诊流程

（一）适用对象

第一诊断为寻常痤疮（不伴有并发症）。

释义

■ 本路径适用于第一诊断为寻常痤疮，包括非炎性皮损（开放性粉刺和闭合性粉刺）、炎性皮损（丘疹、脓疱）及不断进展的皮损（结节和囊肿），但不包括暴发性痤疮、聚合性痤疮、药物性痤疮、新生儿痤疮、婴儿痤疮等变异型或累及骨关节、伴发热、肝脾大等并发症的严重痤疮。

（二）诊断依据

根据《临床诊疗指南·皮肤病与性病分册》（中华医学会编著，人民卫生出版社）、《临床技术操作规范·皮肤病与性病分册》（中华医学会编著，人民军医出版社）。

1. 多见于青春期人群，好发于面部、上胸、背及肩部等皮脂溢出部位。
2. 基本损害为圆锥形丘疹，又称粉刺，分为开放性的黑头粉刺和闭合性的白头粉刺，同时伴有炎症损害如丘疹、脓疱、结节、囊肿等。
3. 一般无自觉症状，可有轻微痒、痛，病情时轻时重，呈慢性经过，可遗留色素沉着、瘢痕。

根据痤疮皮损性质及严重程度可将痤疮分为三度4级：

Ⅰ级（轻度）：仅有粉刺。

Ⅱ级（中度）：除粉刺外还有炎性丘疹。

Ⅲ级（中度）：除有粉刺、炎性丘疹外还有脓疱。
Ⅳ级（重度）：除有粉刺、炎性丘疹及脓疱外还有结节、囊肿或瘢痕。

释义

■ 寻常痤疮的诊断中抓住发病年龄（85%患者在12~24岁）、皮损形态（粉刺、丘疹、脓疱，大多数情况下呈多形性损害）及部位（面部为主，可以累及胸部、背部和肩部）这3个要点，容易与发生在面部的很多疾病区别。诊断中需关注成年女性痤疮患者的表现有一定特殊性，并注意合并雄激素增多症表现如多毛、脱发和脂溢性皮炎等，必要时做性激素检查。需要与痤疮样疹、毛囊炎、皮脂腺增生、玫瑰痤疮、口周皮炎、毛发苔藓、粟丘疹等鉴别。痤疮的分级主要是根据皮损的性质而不依赖于皮损的数量，这是决定治疗策略的重要基础，方便临床医生掌握。并且不同的皮损性质其发病机制也有差异，如粉刺主要是毛囊上部的角化，而丘疹脓疱主要为继发的炎症反应。

（三）治疗方案的选择

根据《临床治疗指南·皮肤病与性病分册》（中华医学会编著，人民卫生出版社）、《临床技术操作规范·皮肤病与性病分册》（中华医学会编著，人民军医出版社）、《中国痤疮治疗指南》（中国医师协会皮肤科医师分会，2008年）。
1. 局部治疗。
2. 系统治疗（抗菌药物治疗、维A酸治疗、激素治疗）。
3. 物理治疗。
4. 中医中药。

释义

■ 局部治疗主要指外用药物治疗，是各种类型痤疮的基础治疗，也是维持治疗的重要手段。系统治疗通常指口服药物治疗，可选择的药物包括抗菌药物、维A酸及激素，通常适合于2级及以上患者。药物治疗是痤疮治疗中不可代替的手段，物理治疗在帮助提高药物疗效、抗炎和皮损修复中发挥一定的治疗作用。中医中药在痤疮治疗中也有肯定的疗效。

■ 维A酸类药物主要指口服异维A酸，治疗效果显著，但因具有一定不良反应故不作为轻型痤疮的首选治疗。激素治疗包括雌激素、抗雄激素类药物及糖皮质激素。口服糖皮质激素本身可能诱发痤疮，故仅小量（通常每日低于泼尼松20~40mg剂量）、短期（通常控制在2~3周）用于治疗初期且炎症较重的患者。

（四）进入路径标准

1. 第一诊断必须符合ICD-10：L70.0寻常痤疮（不伴有并发症）疾病编码。
2. 当患者同时具有其他疾病诊断，但不需要特殊处理也不影响第一诊断的临床路径流程实施时，可以进入路径。

释义

■ 明确属于寻常痤疮，且排除痤疮变异型等特殊类型的痤疮可以进入本路径。同时无肝、肾、关节等合并症或并发症。当合并有严重的肝肾疾病或伴有严重内分泌疾病时，或长期大剂量使用糖皮质激素治疗其他疾病时，不应进入本路径。

（五）治疗方案与药物选择

1. 局部治疗：外用维A酸类药物、过氧化苯甲酰、抗菌药物、壬二酸、二硫化硒等，用药时间视病情而定。

2. 系统治疗：

（1）抗菌药物治疗：应首选四环素类，其次为大环内酯类，疗程6~12周。其他如甲硝唑也可酌情使用，但β-内酰胺类和喹诺酮类抗菌药物不宜选择。

（2）维A酸治疗：主要是口服异维A酸，通常用于重度患者，也可用于其他方法治疗无效的中度痤疮患者。每日剂量取决于患者体重，疗程视病情而定。须向患者说明异维A酸可能引起的不良反应，如皮肤黏膜干燥、肝功能异常、血脂异常、致畸等。

（3）激素治疗：可选择复方醋酸环丙酮片、醋酸环丙氯地孕酮等，应当根据患者月经周期服用，疗程3~4个月或视病情而定。抗雄激素药物也可选择螺内酯。口服雌激素类制剂及螺内酯主要用于女性患者。糖皮质激素主要用于严重的结节囊肿性痤疮、暴发性痤疮或聚合性痤疮的病情进展期，多采用小剂量短期使用。也可结节和/或囊肿内注射糖皮质激素。

3. 物理治疗：光疗法包括单纯蓝光（415nm）、蓝光与红光（630nm）联合疗法、红光加5-氨基酮戊酸（5-ALA）光动力疗法等，其中光动力疗法需要一定的设备，且主要用于重度痤疮或结节囊肿性痤疮；激光疗法如1450nm激光、强脉冲光（IPL）、脉冲染料激光等；粉刺挑除。治疗时间视病情而定。

4. 中医治疗：辨证论治，随症加减。

释义

■ 局部治疗：外用维A酸类药具有溶解粉刺、预防新粉刺形成及抗炎等特性，是治疗粉刺、轻中度炎性痤疮的基础治疗方法。可供选择的药物包括0.025%维A酸、0.1%维A酸、0.1%阿达帕林、0.1%他扎罗汀和0.05%异维A酸等，剂型有凝胶或乳膏等，使用中主要是局部刺激反应。可以考虑从低浓度开始如0.025%维A酸，2~4周耐受后改为0.1%维A酸，或采用每晚短期接触疗法，如使用0.1%他扎罗汀乳膏30分钟后出现刺激反应就立即洗掉，坚持使用3~5天看是否能建立耐受。过氧化苯甲酰和壬二酸可抑制痤疮丙酸杆菌繁殖，主要用于炎症性痤疮。外用抗菌药物主要有克林霉素和红霉素类，也可使用复方多黏菌素B软膏，通常不宜单独长期使用。

■ 系统治疗：口服抗菌药物主要用于中度及部分重度痤疮患者。四环素类药物因抗炎作用强且容易渗透到毛囊皮脂腺而成为首选，特别是米诺环素，其组织分布浓度高。对不能耐受四环素类的患者可用大环内酯类抗菌药物代替。抗菌药物使用中注意不良反应，特别是菌群失调、肝损害、色素沉着和头晕等，尤其是米诺环素。口服异维A酸是治疗重度患者的首选，但也可用于其他治疗无效的中度或迁延反复的患者。近年来主张小剂量（成人每日 10~20mg）及长疗程（4~6 个月），其安全性高，复发率低。异维 A 酸不良反应多，使用前需充分与患者沟通，并注意预防或对症处理各种不良反应。育龄妇女服药期间及服药后 3 个月应严格避孕。维胺酯是我国自主研发的治疗痤疮的维 A 酸制剂，起效慢，但不良反应较小，也可选择。激素类制剂通常选择需有严格的适应证，特别是避孕药，通常是患有迟发性痤疮、严重痤疮、口服异维 A 酸治疗有效但停药后很快复发的或迁延不愈的女性患者。糖皮质激素不常规用于痤疮的治疗，仅在严重的痤疮处于进展阶段可短疗程（2~3 周）、低剂量（每日泼尼松 20~40mg）使用。

■ 物理治疗：红光或蓝光主要针对炎性丘疹脓疱患者，通常每周 2 次，连续使用 4~8 周。光动力疗法是重度痤疮的一种治疗选择，因需要特殊的设备及较高的费用，需严格掌握适应证，主要用于药物治疗效果不佳，或不能耐受药物治疗不良反应，或不愿意接受药物治疗的重度或囊肿结节性痤疮患者。激光或强脉冲光多用于痤疮恢复后局部皮肤的修复。重度痤疮常形成瘢痕。对于增生性瘢痕，常用局部封闭治疗（包括激素，五氟尿嘧啶等）及脉冲染料激光，填充治疗等。

■ 中医中药：治疗痤疮有明确的疗效，但需要遵循中医理论，辨证施治。中药外治法：需根据皮损的特点、部位、性质来选择适宜的药物，并应注意所选药物的禁忌证，可选用复方黄柏液涂剂湿敷，用于炎性丘疹、脓疱皮损，起到清热利湿、泻火解毒的作用。

（六）门诊检查项目

根据患者病情选择的项目：

1. 病原学检测：患者可进行蠕形螨、马拉色菌等病原菌学检查，以利于鉴别诊断，有条件可监测痤疮丙酸杆菌的耐药性，指导临床合理用药。
2. 内分泌检查：女性痤疮患者如同时伴有皮脂溢出、多毛、月经稀发过少或闭经、不孕等，可检测性激素水平，必要时需排除多囊卵巢综合征等。
3. 服药后安全性监测：拟行异维 A 酸系统治疗者，在开始治疗前应当进行肝功能和血脂检查，并在治疗后每 2~4 周复查。

释义

■ 通常寻常痤疮容易诊断，不需要做过多的检查。鉴于绝大多数患者内分泌是正常的，因此不常规检查性激素，除非出现多毛、月经不调且皮损严重、治疗抵抗的情况。对于肝功能及血脂监测，通常治疗开始 3 个月需定期检查，如无异常可停止监测。

（七）临床治愈标准

临床症状消失，原有皮损基本消退，无新发皮损，临床疗效指数≥90%。

释义

■ 寻常痤疮通常容易反复发作，对达到临床治愈的患者应主要维持治疗，可以选择外用 0.1%阿达帕林凝胶或 0.1%他扎罗汀乳膏每晚 1 次，连续使用 6 个月或更长时间。

（八）变异及原因分析

1. 对门诊常规治疗效果差者，可酌情住院治疗。
2. 伴有其他基础疾病或并发症，需进一步诊断及治疗或转至其他相应科室诊治，延长住院时间，增加住院费用。

释义

■ 寻常痤疮通常以门诊治疗为主，除非出现严重的并发症如高热、关节疼痛、肝脾大或发生严重的药物不良反应等，可以考虑住院治疗。

五、寻常痤疮临床路径给药方案

【用药选择】

1. 根据病情严重程度选择用药。通常依据皮损的性质将疾病分为轻度（Ⅰ级）、中度（Ⅱ级、Ⅲ级）和重度（Ⅳ级）。
2. 轻度痤疮不推荐口服药物治疗，以外用药物为主，治疗首选维 A 酸类制剂，如果无效可以考虑联合外用过氧苯甲酰等。
3. 中度痤疮如果临床表现以丘疹为主，可以首选外用疗法，包括过氧苯甲酰等，如果无效可以联合口服抗菌药物，必要时结合红蓝光。

【药学提示】

1. 异维 A 酸属于第一代维 A 酸，是全反式维 A 酸的立体异构体。口服具有重要的治疗痤疮的作用，通过选择性结合维 A 酸核受体发挥以下作用：①影响皮脂腺的功能，包括缩小皮脂腺体积、抑制皮脂腺活性、减少皮脂腺分泌等，从而间接改变环境，不利于痤疮丙酸杆菌繁殖；②具有抗角化、抑制表皮细胞过度增殖和促进其分化的作用，可减轻毛囊口和皮脂腺导管口的角化；③通过影响单核细胞和淋巴细胞功能，抑制中性粒细胞的趋化而发挥抗炎作用。口服吸收迅速，生物利用度较低，需餐后服用以提高生物利用度。
2. 四环素类药物，因其可有效到达毛囊皮脂腺部位、有效抑制痤疮丙酸杆菌及非特异性的抗炎作用而成为治疗痤疮的首选。四环素是最廉价的选择，空腹服用生物利用度高，但需要分次给药。多西环素是四环素良好的代替药，其口服吸收好，抗菌活性强。近年来采用亚抗菌剂量疗法，即每次 20mg，每日 2 次，可以获得有效抗炎作用的同时，减少诱导全身细菌的耐药性产生。米诺环素是治疗寻常痤疮最有效的口服抗菌药物，当痤疮丙酸杆菌对四环素耐药时，米诺环素是极好的替代之选。

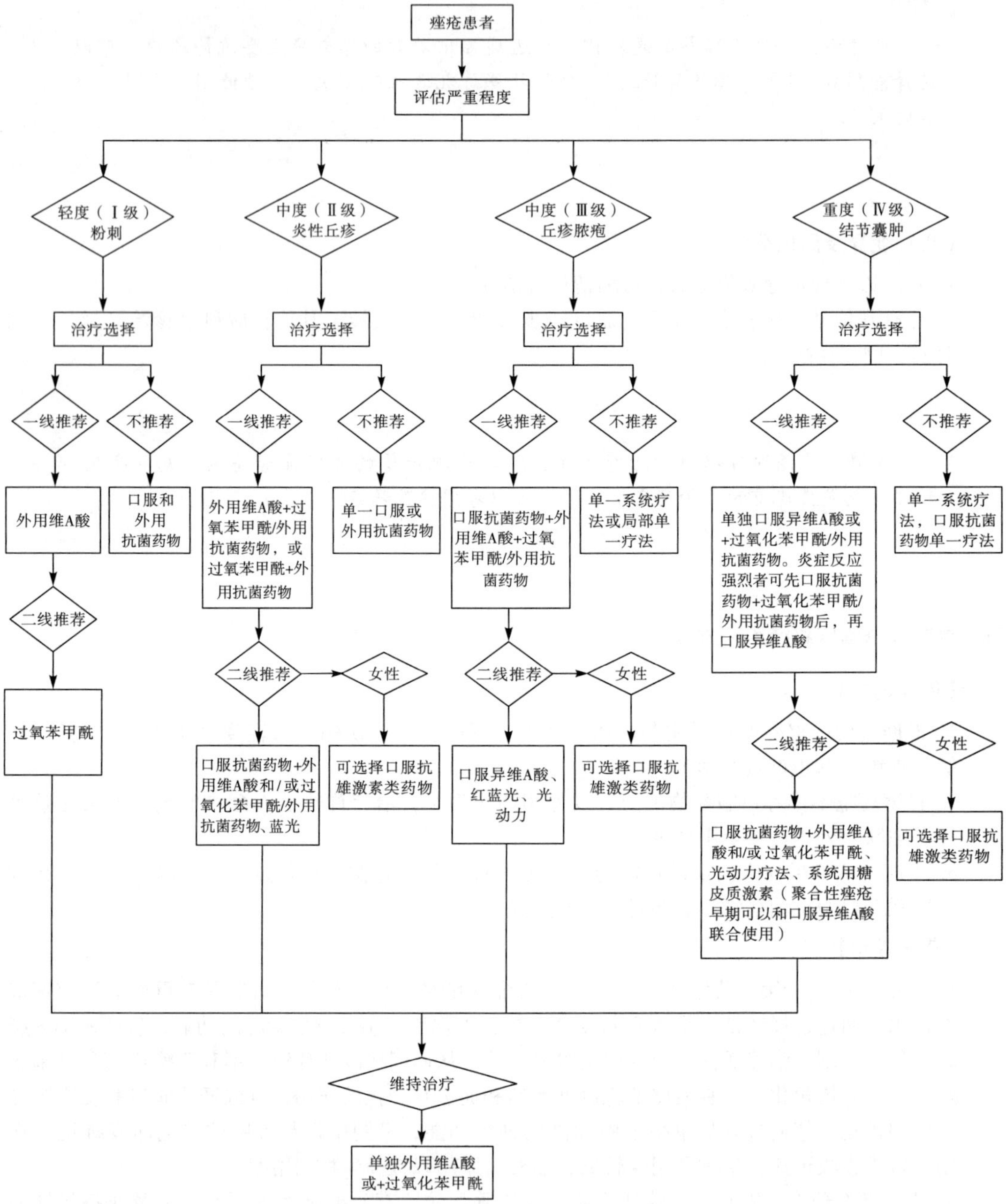

【注意事项】

1. 异维A酸口服有严重的致畸作用，孕妇及拟妊娠的妇女禁用，服药期间及服药后3个月应严格避孕。对本品过敏、严重的肝肾功能不全、严重的高脂血症、12岁以下儿童禁用或慎用。其他不良反应较多，但多为可逆性的，其反应轻重与剂量大小、疗程长短及个体耐受性有关。
2. 四环素类药物治疗中大约5%患者可出现阴道炎或肛周瘙痒，发病部位可以检查出念珠菌。8岁以下儿童使用可能会出现牙齿黄染。多西环素较常发生光敏反应。米诺环素服药后会出现眩晕，故主张晚上单剂量服药。另外，米诺环素还存在色素沉着等不良反应。

服用避孕药可能出现恶心、月经不调、黄褐斑、体重增加、乳房胀痛等不良反应，极少数情况下发生血栓性静脉炎和肺栓塞等严重不良反应。

六、寻常痤疮患者护理规范

1. 适当清洁皮肤，特别是皮肤油腻比较明显的患者更要注重皮肤的清洁。通常用温水清洁就可以满足大多数患者，也可借助洗面奶清洁皮肤，但不要过度清洁皮肤，以免损伤皮肤屏障。
2. 避免挤压或针挑粉刺或丘疹，以免诱发或加重皮肤炎症反应，增加皮肤色素沉着、瘢痕形成的风险。
3. 炎症较为明显时，特别是伴有敏感皮肤时可以酌情考虑用3%硼酸或生理盐水湿敷，每日1~2次，每次30分钟。
4. 适当护肤，包括使用防晒霜或保湿霜。

七、寻常痤疮患者营养治疗规范

饮食要均衡，多食蔬菜、水果。清淡饮食对于控制痤疮很重要。避免过度食用高能量饮食，如油炸食品、巧克力、牛奶等。辛辣食物、浓茶、浓咖啡等因人而异，不一定每个人都需要限制。

八、寻常痤疮患者健康宣教

1. 要有良好的心态正确面对痤疮。痤疮是青春期很常见的表现，发生率高达90%以上。不能因为痤疮而产生消极情绪，甚至抑郁。重视痤疮合理规范的治疗。轻度痤疮通过控制饮食、皮肤护理或外用药物就可以有效控制，严重痤疮特别是容易形成瘢痕的痤疮需要及时有效的治疗，以免对容貌产生严重的影响。
2. 饮食要多元化，多饮食，少饮碳水化合物饮料。避免过量食入高能量的食物，以免诱发体内激素的异常分泌，促进痤疮的发生和发展。
3. 要保证足够睡眠，避免因熬夜、睡眠不规律影响到皮脂腺的功能调节。
4. 要保证心情舒畅，避免精神压力过度。精神压力可以影响到皮脂腺功能，加重痤疮。
5. 要保持大便通畅，养成每日定时大便的习惯。便秘可以诱导肠道菌群紊乱，加重痤疮的炎症过程。
6. 要正确护肤。可以使用防晒霜、保湿霜或面膜等，但需要在医生指导下使用。如果工作或生活需要可以化淡妆，但应避免化浓妆，以免形成化妆品性痤疮，使病情复杂化。
7. 痤疮容易反复发作，定期复诊并按照医嘱完成一定的疗程很重要，同时要注意药物不良反应并及时处理。

附：原表单（2016年版）

寻常痤疮临床路径表单

适用对象：第一诊断为寻常痤疮（ICD-10：L70.0）

患者姓名：	性别：　年龄：　门诊号：
出诊日期：　年　月　日	第一次复诊日期：　年　月　日
第二次复诊日期：　年　月　日	第三次复诊日期：　年　月　日
标准门诊治疗时间：6~12周	

时间	初诊第1天	门诊第2~3周
主要诊疗工作	□ 询问病史及体格检查 □ 完成门诊初诊病历 □ 完成病情评估和治疗方案 □ 向患者或其家属交代注意事项，预约复诊日期 □ 患者或其家属签署接受光动力（或果酸、激光、激素）治疗知情同意书（必要时）	□ 询问病史及体格检查 □ 完成门诊复诊病历 □ 根据患者的病情变化和治疗反应及时调整治疗方案 □ 防治药物的不良反应
重点医嘱	门诊医嘱： □ 进行疾病的宣教 □ 忌辛辣、低脂饮食 □ 局部药物治疗 □ 中医治疗（视病情） □ 抗菌药物治疗（视病情） □ 维A酸治疗（视病情） □ 激素治疗（视病情） □ 物理治疗（视病情） □ 激素水平测定、超声检查、尿妊娠试验、肝功能、血脂检查（必要时）、痤疮丙酸杆菌培养及药敏试验（必要时）	门诊医嘱： □ 忌辛辣、低脂饮食 □ 局部药物治疗 □ 中医治疗（视病情） □ 抗菌药物治疗（视病情） □ 维A酸治疗（视病情） □ 激素治疗（视病情） □ 物理治疗（视病情）
病情变异记录	□ 无　□ 有，原因： 1. 2.	□ 无　□ 有，原因： 1. 2.
医师签名		

第二章

重症多形红斑/中毒性表皮坏死松解型药疹临床路径释义

【医疗质量控制指标】

指标一、住院重症多形红斑/中毒性表皮坏死松解型药疹病患者病因（药物）筛查诊断率

指标二、住院重症多形红斑/中毒性表皮坏死松解型药疹病患者的规范诊断率

指标三、住院重症多形红斑/中毒性表皮坏死松解型药疹病患者体表面积评估率

指标四、住院重症多形红斑/中毒性表皮坏死松解型药疹病患者进行严重度评估率

指标五、住院重症多形红斑/中毒性表皮坏死松解型药疹病患者进行免疫、感染、肿瘤筛查率

指标六、住院重症多形红斑/中毒性表皮坏死松解型药疹病患者规范系统治疗率

指标七、住院重症多形红斑/中毒性表皮坏死松解型药疹病患者感染监测率

指标八、住院重症多形红斑/中毒性表皮坏死松解型药疹病患者规范创面护理率

指标九、住院重症多形红斑/中毒性表皮坏死松解型药疹病患者并发症评估率

指标十、住院重症多形红斑/中毒性表皮坏死松解型药疹病患者康复情况评估率

指标十一、住院重症多形红斑/中毒性表皮坏死松解型药疹病患者精神神经症状筛查率

一、重症多形红斑/中毒性表皮坏死松解型药疹编码

疾病名称及编码：大疱型多型性红斑（ICD-10：L51.1）

中毒性表皮坏死松解症（ICD-10：L51.2）

二、临床路径检索方法

L51.1/L51.2

三、国家医疗保障疾病诊断相关分组（CHS-DRG）

MDCJ 皮肤、皮下组织及乳腺疾病及功能障碍

JS1 重大皮肤疾患

四、重症多形红斑/中毒性表皮坏死松解型药疹临床路径标准住院流程

（一）适用对象

第一诊断为重症多形红斑/中毒性表皮坏死松解型药疹（ICD-10：L51.1/L51.2）。

释义

■ 本路径适用对象为第一诊断为重症多形红斑/中毒性表皮坏死松解型药疹的患者。重症多形红斑/中毒性表皮坏死松解型药疹皮疹具有一定的特征性，结合临床病史、体格检查、实验室检查结果可明确诊断。

（二）诊断依据

根据《临床诊疗指南·皮肤病与性病分册》（中华医学会编著，人民卫生出版社，2006年），

《临床技术操作规范·皮肤病与性病分册》（中华医学会编著，人民军医出版社，2006 年）。

1. 明确的用药史。
2. 有一定的潜伏期。
3. 起病突然、进展迅速，皮疹呈泛发、对称性分布，伴有黏膜损害。
4. 伴发热等全身症状。

重症患者判定：

1. 重症多形红斑（史-约综合征）。
2. 中毒性表皮坏死松解症。

释义

■ 重症多形红斑/中毒性表皮坏死松解型药疹的诊断依据明确服药史，一定的潜伏期，突然、迅速泛发出现典型皮肤损害，伴有黏膜损害，有全身症状。

（三）治疗方案的选择

根据《临床诊疗指南·皮肤病与性病分册》（中华医学会编著，人民卫生出版社，2006 年），《临床技术操作规范·皮肤病与性病分册》（中华医学会编著，人民军医出版社，2006 年）。

1. 停用可疑致敏药物。
2. 足量糖皮质激素。
3. 大剂量静脉注射丙种球蛋白。
4. 免疫抑制剂。
5. 促进药物排泄。
6. 支持疗法。
7. 局部治疗及护理。
8. 防止继发感染。

释义

■ 立即停用致敏或可疑致敏性药物。糖皮质激素使用依据患者病情采取个体化治疗原则。静脉注射人免疫球蛋白有助于减少激素用量，缩短住院天数，减少激素不良反应，降低死亡率。注意补液及维持电解质平衡，加强支持治疗。皮肤糜烂者，加强包括外生殖器在内的皮肤护理，预防感染；口腔黏膜受累者，注意保持口腔清洁，含漱碳酸氢钠溶液。眼结膜受累者，注意眼部护理，避免粘连。条件允许尽可能单独房间，防止并发症及继发感染。

（四）标准住院日 14~28 天

释义

■ 激素首剂量应用后无新发皮疹，体温控制正常 4~5 天后激素可逐渐减量，激素减量过程中观察病情有无反复，当改为泼尼松口服时，可出院继续治疗。治疗顺利的重症多形红斑/中毒性表皮坏死松解型药疹标准住院时间为 14~28 天。

（五）进入路径标准

1. 第一诊断必须符合 ICD-10：L51.1/L51.2 重症多形红斑/中毒性表皮坏死松解型药疹。
2. 当患者同时具有其他疾病诊断，但在住院期间不需要特殊处理也不影响第一诊断的临床路径流程实施时，可以进入路径。

释义

■ 进入路径的患者需符合重症多形红斑/中毒性表皮坏死松解型药疹诊断标准。

■ 入院后常规检查发现以往没有发现的疾病或既往有基础疾病（如高血压、冠状动脉粥样硬化性心脏病、糖尿病、肝肾功能不全、各种感染等），经系统评估后对重症多形红斑/中毒性表皮坏死松解型药疹诊断治疗无特殊影响，仅需要药物维持治疗者，可进入路径。但可能会增加医疗费用，延长住院时间。

（六）入院当日

1. 检查项目：
（1）血常规、尿常规、大便常规及隐血。
（2）肝功能、肾功能、电解质、血糖、血脂、红细胞沉降率、C 反应蛋白、感染性疾病筛查（乙型肝炎、丙型肝炎、艾滋病、梅毒以及与药疹发生相关的病毒抗体与 DNA 载量如单纯疱疹病毒、巨细胞病毒等）；发热者行血清病原体培养及药敏试验。
（3）X 线胸片（或胸部 CT）、心电图、肝胆超声检查（视患者皮损情况、全身情况而定）。
（4）EB 病毒等检测、肿瘤指标筛查（必要时）。
2. 创面细菌培养及药敏试验。

释义

■ 入院后完善必须检查项目以评价患者的一般情况，通过对患者重要生命器官的系统评价以全面了解患者皮肤外器官状况。创面细菌、真菌培养及药敏试验判断糜烂面有无继发感染。完善相关病毒抗体与 DNA 载量检查，了解有无病毒参与该病的发生及发展。主管医师应认真分析检查结果，有发热者应行血培养，及时发现异常情况并采取相应处置。

■ 如患者一般情况差，治疗时注意排除系统感染。

（七）药物选择与使用时机

1. 糖皮质激素。
2. 支持治疗：维持水、电解质、酸碱平衡，纠正低蛋白血症，补充能量。
3. 大剂量丙种球蛋白治疗，用药时间为 3~5 天。
4. 免疫抑制剂。
5. 皮肤黏膜护理和局部治疗。
6. 选择用药：
（1）针对糖皮质激素副作用的辅助用药，如抑酸、保护胃黏膜、控制血糖、降压等药物；是否使用根据患者病史、症状而定。

（2）抗菌药物：使用时按照《抗菌药物临床应用指导原则》（卫医发〔2015〕43号）执行，根据创面/痰液细菌培养及药敏结果选用，用药时间视病情而定。

（3）抗真菌药物：用药时间视病情而定（限于伴有真菌感染者）。

（4）合并症的治疗。

（八）入院后必须复查的检查项目

1. 血常规、尿常规、大便常规及隐血。
2. 肝功能、肾功能、电解质、血糖、血脂等。
3. 血液、痰液及分泌物细菌和真菌培养，药敏试验。
4. 胸部X线片。

（九）出院标准

1. 皮疹基本痊愈，创面愈合无感染。
2. 糖皮质激素可改为口服。
3. 没有需要住院处理的并发症。

释义

■ 糖皮质激素为本病的治疗药物，使用时依据患者病情选用合适剂量。使用激素病情得到控制后，激素可逐渐减量。激素治疗过程中需密切监测可能出现的不良反应，减量过程中观察病情有无反复。

■ 患者一般情况差，皮损面积大，有合并感染，对常规治疗应答不敏感等情况，可考虑给予大剂量静脉用丙种球蛋白。

■ 注意水电解质平衡，加强对症支持治疗、纠正低蛋白血症、皮肤黏膜护理和局部治疗均对治疗结果非常重要。

（十）变异及原因分析

1. 继发严重感染者（如败血症），需反复多次行病原学检测及药敏试验，致住院时间延长。
2. 伴有心、肺、脑、肝、肾、胃肠道、血液等多器官或系统严重损害，需进行相应的治疗。
3. 由于糖皮质激素引起的并发症，如高血糖、电解质紊乱、消化道出血、继发感染等，需要进行相关的治疗。
4. 由于患者处于高敏状态，可能发生的药物再次致敏会导致病情的反复和住院天数的延长。

释义

■ 住院期间需每周复查血常规、尿常规、大便常规及隐血，监测有无继发感染、消化道溃疡等情况发生；复查肝功能、肾功能、电解质、血糖，监测有无药物性肝损伤、类固醇性糖尿病、电解质紊乱、血脂。

■ 根据患者病情选择：痰液细菌培养及药敏试验（继发肺部感染者）、痰液/大便真菌涂片及培养（肺部/肠道二重感染者）。血液细菌和真菌培养及药敏试验（血流感染者）。

五、重症多形红斑/中毒性表皮坏死松解型药疹临床路径给药方案

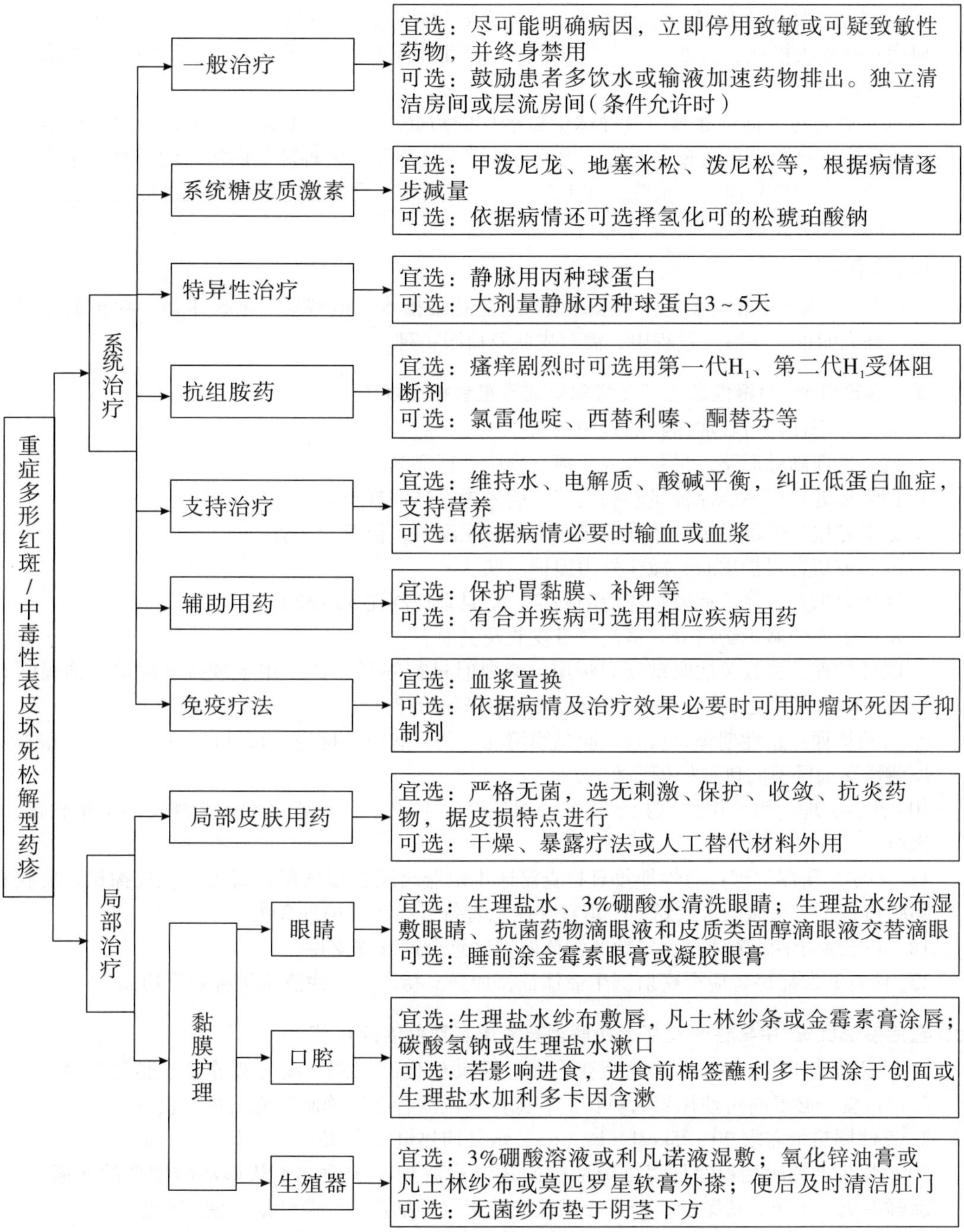

【用药选择】

1. 激素联合大剂量丙种球蛋白治疗。激素通常首选甲泼尼龙、地塞米松，均根据患者病情决定用药剂量。

2. 加用静脉用丙种球蛋白者，注意不良反应。

3. 合并感染者需行痰液细菌培养及药敏试验、真菌涂片及培养等选择敏感抗菌药物进行治疗。

【药学提示】

1. 接受系统糖皮质激素治疗的患者，可能会导致严重的不良反应（高血压、糖尿病、高脂血症、骨质疏松症、感染、胃肠道溃疡及无菌性骨坏死等）。因此，在使用中适当采取预防与治疗措施。

2. 通常患者对大剂量静脉用丙种球蛋白治疗的耐受性良好。不良反应通常为轻到中度，如输液反应、血压升高及腹部不适。无菌性脑膜炎是静脉用丙种球蛋白治疗的一种严重不良反应，一旦发生要立即终止治疗。在 IgA 缺乏的患者中，全身性过敏反应是静脉用丙种球蛋白治疗的一个潜在风险。

【注意事项】

重症多形红斑/中毒性表皮坏死松解型药疹注意维持水、电解质、酸碱平衡，纠正低蛋白血症，补充能量。在治疗过程中，需对皮肤及口眼护理。

六、重症多形红斑/中毒性表皮坏死松解型药疹患者护理规范

1. 立即停用任何可疑或潜在的致敏药物。
2. 建立外周静脉通路，尽量选取非损伤皮肤进行穿刺。
3. 如果患者口服不能保证足够的营养，插入胃管鼻饲补充。
4. 如果泌尿生殖器黏膜受累导致排尿困难或尿潴留，留置导尿管。
5. 减少剪切力保护皮肤，减少外力保护皮肤。
6. 环境要求：入住重症监护或清洁病房，室温宜控制在 30~32℃。
7. 皮肤创面的微生物培养；清洁全身皮肤及创面。
8. 眼部护理：持续关注眼部受累情况，必要时进行眼科会诊，用生理盐水冲洗清洁眼睛和眼睑，根据眼部受累的严重程度开始眼部的局部治疗。
9. 口腔护理：急性期每日检查口腔黏膜情况，并行病原学检查，每日口腔护理 2 次；根据病原菌情况选择不同口腔护理方案。
10. 鼻腔护理：每天用生理盐水棉球或棉签擦洗 1~2 次，可在鼻腔内涂抹莫匹罗星软膏，2 次/日。
11. 泌尿生殖器护理：急性期每日检查泌尿生殖器黏膜受累情况，每天冲洗或擦拭，皮肤和黏膜每日 2 次涂抹软膏或霜剂，留置导尿患者每日导尿管护理 2 次。
12. 发热期间多卧床休息，定期监测体温，注意合理营养支持。
13. 伴有并发症患者应严密监测生命体征，加强支持治疗，注意维护各器官功能。

七、重症多形红斑/中毒性表皮坏死松解型药疹患者营养治疗规范

1. 尽早补充营养，纠正并预防低蛋白血症及其他代谢紊乱。肠内营养优于肠外营养，尽量经口进食，必要时可使用胃管鼻饲。有低蛋白血症者必须静脉补充人体白蛋白。
2. 急性期热量需求 20~25kcal/(kg·d)；恢复期热量需求 25~30kcal/(kg·d)。
3. 根据患者的耐受程度从温偏凉的流质逐渐过渡到半流质和柔软湿润酸度低的普通饮食。新鲜牛奶、米汤、蔬菜汁、新鲜水果汁或炖蛋应尽早食用。急性期可使用吸管。

八、重症多形红斑/中毒性表皮坏死松解型药疹者健康宣教

1. 告知患者切忌再次使用致敏药物或与其密切相关的药物，并使其了解再次使用可能会有生命危险。患者需掌握致敏药物的全名，能够报告其有重型药疹病史，能够鉴别出密切相关的药物。
2. 在患者病历卡首页登记致敏药物，包括通用名及商品名。

3. 警告患者避免使用成分不清楚的非处方药。
4. 告知激素减量过程中的注意事项，严格遵医嘱减量直至停药，切忌自行减量或停药，防止病情反复。
5. 患者和家属应注意疲劳和嗜睡是出院后数周的主要问题，通常需要一段时间来恢复。
6. 定期随访。如果患者在急性期有眼睛受累，出院后定期眼科随访。

九、推荐表单

（一）医师表单

重症多形红斑/中毒性表皮坏死松解型药疹临床路径医师表单

适用对象：第一诊断为重症多形红斑/中毒性表皮坏死松解型药疹（ICD-10：L51.1-L51.2）

患者姓名：	性别：　　年龄：　　门诊号：	住院号：
住院日期：　　年　月　日	出院日期：　　年　月　日	标准住院日：14~28天

时间	住院第1天	住院第2~3天
主要诊疗工作	□ 询问病史及体格检查 □ 完成病历 □ 相关检查 □ 上级医师查房，完成初步的病情评估和治疗方案 □ 患者或其家属签署告知及授权委托书、接受糖皮质激素治疗知情同意书 □ 重症患者应与其家属签署病重/病危通知书	□ 上级医师查房 □ 根据检查的结果，完成病情评估并制订治疗计划 □ 患者或其家属签署自费用品协议书、输血治疗同意书 □ 请相关科室会诊
重点医嘱	**长期医嘱：** □ 皮肤科护理常规 □ 一级护理 □ 饮食：视病情 □ 告病危 □ 禁用致敏药物 □ 糖皮质激素 □ 保护胃黏膜药物 □ 支持治疗 □ 皮肤黏膜护理，局部治疗 **临时医嘱：** □ 血常规、尿常规、大便常规及隐血 □ 肝功能、肾功能、心肌酶谱、电解质、血糖、血脂、红细胞沉降率、C反应蛋白、感染性疾病筛查 □ X线胸片、心电图 □ 创面细菌培养及药敏试验 □ EB病毒等检测、肿瘤指标筛查（必要时）	**长期医嘱：** □ 大剂量静脉丙种球蛋白（必要时） □ 免疫抑制剂（必要时） **临时医嘱：** □ 白蛋白/血浆（根据病情需要） □ 抗菌药物（必要时）
病情变异记录	□ 无　□ 有，原因： 1. 2.	□ 无　□ 有，原因： 1. 2.
医师签名		

时间	住院第 4~7 天	住院第 8~13 天	住院第 14~28 天 （出院日）
主要诊疗工作	□ 注意观察生命体征及皮疹变化，及时调整治疗方案 □ 观察并处理治疗药物的不良反应 □ 防治并发症	□ 注意观察生命体征及皮疹变化及时调整治疗方案 □ 防治药物的不良反应 □ 根据创面/痰液培养及药敏结果的变化调整抗菌药物用药（有创面/肺部感染者）	□ 上级医师查房，进行诊疗评估，确定患者是否可以出院 □ 完成出院小结 □ 向患者及其家属交代出院后注意事项，预约复诊日期
重点医嘱	**长期医嘱：** □ 糖皮质激素：剂量调整（必要时） □ 抗菌药物：根据创面培养及药敏结果用药（有创面感染者） □ 局部治疗：根据皮疹变化调整用药 **临时医嘱：** □ 复查血常规、尿常规、大便常规及隐血、肝功能、肾功能、电解质、血糖、X 线胸片（必要时） □ 血液、痰液及分泌物细菌和真菌培养，药敏试验（必要时）	**长期医嘱：** □ 糖皮质激素：剂量调整（必要时） □ 调整免疫抑制剂（必要时） □ 抗菌药物：根据创面/痰液培养及药敏结果调整用药 □ 局部治疗：根据皮疹变化调整用药 □ 停病危（视病情） **临时医嘱：** □ 复查血常规、尿常规、大便常规及隐血、肝功能、肾功能、电解质、血糖 □ 血液、痰液及分泌物细菌和真菌培养，药敏试验（必要时）	**长期医嘱：** □ 糖皮质激素：逐步减量 □ 停病危（视病情） □ 局部治疗：据皮疹变化调整用药 □ 停用/调整抗菌药物：根据创面痰液/培养及药敏结果 **临时医嘱：** □ 每周复查血常规、肝功能、肾功能、电解质、血糖、尿常规、大便常规及隐血 □ 出院带药
病情变异记录	□ 无　□ 有，原因： 1. 2.	□ 无　□ 有，原因： 1. 2.	□ 无　□ 有，原因： 1. 2.
医师签名			

（二）护士表单

重症多形红斑/中毒性表皮坏死松解型药疹临床路径护士表单

适用对象：第一诊断为重症多形红斑/中毒性表皮坏死松解型药疹（ICD-10：L51.1-L51.2）

患者姓名：	性别： 年龄： 门诊号：	住院号：
住院日期： 年 月 日	出院日期： 年 月 日	标准住院日：14~28 天

时间	住院第 1 天	住院第 2~3 天	住院第 4~7 天
健康宣教	□ 入院宣教 介绍主管医师、护士 介绍环境、设施 介绍住院规范及注意事项 □ 停用一切引起过敏的可疑药物 □ 饮食、活动指导（根据病情） □ 避免探视，以防交叉感染	□ 进行疾病宣教 遵医嘱正确用药，禁止擅自减药或停药 避免擦破水疱，以防继发感染 避免撕剥游离表皮，以免刺激皮损 □ 饮食、活动指导 □ 注意保暖，避免受凉，以防感冒 □ 卧床患者，应勤翻身，及时咳出气管内痰液，以防肺部感染	□ 进行疾病宣教 告知疾病发展过程中可能出现的情况及应对方式 □ 告知糖皮质激素等药物作用、频率及不良反应 □ 告知各种监护设备的功能及注意事项 □ 饮食、活动指导 □ 给予患者及家属心理支持 □ 再次明确探视陪伴须知
护理处置	□ 核对患者，佩戴腕带 □ 建立入院护理病历 □ 卫生处置：剪指（趾）甲、沐浴，更换病号服 □ 协助患者完成相关检查及次日有关检查的准备 □ 遵医嘱完成相关治疗	□ 协助医师完成辅助检查 □ 遵医嘱完成相关治疗	□ 遵医嘱完成相关治疗 □ 遵医嘱完成相关实验室检查的复查
基础护理	□ 一级护理 晨晚间护理 卧位护理：协助翻身、床上移动、预防压疮 患者安全管理	□ 根据患者病情和生活自理能力确定护理级别 晨晚间护理 患者安全管理	□ 根据患者病情和生活自理能力确定护理级别 晨晚间护理 患者安全管理
专科护理	□ 入院护理评估 □ 制订护理计划，填写护理记录单 □ 遵医嘱记录 24 小时出入量 □ 创面、口腔及眼部护理 创面护理：采用暴露疗法，必要时予以支被架 操作时避免拖、拉患者，避免在皮肤表面直接扎止血带 直径≥1cm 的新鲜大疱，常规消毒后用一次性注射器吸净疱液 用无菌剪剪除游离坏死表皮 创面遵医嘱用生理盐水清洗，外敷金霉素油纱 口腔护理：口腔糜烂者，遵医嘱含漱 眼部护理：用生理盐水清洗眼部，去除痂皮、分泌物后，遵医嘱予眼药水滴眼 生殖器护理：生殖器糜烂者遵医嘱清洁；便后及时清洁肛门；需要时，请家属陪伴 心理护理	□ 观察患者病情变化 生命体征 皮损面积、颜色、渗液、愈合情况等 有无新发皮疹 糖皮质激素等药物不良反应：如感染、血压升高、血糖升高、贫血等 心理状态及精神状态 □ 遵医嘱予大剂量糖皮质激素、丙种球蛋白、抗菌药物等的抗炎、抗感染治疗 □ 填写护理记录单 □ 遵医嘱完成相关检查 □ 创面、口腔及眼部护理 □ 同住院第 1 天 □ 心理护理 □ 遵医嘱记录 24 小时出入量	□ 随时观察病情观察 同前 □ 填写护理记录单 □ 遵医嘱予抗炎、抗感染治疗 创面、口腔及眼部护理 同前 □ 心理护理 □ 遵医嘱记录 24 小时出入量

续　表

时间	住院第 1 天	住院第 2~3 天	住院第 4~7 天
重点医嘱	□ 详见医嘱执行单	□ 详见医嘱执行单	□ 详见医嘱执行单
病情变异记录	□ 无　□ 有，原因： 1. 2.	□ 无　□ 有，原因： 1. 2.	□ 无　□ 有，原因： 1. 2.
护士签名			

时间	住院第 8~13 天	住院第 14~28 天
健康宣教	□ 药物作用、频率及不良反应 □ 饮食、活动指导 □ 疾病恢复期注意事项	□ 出院宣教 □ 疾病指导 □ 复查时间 □ 服药方法 □ 致敏药物 □ 活动休息指导 □ 饮食指导 □ 办理出院手续
护理处置	□ 遵医嘱完成相关治疗 □ 遵医嘱完成相关实验室检查的复查	□ 办理出院手续 □ 书写出院小结
基础护理	□ 根据患者病情和生活自理能力确定护理级别晨晚间护理患者安全管理	□ 二级护理 □ 晨晚间护理 □ 患者安全管理
专科护理	□ 随时观察病情观察同前 □ 填写护理记录单 □ 遵医嘱予抗炎、抗感染治疗 □ 创面恢复期护理 □ 心理护理	□ 病情观察： □ 生命体征、皮损情况 □ 心理护理
重点医嘱	□ 详见医嘱执行单	□ 详见医嘱执行单
病情变异记录	□ 无 □ 有，原因： 1. 2.	□ 无 □ 有，原因： 1. 2.
护士签名		

（三）患者表单

重症多形红斑/中毒性表皮坏死松解型药疹临床路径患者表单

适用对象：第一诊断为重症多形红斑/中毒性表皮坏死松解型药疹（ICD-10：L51.1-L51.2）

患者姓名：	性别： 年龄： 门诊号：	住院号：
住院日期： 年 月 日	出院日期： 年 月 日	标准住院日：14~28 天

时间	入院住院第 1 天	住院期间 2~3 天	住院期间 4~7 天
医患配合	□ 配合详细询问病史、过敏史、用药史 □ 接受体格检查 □ 患者或其家属签署告知及授权委托书、接受糖皮质激素治疗知情同意书 □ 重症患者应与其家属签署病危通知书 □ 有任何不适请告知医师	□ 配合完善相关检查 □ 患者及家属与医师交流了解病情 □ 了解病情危重期的注意事项 □ 了解治疗计划 □ 了解检查结果和病情评估 □ 相关科室会诊 □ 签署自费药品协议书 □ 签署特殊治疗知情同意书（使用免疫抑制剂者、使用丙球者）	□ 患者及家属与医师交流了解患者心率、呼吸、血压、体温等生命体征情况 □ 了解患者病情变化，注意观察皮损大小、颜色、渗液 □ 了解并接受治疗方案的变化 □ 了解药物尤其是大剂量糖皮质激素的不良反应 □ 有任何不适请告知医师
护患配合	□ 接受入院宣教（环境介绍、病室规定、订餐制度、贵重物品保管等） □ 配合测量体温 2 次，脉搏、呼吸、血压、体重 1 次 □ 配合完成入院护理评估（简单询问病史、过敏史、用药史） □ 配合创面、口腔及眼部护理 □ 接受输液、服药、外用外用药等治疗 □ 有任何不适请告知护士	□ 配合定时测量生命体征、每日询问排便 □ 配合检查意识、瞳孔、肢体活动、皮损情况等 □ 配合完成相关检查 □ 创面/痰液培养及药敏试验 □ 接受疾病宣教 □ 接受输液、服药、外用外用药等治疗 □ 接受进食、进水、排便等生活护理 □ 配合活动，预防皮肤压力伤 □ 注意活动安全，避免坠床或跌倒	□ 配合观察：生命体征、皮损情况、皮质类固醇等药物副作用，如感染、血压升高、血糖升高、贫血等心理状态及精神状态 □ 配合创面的护理 □ 配合执行探视及陪伴制度
饮食	□ 根据医嘱，视病情，流质或半流质饮食	□ 根据医嘱，视病情，流质或半流质饮食	□ 根据医嘱，视病情，半流质或普通饮食
排泄	□ 正常排尿便 □ 避免便秘	□ 正常排尿便 □ 避免便秘	□ 正常排尿便 □ 避免便秘
活动	□ 病情允许情况下适当活动，避免劳累 □ 病情严重情况需绝对卧床休息	□ 根据医嘱，适当床边或下床活动	□ 根据医嘱，适当床边或下床活动

时间	住院期间 8~28 天	出院
医患配合	□ 观察生命体征 □ 根据病情变化及时调整治疗方案 □ 观察药物的不良反应 □ 配合复查生化、细菌培养等 □ 根据创面/痰液培养及药敏结果的变化调整抗菌药物用药	□ 出院前康复指导 □ 学习出院注意事项 □ 了解门诊复查程序，并预约复诊日期 □ 办理出院手续 □ 获取出院诊断书 □ 获取出院带药
护患配合	□ 配合完成相关检查的复查 □ 配合检查皮损愈合情况等 □ 接受恢复期疾病和安全宣教 □ 配合饮食活动的指导	□ 接受出院宣教 □ 办理出院手续 □ 获取出院带药 □ 知道用药方法、作用、注意事项 □ 知道皮肤的日常护理 □ 知道复印病历方法
饮食	□ 根据医嘱，普通饮食	□ 根据医嘱，普通饮食
排泄	□ 正常排尿便 □ 避免便秘	□ 正常排尿便 □ 避免便秘
活动	□ 根据医嘱，适当床边或下床活动	□ 正常适度活动，避免疲劳

附：原表单（2019 年版）

重症多形红斑/中毒性表皮坏死松解型药疹临床路径表单

适用对象：第一诊断为重症多形红斑/中毒性表皮坏死松解型药疹（ICD-10：L51.1-L51.2）

患者姓名：	性别：　　年龄：　　门诊号：	住院号：
住院日期：　　年　月　日	出院日期：　　年　月　日	标准住院日：

时间	住院第 1 天	住院第 2~3 天
主要诊疗工作	□ 询问病史及体格检查 □ 完成病历 □ 相关检查 □ 上级医师查房，完成初步的病情评估和治疗方案 □ 患者或其家属签署告知及授权委托书、接受糖皮质激素治疗知情同意书 □ 重症患者应与其家属签署病重/病危通知书	□ 上级医师查房 □ 根据检查的结果，完成病情评估并制订治疗计划 □ 患者或其家属签署自费用品协议书、输血治疗同意书 □ 请相关科室会诊
重点医嘱	**长期医嘱：** □ 皮肤科护理常规 □ 一级护理 □ 饮食：视病情 □ 告病危 □ 禁用致敏药物 □ 糖皮质激素 □ 保护胃黏膜药物 □ 支持治疗 □ 皮肤黏膜护理，局部治疗 **临时医嘱：** □ 血常规、尿常规、大便常规及隐血 □ 肝功能、肾功能、心肌酶谱、电解质、血糖、血脂、红细胞沉降率、C 反应蛋白、感染性疾病筛查 □ X 线胸片、心电图 □ 创面细菌培养及药敏试验 □ EB 病毒等检测、肿瘤标志物筛查（必要时）	**长期医嘱：** □ 大剂量静脉丙种球蛋白（必要时） □ 免疫抑制剂（必要时） **临时医嘱：** □ 白蛋白/血浆（根据病情需要） □ 抗菌药物（必要时）
主要护理工作	□ 进行疾病和安全宣教 □ 入院护理评估 □ 创面及腔口护理 □ 制订护理计划，填写护理记录 □ 指导患者进行心电图、X 线胸片等检查 □ 记录 24 小时出入液量	□ 观察患者病情变化 □ 创面及腔口护理 □ 记录 24 小时出入液量
病情变异记录	□ 无　□ 有，原因： 1. 2.	□ 无　□ 有，原因： 1. 2.
护士签名		
医师签名		

时间	住院第 4~7 天	住院第 8~13 天	住院第 14~28 天 （出院日）
主要诊疗工作	□ 注意观察生命体征及皮疹变化，及时调整治疗方案 □ 观察并处理治疗药物的不良反应 □ 防治并发症	□ 注意观察生命体征及皮疹变化及时调整治疗方案 □ 防治治疗药物的不良反应 □ 根据创面/痰液培养及药敏结果的变化调整抗菌药物用药（有创面/肺部感染者）	□ 上级医师查房，进行诊疗评估，确定患者是否可以出院 □ 完成出院小结 □ 向患者及其家属交代出院后注意事项，预约复诊日期
重点医嘱	**长期医嘱：** □ 糖皮质激素：剂量调整（必要时） □ 抗菌药物：根据创面培养及药敏结果用药（有创面感染者） □ 局部治疗：根据皮疹变化调整用药 **临时医嘱：** □ 复查血常规、尿常规、大便常规及隐血、肝功能、肾功能、电解质、血糖、X 线胸片（必要时） □ 血液、痰液及分泌物细菌和真菌培养，药敏试验（必要时）	**长期医嘱：** □ 糖皮质激素：剂量调整（必要时） □ 调整免疫抑制剂（必要时） □ 抗菌药物：根据创面/痰液培养及药敏结果调整用药 □ 局部治疗：根据皮疹变化调整用药 □ 停病危（视病情） **临时医嘱：** □ 复查血常规、尿常规、大便常规及隐血、肝功能、肾功能、电解质、血糖 □ 血液、痰液及分泌物细菌和真菌培养，药敏试验（必要时）	**长期医嘱：** □ 糖皮质激素：逐步减量 □ 停病危（视病情） □ 局部治疗：据皮疹变化调整用药 □ 停用/调整抗菌药物：根据创面痰液/培养及药敏结果 **临时医嘱：** □ 每周复查血常规、肝功能、肾功能、电解质、血糖、尿常规、大便常规及隐血 □ 出院带药
主要护理工作	□ 随时观察患者病情变化 □ 填写护理记录 □ 创面及腔口护理 □ 记录 24 小时出入液量	□ 随时观察患者病情变化 □ 填写护理记录 □ 创面及腔口护理	□ 随时观察患者病情变化 □ 创面及腔口护理 □ 帮助患者办理出院手续 □ 出院后疾病指导
病情变异记录	□ 无 □ 有，原因： 1. 2.	□ 无 □ 有，原因： 1. 2.	□ 无 □ 有，原因： 1. 2.
护士签名			
医师签名			

第三章

慢性光化性皮炎临床路径释义

【医疗质量控制指标】

指标一、住院慢性光化性皮炎病患者规范诊断率

指标二、住院慢性光化性皮炎病患者完成光敏试验检查率

指标三、住院慢性光化性皮炎病患者进行光敏药物、食物筛查率

指标四、住院慢性光化性皮炎病患者进行面积和严重度评估率

指标五、住院慢性光化性皮炎病患者进行免疫筛查、病理诊断率

指标六、住院慢性光化性皮炎病患者规范外用治疗率

指标七、住院慢性光化性皮炎病患者规范系统治疗率

指标八、住院慢性光化性皮炎病患者避光宣教率

指标九、住院慢性光化性皮炎病患者避光防护有效率

一、慢性光化性皮炎编码

1. 原编码：

疾病名称及编码：慢性光化性皮炎（ICD-10：L57.8/L59.8）

2. 修改编码：

疾病名称及编码：慢性光化性皮炎（ICD-10：L57）

二、临床路径检索方法

L57

三、国家医疗保障疾病诊断相关分组（CHS-DRG）

MDCJ 皮肤、皮下组织及乳腺疾病及功能障碍

JS2 炎症性皮肤病

四、慢性光化性皮炎临床路径标准住院流程

（一）适用对象

第一诊断为慢性光化性皮炎（ICD-10：L57.8/L59.8）。

释义

■ 慢性光化性皮炎（chronic actinic dermatitis，CAD）是一种常见的与紫外线照射有关的，以慢性光敏感为特征的病谱性疾病。病程长，病情反复发作。主要发生于面部、上胸部、颈部和上肢暴露部位，有时皮疹可发展至全身，甚至呈红皮病样。好发于中老年男性。

■ 慢性光化性皮炎少数会发生癌变。

（二）诊断依据

根据《临床诊疗指南·皮肤病与性病分册》（中华医学会编著，人民卫生出版社），《杨国亮皮肤病学》（王侠生、廖康煌主编，上海科学技术出版社）。

1. 面、颈、头皮等光暴露部位出现慢性湿疹或假性淋巴瘤样损害，表现为持久性水肿性红斑、丘疹、丘疱疹，可伴浸润性丘疹或斑块，避免光敏物接触后仍存在慢性持久性光过敏状态3个月以上。

2. 非曝光部位最小红斑量试验显示对紫外线（ultraviolet，UV）、UVA异常敏感，部分对可见光也敏感，部分患者光激发试验和光斑贴试验阳性。

3. 组织病理类似慢性皮炎湿疹和/或假性淋巴瘤表现。

释义

■ 上述诊断依据为判断是否有慢性光化性皮炎。

（三）治疗方案的选择

根据《临床诊疗指南·皮肤病与性病分册》（中华医学会编著，人民卫生出版社），《杨国亮皮肤病学》（王侠生、廖康煌主编，上海科学技术出版社）。

1. 防光措施。
2. 避免变应原。
3. 具有光防护和治疗的药物。
4. 外用药物治疗。
5. 抗组胺药。
6. 糖皮质激素。
7. 免疫抑制剂。
8. 光疗。
9. 中药治疗。

释义

■ CAD治疗原则：首要治疗原则，减少UV暴露，做好避光防护。第二个原则，去除变应原，也是防治CAD的关键。第三个原则，依据疾病程度分层进行药物治疗。

（四）进入路径标准

1. 第一诊断必须符合ICD-10：L57.8/L59.8慢性光化性皮炎（不伴有并发症）疾病编码。

2. 当患者同时具有其他疾病诊断，但不需要特殊处理也不影响第一诊断的临床路径流程实施时，可以进入路径。

释义

■ 患者同时具有其他疾病，影响第一诊断的临床路径流程实施时，均不适合进入临床路径。

■ 如患其他疾病需要特殊处理，并影响第一诊断的临床路径流程实施，不适合进入临床路径。

（五）检查项目

1. 必需的检查项目：

（1）光试验：在非光暴露区域（前臂屈侧或背部）分别测定对 UVA 和 UVB 的最小红斑量。

（2）光斑贴试验：选择常见光变应原或与患者相关的可疑光变应原进行检测。

2. 根据患者病情可选择的检查项目：

（1）血常规、嗜酸性粒细胞计数。

（2）血尿卟啉检测（有条件可开展）。

（3）血液学检查：肝功能、肾功能、电解质、血糖、抗核抗体、抗 ENA 抗体、免疫球蛋白 E，必要时作硫嘌呤甲基转移酶。

（4）皮肤组织病理学检查，必要时免疫组织化学检查及直接免疫荧光检测。

（5）外周血异型淋巴细胞检测。

释义

■ 光试验用单一波长光照射无皮损的非曝光部位皮肤，门诊即可完成。

■ 光斑贴试验，部分患者对某些接触性光敏物和可疑光敏性药物呈阳性反应，门诊即可完成。

（六）药物的选择与治疗时机

1. 防光措施：所有确诊患者必须终身采取恰当的有效的防光措施。

（1）物理性防光措施：①严格避免日光照射，白天尽量减少外出，尤其上午 10 点到下午 4 点段；②外出时戴宽沿帽子或撑伞，穿戴具有防护作用的衣服、手套，戴遮阳镜；③避免人工紫外线光源（如灭菌灯、日光灯、电焊弧光等）。

（2）正确使用遮光剂：①选择宽谱、高效、低致敏性遮光剂［建议选用防晒系数（sunprotection factor，SPF）值大于 20，防晒指标（protection grade of UVA，PA）值++～+++的防晒产品］；②遮光剂使用需达到一定标准，一般应当不少于 $2mg/cm^2$，涂抹后 15～30 分钟才开始起效；③阴天仍然存在 UV，也应该涂抹遮光剂防护。

2. 避免变应原

（1）避免接触常见的光感性物质，如：柠檬油、檀香油等香料；依沙吖啶、亚甲蓝、伊红等染料；四氯水杨酰胺、硫柳汞等防腐剂。避免服用光敏性药物，如：喹诺酮类、磺胺类、氯霉素类、四环素类抗菌药物；氢氯噻嗪等利尿剂；水杨酸类抗炎镇痛药；氯磺丙脲、格列吡嗪等降糖药；抗抑郁药和吩噻嗪类抗精神病药等。防止食用光敏性食物，如：泥螺、竹虱等动物和富含呋喃香豆素的蔬菜植物。

（2）应用接触变应原和光敏物进行斑贴试验和光斑贴试验以尽可能明确变应原。

（3）严重者必要时通过改变工作和生活环境控制病情。

3. 具有光防护和治疗作用的药物：口服大剂量烟酰胺、β 胡萝卜素或氯喹、羟氯喹、沙利度胺。用药时机和疗程视病情和对 UV 的敏感度而定。氯喹、羟氯喹、沙利度胺在症状控制后需减量维持治疗一段时间。

4. 局部治疗：治疗原则与慢性湿疹相同，包括外用糖皮质激素和钙调磷酸酶抑制剂。但应当注意面部损害选用糖皮质激素需慎重，注意选择较为安全的药物和剂型，并且治疗时间不应过长。

5. 抗组胺药：在瘙痒剧烈时可选用第二代 H_1 受体阻断剂，疗程视病情而定。

6. 糖皮质激素：仅在急性加剧期，上述药物治疗控制不佳时使用。疗程视病情而定，但不建议长期使用，病情控制后需逐步减量。糖皮质激素使用期间酌情采取辅助用药，如保护胃黏膜、降糖、降压药物等。

7. 免疫抑制剂：可选用硫唑嘌呤、环孢素等。在糖皮质激素减量困难、易复发或反弹的患者使用。疗程视病情而定，病情控制后需减量维持治疗一段时间。

8. 光疗：可选窄谱 UVB 或补骨脂素加 UVA（psoralen plus UVA，PUVA）脱敏治疗，照射剂量、疗程依据治疗反应而定。急性加剧，有明显渗出的患者不能使用。

9. 中药治疗：辨证施治，但要注意避免使用含光敏物质的中药。

（七）治疗后复查的检查项目

根据患者情况复查血常规、肝功能、肾功能、电解质、血糖等。采用光疗脱敏的患者治疗结束后可复查光试验。

（八）治愈标准

1. 瘙痒症状消失，无新发皮疹。
2. 临床光敏性表现消失。
3. 光试验异常消退。

释义

■ 患者皮肤损害消退70%。

（九）变异及原因分析

伴有其他基础疾病或严重的伴发症状，需进一步诊断及治疗，可转至其他相应科室诊治或住院治疗。

释义

■ 微小变异：因为医院检验项目的及时性，不能按照要求完成检查；因为节假日不能按照要求完成检查；患者不愿配合完成相应检查。

■ 重大变异：因其他疾病需要进一步诊断和治疗；因各种原因需要其他治疗措施；医院与患者或家属发生医疗纠纷，患者要求离院治疗。

■ 常规治疗无效或加重，转入相应路径。

五、慢性光化性皮炎临床路径给药方案

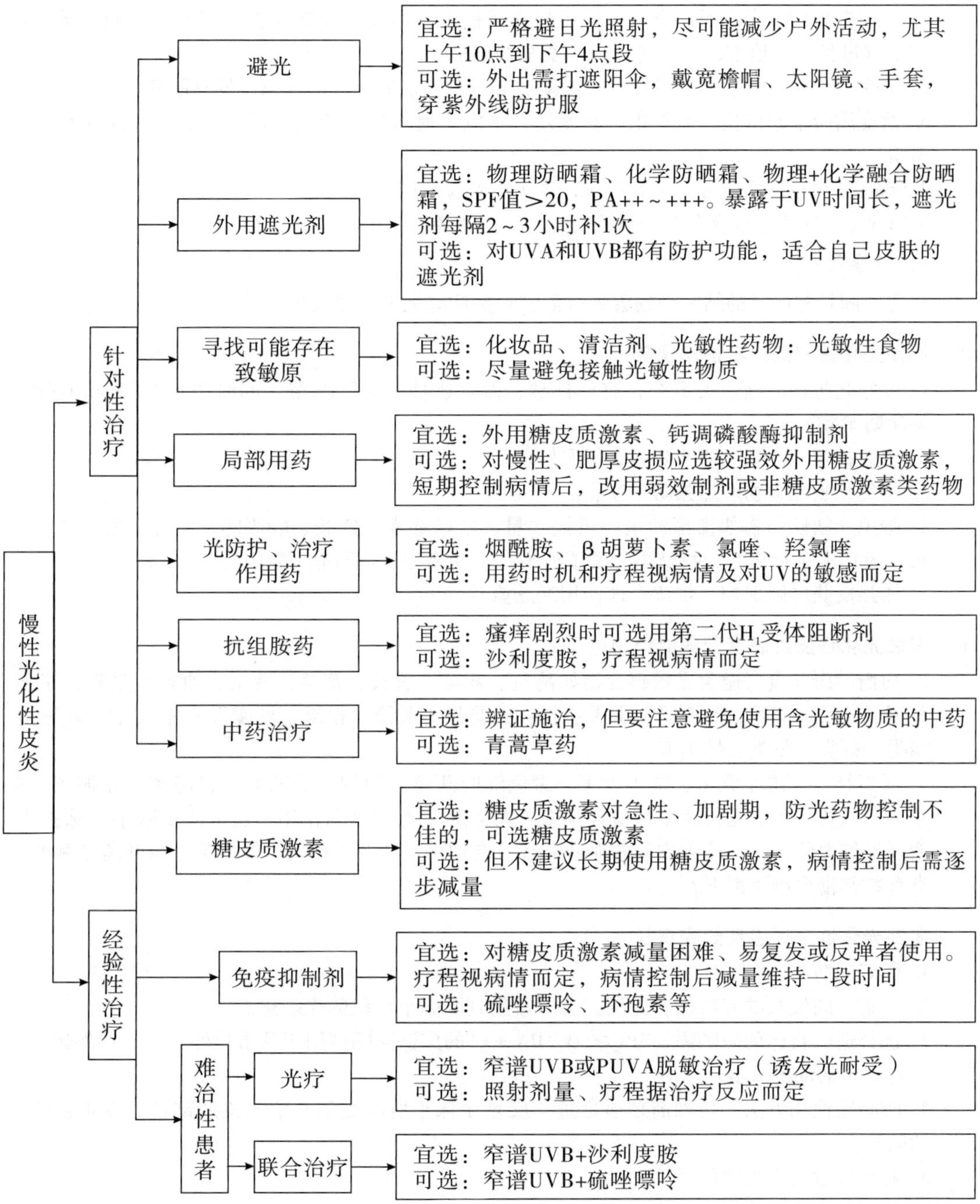

【用药选择】

1. 尽早采取防光措施。及时使用局部治疗及光防护治疗药物。
2. 轻症患者光防护和局部治疗；急性重症患者光防护药物治疗无效时可选激素、免疫抑制剂，待病情稳定后减量；难治性患者可采用光疗或联合治疗。

3. 依据光测试结果选择光脱敏治疗，脱敏剂量依据治疗反应而定。

【药学提示】

1. 外用糖皮质激素应当注意避免使用超强效糖皮质激素，面部损害选用糖皮质激素治疗时间不宜过长。需慎重，注意选择较为安全的剂型。

2. 氯喹、羟氯喹可引起黄斑水肿、萎缩、异常色素沉着，故应注意定期查眼底。

3. 糖皮质激素起效快，但停止后易复发，不应为追求短期疗效而对轻症者使用系统糖皮质激素。

4. 硫唑嘌呤不良反应常见于老年人，老年患者应慎用。

5. PUVA 与环孢素联合存在光致癌的危险，应避免。

【注意事项】

病情顽固且有严重的结节性损害者，需密切关注有无淋巴瘤发生。

六、慢性光化性皮炎患者护理规范

1. 做好光防护措施至关重要，避免日晒、做好遮挡、涂防晒霜（同时防护 UVA 和 UVB）、补涂防晒霜。

2. 晒后护理，注意：清洁降温、保湿修复。

3. 避免光敏性食物、加强防晒饮食。

4. 避免光敏性药物如诺氟沙星、氧氟沙星、米诺环素、磺胺、酮康唑、吡嗪酰胺、庆大霉素、氯霉素、布洛芬、胺碘酮、硝苯地平、氢氯噻嗪、奋乃静、氢醌等。

5. 加强皮肤屏障保护，规律合理使用润肤露等。

七、慢性光化性皮炎患者营养治疗规范

1. 均衡健康饮食，避免光敏感食物如莴苣、灰菜、香菜、芹菜、菠菜、油菜、韭菜、芥菜、荠菜、苋菜、茴香、荞麦等；水果包括：无花果、酸橙、杧果、柠檬等。光敏性海鲜包括：螺类、虾类、蟹类、蚌类等。

2. 适当补充：维生素 C、维生素 E。深色绿叶蔬菜，甜椒、番茄等茄科蔬菜，花椰菜、白菜、西蓝花等十字花科蔬菜都富含维 C。维生素 E 有抗衰老作用，还可使皮肤小动脉扩张，增强毛细血管抗力，改善皮肤的血液循环，有增强皮肤营养作用；像生菜等绿叶蔬菜和坚果类食物都富含维生素 E。

八、慢性光化性皮炎患者健康宣教

1. 做好光防护。

2. 了解不同波长的光特性，光敏试验可帮助判断哪个波段的光敏感。

3. 选择适合自己的防晒霜，SPF≥30，PA +++的广谱防晒剂用于从事户外工作、户外运动或户外娱乐活动的人群。

4. 防晒霜使用方法：防晒剂必须足量、反复涂抹于所有受到日晒的皮肤部位，以提供有效的防护。

5. 避免接触含光敏物的植物。

6. 不使用含光敏物质的化妆品。

九、推荐表单

（一）医师表单

慢性光化性皮炎临床路径医师表单

适用对象：第一诊断为慢性光化性皮炎（ICD-10：L57.8/L59.8）

患者姓名：	性别：　　年龄：　　门诊号：	住院号：
住院日期：　　年　月　日	出院日期：　　年　月　日	标准住院日：14~21天

时间	住院第1~3天	住院第14~21天
主要诊疗工作	□ 询问病史及体格检查 □ 进行病情初步评估 □ 上级医师查房 □ 评估疾病程度，进行初始抗光敏治疗 □ 开检查单，完成病历书写 □ 防光和避免变应原的宣教	□ 上级医师查房 □ 核查辅助检查的结果是否有异常 □ 病情评估，维持原有治疗或调整药物治疗 □ 观察药物不良反应 □ 住院医师书写病程记录
重点医嘱	**长期医嘱：** □ 皮肤科护理常规 □ 一级至三级护理（根据病情） □ 物理性防光措施 □ 抗炎外用药治疗 □ 光防护药物 **临时医嘱：** □ 血常规、尿常规、大便常规 □ 肝功能、肾功能、电解质、血糖、红细胞沉降率、C反应蛋白、嗜酸性粒细胞计数、免疫性疾病筛查、外周血异型淋巴细胞检测 □ 光试验、光斑贴试验、皮肤组织病理学检查 □ 胸部X线正侧位片、心电图 □ 血尿卟啉检测（有条件可开展） □ 眼科会诊（使用氯喹、羟氯喹者） □ 对症处理	**长期医嘱：** □ 皮肤科护理常规 □ 一级至三级护理（根据病情） □ 物理性防光措施 □ 根据病情调整抗炎外用药治疗 □ 根据病情调整光防护药物 □ 调整光疗方案（接受脱敏患者必要时） **临时医嘱：** □ 对症处理 □ 复查血常规 □ 异常指标复查 □ 免疫组织化学检查（必要时） □ 直接免疫荧光检测（必要时） □ 签署接受糖皮质激素治疗知情同意书（系统使用糖皮质激素治疗者） □ 签署接受化疗知情同意书（使用免疫抑制剂者） □ 制订光疗方案（接受脱敏治疗者） □ 调整光疗方案（脱敏治疗者必要时） □ 制订门诊序贯治疗
病情变异记录	□ 无　□ 有，原因： 1. 2.	□ 无　□ 有，原因： 1. 2.
医师签名		

（二）护士表单

慢性光化性皮炎临床路径护士表单

适用对象：第一诊断为慢性光化性皮炎（ICD-10：L57.8/L59.8）

患者姓名：	性别： 年龄： 门诊号：	住院号：
住院日期： 年 月 日	出院日期： 年 月 日	标准住院日：14~21天

时间	住院第1~3天	住院第4~6天	住院第7~21天
健康宣教	□ 介绍主管医师、护士 □ 介绍环境、设施 □ 介绍住院注意事项 □ 向患者宣教戒烟、戒酒的重要性，进行减少二手烟吸入、有效防光措施的宣教	□ 指导患者正确留取各类标本 □ 主管护士与患者沟通，了解并指导心理应对 □ 宣教疾病知识、预防知识、用药知识及有效的防光措施、特殊检查操作过程 □ 告知检查及操作前后饮食、活动及探视注意事项及应对方式	□ 康复和锻炼 □ 定时复查 □ 出院带药服用方法 □ 饮食、休息等注意事项指导 □ 讲解有效的防光措施 □ 讲解门诊序贯治疗
护理处置	□ 核对患者、佩戴腕带 □ 建立入院护理病历 □ 卫生处置：剪指甲、沐浴、更换病号服	□ 随时观察患者病情变化 □ 遵医嘱正确使用外用抗炎药 □ 协助医师完成各项检查 □ 术前准备	□ 办理出院手续 □ 书写出院小结
基础护理	□ 二级护理 □ 晨晚间护理 □ 患者安全管理	□ 二级护理 □ 晨晚间护理 □ 患者安全管理	□ 三级护理 □ 晨晚间护理 □ 患者安全管理
专科护理	□ 护理查体 □ 皮疹面积、厚薄、形态、颜色、性质，瘙痒程度 □ 需要时填写跌倒及压疮防范表 □ 需要时请家属陪伴 □ 心理护理	□ 病情观察，皮损、搔抓情况 □ 遵医嘱完成相关检查 □ 心理护理 □ 遵医嘱指导正确擦药 □ 观察擦药后反应 □ 遵医嘱指导正确皮肤护理 □ 提供皮肤健康指导	□ 病情观察：评估皮疹好转程度，特别是瘙痒程度 □ 心理护理
重点医嘱	□ 详见医嘱执行单	□ 详见医嘱执行单	□ 详见医嘱执行单
病情变异记录	□ 无 □ 有，原因： 1. 2.	□ 无 □ 有，原因： 1. 2.	□ 无 □ 有，原因： 1. 2.
护士签名			

（三）患者表单

慢性光化性皮炎临床路径患者表单

适用对象：第一诊断为慢性光化性皮炎（ICD-10：L57.8/L59.8）

患者姓名：	性别：　　年龄：　　门诊号：	住院号：
住院日期：　　年　月　日	出院日期：　　年　月　日	标准住院日：14~21天

时间	入院当日	住院第2~6天	住院第7~21天（出院日）
医患配合	□ 配合询问病史、收集资料，请务必详细告知既往史、用药史、过敏史 □ 配合进行体格检查 □ 有任何不适告知医师	□ 配合完善相关检查，如采血、留尿、心电图、X线胸片、光测试等 □ 医师向患者及家属介绍病情，如有异常检查结果需进一步检查 □ 配合用药及治疗 □ 配合医师调整用药 □ 有任何不适告知医师	□ 接受出院前指导 □ 了解复查程序 □ 获取出院诊断书
护患配合	□ 配合测量体温、脉搏、呼吸、血压、体重 □ 配合完成入院护理评估单（简单询问病史、过敏史、用药史） □ 接受入院宣教（环境介绍、病室规定、订餐制度、贵重物品保管等） □ 有任何不适告知护士	□ 配合测量体温、脉搏、呼吸，询问每日排便情况 □ 接受相关检查宣教，正确留取标本，配合检查 □ 有任何不适告知护士 □ 接受输液、服药治疗 □ 注意活动安全，避免坠床或跌倒 □ 配合执行探视及陪伴 □ 接受疾病及用药等相关知识指导	□ 接受出院宣教 □ 办理出院手续 □ 获取出院带药 □ 了解服药方法、作用、注意事项 □ 了解复印病历方法
饮食	□ 正常饮食	□ 正常饮食	□ 正常饮食
排泄	□ 正常排尿便	□ 正常排尿便	□ 正常排尿便
活动	□ 适量活动	□ 适量活动	□ 适量活动

附：原表单（2010 年版）

慢性光化性皮炎临床路径表单

适用对象：第一诊断为慢性光化性皮炎（ICD-10：L57.8/L59.8）

患者姓名：	性别：　年龄：　门诊号：
初诊日期：　年　月　日	标准门诊治疗周数：4~8 周

时间	门诊第 1 天	门诊第 2~4 天
主要诊疗工作	□ 询问病史及体格检查 □ 完成门诊初诊病历 □ 完成初步的病情评估 □ 开具光试验和光斑贴试验（近 1 周未服用抗组胺药物，近 1 个月未服用光防护类药物、糖皮质激素、免疫调节和免疫抑制类药物） □ 皮肤组织病理检查（必要时） □ 开具其他需要的辅助检查（必要时） □ 防光宣教	□ 根据实验室检查的结果，明确诊断并制订治疗计划 □ 根据光试验和光斑贴试验的结果对患者进行针对性的防光和避免变应原的宣教 □ 签署接受糖皮质激素治疗知情同意书（系统使用糖皮质激素治疗者） □ 眼科会诊（使用氯喹、羟氯喹者）
重点医嘱	门诊医嘱： □ 防光宣教 □ 光试验 □ 光斑贴试验 □ 皮肤组织病理学检查及直接免疫荧光检测（必要时） □ 血常规、嗜酸性粒细胞计数（必要时） □ 血尿卟啉检测（必要时） □ 血液学检查：肝功能、肾功能、电解质、血糖、抗核抗体、抗 ENA 抗体（必要时） □ 外周血异型淋巴细胞检测（必要时）	门诊医嘱： □ 避免日光和人工紫外线光源 □ 避免变应原和光变应原 □ 具有光防护和治疗作用的药物：口服大剂量烟酰胺、β 胡萝卜素或氯喹、羟氯喹、沙利度胺（根据病情选择） □ 局部外用糖皮质激素和/或钙调磷酸酶抑制剂 □ 口服抗组胺药（必要时） □ 系统使用糖皮质激素及其辅助用药（急性加剧期患者根据病情选择） □ 制订光疗方案（接受脱敏患者） □ 中药治疗（必要时）
病情变异记录	□ 无　□ 有，原因： 1. 2.	□ 无　□ 有，原因： 1. 2.
医师签名		

时间	门诊第 7~14 天	门诊第 15~28 天
主要诊疗工作	□ 患者随访 □ 注意观察皮疹变化，及时调整治疗方案 □ 观察并处理治疗药物的不良反应 □ 调整光疗方案（接受脱敏患者）	□ 患者随访 □ 根据皮疹消退情况，调整治疗方案 □ 强化避光宣教，必要时需调动工作或改变生活环境 □ 签署接受化疗知情同意书（使用免疫抑制剂者）
重点医嘱	门诊医嘱： □ 光防护和治疗作用的药物：剂量调整（必要时） □ 糖皮质激素：剂量调整（急性加剧期患者） □ 调整光疗脱敏方案（接受脱敏患者）	门诊医嘱： □ 继续使用具有光防护作用的药物 □ 调整或停用局部外用药物治疗 □ 逐步减量至停用糖皮质激素（急性加剧期患者） □ 加用免疫抑制剂（糖皮质激素减量困难者） □ 复查血常规、嗜酸性粒细胞计数、肝功能、肾功能、电解质、血糖（必要时）、硫嘌呤甲基转移酶（用硫唑嘌呤时）
病情变异记录	□ 无　□ 有，原因： 1. 2.	□ 无　□ 有，原因： 1. 2.
医师签名		

时间	门诊第 29~42 天	门诊第 43~56 天
主要诊疗工作	□ 患者随访 □ 根据皮疹情况调整治疗方案 □ 调整光疗方案（脱敏患者必要时）	□ 患者随访 □ 根据皮疹情况调整治疗方案 □ 调整光疗方案（脱敏患者必要时）
重点医嘱	门诊医嘱： □ 调整具有光防护作用的药物剂量 □ 逐步减量至停用糖皮质激素（急性加剧期患者） □ 复查血常规、肝功能、肾功能（加用免疫抑制剂者） □ 调整光疗方案（脱敏患者必要时）	门诊医嘱： □ 调整或停用具有光防护作用的药物 □ 调整至停用免疫抑制剂 □ 复查血常规、肝功能、肾功能、电解质、血糖（必要时） □ 调整光疗方案（脱敏患者必要时）
病情变异记录	□ 无　□ 有，原因： 1. 2.	□ 无　□ 有，原因： 1. 2.
医师签名		

第四章

荨麻疹临床路径释义

【医疗质量控制指标】

指标一、诊断需结合临床表现和必要的实验室检查

指标二、对临床诊断病例尽早使用抗组胺药物治疗

指标三、慢性顽固性病例应使用三线治疗药物控制病情

一、荨麻疹编码

疾病名称及编码：荨麻疹（ICD-10：L50）

日光性荨麻疹（ICD-10：L56.3）

二、临床路径检索方法

L50/L56.3

三、国家医疗保障疾病诊断相关分组（CHS-DRG）

MDCJ 皮肤、皮下组织及乳腺疾病及功能障碍

Z1 其他皮肤及乳腺疾患

四、荨麻疹临床路径标准门诊流程

（一）适用对象

第一诊断为荨麻疹（ICD-10：L50/L56.3）。

释义

■ 荨麻疹是由于皮肤、黏膜小血管扩张及渗透性增加出现的一种局限性水肿反应。临床上特征性表现为大小不等的风团伴瘙痒，可伴有血管性水肿。

（二）诊断依据

根据《临床诊疗指南·皮肤病与性病分册》（中华医学会编著，人民卫生出版社）、《临床技术操作规范·皮肤病与性病分册》（中华医学会编著，人民军医出版社）、《荨麻疹诊疗指南》（中华医学会皮肤性病学分会，2007 版）。

1. 皮疹为大小、形态、数量不一的风团，发生突然，消退迅速。单个损害存在时间一般不超过 24 小时，消退后不留痕迹。
2. 皮疹无固定好发部位，常伴不同程度的瘙痒，少数伴刺痛感。
3. 少数可伴胸闷或呼吸困难、恶心、呕吐、腹痛、腹泻、发热。
4. 病程长短不一，病期在 6 周以内的为急性型，超过 6 周的为慢性型。

释义

■ 急性荨麻疹常可找到病因，但慢性荨麻疹的病因多难以明确。

■ 通常将病因分为外源性和内源性。外源性因素多为暂时性，包括物理刺激（摩擦、压力、冷、热、日光照射等）、食物（动物蛋白如鱼、虾、蟹、贝类、蛋类等，植物如柠檬、杧果、李、杏、草莓、胡桃、可可、大蒜、番茄等，腐败食物和食品添加剂）、药物（免疫介导的如青霉素、磺胺类药、血清制剂、各种疫苗等，或非免疫介导的肥大细胞释放剂如吗啡、可待因、阿司匹林等）、植入物（人工关节、吻合器、心脏瓣膜、骨科的钢板钢钉及妇科的节育器等）以及运动等。

■ 内源性因素多为持续性，包括肥大细胞对 IgE 高敏感性、慢性隐匿性感染（细菌、真菌、病毒、寄生虫等感染，如幽门螺杆菌感染在少数患者可能是重要的因素）、劳累或精神紧张、针对 IgE 或高亲和力 IgE 受体的自身免疫以及慢性疾病如风湿热、系统性红斑狼疮、甲状腺疾病、淋巴瘤、白血病、炎症性肠病等。特别指出，慢性荨麻疹很少由变应原介导所致。

■ 分类诊断：结合病史和体检，将荨麻疹分为自发性和诱导性。前者根据病程是否≥6 周分为急性与慢性，后者根据发病是否与物理因素有关，分为物理性和非物理性荨麻疹。可以有 2 种或 2 种以上类型荨麻疹在同一患者中存在，如慢性自发性荨麻疹合并人工荨麻疹。

■ 目前已经由中华医学会皮肤性病学分会荨麻疹研究中心出版发行《中国荨麻疹诊疗指南》（2018 版）。

（三）治疗方案的选择

根据《临床诊疗指南·皮肤病与性病分册》（中华医学会编著，人民卫生出版社）、《临床技术操作规范·皮肤病与性病分册》（中华医学会编著，人民军医出版社）、《荨麻疹诊疗指南》（中华医学会皮肤性病学分会，2007 版）。

1. 组胺 H_1 受体阻断剂。
2. 降低血管壁通透性的药物。
3. 糖皮质激素及其辅助用药。
4. 外用止痒药。
5. 白三烯受体阻断剂。
6. 免疫抑制剂。
7. 免疫球蛋白。
8. 拟交感神经药。
9. 伴发症状的治疗。
10. 其他特殊类型荨麻疹的治疗。
11. 中医治疗。

（四）进入路径标准

1. 第一诊断必须符合 ICD-10：L50/L56.3 荨麻疹疾病编码。
2. 当患者同时具有其他疾病诊断，但在住院期间不需要特殊处理也不影响第一诊断的临床路径流程实施时，可以进入路径。

释义

■ 患者同时具有其他疾病，影响第一诊断的临床路径流程实施时，均不适合进入临床路径。

（五）门诊期间检查项目

1. 根据患者病情可选择的检查项目：

（1）血常规、尿常规、大便常规和隐血。

（2）血液学检查：肝功能、肾功能、血离子、血糖、血脂、抗核抗体、抗 ENA 抗体、抗双链 DNA 抗体、类风湿因子、免疫球蛋白、补体、红细胞沉降率、抗链球菌溶血素 O、感染性疾病筛查（乙型肝炎、丙型肝炎等）。

（3）变应原筛查。

（4）X 线胸片、心电图。

2. 根据伴发症状选择行腹部超声、超声心动图、内镜等检查。

释义

■ 急性患者可检查血常规，了解发病是否与感染或过敏相关。

■ 慢性患者如病情严重、病程较长或对常规剂量的抗组胺药治疗反应差时，可考虑行相关的检查，如血常规、大便虫卵、肝功能、肾功能、免疫球蛋白、红细胞沉降率、C 反应蛋白、补体和各种自身抗体等。必要时可以开展变应原筛查、食物日记、自体血清皮肤试验和幽门螺杆菌感染鉴定，以排除和确定相关因素在发病中的作用。

■ IgE 介导的食物变应原在荨麻疹发病中的作用是有限的，对变应原检测结果应该正确分析。

■ 以上检查应在详细询问患者的相关病史后有选择地进行，切忌盲目检查。

■ 荨麻疹主要应与荨麻疹性血管炎鉴别，后者通常风团持续 24 小时以上，皮损恢复后留有色素沉着，病理提示有血管炎性改变。另外还需要与表现为风团或血管神经性水肿形成的其他疾病如荨麻疹型药疹、血清病样反应、丘疹性荨麻疹、成人斯蒂尔病、遗传性血管性水肿、肥大细胞增生症、全身炎症反应综合征、严重过敏反应等鉴别。

（六）治疗方案与药物选择

1. 组胺 H_1 受体阻断剂：

（1）第二代组胺 H_1 受体阻断剂为治疗急性和慢性荨麻疹的首选药物，疗程依据病情而定。

（2）第一代组胺 H_1 受体阻断剂可为二线治疗药物。

（3）治疗急、慢性荨麻疹 1 种药物治疗效果不佳时，可联合应用 2 种 H_1 受体阻断剂。

（4）对于顽固性的慢性荨麻疹，可联合应用第二代组胺 H_1 受体阻断剂和组胺 H_2 受体阻断剂，如雷尼替丁、西咪替丁等。

2. 降低血管壁通透性的药物：维生素 C 或葡萄糖酸钙等，常与抗组胺药合用。

3. 糖皮质激素：荨麻疹如皮疹广泛、发病急，或伴发胸闷、呼吸困难、腹痛等症状时，可应用泼尼松、甲泼尼龙或地塞米松等。用药时间和剂量视病情而定。应当注意糖皮质激素的辅助用药，如抑酸、保护胃黏膜、降糖、降压药物等。
4. 外用收敛止痒药：炉甘石洗剂等。
5. 白三烯受体阻断剂：孟鲁司特等白三烯受体阻断剂可单用或与第二代抗组胺药物联合应用，作为慢性荨麻疹的二线治疗方案。用药剂量和时间视病情而定。
6. 免疫抑制剂：甲氨蝶呤、环孢素、硫唑嘌呤等可单用或与第二代抗组胺药物联合应用，作为慢性荨麻疹的三线治疗方案。用药剂量和时间视病情而定。
7. 免疫球蛋白：丙种球蛋白等，用药时间视病情而定。
8. 拟交感神经药：0.1%的肾上腺素用于严重的急性荨麻疹，尤其是有过敏性休克或喉头水肿时，可皮下注射，用药剂量视病情而定。
9. 伴发症状的治疗：伴喉头水肿、呼吸困难时，除使用肾上腺素和糖皮质激素外，必要时可行气管切开。伴胸闷或胃肠道症状时，除使用糖皮质激素外，可行对症治疗。
10. 其他特殊类型荨麻疹的治疗：冷脱敏可以作为寒冷性荨麻疹的二线治疗方案，羟基氯喹或血浆置换可以作为日光性荨麻疹的二线治疗方案，达那唑可以作为胆碱能性荨麻疹的二线治疗方案。
11. 中医治疗：辨证施治。

释义

■ 一线治疗：首选第二代非镇静或低镇静抗组胺药，治疗有效后逐渐减少剂量，以达到有效控制风团发作为标准。

■ 二线治疗：常规剂量使用1~2周后不能有效控制症状，考虑到不同个体或荨麻疹类型对治疗反应的差异，可选择：更换品种或获得患者知情同意情况下增加2~4倍剂量；联合第一代抗组胺药，可以睡前服用，以降低不良反应；联合第二代抗组胺药，提倡同类结构的药物联合使用如氯雷他定与地氯雷他定联合，以提高抗炎作用；联合抗白三烯药物，特别是对非甾体抗炎药诱导的荨麻疹。

■ 三线治疗：对上述治疗无效的患者，可以考虑选择以下治疗：环孢素，每日3~5mg/kg，分2~3次口服。因其不良反应发生率高，只用于严重的、对任何剂量抗组胺药均无效的患者。糖皮质激素，适用于急性、重症或伴有喉头水肿的荨麻疹，泼尼松30~40mg（或相当剂量），口服4~5日后停药，不主张在慢性荨麻疹中常规使用。免疫球蛋白如静脉注射人免疫球蛋白，每日2g，连用5日，适合严重的自身免疫性荨麻疹。

■ 目前难治性慢性荨麻疹的三线治疗药物还包括奥玛珠单抗，用法为150mg或300mg，皮下注射，每4周1次。

（七）治疗后复查的检查项目

根据患者情况复查的项目：
1. 血常规。
2. 肝功能、肾功能。
3. 血离子。
4. 血糖等。

释义

■ 如治疗过程中应用了免疫抑制剂，应注意复查血常规和肝肾功能。

■ 如应用了糖皮质激素，应注意复查血离子和血糖。

（八）治愈标准

急性荨麻疹经过治疗，停药 2 周后，皮疹完全消失不再发作，即视为痊愈。

释义

■ 为提高患者的生活质量，慢性荨麻疹疗程一般不少于 1 个月，必要时可延长至 3~6 个月，或更长时间。

（九）变异及原因分析

1. 伴有其他基础疾病或严重的伴发症状（如休克、喉头水肿等）需进一步诊断及治疗的患者，可转至其他相应科室诊治或住院治疗。
2. 注意临床表现为荨麻疹的系统性疾病，并作相关的诊治。

释义

■ 微小变异：因为医院检验项目的及时性，不能按照要求完成检查；因为节假日不能按照要求完成检查；患者不愿配合完成相应检查，短期不愿按照要求出院随诊。

■ 重大变异：因基础疾病需要进一步诊断和治疗；因各种原因需要其他治疗措施；医院与患者或家属发生医疗纠纷，患者要求离院或转院；不愿按照要求出院随诊而导致入院时间明显延长。

五、荨麻疹临床路径给药方案

【用药选择】

药物选择应遵循安全、有效和规则使用的原则，以提高患者的生活质量为目的。推荐根据患者的病情和对治疗的反应制订并调整治疗方案。

【药学提示】

1. 咪唑斯汀禁忌与咪唑类抗真菌药（全身用药）或大环内酯类抗菌药物合用，禁忌与已知可延长 Q-T 间期的药物合用，如：Ⅰ类和Ⅲ类抗心律失常药。
2. 同时服用酮康唑、大环内酯类抗菌药物、西咪替丁、茶碱等药物，会提高氯雷他定在血浆中的浓度，应慎用。

【注意事项】

有研究表明，大剂量（2~4 倍剂量）的抗组胺药对部分患者有益，但需要进一步的循证医学证据。因此，如临床上用药剂量超过生产商的推荐剂量时，需要患者知情同意。

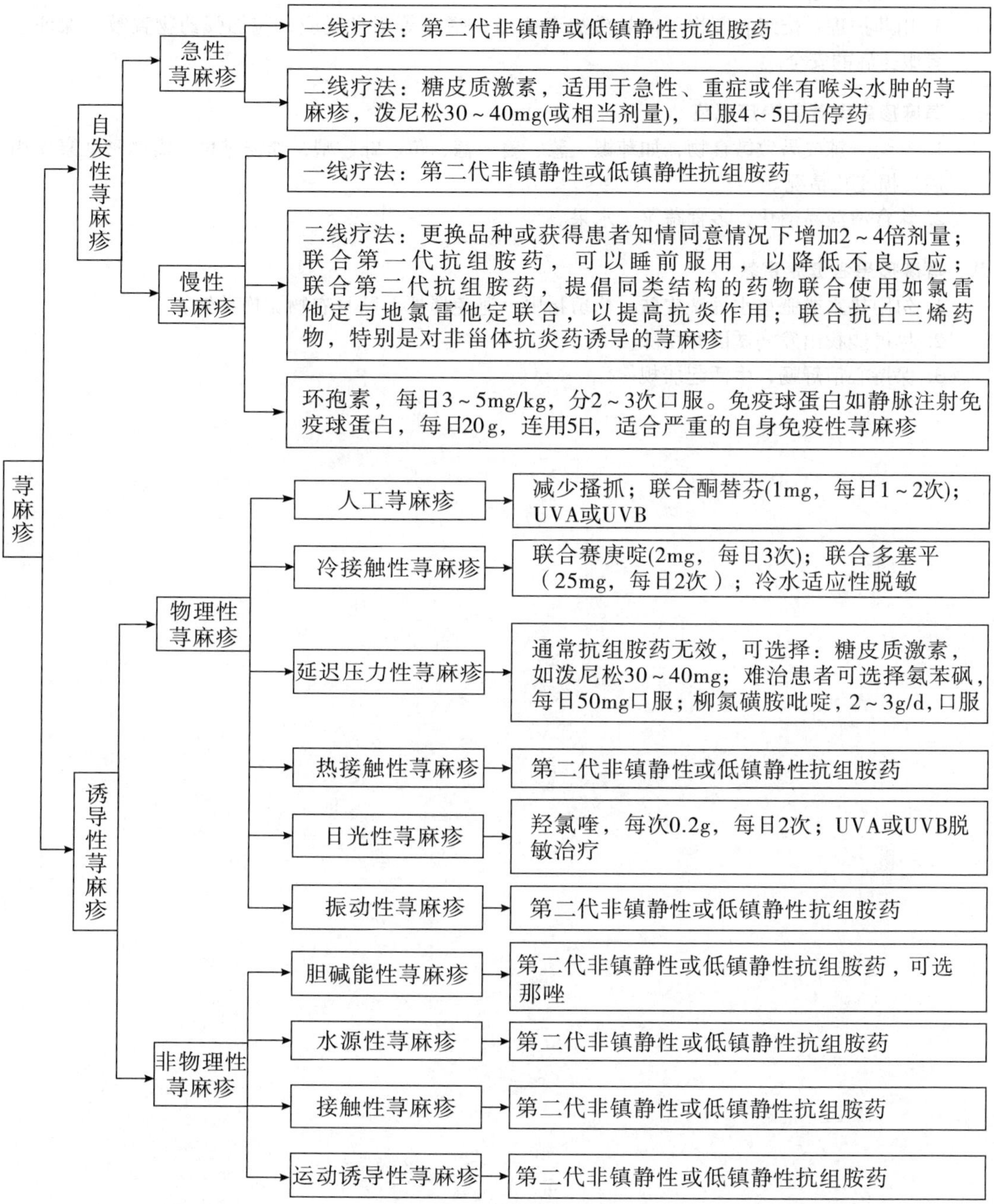

六、荨麻疹患者护理规范

1. 一般护理：瘙痒为本病的主要症状，嘱患者分散注意力，避免用肥皂、热水洗澡，忌用手搔抓及摩擦；治疗期间，患者可能出现病情反复，临床护士需严密观察患者病情变化，对皮损复发、腹部出现疼痛和腹泻等，需严密观察；若出现憋气等症状，提示患者病情危急。

2. 心理护理：研究表明，心理压抑、精神紧张可导致荨麻疹发作或加重，护士应以心理学理论为指导，多与患者沟通、交谈，改变患者的不正确认知、不良心理状态，调整情绪，调动主观能动性。

3. 用药护理：抗组胺药物可能导致患者头晕、嗜睡等不良反应，应加强药物宣教，保证患者服药后的安全。

七、荨麻疹患者营养治疗规范

1. 避免辛辣或易致敏食物，如辣椒、葱、姜、蒜、鱼、虾、蟹，如需进食，需严密观察使用后皮损变化情况。

2. 饮食清淡易消化，多食蔬菜、水果。

八、荨麻疹患者健康宣教

1. 勿用热水或肥皂水烫洗皮肤。修剪指甲，避免搔抓，贴身衣物宽松柔软。

2. 尽可能找出发病诱因并祛除。

3. 保持心情舒畅，生活起居规律。

九、推荐表单

（一）医师表单

荨麻疹临床路径医师表单

适用对象：第一诊断为荨麻疹（ICD-10：L50/L56.3）

患者姓名：	**性别：　　年龄：　　门诊号：**
初诊日期：　　年　月　日	**标准门诊治疗周数：**2~12 周

时间	门诊第 1 天	门诊第 2~7 天（急性荨麻疹）
主要诊疗工作	□ 询问病史及体格检查 □ 完成首次门诊病史 □ 完成初步的病情评估和治疗方案 □ 开具化验单及辅助检查申请单 □ 与患者或家属谈话明确诊疗计划 □ 患者或其家属签署接受糖皮质激素治疗知情同意书或接受免疫抑制剂治疗知情同意书（使用免疫抑制剂者）	□ 询问病史及体格检查 □ 根据患者的病情变化及对治疗的反应及时调整治疗方案
重点医嘱	**门诊医嘱：** □ 第二代组胺 H_1 受体阻断剂 □ 降低血管通透性的药物：维生素 C 等 □ 外用止痒药：炉甘石洗剂 □ 糖皮质激素（视病情）：甲泼尼龙等 □ 糖皮质激素的辅助治疗（视病情）：胃黏膜保护剂等 □ 免疫抑制剂（视病情用于慢性荨麻疹患者）：甲氨蝶呤、环孢素、硫唑嘌呤等 □ 白三烯受体阻断剂（视病情用于慢性荨麻疹患者）：孟鲁司特等 □ 0.1%肾上腺素（视病情） □ 免疫球蛋白（视病情）：丙种球蛋白 □ 伴发症状治疗（视病情）：气管切开等 □ 中医治疗（视病情） □ 其他特殊类型荨麻疹的治疗：冷脱敏等 □ 血常规、尿常规（必要时） □ 肝功能、肾功能、血离子、血糖、血脂、抗核抗体、抗 ENA 抗体、抗双链 DNA 抗体、类风湿因子、免疫球蛋白、补体、红细胞沉降率、感染性疾病筛查（乙型肝炎、丙型肝炎等）、抗链球菌溶血素 O（必要时） □ 变应原筛查、X 线胸片、心电图、腹部超声、超声心动图、内镜等检查（必要时）	**门诊医嘱：** □ 第二代组胺 H_1 受体阻断剂 □ 降低血管通透性的药物：维生素 C 等 □ 外用止痒药：炉甘石洗剂 □ 糖皮质激素（视病情调整用量）：甲泼尼龙等 □ 糖皮质激素的辅助治疗（视病情）：胃黏膜保护剂等 □ 复查血常规、便常规和隐血（必要时） □ 复查肝功能、肾功能、电解质、血糖等（必要时）
病情变异记录	□ 无　□ 有，原因： 1. 2.	□ 无　□ 有，原因： 1. 2.
医师签名		

时间	门诊第 2~4 周	门诊第 5~6 周
主要诊疗工作	□ 询问病史及体格检查 □ 根据患者的病情变化，完成疗效评估并调整治疗计划 □ 防治药物不良反应	□ 询问病史及体格检查 □ 根据患者的病情变化，调整治疗计划 □ 防治药物不良反应
重点医嘱	**门诊医嘱：** □ 第二代组胺 H_1 受体阻断剂（视病情减量或停用） □ 白三烯受体阻断剂（视病情调整用量）：孟鲁司特等 □ 糖皮质激素及其辅助治疗（视病情减量至停用）：甲泼尼龙等 □ 中医治疗（视病情） □ 其他特殊类型荨麻疹的治疗（视病情） □ 复查血常规、便常规和隐血（必要时） □ 复查肝功能、肾功能、血离子、血糖等（必要时）	**门诊医嘱：** □ 第二代组胺 H_1 受体阻断剂（视病情减量或停用） □ 白三烯受体阻断剂（视病情调整用量）：孟鲁司特等 □ 糖皮质激素及其辅助治疗（视病情） □ 中医治疗（视病情） □ 其他特殊类型荨麻疹的治疗（视病情） □ 复查血常规、肝功能、肾功能、血离子等（必要时）
病情变异记录	□ 无 □ 有，原因： 1. 2.	□ 无 □ 有，原因： 1. 2.
医师签名		

时间	门诊第 7~8 周（慢性荨麻疹）	门诊第 9~12 周（慢性荨麻疹）
主要诊疗工作	□ 询问病史及体格检查 □ 根据患者的病情变化，调整治疗计划 □ 防治药物不良反应	□ 询问病史及体格检查 □ 根据患者的病情变化，调整治疗计划并制订长期随访计划 □ 防治药物不良反应
重点医嘱	**门诊医嘱：** □ 第二代组胺 H_1 受体阻断剂（视病情减量） □ 白三烯受体阻断剂（视病情调整用量）：孟鲁司特等 □ 糖皮质激素及其辅助治疗（视病情） □ 中医治疗（视病情） □ 其他特殊类型荨麻疹的治疗（视病情） □ 复查血常规、大便常规和隐血（必要时） □ 复查肝功能、肾功能、血离子、血糖等（必要时）	**门诊医嘱：** □ 第二代组胺 H_1 受体阻断剂（视病情减量） □ 免疫阻断剂（视病情调整用量）：甲氨蝶呤、环孢素、硫唑嘌呤等 □ 白三烯受体阻断剂（视病情调整用量）：孟鲁司特等 □ 糖皮质激素及其辅助治疗（视病情） □ 中医治疗（视病情） □ 其他特殊类型荨麻疹的治疗（视病情） □ 复查血常规、大便常规和隐血（必要时） □ 复查肝功能、肾功能、血离子、血糖等（必要时）
病情变异记录	□ 无 □ 有，原因： 1. 2.	□ 无 □ 有，原因： 1. 2.
医师签名		

（二）护士表单

荨麻疹临床路径护士表单

适用对象：第一诊断为荨麻疹（ICD-10：L50/L56.3）

患者姓名：	性别：　　年龄：　　门诊号：
初诊日期：　　年　月　日	标准门诊治疗周数：2~12 周

时间	门诊第 1 天	门诊第 2~7 天（急性荨麻疹）
健康宣教	□ 提供有关荨麻疹的预防知识，包括食物及吸入物变应原的自我观察 □ 确保患者遵医嘱完成治疗。向其说明药物的名称及用法；可能出现的药物不良反应；在何种情况下需要及时复诊	□ 提供有关荨麻疹预防知识，包括食物及吸入物变应原的自我观察 □ 确保患者遵医嘱完成治疗。向其说明药物的名称及用法；可能出现的药物不良反应；在何种情况下需要及时复诊
护理处置	□ 向患者解释所用药物的用法、嘱其一定要完成整个疗程的用药 □ 在治疗过程中要认真观察和处理药物的不良反应，发现不良反应应及时请医师或转相关科室处理	□ 向患者解释所用药物的用法、嘱其一定要完成整个疗程的用药 □ 在治疗过程中要认真观察和处理药物的不良反应，发现不良反应应及时请医师或转相关科室处理
基础护理	□ 测量体温、脉搏、呼吸、血压等 □ 注意饮食，多饮水，少食辛辣，忌饮酒等	□ 测量体温、脉搏、呼吸、血压等 □ 注意饮食，多饮水，少食辛辣，忌饮酒等
专科护理	□ 注意皮损的范围及大小，解释外用药物的用法 □ 观察是否出现腹泻、严重憋气、呼吸困难等	□ 注意皮损的范围及大小，解释外用药物的用法
重点医嘱	□ 详见医嘱执行单	□ 详见医嘱执行单
病情变异记录	□ 无　□ 有，原因： 1. 2.	□ 无　□ 有，原因： 1. 2.
护士签名		

时间	门诊第 2~4 周	门诊第 5~6 周
健康宣教	□ 确保患者遵医嘱完成治疗。向其说明药物的名称及用法；可能出现的药物不良反应；在何种情况下需要及时复诊	□ 确保患者遵医嘱完成治疗。向其说明药物的名称及用法；可能出现的药物不良反应；在何种情况下需要及时复诊
护理处置	□ 向患者解释所用药物的用法、嘱其一定要完成整个疗程的用药 □ 在治疗过程中要认真观察和处理药物的不良反应，发现不良反应应及时请医师或转相关科室处理	□ 向患者解释所用药物的用法、嘱其一定要完成整个疗程的用药 □ 在治疗过程中要认真观察和处理药物的不良反应，发现不良反应应及时请医师或转相关科室处理
基础护理	□ 测量体温、脉搏、呼吸、血压等 □ 注意饮食，多饮水，少食辛辣，忌饮酒等	□ 测量体温、脉搏、呼吸、血压等 □ 注意饮食，多饮水，少食辛辣，忌饮酒等
专科护理	□ 注意皮损的范围及大小，解释外用药物的用法	□ 注意皮损的范围及大小，解释外用药物的用法
重点医嘱	□ 详见医嘱执行单	□ 详见医嘱执行单
病情变异记录	□ 无　□ 有，原因： 1. 2.	□ 无　□ 有，原因： 1. 2.
护士签名		

时间	门诊第7~8周（慢性荨麻疹）	门诊第9~12周（慢性荨麻疹）
健康宣教	□ 提供有关慢性荨麻疹的知识，叮嘱患者做好生活笔记，查找容易引发慢性荨麻疹的物理因素、食物因素或药物因素 □ 确保患者遵医嘱完成治疗。向其说明药物的名称及用法；可能出现的药物的不良反应；在何种情况下需要及时复诊	□ 提供有关慢性荨麻疹的知识，叮嘱患者做好生活笔记，查找容易引发慢性荨麻疹的物理因素、食物因素或药物因素 □ 确保患者遵医嘱完成治疗。向其说明药物的名称及用法；可能出现的药物的不良反应；在何种情况下需要及时复诊
护理处置	□ 向患者解释所用药物的用法、嘱其一定要完成整个疗程的用药 □ 在治疗过程中要认真观察和处理药物的不良反应，发现不良反应应及时请医师或转相关科室处理	□ 向患者解释所用药物的用法、嘱其一定要完成整个疗程的用药 □ 在治疗过程中要认真观察和处理药物的不良反应，发现不良反应应及时请医师或转相关科室处理
基础护理	□ 测量体温、脉搏、呼吸、血压等 □ 注意饮食，多饮水，少食辛辣，忌饮酒等	□ 测量体温、脉搏、呼吸、血压等 □ 注意饮食，多饮水，少食辛辣，忌饮酒等
专科护理	□ 注意皮损的范围及大小，解释外用药物的用法	□ 注意皮损的范围及大小，解释外用药物的用法
重点医嘱	□ 详见医嘱执行单	□ 详见医嘱执行单
病情变异记录	□ 无　□ 有，原因： 1. 2.	□ 无　□ 有，原因： 1. 2.
护士签名		

（三）患者表单

荨麻疹临床路径患者表单

适用对象：第一诊断为荨麻疹（ICD-10：L50/L56.3）

患者姓名：	性别：　　年龄：　　门诊号：
初诊日期：　　年　月　日	标准门诊治疗周数：2~12 周

时间	门诊第 1 天	门诊第 2~7 天（急性荨麻疹）
医患配合	□ 配合询问病史、收集资料，请务必详细告知既往史、用药史、过敏史 □ 配合进行体格检查及必要的实验室检查 □ 有任何不适告知医师	□ 配合完善相关辅助检查等 □ 医师向患者及家属介绍病情，如有异常检查结果需进一步检查 □ 配合用药及治疗 □ 配合医师调整用药 □ 有任何不适告知医师
护患配合	□ 配合测量体温、脉搏、呼吸、血压、体重等 □ 配合完成治疗前护理评估单（简单询问病史、过敏史、用药史） □ 接受健康宣教 □ 有任何不适告知护士	□ 配合测量体温、脉搏、呼吸，血压等情况 □ 接受相关实验室检查宣教，配合检查 □ 有任何不适告知护士 □ 避免剧烈运动 □ 接受疾病及用药等相关知识指导
饮食	□ 多饮水，少食辛辣，忌饮酒等	□ 多饮水，少食辛辣，忌饮酒等
排泄	□ 保持大便通畅	□ 保持大便通畅
活动	□ 适中	□ 适中

时间	门诊第 2~4 周	门诊第 5~6 周
医患配合	□ 配合用药及治疗 □ 配合医师调整用药 □ 有任何不适告知医师	□ 配合用药及治疗 □ 配合医师调整用药 □ 有任何不适告知医师
护患配合	□ 配合测量体温、脉搏、呼吸、血压、体重等 □ 接受健康宣教 □ 有任何不适告知护士	□ 配合测量体温、脉搏、呼吸、血压等情况 □ 有任何不适告知护士 □ 避免剧烈运动 □ 接受疾病及用药等相关知识指导
饮食	□ 多饮水，少食辛辣，忌饮酒等	□ 多饮水，少食辛辣，忌饮酒等
排泄	□ 保持排便通畅	□ 保持排便通畅
活动	□ 适中	□ 适中

时间	门诊第 7~8 周（慢性荨麻疹）	门诊第 9~12 周（慢性荨麻疹）
医患配合	□ 配合用药及治疗 □ 配合医师调整用药 □ 有任何不适告知医师	□ 配合用药及治疗 □ 配合医师调整用药 □ 有任何不适告知医师
护患配合	□ 配合测量体温、脉搏、呼吸、血压、体重等 □ 接受健康宣教 □ 有任何不适告知护士	□ 配合测量体温、脉搏、呼吸、血压等情况 □ 有任何不适告知护士 □ 避免剧烈运动 □ 接受疾病及用药等相关知识指导
饮食	□ 多饮水，少食辛辣，忌饮酒等	□ 多饮水，少食辛辣，忌饮酒等
排泄	□ 保持排便通畅	□ 保持排便通畅
活动	□ 适中	□ 适中

附：原表单（2010 年版）

荨麻疹临床路径表单

适用对象：第一诊断为荨麻疹（ICD-10：L50/L56.3）

患者姓名：	性别：　　年龄：　　门诊号：
初诊日期：　　年　月　日	标准门诊治疗周数：2~12 周

时间	门诊第 1 天	门诊第 2~7 天（急性荨麻疹）
主要诊疗工作	□ 询问病史及体格检查 □ 完成首次门诊病史 □ 完成初步的病情评估和治疗方案 □ 开具检查单 □ 与患者或家属谈话明确诊疗计划 □ 患者或其家属签署接受糖皮质激素治疗知情同意书或接受免疫抑制剂治疗知情同意书（使用免疫抑制剂者）	□ 询问病史及体格检查 □ 根据患者的病情变化及对治疗的反应及时调整治疗方案
重点医嘱	门诊医嘱： □ 组胺 H_1 受体阻断剂 □ 降低血管通透性的药物：维生素 C 等 □ 外用止痒药：炉甘石洗剂 □ 糖皮质激素（视病情）：甲泼尼龙等 □ 糖皮质激素的辅助治疗（视病情）：胃黏膜保护剂等 □ 免疫抑制剂（视病情用于慢性荨麻疹患者）：甲氨蝶呤、环孢素、硫唑嘌呤等 □ 白三烯受体阻断剂（视病情用于慢性荨麻疹患者）：孟鲁司特等 □ 0.1%肾上腺素（视病情） □ 免疫球蛋白（视病情）：丙种球蛋白 □ 伴发症状治疗（视病情）：气管切开等 □ 中医治疗（视病情） □ 其他特殊类型荨麻疹的治疗：冷脱敏等 □ 血常规、尿常规、大便常规和隐血（必要时） □ 肝功能、肾功能、血离子、血糖、血脂、抗核抗体、抗 ENA 抗体、抗双链 DNA 抗体、类风湿因子、免疫球蛋白、补体、红细胞沉降率、感染性疾病筛查（乙型肝炎、丙型肝炎等）、抗链球菌溶血素 O（必要时） □ 变应原筛查、X 线胸片、心电图、腹部超声、超声心动图、内镜等检查（必要时）	门诊医嘱： □ 组胺 H_1 受体阻断剂 □ 降低血管通透性的药物：维生素 C 等 □ 外用止痒药：炉甘石洗剂 □ 糖皮质激素（视病情调整用量）：甲泼尼龙等 □ 糖皮质激素的辅助治疗（视病情）：胃黏膜保护剂等 □ 复查血常规、大便常规和隐血（必要时） □ 复查肝功能、肾功能、电解质、血糖等（必要时）
病情变异记录	□ 无　□ 有，原因： 1. 2.	□ 无　□ 有，原因： 1. 2.
医师签名		

时间	门诊第2~4周	门诊第5~6周
主要诊疗工作	□ 询问病史及体格检查 □ 根据患者的病情变化，完成疗效评估并调整治疗计划 □ 防治药物不良反应	□ 询问病史及体格检查 □ 根据患者的病情变化，调整治疗计划 □ 防治药物不良反应
重点医嘱	门诊医嘱： □ 组胺 H_1 受体阻断剂（视病情减量或停用） □ 白三烯受体阻断剂（视病情调整用量）：孟鲁司特等 □ 糖皮质激素及其辅助治疗（视病情减量至停用）：甲泼尼龙等 □ 中医治疗（视病情） □ 其他特殊类型荨麻疹的治疗（视病情） □ 复查血常规、大便常规和隐血（必要时） □ 复查肝功能、肾功能、血离子、血糖等（必要时）	门诊医嘱： □ 组胺 H_1 受体阻断剂（视病情减量或停用） □ 白三烯受体抑制剂（视病情调整用量）：孟鲁司特等 □ 糖皮质激素及其辅助治疗（视病情） □ 中医治疗（视病情） □ 其他特殊类型荨麻疹的治疗（视病情） □ 复查血常规、肝功能、肾功能、血离子等（必要时）
病情变异记录	□ 无 □ 有，原因： 1. 2.	□ 无 □ 有，原因： 1. 2.
医师签名		

时间	门诊第7~8周（慢性荨麻疹）	门诊第9~12周（慢性荨麻疹）
主要诊疗工作	□ 询问病史及体格检查 □ 根据患者的病情变化，调整治疗计划 □ 防治药物不良反应	□ 询问病史及体格检查 □ 根据患者的病情变化，调整治疗计划并制订长期随访计划 □ 防治药物不良反应
重点医嘱	门诊医嘱： □ 组胺 H_1 受体阻断剂（视病情减量） □ 白三烯受体阻断剂（视病情调整用量）：孟鲁司特等 □ 糖皮质激素及其辅助治疗（视病情） □ 中医治疗（视病情） □ 其他特殊类型荨麻疹的治疗（视病情） □ 复查血常规、大便常规和隐血（必要时） □ 复查肝功能、肾功能、血离子、血糖等（必要时）	门诊医嘱： □ 组胺 H_1 受体阻断剂（视病情减量） □ 免疫抑制剂（视病情调整用量）：甲氨蝶呤、环孢素、硫唑嘌呤等 □ 白三烯受体阻断剂（视病情调整用量）：孟鲁司特等 □ 糖皮质激素及其辅助治疗（视病情） □ 中医治疗（视病情） □ 其他特殊类型荨麻疹的治疗（视病情） □ 复查血常规、大便常规和隐血（必要时） □ 复查肝功能、肾功能、血离子、血糖等（必要时）
病情变异记录	□ 无 □ 有，原因： 1. 2.	□ 无 □ 有，原因： 1. 2.
医师签名		

第五章
特应性皮炎临床路径释义

【医疗质量控制指标】

指标一、特应性皮炎患者规范诊断率

指标二、特应性皮炎患者病情严重程度评估率

指标三、特应性皮炎患者皮肤病生活质量指数评估率

指标四、特应性皮炎患者变应原筛查率

指标五、特应性皮炎患者接受系统免疫抑制剂治疗前筛查率

指标六、特应性皮炎患者使用系统免疫抑制剂不良反应发生率

指标七、特应性皮炎患者接受系统糖皮质激素治疗前筛查率

指标八、特应性皮炎患者使用系统糖皮质激素严重不良反应发生率

指标九、特应性皮炎患者系统糖皮质激素相关不良反应预防率

指标十、特应性皮炎患者健康宣教执行率

指标十一、抗菌药物治疗前病原学送检率

指标十二、特应性皮炎患者抗菌药物使用率

一、特应性皮炎编码

1. 原编码：

疾病名称及编码：特应性皮炎（ICD-10：L20.900）

2. 修改编码：

疾病名称及编码：特应性皮炎（ICD-10：L20）

二、临床路径检索方法

L20

三、国家医疗保障疾病诊断相关分组（CHS-DRG）

MDCJ 皮肤、皮下组织及乳腺疾病及功能障碍

JS2 炎症性皮肤病

四、特应性皮炎临床路径标准住院流程

（一）适用对象

第一诊断为特应性皮炎（ICD-10：L20.900）。

释义

■ 本路径适用对象为第一诊断为特应性皮炎的患者。特应性皮炎主要特点为皮肤干燥、湿疹样皮疹、对称发生于四肢和躯干屈侧、伴有顽固瘙痒和较明确的过敏性疾病家族史。

（二）诊断依据

根据《临床诊疗指南·皮肤病与性病分册》（中华医学会编著，人民卫生出版社），《中国特应性皮炎诊疗指南（2014 版）》（中华皮肤科杂志，2014，47（7）：511-514）。

根据国际公认的 Williams 诊断标准。满足 1 条主要标准，加上 3 条或者 3 条以上的次要标准即可确定诊断。

1. 主要标准：皮肤瘙痒。

2. 次要标准：①屈侧皮炎湿疹史，包括肘窝、腘窝、踝前、颈部（10 岁以下儿童包括颊部）；②个人哮喘或变应性鼻炎史（或在 4 岁以下儿童的一级亲属中有特应性疾病史）；③全身皮肤干燥史；④屈侧可见湿疹（或 4 岁以下儿童在面颊部/前额和四肢伸侧可见湿疹）；⑤2岁前发病（适用于 4 岁以上患者）。

释义

■ 目前特应性皮炎的诊断标准包括 Hanifin-Rajka 诊断标准、Williams 诊断标准和日本皮肤病协会制订的标准等。我国学者康克非、张建中等和姚志荣等也提出了诊断标准。Williams 诊断标准由于敏感度和特异度均较高，并且简单易行被临床上广泛应用。张氏标准推荐用于成人/青少年特应性皮炎的诊断，姚氏标准推荐用于儿童特应性皮炎的诊断。特应性皮炎需与接触性皮炎、湿疹、疥疮、银屑病、皮肤 T 细胞淋巴瘤等多种疾病鉴别。

（三）治疗方案的选择

根据《临床诊疗指南·皮肤病与性病分册》（中华医学会编著，人民卫生出版社），《临床技术操作规范·皮肤病与性病分册》（中华医学会编著，人民军医出版社）。

1. 一般治疗：健康教育；皮肤管理；避免诱发和加重因素。

2. 外用药物治疗：根据皮损部位、特点和患者年龄调整用药。

（1）糖皮质激素。

（2）钙调磷酸酶抑制剂。

（3）抗菌药物。

（4）角质促成或剥脱剂。

3. 系统治疗：如果患者病情评估为中重度特应性皮炎，或者局限性的重症皮损，可根据具体情况选用。

（1）糖皮质激素。

（2）免疫抑制剂。

（3）抗菌药物。

（4）抗组胺药。

（5）其他：甘草酸苷、抗白三烯药物等。

（6）中医中药。

4. 紫外线治疗：考虑患者年龄和皮损特点。

释义

■ 首先要明确变应原，避免不良刺激。

■ 根据皮损的主要形态选择外用治疗药物和剂型。急性期皮损选择洗剂、锌氧油或溶液湿敷；亚急性和慢性皮损可选用糖皮质激素乳膏。如皮损合并感染，可加用抗菌药物乳膏。

■ 如果皮疹泛发或者患者出现发热等全身症状时需要系统治疗，常用药物包括抗组胺药、免疫抑制剂、糖皮质激素、生物制剂、抗菌药物等。

（四）标准住院日 10~14 天

释义

■ 如去除诱因，给予适当的处理后皮疹通常在 10~14 天可控制，皮损控制病情无反复，没有需要处理的药物不良反应则可出院。治疗顺利的特应性皮炎标准住院时间为 10~14 天。

（五）进入路径标准

1. 第一诊断必须符合 ICD-10：L20.900 特应性皮炎疾病编码。

2. 当患者同时具有其他疾病诊断，但在住院期间不需要特殊处理，也不影响第一诊断的临床路径流程实施时，可以进入路径。

释义

■ 进入路径的患者需符合特应性皮炎诊断标准。

■ 入院后常规检查发现以往没有发现的疾病或既往有基础疾病（如高血压、冠状动脉粥样硬化性心脏病、糖尿病、肝肾功能不全、各种感染等），经系统评估后对特应性皮炎诊断治疗无特殊影响，仅需要药物维持治疗者，可进入路径。但可能会增加医疗费用，延长住院时间。

（六）入院第 1 天

1. 必需的检查项目：

（1）血常规、尿常规、大便常规+隐血。

（2）肝功能、肾功能、血糖、血脂和电解质、感染性疾病筛查（乙型肝炎、丙型肝炎、梅毒、艾滋病等）。

（3）胸部 X 线检查、心电图、腹部超声。

2. 根据患者病情可选择的检查项目：

（1）变应原筛查。

（2）组织病理学检查。

（3）细菌培养加药敏试验。

释义

■ 入院后完善必需检查项目以评价患者的一般情况，通过对患者各个器官的系统评价以全面了解患者的皮肤外器官状况。

■ 如果皮损糜烂明显，渗出较多，建议进行细菌培养及药敏试验判断有无继发感染。主管医师应认真分析检查结果，及时发现异常情况并采取相应处置。变应原筛查有助于发现变应原，为疾病的防治提供依据。

（七）药物选择与使用时机

1. 一般治疗：避免精神紧张、情绪疏导和缓解焦虑不安的情绪；避免致敏食物和/或吸入物等变应原刺激，避免毛织物、出汗、热水烫洗和搔抓等不良刺激，指导正确洗浴和皮肤护理、修护皮肤屏障。有活动性损害时，避免接触单纯疱疹患者，以免发生疱疹样湿疹。

2. 外用治疗：根据患者的临床表现，遵循外用药的基本原则选用合适药物及合适的剂型。

（1）糖皮质激素：应按照《中国特应性皮炎诊疗指南（2014 版）》中提及的用药原则用药。局部间断外用糖皮质激素是治疗特应性皮炎的一线选择。根据患者的年龄、皮损部位及病情程度选择不同类型和强度的糖皮质激素制剂，一般初治时应选用强度足够的制剂，以求在数天内明显控制炎症。但是，在面部、颈部及皱褶部位应选用相对弱效的糖皮质激素，应避免使用强效含氟制剂。具体时间视病情而定。用药期间注意观察局部和系统不良反应。

（2）钙调磷酸酶抑制剂：包括他克莫司软膏和吡美莫司乳膏，具有较强的选择性抗炎作用，且可相对较长时间地用于所有的发病部位，尤其是面颈部和褶皱部位。可与糖皮质激素合并使用或者序贯使用。不良反应主要是用药后局部短时间的烧灼和刺激感。

（3）抗菌药物：由于细菌或真菌可通过产生超抗原或作为变应原而诱发或加重病情，故当皮损渗出明显或者有感染时选用。具体时间视病情而定。

（4）角质促成或剥脱剂：对于局部肥厚顽固皮损，可加用维 A 酸类、水杨酸类或者煤焦油等药物，以促进角质层正常化。

3. 系统治疗：

（1）抗组胺药：根据病情和年龄选用第一代或者第二代抗组胺药。有镇静作用的第一代抗组胺药适用于伴有睡眠紊乱的患者。具体用药时间视病情而定。

（2）白三烯受体拮抗剂：用于稳定肥大细胞和拮抗介质与受体的结合，主要适用于伴有气道过敏症状的患者。具体用药时间视病情而定。

（3）抗感染药物：有细菌感染时使用，应按照《抗菌药物临床应用指导原则》（卫医发〔2004〕285 号）执行，用药时间不超过 7 天，根据创面细菌培养及药敏结果及时调整用药。

（4）糖皮质激素：原则上尽量不用或少用此类药物，尤其是儿童。但对病情严重的患者可予中小剂量短期用药。病情好转后应及时逐渐减量、停药，以免长期使用带来的不良反应或停药过快而致病情反跳。用药时间视病情而定，一般 10~14 天。

（5）免疫抑制剂：适用于病情严重且常规疗法不易控制的患者，或者糖皮质激素不适用的患者。推荐使用环孢素，起始剂量 2.5~3.5mg/(kg·d)，分 2 次口服，最大 5mg/(kg·d)，病情控制后可渐减少至最小量维持；环孢素无效或禁忌时可选用硫唑嘌呤或霉酚酸酯。硫唑嘌呤推荐剂量 1~3mg/(kg·d)，分 1~2 次口服；霉酚酸酯治疗特应性皮炎推荐剂量是每天 2g 口服，12 小时 1 次。

（6）其他：甘草酸苷、复合维生素等。

（7）中医中药：需辨证施治。中成药雷公藤、雷公藤多苷作为免疫抑制剂也可用于难治性特应性皮炎。中药引起药物性肝炎较常见，服用时需密切监测。

4. 物理疗法：主要以窄谱中波紫外线和长波紫外线为主。视患者的年龄和皮损类型而定。

释义

■ 熟练掌握皮肤外用药使用原则，根据皮损性质选用合适的外用药物处理。

■ 病情较重时，及时加用糖皮质激素系统使用，但疗程不宜超过 14 天。免疫抑制剂与激素联合应用可提高疗效，减少激素用量。治疗过程中需密切监测激素及免疫抑制剂可能出现的不良反应。如系统治疗控制不佳，推荐使用生物制剂治疗，如度普利龙单抗。

■ 应根据临床症状和体征进行辨证施治。在中医中药治疗中也应注意药物的不良反应。如出现红肿、糜烂、渗出等皮损，可选用外治法以清热燥湿止痒，如复方黄柏液涂剂等。

■ 紫外线治疗一般适用于 12 岁以上的患者。

（八）住院期间检查项目

1. 必须复查的检查项目：
（1）血常规、尿常规、大便常规+隐血。
（2）肝功能、肾功能、电解质、血糖、血脂。
2. 根据患者病情选择：糜烂面细菌培养加药敏试验。

释义

■ 住院期间需每周复查血常规、尿常规、大便常规及隐血，监测有无继发感染等情况发生；复查肝肾功能、电解质、血糖、血脂等监测有无药物性肝肾损伤、类固醇性糖尿病、电解质紊乱。

（九）出院标准

1. 皮疹控制：无新发皮疹，原有皮损基本消退。
2. 糖皮质激素可改为口服并减至安全剂量。
3. 没有需要住院处理的并发症。

释义

■ 患者皮疹痊愈，无新发皮疹和原有皮损基本消退，激素改为口服或者减至安全剂量，完成需要复查的检查项目未发现有需要住院处理的并发症即可出院。

（十）变异及原因分析

1. 对常规治疗效果差，需适当延长住院时间。
2. 继发严重感染者（如败血症等）。
3. 出现应用糖皮质激素、免疫抑制剂的并发症，需要进行相关的治疗。

释义

■ 对治疗反应差、激素减量复发、出现激素引起的并发症等情况均会延长患者住院时间，增加治疗费用。主管医师需在临床路径表单中分析并说明。

■ 接受糖皮质激素和免疫抑制剂治疗的患者，发生继发感染的危险性增大，出现继发严重感染情况，会延长住院时间，增加治疗费用，并有转入其他路径可能。

五、特应性皮炎临床路径给药方案

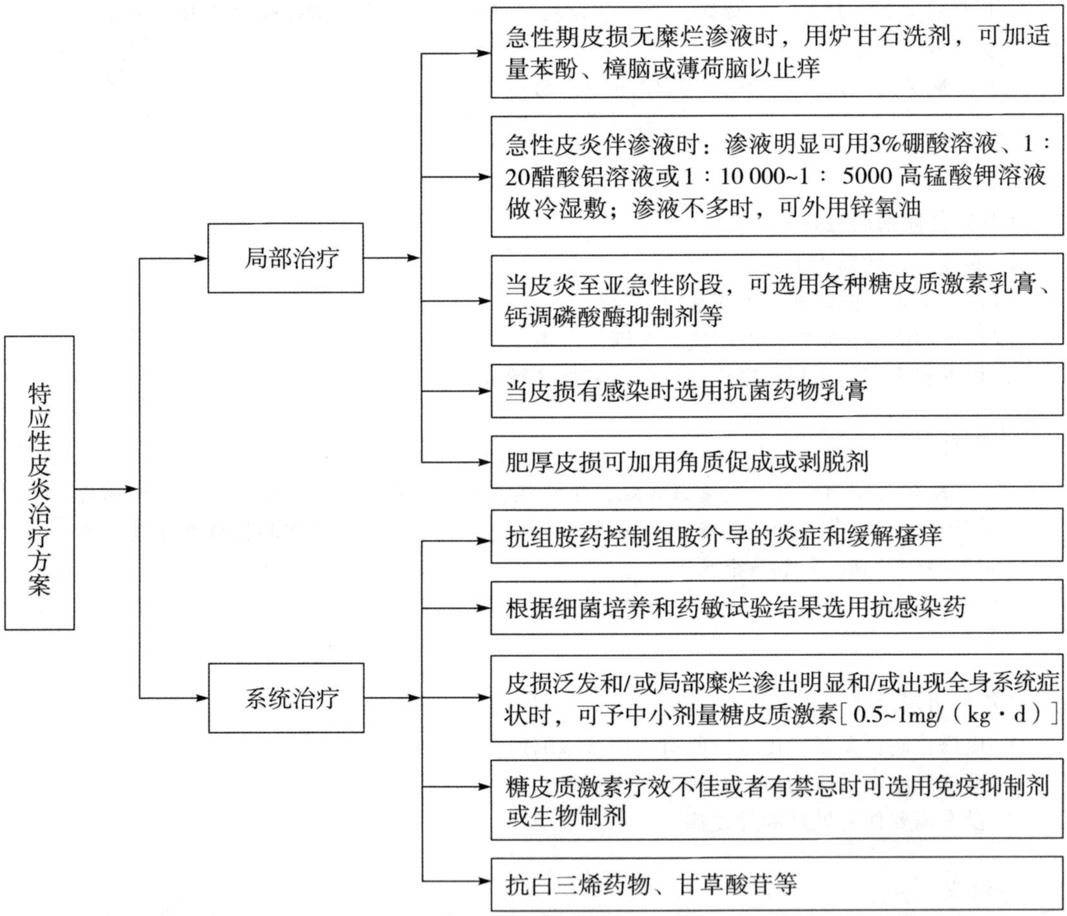

【用药选择】

1. 根据皮损性质和皮肤科外用药物使用原则选择合适的外用药物。尽早加用激素及免疫抑制剂治疗。急性期皮损无渗液时可选用炉甘石洗剂；急性皮炎伴渗液明显时可选用 3% 硼酸溶液、1∶20 醋酸铝溶液或 1∶10 000~1∶5000 高锰酸钾溶液做冷湿敷，渗液不多时，可外用锌氧油；亚急性皮炎阶段可选用各种糖皮质激素；慢性肥厚性皮损可选用维 A 酸类或者煤焦油类乳膏外用。
2. 当皮损面积较大和/或局部糜烂渗出明显和/或出现全身系统症状时，可予中小剂量糖皮质激素［0.5~1mg/(kg·d)］，待病情控制后可迅速减量，一般用药时间不超过 14 天。
3. 合并感染的患者需行细菌培养及药敏试验，根据检测结果选择敏感抗菌药物进行治疗，用药时间不宜超过 7 天。

【药学提示】

1. 接受免疫抑制剂治疗的患者，如使用环孢素治疗应注意监测血压、血电解质和胃肠道刺激症状等，建议不要同时光疗。选用硫唑嘌呤用药前需测嘌呤甲基转移酶，此酶缺陷者禁用，应定期监测白细胞和肝功能。选用霉酚酸酯治疗要注意胃肠道不良反应，和中性粒细胞减少。

2. 接受系统糖皮质激素治疗的患者，可能会导致或者加重原有疾病（高血压、糖尿病、高脂血症、骨质疏松症、感染、胃肠道溃疡等），因此应当进行针对糖皮质激素不良反应的相关检查，并进行健康教育、采取适当的预防与治疗措施。

【注意事项】

特应性皮炎患者需要避免诱发和加重因素。注重皮肤屏障的修复，适当抗炎处理和长疗程维持治疗以减少疾病的复发。

六、特应性皮炎患者护理规范

1. 保持患者所在的病室空气清新洁净，每日开窗通风，保持室内适宜温度和湿度。及时更换污染的床单被服。指导患者远离变应原。

2. 定期修剪指甲，穿柔软、透气性好、宽松的棉质衣物，保持皮肤清洁、卫生。

3. 指导正确沐浴，洗浴温度在 32～37℃，洗浴时间 5～10 分钟。使用低敏无刺激的洁肤用品。如皮损有感染倾向，可在盆浴时加入次氯酸钠（0.005%漂白粉浴）以抑制细菌活性，有助于病情缓解。洗浴频度以每日或隔日 1 次为宜。

4. 对存在焦虑或抑郁症状的患者，给予必要的安慰、解释和鼓励，与患者及家属建立良好的关系，使患者积极主动配合治疗。

七、特应性皮炎患者营养治疗规范

1. 避免饮酒及进食辛辣刺激食物。如果食物和皮疹间的因果关系明确，建议避食 4～6 周，观察皮疹改善情况。对于明确的导致皮疹加重的食物变应原，应严格限制。

2. 饮食应多样化，不推荐盲目避食，过度避食可导致营养不良。

八、特应性皮炎患者健康宣教

1. 皮肤保湿是治疗的首要和长期措施，宜选用保湿作用强、尽量不含香料的润肤剂，每天多量多次涂抹。

2. 洗澡有助于清除皮肤表面病原菌和致敏物，水温不宜过高，宜选用无刺激的沐浴乳，但不可过度清洁。注意洗澡后要立即涂抹保湿剂。

3. 衣服宜柔软、宽松、纯棉。保持居住环境清洁、凉爽。

4. 患儿应剪短指甲，避免搔抓刺激皮肤。

5. 对于已明确的加重病情的变应原，生活中应尽量避免。

6. 定期复诊，遵医嘱用药，不可随意停药或减药。

九、推荐表单

（一）医师表单

特应性皮炎临床路径医师表单

适用对象：第一诊断为特应性皮炎（ICD-10：L20.900）

患者姓名：	性别：　　年龄：　　门诊号：	住院号：
住院日期：　　年　月　日	出院日期：　　年　月　日	标准住院日：10~14 天

时间	住院第 1 天	住院第 2 天
主要诊疗工作	□ 询问病史及体格检查 □ 完成入院病历及首次病程记录 □ 完成初步的病情评估和治疗方案 □ 与患者及家属沟通交流，充分交代病情 □ 签署告知及授权委托书	□ 上级医师查房 □ 汇总检查结果，完成病情评估并制订治疗计划 □ 签署自费用品协议书（必要时）、糖皮质激素治疗同意书（必要时）、免疫抑制剂治疗同意书（必要时）、生物制剂治疗同意书（必要时）、接受紫外线治疗知情同意书（必要时） □ 观察皮疹变化 □ 请相关科室会诊（必要时）
重点医嘱	**长期医嘱：** □ 皮肤科护理常规 □ 饮食 □ 支持治疗（必要时） □ 局部治疗 □ 抗组胺药 □ 抗白三烯治疗（必要时） □ 甘草酸苷等（必要时） □ 中医中药（必要时） **临时医嘱：** □ 血常规、尿常规、大便常规+隐血 □ 肝功能、肾功能、电解质、血糖、血脂、感染性疾病筛查 □ 变应原筛查（必要时） □ 抗核抗体、抗 ENA 抗体、补体、免疫球蛋白、感染性疾病筛查（必要时） □ 皮肤病理活检（必要时） □ X 线胸片、心电图、超声 □ 糜烂面细菌培养及药敏试验（必要时）	**长期医嘱：** □ 糖皮质激素（必要时） □ 补钾、补钙、保护胃黏膜（必要时） □ 免疫抑制剂（必要时） □ 生物制剂（必要时） **临时医嘱：** □ 相关科室会诊（必要时） □ 紫外线治疗（必要时）
病情变异记录	□ 无　□ 有，原因： 1. 2.	□ 无　□ 有，原因： 1. 2.
医师签名		

<table>
<tr><th>时间</th><th>住院第 3~10 天</th><th>住院第 10~14 天（出院日）</th></tr>
<tr><td>主要诊疗工作</td><td>□ 上级医师查房
□ 密切观察治疗反应，及时调整治疗方案（激素剂量和外用药物等）
□ 监测生命体征、血糖等
□ 观察并处理治疗药物的不良反应</td><td>□ 观察疗效，观察和处理药物的不良反应
□ 上级医师评估患者可否出院
□ 向患者及其家属交代出院后用药及注意事项，预约门诊复诊
□ 开具出院证明书
□ 完成出院记录</td></tr>
<tr><td>重点医嘱</td><td>长期医嘱：
□ 糖皮质激素调整剂量
□ 免疫抑制剂调整剂量
□ 补钾、补钙、保护胃黏膜
□ 抗菌药物（根据创面培养和药敏结果）
□ 局部治疗
临时医嘱：
□ 检测血糖、血电解质、肝功能、肾功能等
□ 调整紫外线治疗剂量</td><td>长期医嘱：
□ 停/调整糖皮质激素剂量
□ 停/调整免疫抑制剂剂量
□ 停用抗菌药物
□ 调整紫外线治疗剂量
临时医嘱：
□ 复查血常规、尿常规、大便常规+隐血、肝功能、肾功能、电解质、血糖
□ 出院注意事项
□ 出院带药</td></tr>
<tr><td>病情变异记录</td><td>□ 无　□ 有，原因：
1.
2.</td><td>□ 无　□ 有，原因：
1.
2.</td></tr>
<tr><td>医师签名</td><td></td><td></td></tr>
</table>

（二）护士表单

特应性皮炎临床路径护士表单

适用对象：第一诊断为特应性皮炎（ICD-10：L20.900）

患者姓名：	性别：　　年龄：　　门诊号：	住院号：
住院日期：　　年　月　日	出院日期：　　年　月　日	标准住院日：10~14 天

时间	住院第 1 天	住院第 2 天
健康宣教	□ 入院宣教（环境、设施、人员） □ 进行疾病和安全宣教	□ 提供有关特应性皮炎护理知识 □ 指导患者完成各项检查及会诊 □ 确保患者遵医嘱完成治疗
护理处置	□ 入院护理评估 □ 制订护理计划，填写护理记录 □ 静脉取血（当天或次日晨取血）	□ 注意患者用药情况，尤其是药物不良反应。嘱其一定要遵医嘱完成用药 □ 继续认真观察和处理药物的不良反应，发现不良反应应及时请医生或转相关科室处理
基础护理	□ 监测体温、血压、血糖 □ 危重患者心电监护并记录 24 小时出入量	□ 监测体温、血压、血糖 □ 危重患者心电监护并记录 24 小时出入量
专科护理	□ 观察皮疹变化 □ 皮肤科局部上药	□ 观察皮疹变化 □ 皮肤科局部上药
重点医嘱	□ 详见医嘱执行单	□ 详见医嘱执行单
病情变异记录	□ 无　□ 有，原因： 1. 2.	□ 无　□ 有，原因： 1. 2.
护士签名		

时间	住院第 3~10 天	住院第 11~14 天（出院日）
健康宣教	□ 提供有关特应性皮炎护理知识 □ 指导患者完成各项检查及会诊 □ 确保患者遵医嘱完成治疗	□ 提供有关特应性皮炎护理知识 □ 指导患者完成各项检查及会诊 □ 确保患者定期随访，遵医嘱增减用药 □ 向患者交代出院注意事项及复查日期 □ 指导患者办理出院手续 □ 通知住院处 □ 出院健康宣教
护理处置	□ 注意患者用药情况，尤其是药物不良反应。嘱其一定要遵医嘱完成用药 □ 继续认真观察和处理药物的不良反应，发现不良反应应及时请医生或转相关科室处理	□ 注意患者用药情况，尤其是药物不良反应。嘱其一定要遵医嘱完成用药 □ 继续认真观察和处理药物的不良反应，发现不良反应应及时请医生或转相关科室处理
基础护理	□ 监测体温、血压、血糖 □ 危重患者心电监护并记录 24 小时出入量	□ 监测体温、血压、血糖
专科护理	□ 观察皮疹变化 □ 皮肤科局部上药	□ 观察皮疹变化 □ 皮肤科局部上药
重点医嘱	□ 详见医嘱执行单	□ 详见医嘱执行单
病情变异记录	□ 无 □ 有，原因： 1. 2.	□ 无 □ 有，原因： 1. 2.
护士签名		

（三）患者表单

特应性皮炎临床路径患者表单

适用对象：第一诊断为特应性皮炎（ICD-10：L20.900）

患者姓名：	性别：　　年龄：　　门诊号：	住院号：
住院日期：　　年　月　日	出院日期：　　年　月　日	标准住院日：10~14 天

时间	住院第 1 天	住院第 2 天
医患配合	□ 配合病史询问 □ 配合体格检查 □ 告知既往基础用药 □ 患者及家属与医师交流了解病情 □ 签署告知及授权委托书	□ 配合医师日常查房 □ 观察皮疹变化 □ 配合完成各项入院常规及特殊检查 □ 如有需要，配合签署自费用品协议书、接受糖皮质激素治疗知情同意书、免疫抑制剂治疗知情同意书、生物制剂治疗知情同意书或者紫外线治疗知情同意书 □ 患者及家属与医师交流了解病情
护患配合	□ 接受入院宣教 □ 接受入院护理评估 □ 配合测量体温、脉搏、呼吸、血压、体重等 □ 配合完成治疗前护理评估单（简单询问病史、过敏史、用药史） □ 有任何不适告知护士	□ 配合测量体温、脉搏、呼吸，血压等情况 □ 观察皮疹变化 □ 接受相关检查宣教，正确留取标本，配合检查 □ 有任何不适告知护士 □ 接受疾病及用药等相关知识指导
饮食	□ 多饮水，少食辛辣，忌饮酒等	□ 多饮水，少食辛辣，忌饮酒等
排泄	□ 保持排便通畅	□ 保持排便通畅
活动	□ 适中	□ 适中

时间	住院第 3～10 天	住院第 11～14 天 （出院日）
医患配合	□ 配合医师日常查房 □ 观察皮疹变化 □ 配合完成各项入院常规及特殊检查 □ 患者及家属与医师交流了解病情	□ 配合医师日常查房 □ 观察皮疹变化 □ 患者及家属与医师交流了解病情 □ 学习出院注意事项 □ 了解复查程序 □ 办理出院手续 □ 获取出院诊断书 □ 获取出院带药
护患配合	□ 配合测量体温、脉搏、呼吸，血压等情况 □ 观察皮疹变化 □ 接受相关检查宣教，正确留取标本，配合检查 □ 有任何不适告知护士 □ 接受疾病及用药等相关知识指导	□ 配合测量体温、脉搏、呼吸，血压等情况 □ 观察皮疹变化 □ 接受相关检查宣教，正确留取标本，配合检查 □ 有任何不适告知护士 □ 接受疾病及用药等相关知识指导 □ 接受出院前健康宣教
饮食	□ 多饮水，少食辛辣，忌饮酒等	□ 多饮水，少食辛辣，忌饮酒等
排泄	□ 保持排便通畅	□ 保持排便通畅
活动	□ 适中	□ 适中

附：原表单（2016 年版）

特应性皮炎临床路径表单

适用对象：第一诊断为特应性皮炎的患者（ICD-10：L20.900）

患者姓名：	性别： 年龄： 门诊号：	住院号：
住院日期： 年 月 日	出院日期： 年 月 日	标准住院日：14~21 日

日期	住院第 1 天	住院第 2 天
主要诊疗工作	□ 询问病史及体格检查 □ 完成病历书写 □ 安排入院常规检查 □ 上级医师查房及病情评估 □ 签署告知及授权委托书	□ 上级医师查房 □ 根据检查结果完成病情评估并制订治疗计划 □ 患者或其家属签署接受糖皮质激素治疗知情同意书（必要时） □ 患者或其家属签署接受免疫抑制剂治疗知情同意书（必要时） □ 患者或其家属签署接受紫外线治疗知情同意书（必要时）
重点医嘱	**长期医嘱：** □ 皮肤科护理常规 □ 饮食（根据病情） □ 抗组胺药 □ 白三烯受体拮抗剂（必要时） □ 甘草酸苷（必要时） □ 中医中药（必要时） □ 局部药物治疗 □ 润肤剂 **临时医嘱：** □ 血常规、尿常规、大便常规+隐血 □ 肝功能、肾功能、电解质、血糖、血脂、X 线胸片、心电图 □ 变应原筛查（必要时） □ 抗核抗体、抗 ENA 抗体、补体、免疫球蛋白、感染性疾病筛查（必要时） □ 感染学指标（必要时） □ 创面细菌培养及药敏试验（必要时）	**长期医嘱：** □ 系统用糖皮质激素（视病情） □ 免疫抑制剂（视病情） □ 紫外线治疗（视病情） **临时医嘱：** □ 组织病理学检查（必要时） □ 请相关科室会诊（必要时）
主要护理工作	□ 进行疾病和安全宣教 □ 入院护理评估 □ 制订护理计划 □ 帮助患者完成辅助检查	□ 观察患者病情变化 □ 帮助患者完成辅助检查（需要时）
病情变异记录	□ 无 □ 有，原因： 1. 2.	□ 无 □ 有，原因： 1. 2.
护士签名		
医师签名		

日期	住院第 3~14 天	住院第 14~21 天 （出院日）
主要诊疗工作	□ 上级医师查房 □ 注意观察皮疹及瘙痒变化，及时调整治疗方案 □ 观察并处理治疗药物的不良反应	□ 上级医师查房，明确是否出院 □ 通知患者及其家属今天出院 □ 完成出院记录、病案首页、出院证明书 □ 向患者及其家属交代出院后注意事项 □ 将出院小结及出院证明书交患者或其家属
重点医嘱	**长期医嘱：** □ 抗菌药物：根据创面培养及药敏结果用药 □ 减系统用糖皮质激素（根据病情） □ 调整紫外线治疗剂量（根据病情） **临时医嘱：** □ 复查血常规、肝功能、肾功能、电解质、血糖（必要时）	**长期医嘱：** □ 停/调整抗菌药物（根据创面培养及药敏结果） □ 停系统用糖皮质激素 □ 停/调整免疫抑制剂（根据病情） □ 调整紫外线治疗剂量（根据病情） **临时医嘱：** □ 出院带药 □ 门诊随诊
主要护理工作	□ 观察患者病情变化 □ 心理与生活护理 □ 指导患者饮食	□ 指导患者办理出院手续 □ 出院后疾病指导
病情变异记录	□ 无 □ 有，原因： 1. 2.	□ 无 □ 有，原因： 1. 2.
护士签名		
医师签名		

第六章

接触性皮炎临床路径释义

【医疗质量控制指标】

指标一、接触性皮炎患者病因明确率

指标二、接触性皮炎患者斑贴试验筛查率

指标三、接触性皮炎患者接受系统糖皮质激素治疗前筛查率

指标四、接触性皮炎患者使用系统糖皮质激素严重不良反应发生率

指标五、接触性皮炎患者系统糖皮质激素相关不良反应预防率

指标六、接触性皮炎患者健康宣教执行率

指标七、抗菌药物治疗前病原学送检率

指标八、接触性皮炎患者抗菌药物使用率

一、接触性皮炎编码

1. 原编码：

疾病名称及编码：接触性皮炎（ICD-10：L25.900）

2. 修改编码：

疾病名称及编码：变应性接触性皮炎（ICD-10：L23）

刺激性接触性皮炎（ICD-10：L24）

接触性皮炎（ICD-10：L25）

二、临床路径检索方法

L23/L24/L25

三、国家医疗保障疾病诊断相关分组（CHS-DRG）

MDCJ 皮肤、皮下组织及乳腺疾病及功能障碍

JS2 炎症性皮肤病

四、接触性皮炎临床路径标准住院流程

（一）适用对象

第一诊断为接触性皮炎（ICD-10：L25.900）。

释义

■ 本路径使用对象为第一诊断为接触性皮炎的患者。接触性皮炎皮疹具特征性，结合接触史及斑贴试验可明确诊断。

（二）诊断依据

根据《临床诊疗指南·皮肤病与性病分册》（中华医学会编著，人民卫生出版社），《临床技

术操作规范·皮肤病与性病分册》（中华医学会编著，人民军医出版社）。
1. 发病前有明确接触史。
2. 在接触部位发生境界清楚的急性或慢性皮炎改变，去除病因后，经适当处理皮损很快消退。
3. 标准变应原筛查系列斑贴试验有助于筛选出常见接触致敏物。

释义

■ 接触性皮炎依据明确的接触史、典型的临床表现结合斑贴试验结果可明确诊断。需要注意的是当接触致敏物为气源性物质时，皮疹可广泛发生于外露部位。局限接触性皮炎需与局限性湿疹、固定性药疹、掌跖脓疱病、丹毒及足癣等疾病鉴别。泛发型接触性皮炎需与泛发型湿疹、药疹、银屑病及日光性皮炎等鉴别。

（三）治疗方案的选择

根据《临床诊疗指南·皮肤病与性病分册》（中华医学会编著，人民卫生出版社），《临床技术操作规范·皮肤病与性病分册》（中华医学会编著，人民军医出版社）。
1. 一般治疗：去除可疑接触致敏物，避免局部刺激。
2. 外用药物治疗：根据患者的临床表现选择适当的剂型和药物。
3. 系统治疗：根据病情决定是否采用系统治疗。如果累及面积较大和/或局部糜烂渗出明显和/或出现全身系统症状，可根据具体情况选用糖皮质激素、抗组胺药、抗菌药物、甘草酸苷、维生素 C 和葡萄糖酸钙等。
4. 斑贴试验：寻找可疑接触致敏物。

释义

■ 停用可疑致敏物是治疗的首要步骤，是避免病情进展的重要前提。

■ 根据皮损的主要形态选择外用治疗药物和剂型。急性期皮损选择洗剂、锌氧油或溶液湿敷；亚急性和慢性皮损可选用糖皮质激素乳膏。如皮损合并感染，可加用抗菌药物乳膏。

■ 如果皮疹泛发，或者患者出现发热等全身症状时需要系统治疗，包括糖皮质激素、抗组胺药、抗菌药物等。

（四）标准住院日 7~10 天

释义

■ 去除致敏物，给予适当的处理后皮疹通常在 5~7 天可控制并消退，如皮损控制病情无反复，没有需要处理的药物不良反应则可出院。治疗顺利的接触性皮炎标准住院时间为 7~10 天。

（五）进入路径标准

1. 第一诊断必须符合接触性皮炎 ICD-10：L25.900 疾病编码。

2. 当患者同时具有其他疾病诊断，但在住院期间不需要特殊处理也不影响第一诊断的临床路径流程实施时，可以进入路径。

释义

■ 进入路径的患者需符合接触性皮炎诊断标准。

■ 入院后常规检查发现以往没有发现的疾病或既往有基础疾病（如高血压、冠状动脉粥样硬化性心脏病、糖尿病、肝肾功能不全、各种感染等），经系统评估后对接触性皮炎诊断治疗无特殊影响，仅需要药物维持治疗者，可进入路径。但可能会增加医疗费用，延长住院时间。

（六）入院第1天

1. 必需的检查项目：

（1）血常规、尿常规、大便常规+隐血。

（2）肝功能、肾功能、血糖、血脂和电解质、感染性疾病筛查（乙型肝炎、丙型肝炎、梅毒、艾滋病等）。

（3）胸部X线检查、心电图、腹部超声。

2. 根据患者病情可选择的检查项目：

（1）斑贴试验。

（2）组织病理学检查。

（3）细菌培养加药敏试验。

释义

■ 入院后完善上述检查项目以评价患者的一般情况，通过对患者各个器官的系统评价以全面了解患者的皮肤外器官状况。

■ 如果皮损糜烂明显，渗出较多，建议进行细菌培养及药敏试验判断有无继发感染。主管医师应认真分析检查结果，及时发现异常情况并采取相应处置。皮肤斑贴试验因需停用抗组胺药等3天以上，可根据患者的用药情况决定检测时机。

（七）药物选择与使用时机

1. 一般治疗：去除一切可疑的病因和立即去除可疑接触致敏物，避免一切外来刺激，包括过度烫洗、过多肥皂刺激、过度搔抓等。

2. 外用治疗：根据患者的临床表现，遵循外用药的基本原则选用合适药物及合适的剂型。

（1）轻度红肿、丘疹、水疱而无渗液时：用炉甘石洗剂，其中可加适量苯酚、樟脑或薄荷脑以止痒。

（2）急性皮炎伴渗液时：渗液明显可用3%硼酸溶液，1∶20醋酸铝溶液或1∶10 000~1∶5000高锰酸钾溶液做冷湿敷；渗液不多时，可外用锌氧油。

（3）当皮炎至亚急性阶段，可选用各种糖皮质激素。糖皮质激素的选择应参照《中国湿疹诊疗指南（2011版）》中提及的用药原则用药。具体时间视病情而定。

（4）抗菌药物：当皮损有感染时选用。用药时间不超过7天。

3. 系统治疗：

(1) 抗组胺药：用于缓解瘙痒症状和控制组胺介导的局部红肿等炎症症状。常规选用第二代抗组胺药。如果患者夜间瘙痒明显，可酌情选用第一代抗组胺药，但在儿童和老年患者要观察不良反应。具体用药时间视病情而定。

(2) 抗感染药物：皮损有感染时短期使用，应按照《抗菌药物临床应用指导原则（2015 年版）》（国卫办医发〔2015〕43 号）执行，根据创面细菌培养及药敏结果用药。

(3) 糖皮质激素：当皮损面积较大和/或局部糜烂渗出明显和/或出现全身系统症状时，可予中小剂量糖皮质激素［0.5~1mg/(kg·d)］，待病情控制后可迅速减量，一般用药时间不超过 7~10 天。

(4) 其他：维生素 C、葡萄糖酸钙、甘草酸苷等。

释义

■ 发现和停用可疑致敏物对治疗十分重要。

■ 熟练掌握皮肤外用药使用原则，根据皮损性质选用合适的外用药物处理。

■ 病情较重时，及时加用糖皮质激素系统使用，但疗程不宜超过 7~10 天。

（八）住院期间检查项目

1. 必须复查的检查项目：

(1) 血常规、尿常规、大便常规+隐血。

(2) 肝功能、肾功能、电解质、血糖、血脂。

2. 根据患者病情选择：糜烂面细菌培养加药敏试验。

释义

■ 住院期间需每周复查血常规、尿常规、大便常规及隐血，监测有无继发感染等情况发生；复查肝肾功能、电解质、血糖、血脂等监测有无药物性肝损伤、类固醇性糖尿病、电解质紊乱等。

（九）出院标准

1. 皮疹控制：无新发皮疹，原有皮损基本消退。
2. 糖皮质激素可改为口服并减至安全剂量。
3. 没有需要住院处理的并发症。

释义

■ 患者皮疹控制，激素改为口服或者减至安全剂量，完成需要复查的检查项目未发现有需要住院处理的并发症即达到出院标准。

（十）变异及原因分析

1. 对常规治疗效果差，需适当延长住院时间。
2. 继发严重感染者（如败血症等）。

3. 出现应用糖皮质激素的并发症，需要进行相关的治疗。

释义

■ 对治疗反应差、激素减量复发、出现激素引起的并发症等情况均会延长患者住院时间，增加治疗费用。主管医师需在临床路径表单中分析并说明。

■ 广泛水疱形成且接受大剂量糖皮质激素的患者，发生继发感染的危险性增大，出现继发严重感染情况，会延长住院时间，增加治疗费用，并有转入其他路径可能。

五、接触性皮炎临床路径给药方案

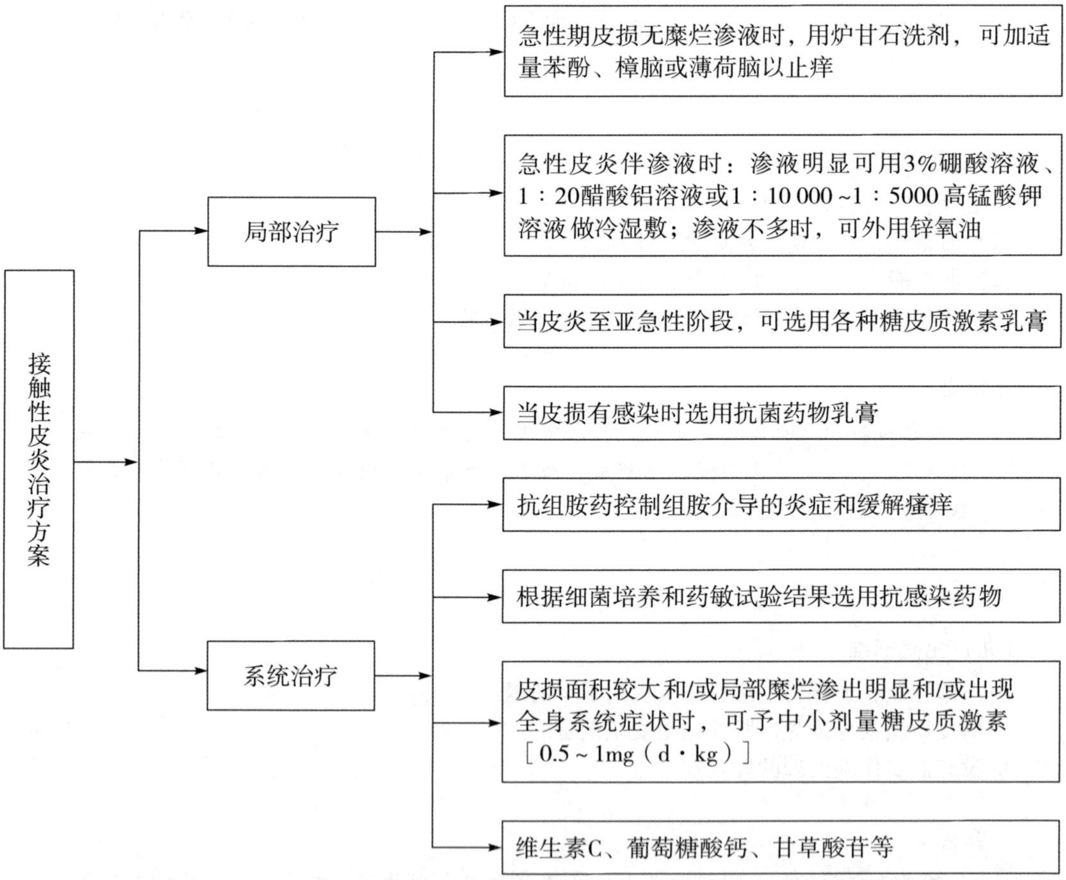

【用药选择】

1. 根据皮损性质和皮肤科外用药物使用原则选择合适的外用药物。急性期皮损无渗液时可选用炉甘石洗剂；急性皮炎伴渗液明显时可选用 3%硼酸溶液、1：20 醋酸铝溶液或 1：10 000~1：5000高锰酸钾溶液做冷湿敷，渗液不多时，可外用锌氧油；亚急性皮炎阶段可选用各种糖皮质激素。

2. 当皮损面积较大和/或局部糜烂渗出明显和/或出现全身系统症状时，可予中小剂量糖皮质激素［0.5~1mg/(kg·d)］待病情控制后可迅速减量，一般用药时间不超过10天。

3. 合并感染的患者需行细菌培养及药敏试验，根据检测结果选择敏感抗菌药物进行治疗，用药时间不宜超过7天。

【药学提示】

1. 抗组胺药有引发嗜睡、视物模糊、口干、便秘等不良反应，患者用药期间应该被告知相关不良反应，做好预防措施。另外还要注意部分抗组胺药和其他药物间相互作用，比如咪唑斯汀和大环内酯类抗菌药物。

2. 接受系统糖皮质激素治疗的患者，可能会导致或者加重原有疾病（高血压、糖尿病、高脂血症、骨质疏松症、感染、胃肠道溃疡等），因此应当进行针对糖皮质激素不良反应的相关检查，并进行健康教育、采取适当的预防与治疗措施。

【注意事项】

接触性皮炎患者需要早期诊断，早期治疗，并注意防止疾病的复发。

六、接触性皮炎患者护理规范

1. 保持患者所在的病室清洁，每日开窗通风和室内紫外线消毒，及时更换污染的床单被服，减少感染和交叉感染。

2. 穿柔软、透气性好、宽松的棉质衣物，保持皮肤清洁、卫生。

3. 应向患者提供需规避变应原的常见分布清单，指导患者识别各类接触物中的变应原，教育患者学会在选用产品前阅读成分配方表。勿忽视变应原的交叉反应，指导患者规避相似变应原，以避免交叉过敏。

4. 不宜直接接触高浓度的药品或化学物质，慎用易致敏的外用药。

5. 对存在焦虑或抑郁症状的患者，给予必要的安慰、解释和鼓励，与患者及家属建立良好的关系，使患者积极主动配合治疗。

七、接触性皮炎患者营养治疗规范

1. 避免饮酒及进食辛辣刺激食物，以清淡、高维生素食物为主。

2. 进食少及伴有大面积皮肤糜烂渗液者，适量补液。

八、接触性皮炎患者健康宣教

1. 远离、避免再次接触已知变应原。

2. 切忌剧烈搔抓，有水疱、皮肤剥脱者切忌自行剥离、刺破皮损。

3. 切忌过度清洗和烫洗皮肤，皮损处避免接触肥皂等碱性刺激性洗化用品。

4. 发病期间注意休息，伴有感染者减少外出活动。

九、推荐表单

（一）医师表单

接触性皮炎临床路径医师表单

适用对象：第一诊断为接触性皮炎（ICD-10：L25.900）

患者姓名：	性别：　　年龄：　　门诊号：	住院号：
住院日期：　　年　月　日	出院日期：　　年　月　日	标准住院日：7~10 天

时间	住院第 1 天	住院第 2 天
主要诊疗工作	□ 询问病史及体格检查 □ 完成入院病历及首次病程记录 □ 完成初步的病情评估和治疗方案 □ 与患者及家属沟通交流，充分交代病情 □ 签署告知及授权委托书	□ 上级医师查房 □ 汇总检查结果，完成病情评估并制订治疗计划 □ 签署自费用品协议书（必要时）、糖皮质激素治疗同意书（必要时） □ 观察皮疹变化（红斑、水疱、糜烂面） □ 请相关科室会诊（必要时）
重点医嘱	**长期医嘱：** □ 皮肤科护理常规 □ 饮食 □ 支持治疗（必要时） □ 局部治疗 □ 抗组胺药 □ 甘草酸苷、葡萄糖酸钙和维生素 C 等 **临时医嘱：** □ 血常规、尿常规、大便常规加隐血 □ 肝功能、肾功能、电解质、血糖、血脂、感染性疾病筛查 □ 皮肤病理活检（必要时） □ 斑贴试验（必要时） □ X 线胸片、心电图、超声 □ 糜烂面细菌培养及药敏试验	**长期医嘱：** □ 糖皮质激素（必要时） □ 补钾、补钙、保护胃黏膜（必要时） □ 抗菌药物（必要时） **临时医嘱：** □ 相关科室会诊（必要时）
病情变异记录	□ 无　□ 有，原因： 1. 2.	□ 无　□ 有，原因： 1. 2.
医师签名		

时间	住院第 3~7 天	住院第 8~10 天（出院日）
主要诊疗工作	□ 上级医师查房 □ 密切观察治疗反应，及时调整治疗方案（激素剂量和外用药物等） □ 监测生命体征、血糖等 □ 观察并处理治疗药物的不良反应	□ 观察疗效，观察和处理药物的不良反应 □ 上级医师评估患者可否出院 □ 向患者及其家属交代出院后用药及注意事项，预约门诊复诊 □ 开具出院证明书 □ 完成出院记录
重点医嘱	**长期医嘱：** □ 糖皮质激素调整剂量（根据病情） □ 补钾、补钙、保护胃黏膜 □ 抗菌药物（根据病情） □ 局部治疗 **临时医嘱：** □ 检测血糖、血电解质、肝功能、肾功能等（必要时）	**长期医嘱：** □ 糖皮质激素口服/停用 □ 补钾、补钙、保护胃黏膜 □ 局部治疗 □ 停用抗菌药物 **临时医嘱：** □ 复查血常规、尿常规、大便常规加隐血、肝功能、肾功能、电解质、血糖 □ 出院注意事项 □ 出院带药
病情变异记录	□ 无　□ 有，原因： 1. 2.	□ 无　□ 有，原因： 1. 2.
医师签名		

（二）护士表单

接触性皮炎临床路径护士表单

适用对象：第一诊断为接触性皮炎（ICD-10：L25.900）

患者姓名：	性别：　　年龄：　　门诊号：	住院号：	
住院日期：　　年　月　日	出院日期：　　年　月　日	标准住院日：7~10天	

时间	住院第1天	住院第2天
健康宣教	□ 入院宣教（环境、设施、人员） □ 进行疾病和安全宣教	□ 提供有关接触性皮炎护理知识 □ 指导患者完成各项检查及会诊 □ 确保患者遵医嘱完成治疗
护理处置	□ 入院护理评估 □ 制订护理计划，填写护理记录 □ 静脉取血（当天或次日晨取血）	□ 注意患者用药情况，尤其是药物不良反应。嘱其一定要遵医嘱完成用药 □ 继续认真观察和处理药物的毒不良反应，发现不良反应应及时请医生或转相关科室处理
基础护理	□ 监测体温、血压、血糖 □ 危重患者心电监护并记录24小时出入量	□ 监测体温、血压、血糖 □ 危重患者心电监护并记录24小时出入量
专科护理	□ 观察皮疹变化 □ 皮肤科局部上药	□ 观察皮疹变化 □ 皮肤科局部上药
重点医嘱	□ 详见医嘱执行单	□ 详见医嘱执行单
病情变异记录	□ 无　□ 有，原因： 1. 2.	□ 无　□ 有，原因： 1. 2.
护士签名		

时间	住院第 3~7 天	住院第 8~10 天（出院日）
健康宣教	□ 提供有关接触性皮炎护理知识 □ 指导患者完成各项检查及会诊 □ 确保患者遵医嘱完成治疗	□ 提供有关接触性皮炎护理知识 □ 指导患者完成各项检查及会诊 □ 确保患者定期随访，遵医嘱增减用药 □ 向患者交代出院注意事项及复查日期 □ 指导患者办理出院手续 □ 通知住院处 □ 出院健康宣教
护理处置	□ 注意患者用药情况，尤其是药物不良反应。嘱其一定要遵医嘱完成用药 □ 继续认真观察和处理药物的毒不良反应，发现不良反应应及时请医生或转相关科室处理	□ 注意患者用药情况，尤其是药物不良反应。嘱其一定要遵医嘱完成用药 □ 继续认真观察和处理药物的毒不良反应，发现不良反应应及时请医生或转相关科室处理
基础护理	□ 监测体温、血压、血糖 □ 危重患者心电监护并记录 24 小时出入量	□ 监测体温、血压、血糖 □ 危重患者心电监护并记录 24 小时出入量
专科护理	□ 观察皮疹变化 □ 皮肤科局部上药	□ 观察皮疹变化 □ 皮肤科局部上药
重点医嘱	□ 详见医嘱执行单	□ 详见医嘱执行单
病情变异记录	□ 无　□ 有，原因： 1. 2.	□ 无　□ 有，原因： 1. 2.
护士签名		

（三）患者表单

接触性皮炎临床路径患者表单

适用对象：第一诊断为接触性皮炎（ICD-10：L25.900）

患者姓名：	性别：　　年龄：　　门诊号：	住院号：
住院日期：　　年　月　日	出院日期：　　年　月　日	标准住院日：7~10天

时间	住院第1天	住院第2天
医患配合	□ 配合病史询问 □ 配合体格检查 □ 告知既往基础用药 □ 患者及家属与医师交流了解病情 □ 签署告知及授权委托书	□ 配合医师日常查房 □ 观察皮疹变化 □ 配合完成各项入院常规及特殊检查 □ 如有需要，配合签署自费用品协议书、接受糖皮质激素治疗知情同意书 □ 患者及家属与医师交流了解病情
护患配合	□ 接受入院宣教 □ 接受入院护理评估 □ 配合测量体温、脉搏、呼吸、血压、体重等 □ 配合完成治疗前护理评估单（简单询问病史、过敏史、用药史） □ 有任何不适告知护士	□ 配合测量体温、脉搏、呼吸，血压等情况 □ 观察皮疹变化 □ 接受相关检查宣教，正确留取标本，配合检查 □ 有任何不适告知护士 □ 接受疾病及用药等相关知识指导
饮食	□ 多饮水，少食辛辣，忌饮酒等	□ 多饮水，少食辛辣，忌饮酒等
排泄	□ 保持排便通畅	□ 保持排便通畅
活动	□ 适中	□ 适中

时间	住院第 3~7 天	住院第 8~10 天 （出院日）
医患配合	□ 配合医师日常查房 □ 观察皮疹变化 □ 配合完成各项入院常规及特殊检查 □ 患者及家属与医师交流了解病情	□ 配合医师日常查房 □ 观察皮疹变化 □ 患者及家属与医师交流了解病情 □ 学习出院注意事项 □ 了解复查程序 □ 办理出院手续 □ 获取出院诊断书 □ 获取出院带药
护患配合	□ 配合测量体温、脉搏、呼吸，血压等情况 □ 观察皮疹变化 □ 接受相关检查宣教，正确留取标本，配合检查 □ 有任何不适告知护士 □ 接受疾病及用药等相关知识指导	□ 配合测量体温、脉搏、呼吸，血压等情况 □ 观察皮疹变化 □ 接受相关检查宣教，正确留取标本，配合检查 □ 有任何不适告知护士 □ 接受疾病及用药等相关知识指导 □ 接受出院前健康宣教
饮食	□ 多饮水，少食辛辣，忌饮酒等	□ 多饮水，少食辛辣，忌饮酒等
排泄	□ 保持排便通畅	□ 保持排便通畅
活动	□ 适中	□ 适中

附：原表单（2016年版）

接触性皮炎临床路径表单

适用对象：第一诊断为接触性皮炎的患者（ICD-10：L25.900）

患者姓名：	性别：　年龄：　门诊号：	住院号：
住院日期：　年　月　日	出院日期：　年　月　日	标准住院日：7~10日

日期	住院第1天	住院第2天
主要诊疗工作	□ 询问病史及体格检查 □ 完成病历书写 □ 安排入院常规检查 □ 上级医师查房及病情评估 □ 签署告知及授权委托书	□ 上级医师查房 □ 根据检查结果完成病情评估并制订治疗计划 □ 患者或其家属签署接受糖皮质激素治疗知情同意书（必要时）
重点医嘱	**长期医嘱：** □ 皮肤科护理常规 □ 饮食（根据病情） □ 抗组胺药 □ 葡萄糖酸钙和维生素C（必要时） □ 甘草酸苷（必要时） □ 局部药物治疗 **临时医嘱：** □ 血常规、尿常规、大便常规及隐血 □ 肝功能、肾功能、电解质、血糖、血脂、 □ X线胸片、心电图 □ 斑贴试验（必要时） □ 创面细菌培养及药敏试验（必要时）	**长期医嘱：** □ 系统用糖皮质激素（视病情） **临时医嘱：** □ 组织病理学检查（必要时） □ 请相关科室会诊（必要时）
主要护理工作	□ 进行疾病和安全宣教 □ 入院护理评估 □ 制订护理计划 □ 帮助患者完成辅助检查	□ 观察患者病情变化 □ 帮助患者完成辅助检查（需要时）
病情变异记录	□ 无　□ 有，原因： 1. 2.	□ 无　□ 有，原因： 1. 2.
护士签名		
医师签名		

日期	住院第 3~7 天	住院第 7~10 天 （出院日）
主要诊疗工作	□ 上级医师查房 □ 注意观察皮疹变化，及时调整治疗方案 □ 观察并处理治疗药物的不良反应	□ 上级医师查房，明确是否出院 □ 通知患者及其家属今天出院 □ 完成出院记录、病案首页、出院证明书 □ 向患者及其家属交代出院后注意事项 □ 将出院小结及出院证明书交患者或其家属
重点医嘱	**长期医嘱：** □ 抗菌药物：根据创面培养及药敏结果用药 □ 减系统用糖皮质激素（根据病情） **临时医嘱：** □ 复查血常规、尿常规、大便常规、肝功能、肾功能、电解质、血糖（必要时）	**长期医嘱：** □ 停抗菌药物 □ 停系统用糖皮质激素 **临时医嘱：** □ 出院带药 □ 门诊随诊
主要护理工作	□ 观察患者病情变化 □ 心理与生活护理 □ 指导患者饮食	□ 指导患者办理出院手续 □ 出院后疾病指导
病情变异记录	□ 无　□ 有，原因： 1. 2.	□ 无　□ 有，原因： 1. 2.
护士签名		
医师签名		

第七章

湿疹临床路径释义

【医疗质量控制指标】

指标一、湿疹患者病情严重程度评估率
指标二、湿疹患者皮肤病生活质量指数评估率
指标三、湿疹患者组织病理检查明确率
指标四、湿疹患者变应原筛查率
指标五、湿疹患者接受系统糖皮质激素治疗前筛查率
指标六、湿疹患者使用系统糖皮质激素严重不良反应发生率
指标七、湿疹患者系统糖皮质激素相关不良反应预防率
指标八、湿疹患者接受系统免疫抑制剂治疗前筛查率
指标九、湿疹患者使用系统免疫抑制剂不良反应发生率
指标十、湿疹患者健康宣教执行率
指标十一、抗菌药物治疗前病原学送检率
指标十二、湿疹患者抗菌药物使用率

一、湿疹编码

1. 原编码：
疾病名称及编码：湿疹（ICD-10：L30.902）
2. 修改编码：
疾病名称及编码：湿疹（ICD-10：L30.9）

二、临床路径检索方法

L30.9

三、国家医疗保障疾病诊断相关分组（CHS-DRG）

MDCJ 皮肤、皮下组织及乳腺疾病及功能障碍
JS2 炎症性皮肤病

四、湿疹临床路径标准住院流程

（一）适用对象

第一诊断为湿疹（ICD-10：L30.902）。

释义

■ 本路径适用对象为第一诊断为湿疹的患者。湿疹皮疹具多形性，结合慢性反复发作病史、对称性和伴有瘙痒等特征可明确诊断。

（二）诊断依据

根据《临床诊疗指南·皮肤病与性病分册》（中华医学会编著，人民卫生出版社），《中国湿

疹诊疗指南（2011 版）》［中华皮肤科杂志，2011，44（1）：5-6］。
1. 皮疹形态为多形性，有渗出倾向。
2. 常对称分布。
3. 反复发作，慢性倾向。
4. 瘙痒剧烈。

释义

■ 湿疹的诊断是一个症状性和排他性诊断，具备上述皮损特征的还包括特应性皮炎、接触性皮炎、脂溢性皮炎、光敏性皮炎等多种疾病，通常我们将能明确病因的归类为特定的疾病，如果不能明确病因，则归类为湿疹。湿疹可局限分布，也可全身分布。局限湿疹需与接触性皮炎、掌跖脓疱病、足癣等疾病鉴别。泛发型湿疹需与药疹、银屑病、日光性皮炎等鉴别。

（三）治疗方案的选择

根据《临床诊疗指南·皮肤病与性病分册》（中华医学会编著，人民卫生出版社），《临床技术操作规范·皮肤病与性病分册》（中华医学会编著，人民军医出版社）。
1. 一般治疗：避免外源刺激、避免疲劳和精神紧张、积极治疗内科疾病、纠正机体免疫功能异常。
2. 外用药物治疗：根据皮损部位、特点和患者年龄调整用药。
（1）糖皮质激素。
（2）钙调磷酸酶抑制剂。
（3）抗菌药物。
（4）非甾体类抗炎药。
（5）角质促成剂或者剥脱剂。
（6）止痒剂。
3. 系统治疗：根据病情决定是否采用系统治疗。如果患者病情评估为中重度，或者局限性的重症皮损，可根据具体情况选用。
（1）糖皮质激素。
（2）免疫抑制剂。
（3）抗菌药物。
（4）抗组胺药。
（5）甘草酸苷、维生素 C 和钙剂等。
（6）中医中药。
4. 紫外线治疗：考虑患者年龄和皮损特点。

释义

■ 首先要积极寻找诱因，避免不良刺激。

■ 根据皮损的主要形态选择外用治疗药物和剂型。急性期皮损选择洗剂、锌氧油或溶液湿敷；亚急性和慢性皮损可选用糖皮质激素乳膏。如皮损合并感染，可加用抗菌药物乳膏。肥厚皮损可选用维 A 酸类、水杨酸类、焦油类等角质剥脱剂。

■ 如果皮疹泛发或者患者出现发热等全身症状时需要系统治疗，常用药物包括糖皮质激素、免疫抑制剂、抗组胺药、抗菌药物等。

（四）标准住院日 10~14 天

释义

■ 如去除诱因，给予适当的处理后皮疹通常在 10~14 天可控制缓解，皮损控制病情无反复，无需要处理的药物不良反应则可出院。治疗顺利的湿疹标准住院时间为 10~14 天。

（五）进入路径标准

1. 第一诊断必须符合 ICD-10：L30.902 湿疹疾病编码。
2. 当患者同时具有其他疾病诊断，但在住院期间不需要特殊处理，也不影响第一诊断的临床路径流程实施时，可以进入路径。

释义

■ 进入路径的患者需符合湿疹诊断标准。

■ 入院后常规检查发现以往没有发现的疾病或既往有基础疾病（如高血压、冠状动脉粥样硬化性心脏病、糖尿病、肝肾功能不全、各种感染等），经系统评估后对湿疹诊断治疗无特殊影响，仅需要药物维持治疗者，可进入路径，但可能会增加医疗费用，延长住院时间。

（六）入院第 1 天

1. 必需的检查项目：
（1）血常规、尿常规、大便常规+隐血。
（2）肝功能、肾功能、血糖、血脂和电解质、感染性疾病筛查（乙型肝炎、丙型肝炎、梅毒、艾滋病等）。
（3）胸部 X 线检查、心电图、腹部超声。
2. 根据患者病情可选择的检查项目：
（1）变应原筛查。
（2）组织病理学检查。
（3）细菌培养加药敏试验。

释义

■ 入院后完善必需检查项目以评价患者的一般情况，通过对患者各个器官的系统评价以全面了解患者的皮肤外器官状况。

■ 如果皮损糜烂明显，渗出较多，建议进行细菌培养及药敏试验判断有无继发感染。主管医师应认真分析检查结果，及时发现异常情况并采取相应处置。

（七）药物选择与使用时机

1. 一般治疗：介绍疾病和治疗的相关知识，避免诱发或加重因素：避免接触食物和环境变应原和刺激原、避免精神紧张和过度劳累、避免寒冷或者过热刺激、避免毛织品和搔抓的刺激，保护皮肤屏障功能。

2. 外用治疗：根据患者的临床表现，遵循外用药的基本原则选用合适药物及合适的剂型。

（1）糖皮质激素：是治疗湿疹的主要药物。应按照《中国湿疹诊疗指南（2011 版）》［中华皮肤科杂志，2011，44（1）：5-6］中提及的用药原则用药。根据皮损的性质选择合适强度的糖皮质激素：轻度湿疹建议选弱效糖皮质激素如氢化可的松、地塞米松乳膏；中度湿疹建议选择中效激素，如曲安奈德、糠酸莫米松等；重度肥厚性皮损建议选择强效糖皮质激素如哈西奈德、卤米松乳膏。儿童患者、面部及皮肤皱褶部位皮损一般弱效或中效糖皮质激素即有效。强效糖皮质激素连续应用一般不超过 2 周，以减少急性耐受及不良反应。

（2）钙调磷酸酶抑制剂：他克莫司软膏、吡美莫司乳膏对湿疹有治疗作用，无糖皮质激素的不良反应，尤其适合头面部及间擦部位湿疹的治疗。

（3）抗菌药物：细菌定植和感染往往可诱发或加重湿疹，抗菌药物也是外用治疗的重要方面。可选用各种抗菌药物的外用制剂，也可选用糖皮质激素和抗菌药物的复方制剂。

（4）非甾体类抗炎药：当外用糖皮质激素有禁忌的时候，可作为糖皮质激素的替代药物。

（5）角质促成或剥脱剂：顽固肥厚皮损可选用维 A 酸类、水杨酸类和焦油类等药物治疗。

（6）止痒剂：可短期内使用以减轻瘙痒症状。

3. 系统治疗：

（1）抗组胺药：根据病情和年龄选用合适的一代或者二代抗组胺药。具体用药时间视病情而定。

（2）抗感染药物：皮损有广泛感染时使用，应按照《抗菌药物临床应用指导原则》（卫医发〔2004〕285 号）执行，根据创面细菌培养及药敏结果及时调整用药。

（3）糖皮质激素：一般不主张常规使用。可用于病因明确、短期可以祛除病因的患者，如接触因素、药物因素引起者或自身敏感性皮炎等；对于严重水肿、泛发性皮疹、红皮病等为迅速控制症状也可以短期应用，但必须慎重，以免发生全身不良反应及病情反跳。用药时间视病情而定，一般 10~14 天。

（4）免疫抑制剂：必要时可以使用。仅限于其他疗法无效、有糖皮质激素应用禁忌证的重症患者，或短期系统应用糖皮质激素病情得到明显缓解后、需减用或停用糖皮质激素时使用。可选用环孢素、甲氨蝶呤等。用药时间视病情而定。

（5）甘草酸苷、维生素 C、葡萄糖酸钙等有一定抗过敏作用，可以用于急性发作或瘙痒明显者等。

（6）中医中药：需辨证施治。中药提取物如雷公藤多苷等对某些患者有效。

4. 物理疗法：主要以窄谱中波紫外线和长波紫外线为主。用于 12 岁以上的患者的慢性顽固性皮损。

释义

■ 熟练掌握皮肤外用药使用原则，根据皮损性质选用合适的外用药物处理。

■ 病情较重时，及时加用糖皮质激素系统使用，但疗程不宜超过 10~14 天。免疫抑制剂与激素联合应用可提高疗效，减少激素用量。治疗过程中需密切监测激素及免疫抑制剂可能出现的不良反应。

（八）住院期间检查项目

1. 必须复查的检查项目：

（1）血常规、尿常规、大便常规+隐血。

（2）肝功能、肾功能、电解质、血糖、血脂。

2. 根据患者病情选择：糜烂面细菌培养加药敏试验。

释义

■ 住院期间需每周复查血常规、尿常规、大便常规及隐血，监测有无继发感染等情况发生；复查肝功能、肾功能、电解质、血糖、血脂等，监测有无药物性肝肾损伤、类固醇性糖尿病、电解质紊乱。

（九）出院标准

1. 皮疹控制：无新发皮疹，原有皮损基本消退。

2. 糖皮质激素可改为口服并减至安全剂量。

3. 没有需要住院处理的并发症。

释义

■ 患者皮疹痊愈，无新发皮疹和原有皮损基本消退，激素改为口服或者减至安全剂量，完成需要复查的检查项目未发现有需要住院处理的并发症即可出院。

（十）变异及原因分析

1. 对常规治疗效果差，需适当延长住院时间。

2. 继发严重感染者（如败血症等）。

3. 出现应用糖皮质激素、免疫抑制剂的并发症，需要进行相关的治疗。

释义

■ 对治疗反应差、激素减量复发、出现激素引起的并发症等情况均会延长患者住院时间，增加治疗费用。主管医师需在临床路径表单中分析并说明。

■ 接受糖皮质激素和免疫抑制剂治疗的患者，发生继发感染的危险性增大，出现继发严重感染情况，会延长住院时间，增加治疗费用，并有转入其他路径可能。

五、湿疹临床路径给药方案

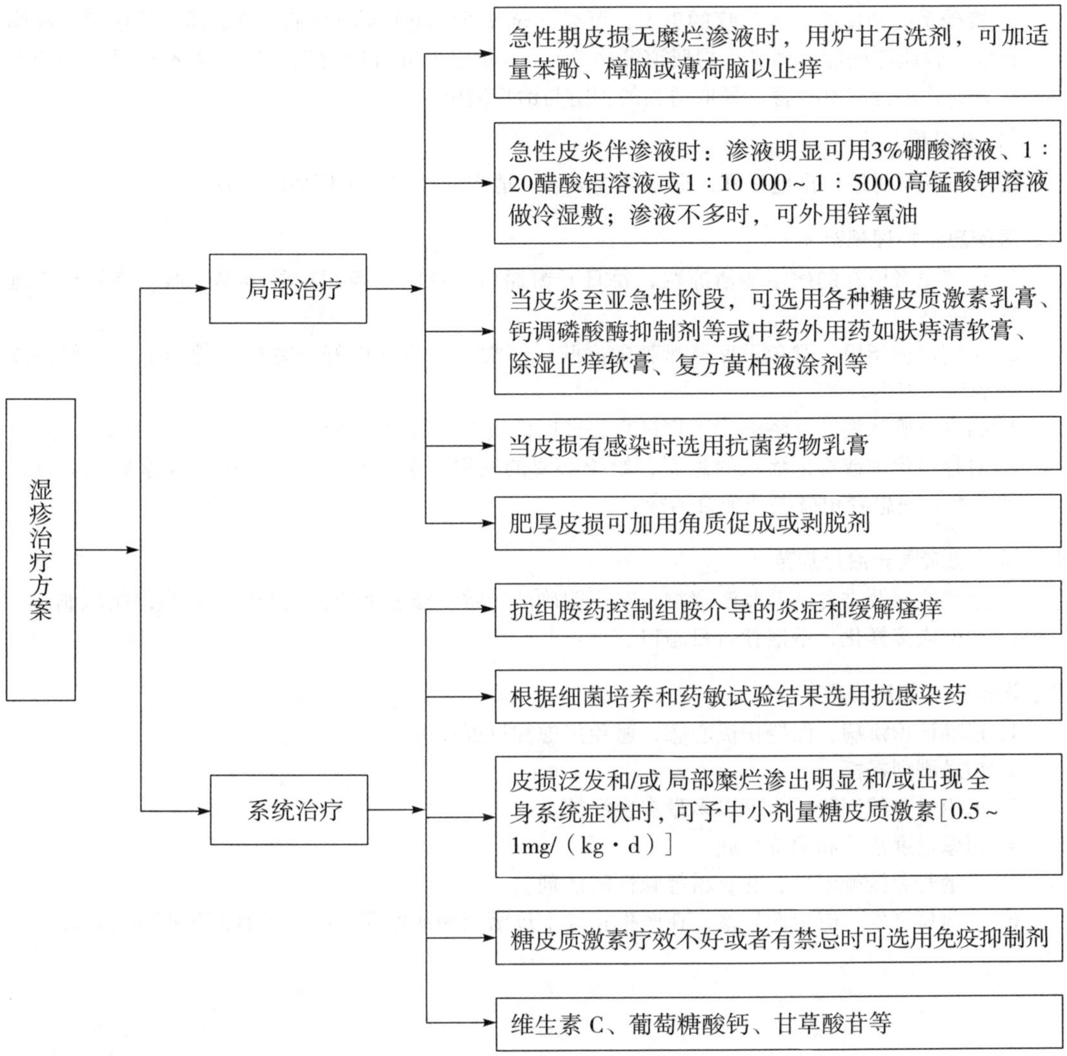

【用药选择】

1. 根据皮损性质和皮肤科外用药物使用原则选择合适的外用药物。尽早加用激素及免疫抑制剂治疗。急性期皮损无渗液时可选用炉甘石洗剂；急性皮炎伴渗液明显时可选用3%硼酸溶液、1：20醋酸铝溶液或1：10 000～1：5000高锰酸钾溶液做冷湿敷，渗液不多时，可外用锌氧油或以清热燥湿止痒的中药外用药湿敷，如复方黄柏液涂剂等；亚急性皮炎阶段可选用各种糖皮质激素或中药外用药如肤痔清软膏、除湿止痒软膏等；慢性肥厚性皮损可加用维A酸类、水杨酸类或者煤焦油类乳膏。
2. 当皮损面积较大和/或局部糜烂渗出明显和/或出现全身系统症状时，可予中小剂量糖皮质激素［0.5～1mg/(kg・d)］，待病情控制后可迅速减量，一般用药时间不超过10～14天。
3. 合并感染的患者需行细菌培养及药敏试验，根据检测结果选择敏感抗菌药物进行治疗，用药时间不宜超过7天。

【药学提示】

1. 接受免疫抑制剂治疗的患者，如使用硫唑嘌呤和甲氨蝶呤应注意注意药物引发的骨髓抑制作用和对肝肾功能的影响，如使用环孢素治疗应注意监测血压、血电解质和胃肠道刺激症状等。

2. 接受系统糖皮质激素治疗的患者，可能会导致或者加重原有疾病（高血压、糖尿病、高脂血症、骨质疏松症、感染、胃肠道溃疡等），因此应当进行针对糖皮质激素不良反应的相关检查，并进行健康教育、采取适当的预防与治疗措施。

【注意事项】

湿疹患者需要进行排他诊断，避免诱发因素。适当处理和减少疾病的复发。

六、湿疹患者护理规范

1. 保持患者所在的病室清洁凉爽，每日开窗通风，及时更换污染的床单被服。指导患者远离变应原。

2. 定期修剪指甲，避免过度搔抓刺激皮肤。穿柔软、透气性好、宽松的棉质衣物，保持皮肤清洁、卫生。

3. 指导正确沐浴，洗浴温度不宜过高，选用低敏无刺激的沐浴液。

4. 对存在焦虑或抑郁症状的患者，给予必要的安慰、解释和鼓励，与患者及家属建立良好的关系，使患者积极主动配合治疗。

七、湿疹患者营养治疗规范

1. 避免饮酒及进食辛辣刺激食物。对于明确的导致皮疹加重的食物变应原，应严格限制。

2. 饮食应多样化，不推荐盲目忌口。

八、湿疹患者健康宣教

1. 正确认识疾病，保持积极心态，避免焦虑和过度疲劳。

2. 切忌剧烈搔抓。

3. 选用温和的润肤剂，可以多量多次涂抹。

4. 切忌过度清洗和烫洗皮肤。

5. 尽量避免接触肥皂、洗衣粉等碱性清洁剂。

6. 本病易复发，应定期复诊，在医生指导下逐渐减药或停药，部分患者需长期维持治疗。

九、推荐表单

（一）医师表单

湿疹临床路径医师表单

适用对象：第一诊断为湿疹（ICD-10：L30.902）

患者姓名：	性别： 年龄： 门诊号：	住院号：
住院日期： 年 月 日	出院日期： 年 月 日	标准住院日：10~14 天

时间	住院第 1 天	住院第 2 天
主要诊疗工作	□ 询问病史及体格检查 □ 完成入院病历及首次病程记录 □ 完成初步的病情评估和治疗方案 □ 与患者及家属沟通交流，充分交代病情 □ 签署告知及授权委托书	□ 上级医师查房 □ 汇总检查结果，完成病情评估并制订治疗计划 □ 签署自费用品协议书（必要时）、糖皮质激素治疗同意书（必要时）、免疫抑制剂治疗同意书（必要时）、接受紫外线治疗知情同意书（必要时） □ 观察皮疹变化 □ 请相关科室会诊（必要时）
重点医嘱	**长期医嘱：** □ 皮肤科护理常规 □ 饮食 □ 支持治疗（必要时） □ 局部治疗 □ 抗组胺药 □ 甘草酸苷、葡萄糖酸钙和维生素 C 等 **临时医嘱：** □ 血常规、尿常规、大便常规+隐血 □ 肝功能、肾功能、电解质、血糖、血脂、感染性疾病筛查 □ 变应原筛查（必要时） □ 皮肤病理活检（必要时） □ X 线胸片、心电图、超声 □ 糜烂面细菌培养及药敏试验（必要时）	**长期医嘱：** □ 糖皮质激素（必要时） □ 补钾、补钙、保护胃黏膜（必要时） □ 免疫抑制剂（必要时） **临时医嘱：** □ 相关科室会诊（必要时） □ 紫外线治疗（必要时）
病情变异记录	□ 无 □ 有，原因： 1. 2.	□ 无 □ 有，原因： 1. 2.
医师签名		

时间	住院第3~10天	住院第11~14天（出院日）
主要诊疗工作	□ 上级医师查房 □ 密切观察治疗反应，及时调整治疗方案（激素剂量和外用药物等） □ 监测生命体征、血糖等 □ 观察并处理治疗药物的不良反应	□ 观察疗效，观察和处理药物的不良反应 □ 上级医师评估患者可否出院 □ 向患者及其家属交代出院后用药及注意事项，预约门诊复诊 □ 开具出院证明书 □ 完成出院记录
重点医嘱	**长期医嘱：** □ 糖皮质激素调整剂量（根据病情） □ 免疫抑制剂调整剂量（根据病情） □ 补钾、补钙、保护胃黏膜（根据病情） □ 抗菌药物（根据病情） □ 局部治疗 **临时医嘱：** □ 检测血糖、血电解质、肝功能、肾功能等（必要时）	**长期医嘱：** □ 糖皮质激素调整剂量（根据病情） □ 免疫抑制剂剂量调整（根据病情） □ 补钾、补钙、保护胃黏膜（根据病情） □ 局部治疗 □ 停用抗菌药物 **临时医嘱：** □ 复查血常规、尿常规、大便常规+隐血、肝功能、肾功能、电解质、血糖 □ 出院注意事项 □ 出院带药
病情变异记录	□ 无 □ 有，原因： 1. 2.	□ 无 □ 有，原因： 1. 2.
医师签名		

（二）护士表单

湿疹临床路径护士表单

适用对象：第一诊断为湿疹（ICD-10：L30.902）

患者姓名：	**性别：** **年龄：** **门诊号：**	**住院号：**
住院日期： 年 月 日	**出院日期：** 年 月 日	**标准住院日：** 10~14天

时间	住院第1天	住院第2天
健康宣教	□ 入院宣教（环境、设施、人员） □ 进行疾病和安全宣教	□ 提供有关湿疹护理知识 □ 指导患者完成各项检查及会诊 □ 确保患者遵医嘱完成治疗
护理处置	□ 入院护理评估 □ 制定护理计划，填写护理记录 □ 静脉取血（当天或次日晨取血）	□ 注意患者用药情况，尤其是药物不良反应。嘱其一定要遵医嘱完成用药 □ 继续认真观察和处理药物的不良反应，发现不良反应应及时请医师或转相关科室处理
基础护理	□ 监测体温、血压、血糖 □ 危重患者心电监护并记录24小时出入量	□ 监测体温、血压、血糖 □ 危重患者心电监护并记录24小时出入量
专科护理	□ 观察皮疹变化（红斑、水疱、糜烂面） □ 皮肤科局部上药	□ 观察皮疹变化 □ 皮肤科局部上药
重点医嘱	□ 详见医嘱执行单	□ 详见医嘱执行单
病情变异记录	□ 无 □ 有，原因： 1. 2.	□ 无 □ 有，原因： 1. 2.
护士签名		

时间	住院第 3~10 天	住院第 11~14 天（出院日）
健康宣教	□ 提供有关湿疹护理知识 □ 指导患者完成各项检查及会诊 □ 确保患者遵医嘱完成治疗	□ 提供有关湿疹护理知识 □ 指导患者完成各项检查及会诊 □ 确保患者定期随访，遵医嘱增减用药 □ 向患者交代出院注意事项及复查日期 □ 指导患者办理出院手续 □ 通知住院处 □ 出院健康宣教
护理处置	□ 注意患者用药情况，尤其是药物不良反应。嘱其一定要遵医嘱完成用药 □ 继续认真观察和处理药物的不良反应，发现不良反应应及时请医生或转相关科室处理	□ 注意患者用药情况，尤其是药物不良反应。嘱其一定要遵医嘱完成用药 □ 继续认真观察和处理药物的不良反应，发现不良反应应及时请医生或转相关科室处理
基础护理	□ 监测体温、血压、血糖 □ 危重患者心电监护并记录 24 小时出入量	□ 监测体温、血压、血糖 □ 危重患者心电监护并记录 24 小时出入量
专科护理	□ 观察皮疹变化 □ 皮肤科局部上药	□ 观察皮疹变化 □ 皮肤科局部上药
重点医嘱	□ 详见医嘱执行单	□ 详见医嘱执行单
病情变异记录	□ 无 □ 有，原因： 1. 2.	□ 无 □ 有，原因： 1. 2.
护士签名		

（三）患者表单

湿疹临床路径患者表单

适用对象：第一诊断为湿疹（ICD-10：L30.902）

患者姓名：	性别：　　年龄：　　门诊号：	住院号：
住院日期：　　年　月　日	出院日期：　　年　月　日	标准住院日：10~14 天

时间	住院第 1 天	住院第 2 天
医患配合	□ 配合病史询问 □ 配合体格检查 □ 告知既往基础用药 □ 患者及家属与医师交流了解病情 □ 签署告知及授权委托书	□ 配合医师日常查房 □ 观察皮疹变化 □ 配合完成各项入院常规及特殊检查 □ 如有需要，配合签署自费用品协议书、接受糖皮质激素治疗知情同意书或者免疫抑制剂治疗知情同意书 □ 患者及家属与医师交流了解病情
护患配合	□ 接受入院宣教 □ 接受入院护理评估 □ 配合测量体温、脉搏、呼吸、血压、体重等 □ 配合完成治疗前护理评估单（简单询问病史、过敏史、用药史） □ 有任何不适告知护士	□ 配合测量体温、脉搏、呼吸、血压等情况 □ 观察皮疹变化 □ 接受相关检查宣教，正确留取标本，配合检查 □ 有任何不适告知护士 □ 接受疾病及用药等相关知识指导
饮食	□ 多饮水，少食辛辣，忌饮酒等	□ 多饮水，少食辛辣，忌饮酒等
排泄	□ 保持排便通畅	□ 保持排便通畅
活动	□ 适中	□ 适中

时间	住院第 3~10 天	住院第 11~14 天 （出院日）
医患配合	□ 配合医师日常查房 □ 观察皮疹变化 □ 配合完成各项入院常规及特殊检查 □ 患者及家属与医师交流了解病情	□ 配合医师日常查房 □ 观察皮疹变化 □ 患者及家属与医师交流了解病情 □ 学习出院注意事项 □ 了解复查程序 □ 办理出院手续 □ 获取出院诊断书 □ 获取出院带药
护患配合	□ 配合测量体温、脉搏、呼吸，血压等情况 □ 观察皮疹变化 □ 接受相关检查宣教，正确留取标本，配合检查 □ 有任何不适告知护士 □ 接受疾病及用药等相关知识指导	□ 配合测量体温、脉搏、呼吸，血压等情况 □ 观察皮疹变化 □ 接受相关检查宣教，正确留取标本，配合检查 □ 有任何不适告知护士 □ 接受疾病及用药等相关知识指导 □ 接受出院前健康宣教
饮食	□ 多饮水，少食辛辣，忌饮酒等	□ 多饮水，少食辛辣，忌饮酒等
排泄	□ 保持排便通畅	□ 保持排便通畅
活动	□ 适中	□ 适中

附：原表单（2016 年版）

湿疹临床路径表单

适用对象：第一诊断为湿疹的患者（ICD-10：L30.902）

患者姓名：	性别：　　年龄：　　门诊号：	住院号：	
住院日期：　　年　月　日	出院日期：　　年　月　日	标准住院日：7~14 日	

日期	住院第 1 天	住院第 2 天
主要诊疗工作	□ 询问病史及体格检查 □ 完成病历书写 □ 安排入院常规检查 □ 上级医师查房及病情评估 □ 签署告知及授权委托书	□ 上级医师查房 □ 根据检查结果完成病情评估并制订治疗计划 □ 患者或其家属签署接受糖皮质激素治疗知情同意书（必要时） □ 患者或其家属签署接受免疫抑制剂治疗知情同意书（必要时） □ 患者或其家属签署接受紫外线治疗知情同意书（必要时）
重点医嘱	**长期医嘱：** □ 皮肤科护理常规 □ 饮食（根据病情） □ 抗组胺药 □ 维生素 C 和钙剂（必要时） □ 中医中药（必要时） □ 局部药物治疗 **临时医嘱：** □ 血常规、尿常规、大便常规+隐血 □ 肝功能、肾功能、电解质、血糖、血脂、 □ X 线胸片、心电图 □ 变应原筛查（必要时） □ 抗核抗体、抗 ENA 抗体、补体、免疫球蛋白、感染性疾病筛查（必要时） □ 感染学指标检查（必要时） □ 创面细菌培养及药敏试验（必要时）	**长期医嘱：** □ 系统用糖皮质激素（视病情） □ 免疫抑制剂（视病情） □ 紫外线治疗（视病情） **临时医嘱：** □ 组织病理学检查（必要时） □ 请相关科室会诊（必要时）
主要护理工作	□ 进行疾病和安全宣教 □ 入院护理评估 □ 制订护理计划 □ 帮助患者完成辅助检查	□ 观察患者病情变化 □ 帮助患者完成辅助检查（需要时）
病情变异记录	□ 无　□ 有，原因： 1. 2.	□ 无　□ 有，原因： 1. 2.
护士签名		
医师签名		

日期	住院第3~7天	住院第7~14天 （出院日）
主要诊疗工作	□ 上级医师查房 □ 注意观察皮疹及瘙痒变化，及时调整治疗方案 □ 观察并处理治疗药物的不良反应	□ 上级医师查房，明确是否出院 □ 通知患者及其家属今天出院 □ 完成出院记录、病案首页、出院证明书 □ 向患者及其家属交代出院后注意事项 □ 将出院小结及出院证明书交患者或其家属
重点医嘱	**长期医嘱：** □ 抗菌药物：根据创面培养及药敏结果用药 □ 减糖皮质激素（根据病情） □ 调整紫外线治疗剂量（根据病情） **临时医嘱：** □ 复查血常规、肝功能、肾功能、电解质、血糖（必要时）	**长期医嘱：** □ 停/调整抗菌药物（根据创面培养及药敏结果） □ 停/调整免疫抑制剂（视病情） □ 停系统用糖皮质激素 □ 调整紫外线治疗剂量（视病情） **临时医嘱：** □ 出院带药 □ 门诊随诊
主要护理工作	□ 观察患者病情变化 □ 心理与生活护理 □ 指导患者饮食	□ 指导患者办理出院手续 □ 出院后疾病指导
病情变异记录	□ 无 □ 有，原因： 1. 2.	□ 无 □ 有，原因： 1. 2.
护士签名		
医师签名		

第八章

淋病临床路径释义

【医疗质量控制指标】

指标一、淋球菌镜检及培养阴性

指标二、尿频、尿急、尿痛等尿道刺激症状消失

一、淋病编码

疾病名称及编码：淋病（ICD-10：A54）

二、临床路径检索方法

A54

三、国家医疗保障疾病诊断相关分组（CHS-DRG）

MDCS 感染及寄生虫病（全身性或不明确部位的）

SZ1 其他感染性或寄生虫性疾患

四、淋病临床路径标准门诊流程

（一）适用对象

第一诊断为淋病（ICD-10：A54）。

释义

■ 淋病是指由淋病奈瑟菌（简称淋球菌）引起的主要表现泌尿生殖系统化脓性感染的一种经典的常见性传播疾病。主要通过性接触传染，淋球菌的原发性感染部位主要为男性尿道或女性宫颈管内膜，感染可从男性尿道播散至附睾、睾丸及前列腺，或从女性宫颈播散至输卵管、卵巢、盆腔。咽部、直肠和眼结膜亦可作为原发性感染部位受累。淋球菌经血液传播可导致播散性淋球菌感染。

（二）诊断依据

根据《临床诊疗指南·皮肤病与性病分册》（中华医学会编著，人民卫生出版社）、《临床技术操作规范·皮肤病与性病分册》（中华医学会编著，人民军医出版社），《性传播疾病诊断和治疗指南》（中华医学会皮肤病学分会，2014 年）。淋病诊断标准（国家卫计委卫生行业标准 2015 年）。

1. 患者有不安全性行为，或有性伴感染史，或有与淋病患者密切接触史。儿童患者可有性虐待史，新生儿患者母亲有淋病史。

2. 无合并症患者男性表现为尿痛、尿道口红肿、尿道脓性分泌物，部分患者临床表现可不典型；女性主要为淋菌性宫颈炎表现为脓性白带、宫颈红肿、宫颈口黏液脓性分泌物，亦可无明显临床表现。

3. 淋球菌可感染其他部位，引起淋菌性结膜炎、淋菌性肛门直肠炎和淋菌性咽炎。

4. 淋病因治疗不当等因素，可引起并发症出现，男性可有前列腺炎、精囊炎或附睾炎，女性可有输卵管炎、子宫内膜炎、盆腔炎等。
5. 严重者可出现全身播散性淋病，由淋菌性菌血症引起，可有皮肤淤点、脓疱皮损、关节痛、腱鞘炎或化脓性关节炎，还可合并肝周围炎，较少有心内膜炎和脑膜炎。
6. 尿道口、宫颈分泌物或其他患病部位分泌物做淋球菌涂片和培养或核酸检测，结果为阳性。

释义

■ 淋病诊断原则：依据流行病学史、临床表现及实验室检查进行综合分析，做出诊断。诊断分类：①疑似病例，同时符合流行病学史和临床表现者；②确诊病例，符合疑似病例的要求，同时实验室检查阳性即涂片革兰染色：男性无合并症患者取尿道分泌物，涂片，做革兰染色镜检，可见典型的多形核白细胞内革兰阴性双球菌。淋球菌培养：取尿道或宫颈分泌物，或其他临床标本做淋球菌培养，可从临床标本中分离到形态典型、氧化酶试验阳性的菌落。取菌落作涂片检查，可见革兰阴性双球菌。如标本取自泌尿生殖器外的患者或在法医学上有重要意义时，则应对培养的菌株经糖发酵试验进行鉴定确证。淋球菌核酸检测：取尿液、尿道或宫颈分泌物标本做淋球菌核酸检测阳性。核酸扩增试验应在经过省级以上临床检验中心认证的实验室开展。需使用经国家食品药品监督管理总局批准的检测淋球菌核酸试剂盒。

（三）治疗方案的选择

根据《临床治疗指南·皮肤病与性病分册》（中华医学会编著，人民卫生出版社）、《临床技术操作规范·皮肤病与性病分册》（中华医学会编著，人民军医出版社）。
1. 抗菌药物治疗。
2. 对症治疗等。

释义

■ 淋病原则：①应及时、足量、规则用药；②根据不同的病情采用相应的治疗方案；③注意多重病原体感染，一般应同时用抗沙眼衣原体药物；④性伴如有感染应同时接受治疗；⑤治疗后应进行随访。

（四）进入路径标准

1. 第一诊断必须符合 ICD-10：A54 淋病的疾病编码。
2. 当患者同时具有其他疾病诊断，但在治疗期间不需要特殊处理也不影响第一诊断的临床路径流程实施时，可以进入路径。

释义

■ 患者同时具有其他疾病影响第一诊断的临床路径流程实施时均不适合进入临床路径。

■ 重症播散性淋球菌感染或需要入住 ICU 的患者不适合进入临床路径。

（五）检查项目

1. 必需的检查项目：

（1）有临床表现的男性患者，取尿道口分泌物行淋球菌涂片和培养。

（2）无临床表现的男性患者、女性患者及非生殖器部位感染的患者，取患处分泌物行淋球菌培养。

（3）其他患处分泌物行淋球菌涂片和培养。

（4）取尿液、尿道或宫颈分泌物标本做淋球菌核酸检测。

2. 根据患者病情选择的项目：

（1）淋球菌的药敏试验。

（2）衣原体、支原体、艾滋病病毒、梅毒螺旋体的检测（采用培养或血清检测等方法）。

释义

■ 必需的检查项目是病原菌即淋球菌的检测，其阳性率高低，标本的采集是关键，不同类型标本的采集方法：

1. 尿道拭子：对男性患者，先用生理盐水清洗尿道口，将男用取材拭子插入尿道内2~3cm，稍用力转动，保留5~10秒后取出。对女性患者，可用手指自耻骨联合后沿女性尿道走向轻轻按摩尿道，用同男性相似的方法取材。在采集尿道拭子前患者应至少1小时没有排尿。

2. 宫颈拭子：取材前用温水或生理盐水湿润扩阴器，应避免使用防腐剂和润滑剂，因为这些物质对淋球菌的生长有抑制作用。如果宫颈口外面的分泌物较多，先用无菌棉拭清除过多的分泌物。将女用取材拭子插入宫颈管内1~2cm，稍用力转动，保留5~10秒后取出。

3. 直肠拭子：将取材拭子插入肛管内2~3cm，接触直肠侧壁10秒，避免接触粪团，从紧靠肛环边的隐窝中取出分泌物。如果拭子碰到粪团，应更换拭子重新取材。有条件时可在直肠镜的直视下采集直肠黏液脓性分泌物。

4. 阴道拭子：对子宫切除的妇女和青春期前女孩可采集阴道标本。将取材拭子置于阴道穹后部10~15秒，采集阴道分泌物。如果处女膜完整，则从阴道口取材。

5. 咽拭子：将取材拭子接触咽后壁和扁桃体隐窝采集分泌物。

6. 眼结膜拭子：翻开下眼睑，用取材拭子从下眼结膜表面采集分泌物。

7. 尿液：在采集尿液标本前患者应至少1小时没有排尿，用无菌、无防腐剂的塑料容器收集前段尿液10~20ml。24小时以内检测的尿液，应置于4℃冰箱保存，超过24小时检测时，应冻存于-20℃或-70℃冰箱。

（六）治疗方案与药物选择

1. 抗菌药物按照《抗菌药物临床应用指导原则》（卫医发〔2004〕285号）执行，根据血、分泌物和排泄物的微生物培养及药敏结果选用，用药时间视病情而定。

（1）淋菌性尿道炎、宫颈炎、直肠炎：头孢曲松250mg，单次肌内注射；或大观霉素2g（宫颈炎4g），单次肌内注射；或头孢噻肟1g，单次肌内注射。如果衣原体感染不能排除，加上抗沙眼衣原体感染药物。

（2）儿童淋病：儿童淋病应禁用喹诺酮类药物，年龄小于8岁者禁用四环素类药物，体重大于45kg按成人方案治疗，体重小于45kg儿童按如下方案：头孢曲松125mg，单次肌内注射；

或大观霉素 40mg/kg，单次肌内注射。如果衣原体感染不能排除，加上抗沙眼衣原体感染药物。

（3）淋菌性眼炎：新生儿，头孢曲松 25~50mg/kg（总量不超过 125mg），每日 1 次，肌内注射，连续 7 天；或大观霉素 40mg/kg，每日 1 次，肌内注射，连续 7 天。成人：头孢曲松 250mg，每日 1 次，肌内注射，连续 7 天；或大观霉素 2g，每日 1 次，肌内注射，连续 7 天。

（4）淋菌性咽炎：头孢曲松 250mg，单剂肌内注射；或头孢噻肟 1g，单剂肌内注射。如果沙眼衣原体感染不能排除，加上抗沙眼衣原体感染药物。大观霉素对淋菌性咽炎的疗效差，不推荐使用。

（5）有合并症的淋病：头孢曲松 250mg，每日 1 次，肌内注射，连续 10 天；或大观霉素 2g，每日 1 次，肌内注射，连续 10 天。

（6）播散性淋病：头孢曲松 1.0g，每日 1 次，肌内注射或静脉注射，连续 10 天以上；或大观霉素 2.0g，每日 2 次，肌内注射，连续 10 天以上。

（7）妊娠期淋病：头孢曲松 250mg，肌内注射，每日 1 次；或大观霉素 2g，肌内注射，每日 1 次；注：禁用喹诺酮类药物和四环素类药物，对推断或确诊同时有沙眼衣原体感染的孕妇，推荐用红霉素或阿莫西林治疗。

2. 对症治疗：淋菌性眼炎同时应用生理盐水冲洗眼部，每小时 1 次。冲洗后用 1%硝酸银或 0.5%~1%红霉素眼药水滴眼。

释义

■ 头孢曲松为首选治疗方案，但使用前需做皮试，无过敏者方可注射。对无并发症的淋病可用头孢曲松 250mg，单次肌注或大观霉素 2g（宫颈炎 4g），单次肌注。但根据病情需要可治疗 1~3 日。

（七）治疗后复查的检查项目

治疗结束后 4~7 天，应当从患病部位取材作淋球菌涂片和培养。

释义

■ 无合并症淋病患者经推荐方案规则治疗后，一般不需复诊作判愈试验。治疗后症状持续者应进行淋球菌培养，如分离到淋球菌，应做药敏试验，以选择有效药物治疗。持续性尿道炎、宫颈炎也可由沙眼衣原体及其他微生物引起，应进行针对性检查并加以相应治疗。部分经规则治疗后，仍有尿道不适者，查不到淋球菌和其他微生物，可能是尿道感染受损后未完全修复之故。

（八）治愈标准

治疗结束后 2 周内，无性接触情况下符合以下标准：

1. 症状和体征完全消失。
2. 治疗结束后 4~7 天从患病部位取材做淋球菌涂片和培养阴性。

释义

■ 淋病患者若能早期、及时、适当治疗，一般预后良好。

（九）变异及原因分析

出现严重的并发症或严重的播散性淋病，需进一步处理或住院治疗。

释义

■ 淋病患者若合并艾滋病或严重免疫功能低下的疾病会影响治疗效果，应请相关科室会诊，制订相应治疗方案。

五、淋病临床路径给药方案

【用药选择】

头孢曲松为第三代头孢菌素，适用于淋病、肾盂肾炎和复杂性尿路感染、盆腔炎性疾病等。治疗腹腔、盆腔感染时需与抗厌氧菌药如甲硝唑合用。

【药学提示】

本类药物多数主要经肾脏排泄，中度以上肾功能不全患者应根据肾功能适当调整剂量。中度以上肝功能减退时，头孢曲松可能需要调整剂量。

【注意事项】

1. 禁用于对任何 1 种头孢菌素类抗菌药物有过敏史及有青霉素过敏性休克史的患者。
2. 用药前必须详细询问患者先前有否对头孢菌素类、青霉素类或其他药物的过敏史。有青霉素类、其他 β 内酰胺类及其他药物过敏史的患者，有明确应用指征时应谨慎使用本类药物。在用药过程中一旦发生过敏反应，须立即停药。如发生过敏性休克，须立即就地抢救并予以肾上腺素等相关治疗。

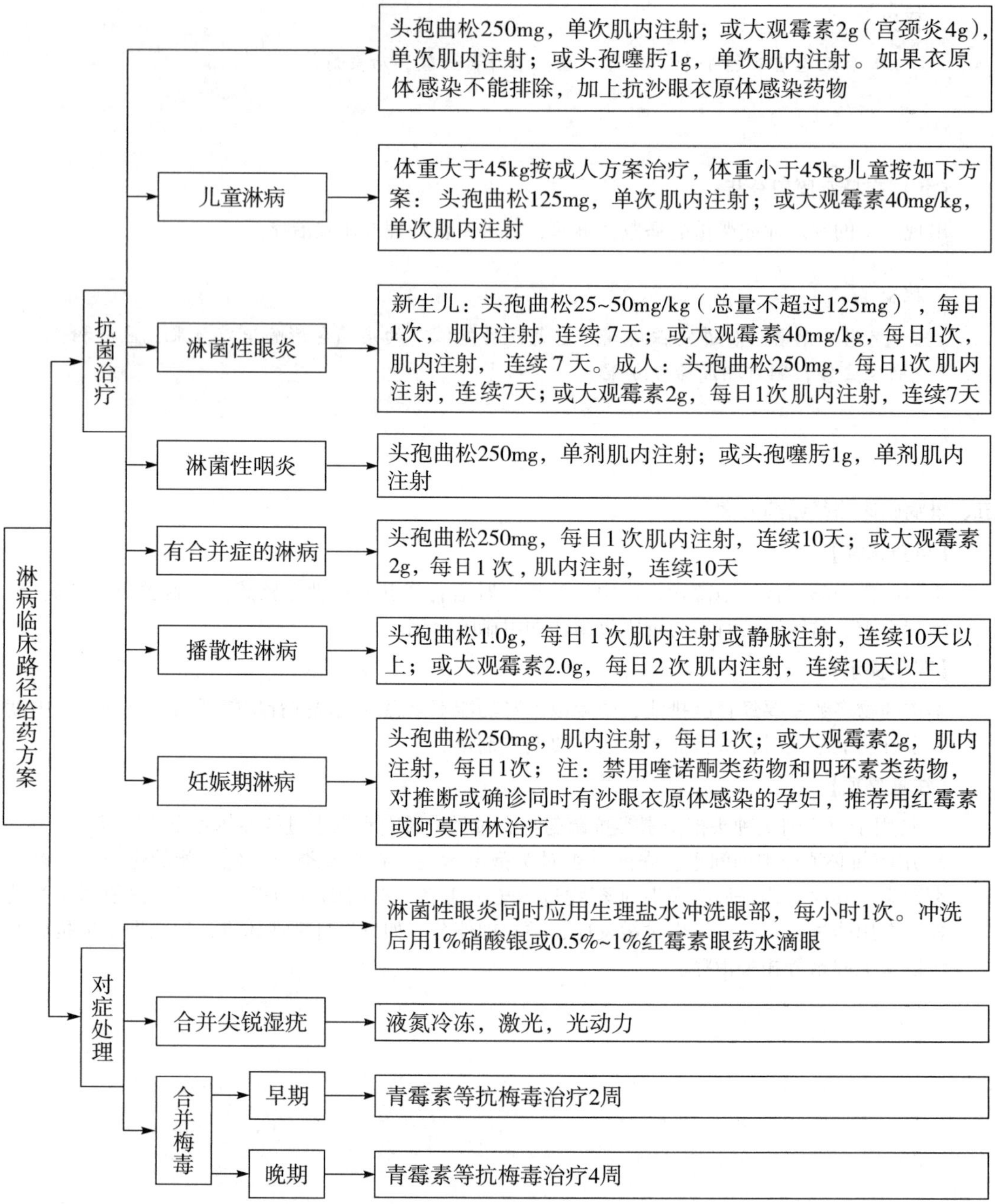

六、淋病患者护理规范

1. 淋病易出现在患者的私密处，患者多有羞涩感、焦虑感、恐惧感，甚至自暴自弃的心理。在执行治疗操作时，要注意保护患者的隐私，尊重患者。

2. 向患者进行疾病知识的宣教，缓解因未知造成的恐惧。

3. 向患者宣教，淋病可以治愈，不必过分担心和忧虑，为了尽快恢复健康，除药物治疗外，良好的情绪、营养与适当锻炼也很重要。

七、淋病患者营养治疗规范

治疗期间，饮食宜清淡，宜多饮水。

八、淋病患者健康宣教

淋病是一种严重的性传播疾病，除了积极地配合治疗外，预防传染更重要。

1. 注意个人卫生：患者平时要保持会阴部清洁，患者的衣服、内裤、被单等用品要单独清洗，并用消毒液消毒或阳光下曝晒。
2. 严禁性生活，包括口交、肛交等，除了避免患者自身的症状加剧，还避免在性生活时把疾病传染给对方。
3. 避免劳累，多休息，不要熬夜、加班，按时休息，保证充足的睡眠。
4. 多饮水，多排尿，能起到对尿道冲洗、清洁、促进体内毒素排泄的作用，以避免病菌堆积造成病情加重。
5. 淋病患者的饮食应保证清淡，避免辛辣、刺激性食物。

九、推荐表单

（一）医师表单

淋病临床路径医师表单

适用对象：第一诊断为淋病（ICD-10：A54）

患者姓名：	性别： 年龄： 门诊号：
初诊日期： 年 月 日	标准门诊治疗周数：1~2周

时间	门诊第1天	门诊第7~14天
主要诊疗工作	□ 询问病史及体格检查 □ 完成首次门诊病例 □ 完成初步的病情评估和治疗方案 □ 开具淋球菌涂片、培养或核酸的检查申请单 □ 开具其他需要的辅助检查（必要时） □ 与患者或家属谈话明确诊疗计划和性伴防治的方案	□ 询问病史及体格检查 □ 根据体检和实验室检查，完成疗效评估，调整治疗方案
重点医嘱	**门诊医嘱：** □ 抗菌药物（视病情和有无合并症而定）：头孢曲松、大观霉素、头孢噻肟等 □ 对症治疗（视病情） □ 必需的检查项目：男性取尿道口分泌物、女性取宫颈口分泌物或其他患处分泌物行淋球菌涂片和培养或核酸检测 □ 根据患者病情选择的项目：淋球菌的药敏试验、衣原体、支原体、艾滋病病毒、梅毒螺旋体的检测	**门诊医嘱：** □ 从患病部位取分泌物行淋球菌涂片和培养或核酸检测，必要时根据检验结果调整治疗方案 □ 根据患者病情选择的项目：淋球菌的药敏试验、衣原体的检测和支原体的培养
病情变异记录	□ 无 □ 有，原因： 1. 2.	□ 无 □ 有，原因： 1. 2.
医师签名		

（二）护士表单

淋病临床路径护士表单

适用对象：第一诊断为淋病（ICD-10：A54）

患者姓名：	**性别：　　年龄：　　门诊号：**
初诊日期：　　年　月　日	**标准门诊治疗周数：**1~2 周

时间	门诊第 1 天	门诊第 7~14 天
健康宣教	□ 提供有关性病艾滋病预防知识，包括传播途径，个人、家庭可采用的预防措施等 □ 确保患者遵医嘱完成治疗：向其说明药物的名称及用法；可能出现的药物的不良反应；在何种情况下需要及时复诊 □ 性伴通知：让患者所有的性伴都接受检查和治疗	□ 提供有关性病艾滋病预防知识，包括传播途径，个人、家庭可采用的预防措施等 □ 确保患者遵医嘱完成治疗，及时复诊 □ 落实性伴通知，让患者所有的性伴都接受检查和治疗
护理处置	□ 注意患者既往用药情况，尤其是药物过敏史。头孢曲松使用前需做皮试，无过敏者方可注射 □ 向患者解释所用药物的用法、嘱其一定要完成整个疗程的用药 □ 在治疗过程中要认真观察和处理药物的不良反应，发现不良反应应及时请医生或转相关科室处理	□ 注意患者用药情况，尤其是药物过敏情况。嘱其一定要完成整个疗程的用药 □ 继续认真观察和处理药物的不良反应，发现不良反应应及时请医生或转相关科室处理
基础护理	□ 测量体温、脉搏、呼吸、血压等 □ 注意饮食、多饮水、少食辛辣、忌饮酒等	□ 测量体温、脉搏、呼吸、血压等 □ 注意饮食、多饮水、少食辛辣、忌饮酒等
专科护理	□ 注意分泌物的处理，特别是淋菌性眼炎时，应用生理盐水冲洗眼部，每小时 1 次。冲洗后用 1%硝酸银或 0.5%~1%红霉素眼药	□ 注意分泌物的处理，特别是淋菌性眼炎时，应用生理盐水冲洗眼部，每小时 1 次。冲洗后用 1%硝酸银或 0.5%~1%红霉素眼药
重点医嘱	□ 详见医嘱执行单	□ 详见医嘱执行单
病情变异记录	□ 无　□ 有，原因： 1. 2.	□ 无　□ 有，原因： 1. 2.
护士签名		

（三）患者表单

淋病临床路径患者表单

适用对象：第一诊断为淋病（ICD-10：A54）

患者姓名：	性别：　　年龄：　　门诊号：
初诊日期：　　年　月　日	标准门诊治疗周数：1~2周

时间	门诊第1天	门诊第7~14天
医患配合	□ 配合询问病史、收集资料，请务必详细告知既往史、用药史、过敏史 □ 配合进行体格检查及必要的实验室检查 □ 有任何不适告知医生	□ 配合完善相关检查 □ 医生向患者及家属介绍病情，如有异常检查结果需进一步检查 □ 配合用药及治疗 □ 配合医师调整用药 □ 有任何不适告知医生
护患配合	□ 配合测量体温、脉搏、呼吸、血压、体重等 □ 配合完成治疗前护理评估单（简单询问病史、过敏史、用药史） □ 接受健康宣教 □ 有任何不适告知护士	□ 配合测量体温、脉搏、呼吸，血压等情况 □ 接受相关检查宣教，正确留取标本，配合检查 □ 有任何不适告知护士 □ 避免剧烈运动 □ 接受疾病及用药等相关知识指导
饮食	□ 多饮水，少食辛辣，忌饮酒等	□ 多饮水，少食辛辣，忌饮酒等
排泄	□ 保持排便通畅	□ 保持排便通畅
活动	□ 适中	□ 适中

附：原表单（2016 年版）

淋病临床路径表单

适用对象：第一诊断为淋病（ICD-10：A54）

患者姓名：	**性别：　　年龄：　　门诊号：**
初诊日期：　　年　月　日	**标准门诊治疗周数：**1~2 周

时间	门诊第 1 天	门诊第 7~14 天
主要诊疗工作	□ 询问病史及体格检查 □ 完成首次门诊病例 □ 完成初步的病情评估和治疗方案 □ 开具淋球菌涂片，培养或核酸的检查申请单 □ 开具其他需要的辅助检查（必要时） □ 与患者或家属谈话明确诊疗计划和性伴防治的方案	□ 询问病史及体格检查 □ 根据体检和实验室检查，完成疗效评估，调整治疗方案
重点医嘱	**门诊医嘱：** □ 抗菌药物（视病情和有无合并症而定）：头孢曲松、大观霉素、头孢噻肟等 □ 对症治疗（视病情） □ 必需的检查项目：男性取尿道口分泌物、女性取宫颈口分泌物或其他患处分泌物行淋球菌涂片和培养或核酸检测 □ 根据患者病情选择的项目：淋球菌的药敏试验、衣原体、支原体、艾滋病病毒、梅毒螺旋体的检测	**门诊医嘱：** □ 从患病部位取分泌物行淋球菌涂片和培养或核酸检测，必要时根据检验结果调整治疗方案 □ 根据患者病情选择的项目：淋球菌的药敏试验、衣原体的检测和支原体的培养
病情变异记录	□ 无　□ 有，原因： 1. 2.	□ 无　□ 有，原因： 1. 2.
医师签名		

第九章

尖锐湿疣临床路径释义

【医疗质量控制指标】

皮损完全去除，至少 3 个月无复发

一、尖锐湿疣编码

1. 原编码：

疾病名称及编码：尖锐湿疣（ICD-10：A63.001）

2. 修改编码：

疾病名称及编码：尖锐湿疣（ICD-10：A63.0）

二、临床路径检索方法

A63.0

三、国家医疗保障疾病诊断相关分组（CHS-DRG）

MDCJ 皮肤、皮下组织及乳腺疾病功能障碍

JZ1 其他皮肤及乳腺疾患

四、尖锐湿疣临床路径标准住院流程

（一）适用对象

第一诊断为尖锐湿疣（ICD-10：A63.001）。

释义

■ 本路径使用对象为第一诊断为尖锐湿疣的患者。

（二）诊断依据

根据人民卫生出版社《皮肤性病学》（第 6 版）。

1. 病史和症状：有不洁性交史，外生殖器、肛周有疣状赘生物。
2. 体征：外生殖器、肛周散在或簇集分布的疣状肿物。
3. 实验室检查：醋酸白试验阳性。

释义

■ 尖锐湿疣是由人乳头瘤病毒感染所致生殖器、肛周的增生性损害，皮疹具特征性。好发于年轻人，主要通过性接触传播，也可垂直传播和通过间接物体传播。一般根据典型皮损表现和病史即可明确诊断。

■ 醋酸白试验对诊断临床可见但可疑的皮损及周围不可见的亚临床感染有一定的辅助作用，但该方法特异性不高，有些慢性炎症亦可出现假阳性结果。

（三）治疗方案的选择

1. 冷冻治疗。
2. 二氧化碳激光治疗。
3. 光动力治疗。
4. 手术切除。
5. 外用药物治疗。

释义

■ 尖锐湿疣的治疗原则是尽可能去除可见疣体并减少复发。尖锐湿疣复发率高，但再次治疗均会有效，选择治疗方法需个体化，可根据疣体的部位、大小、数量、治疗费用、患者意愿、可能不良反应等具体情况制订。

（四）标准住院日 5~7 天

释义

■ 不伴合并症的尖锐湿疣患者总住院时间不超过 7 天均符合路径要求。

（五）进入路径标准

1. 第一诊断符合尖锐湿疣。
2. 当患者同时具有其他疾病诊断，但在住院期间不需要特殊处理也不影响第一诊断的临床路径流程实施时，可以进入路径。

释义

■ 进入本临床路径患者第一诊断需符合尖锐湿疣诊断标准。

■ 患者同时具有其他疾病诊断，如高血压、糖尿病等，如果其他疾病病情稳定，在住院期间不需要特殊处理也不影响第一诊断的临床路径流程实施时，则可以进入该路径。

（六）激光/冷冻/光动力术前准备≤2 天

1. 必需的检查项目：

（1）血常规、尿常规、大便常规+隐血。

（2）肝功能、肾功能、凝血功能。

（3）感染性疾病筛查（乙型肝炎、丙型肝炎、梅毒、艾滋病等）。

2. 根据患者病情，可选择检查项目：腹部彩超，X 线胸片或心电图等。

释义

■ 入院后完善必需检查项目以评价患者的一般情况。

■ 首次感染尖锐湿疣的患者，应进行其他性传播疾病的筛查。治疗的同时需通知性伴侣，做相应的评估或检查。

■ 筛查可能合并的乙型肝炎、丙型肝炎、梅毒、艾滋病等疾病。

（七）手术日为入院后2~3天内

1. 麻醉方式：局部麻醉。
2. 冷冻/二氧化碳激光/光动力治疗或手术切除。

释义

■ 手术切除时较大疣体可做完整或分批切除。

（八）术后住院治疗≤4天

1. 根据病情可选择复查部分检查项目。
2. 术后用药：创面护理，可选用复方多黏菌素B或夫西地酸等。
3. 抗病毒药物：可以与物理治疗联合或单独使用。

（1）咪喹莫特：5%咪喹莫特乳膏，用法为每周3次，睡前外用，次晨用肥皂和清水洗去。

（2）鬼臼毒素：用法为每日2次外用，共3天，停用4天。

释义

■ 对于较大疣体治疗后需加强创面护理。

（十）出院标准

1. 一般情况良好，治疗后的创面干燥结痂。
2. 没有需要住院处理的并发症。

释义

■ 出院标准以患者皮损恢复情况为评判标准。

■ 住院期间未发生需要住院处理的并发症。

（十一）变异及原因分析

1. 伴有影响激光/冷冻治疗的合并症，需进行相关诊断和治疗等，导致住院时间延长，治疗费用增加。
2. 激光术后创面愈合差，表面合并感染。

释义

■ 发现同时合并梅毒、乙型肝炎、艾滋病等情况，需要进一步检查及诊治，住院时间相应延长。

■ 对于需要对创面合并感染进一步处理的，住院时间相应延长。

五、尖锐湿疣临床路径给药方案

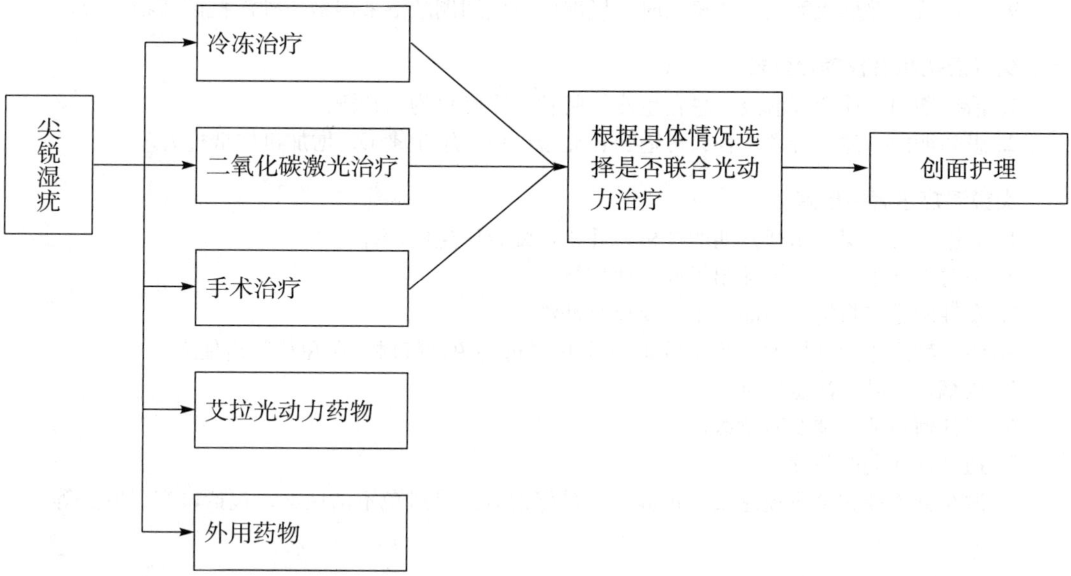

【用药选择】

1. 冷冻治疗操作简便、高效、患者容易耐受，但有瘢痕形成和色素形成的可能。

2. 二氧化碳激光治疗深度十分重要，过浅效果差，过深创面不易愈合及瘢痕形成，术后应注意出血和创面感染。

3. 手术切除适用于较大疣体。

4. 术后联合 5-氨基酮戊酸光动力治疗能有效降低尖锐湿疣复发率。

5. 术后创面合并感染的患者需行细菌培养及药敏试验选择敏感抗菌药物进行治疗；加强护理，创面加用抗菌药物软膏，如复方多黏菌素 B 软膏、夫西地酸等。

【药学提示】

1. 鬼臼毒素用法为每日 2 次外用，共 3 日，停用 4 日。高达 65%的患者用药后出现短暂的烧灼感、刺痛感、红斑和/或糜烂。该药应禁用于妊娠期。

2. 5%咪喹莫特乳膏用法为每周 3 次，睡前外用，次日晨起用肥皂和清水洗去。该药外用不良反应主要为红斑，偶尔发生重度炎症。

【注意事项】

注意治疗方法个体化，需根据疣体的部位、大小、数量、治疗费用及患者意愿做出选择。

六、尖锐湿疣患者护理规范

1. 治疗前夜应清洁患处，并更换内裤。

2. 治疗后当日应多饮水，多排尿。

3. 治疗后1~2天内创面周围的皮肤有轻微潮红、水肿是正常现象，一般不需要处理，特殊情况应及时请医护人员检查治疗，切不可自行处理。

4. 注意创面卫生，保持治疗部位的清洁和干燥。

5. 衣裤不宜过紧，宽松的穿棉质内衣裤不但能减少对创面的摩擦，保护创面，而且透气性好，有利于创面愈合。

6. 治疗期间禁止性生活，特别是创面没有完全愈合前应严禁房事，避免加重病情。

7. 遵守医嘱并定期复查，以防再次感染及复发。

8. 局部保持干燥通风。

9. 治疗后局部形成糜烂、溃疡面时，局部可以使用硼酸溶液湿敷，外涂抗菌药物软膏。

七、尖锐湿疣患者营养治疗规范

1. 治疗期间，饮食宜清淡，忌食生冷、肥甘、厚腻食物，禁酒。

2. 患病期间，注意合理饮食，可适当补充蛋白质、维生素C，增加机体抵抗力。

八、尖锐湿疣患者健康宣教

1. 调整心态，保持乐观开朗的性格，并积极配合医生的治疗。

2. 平时少穿牛仔裤，多穿裙子或是西装裤。

3. 女性阴道有自清的功能，不需要反复冲洗。

4. 治疗期间避免性接触，治愈后3~6个月尽量避免性接触，避免传染给他人。

5. 戒烟、戒酒、注意休息。

6. 有任何不适，请及时就医。

7. 通知性伴同时治疗。

8. 避孕套不能完全避免感染尖锐湿疣，最好的方法是避免不洁性交，包括口交、肛交等。

九、推荐表单

（一）医师表单

尖锐湿疣临床路径医师表单

适用对象：第一诊断为尖锐湿疣（ICD-10：A63.001）

患者姓名：	性别： 年龄： 门诊号：	住院号：
住院日期： 年 月 日	出院日期： 年 月 日	标准住院日：5~7天

时间	住院第1天	住院第2~4天	住院第5~7天（出院日）
主要诊疗工作	□ 询问病史及体格检查 □ 完成入院病历及首次病程记录 □ 完成初步的病情评估和治疗方案 □ 与患者及家属沟通交流，充分交代病情 □ 签署告知及授权委托书	□ 上级医师查房 □ 根据实验室检查的结果，完成病情评估并制订治疗计划 □ 签署二氧化碳激光/冷冻治疗知情同意书或手术知情同意书或光动力治疗知情同意书 □ 如无禁忌证行部分或全部疣体二氧化碳激光/冷冻治疗或手术切除治疗 □ 5-氨基酮戊酸光动力治疗 □ 创面换药	□ 主治医师进行诊疗评估，确定患者是否可以出院 □ 完成出院小结 □ 向患者及其家属交代出院后注意事项，预约复诊日期 □ 并发其他感染的患者告知其门诊继续治疗
重点医嘱	**长期医嘱：** □ 皮肤科护理常规 □ 普通饮食 **临时医嘱：** □ 血常规、血型、尿常规、大便常规 □ 肝功能、肾功能、电解质、血糖、血脂（老年患者）、感染性疾病筛查、血凝四项 □ X线胸片、心电图 □ 超声（腹腔） □ 创面溃烂时换药	**长期医嘱：** □ 必要时，系统抗感染治疗 **临时医嘱：** □ 物理治疗：二氧化碳激光/冷冻治疗 □ 手术治疗 □ 光动力治疗 □ 必要时，疣体送病理检查 □ 创面换药	**长期医嘱：** □ 停/调整抗菌药物（根据创面培养及药敏结果） **临时医嘱：** □ 出院带药 □ 门诊随诊
病情变异记录	□ 无 □ 有，原因： 1. 2.	□ 无 □ 有，原因： 1. 2.	□ 无 □ 有，原因： 1. 2.
医师签名			

（二）护士表单

尖锐湿疣临床路径护士表单

适用对象：第一诊断为尖锐湿疣（ICD-10：A63.001）

患者姓名：	性别：　　年龄：　　门诊号：	住院号：
住院日期：　　年　月　日	出院日期：　　年　月　日	标准住院日：5~7天

时间	住院第1天	住院第2~4天	住院第5~7天（出院日）
健康宣教	□ 入院宣教（环境、设施、人员） □ 进行疾病和安全宣教	□ 提供有关创面护理知识 □ 指导患者完成各项检查，确保患者遵医嘱完成治疗	□ 治疗恢复期患者教育
护理处置	□ 入院护理评估 □ 制订护理计划，填写护理记录 □ 静脉取血（当天或次日晨取血） □ 进行疾病和安全宣教 □ 指导患者进行心电图、X线胸片等检查	□ 配合医师完成治疗 □ 随时观察患者病情变化 □ 填写护理记录 □ 创面护理	□ 指导患者办理出院手续 □ 出院后疾病指导
基础护理	□ 监测体温、血压等	□ 监测体温、血压等	□ 监测体温、血压等
专科护理	□ 皮肤科局部上药 □ 创面护理	□ 皮肤科局部上药 □ 创面护理	□ 皮肤科局部上药 □ 创面护理
重点医嘱	□ 详见医嘱执行单	□ 详见医嘱执行单	□ 详见医嘱执行单
病情变异记录	□ 无　□ 有，原因： 1. 2.	□ 无　□ 有，原因： 1. 2.	□ 无　□ 有，原因： 1. 2.
护士签名			

（三）患者表单

尖锐湿疣临床路径患者表单

适用对象：第一诊断为尖锐湿疣（ICD-10：A63.001）

患者姓名：	性别：　　年龄：　　门诊号：	住院号：
住院日期：　　年　月　日	出院日期：　　年　月　日	标准住院日：5~7天

时间	住院第1天	住院第2~4天	住院第5~7天（出院日）
医患配合	□ 配合病史询问 □ 配合体格检查 □ 告知既往基础用药 □ 患者及家属与医师交流了解病情 □ 签署告知及授权委托书	□ 配合医师日常查房 □ 配合完成各项入院常规及特殊检查 □ 配合签署激光冷冻知情同意书、手术治疗同意书、光动力治疗知情同意书等 □ 配合完成治疗	□ 配合医师日常查房 □ 患者及家属与医师交流了解病情 □ 学习出院注意事项 □ 了解复查程序 □ 办理出院手续 □ 获取出院诊断书 □ 获取出院带药
护患配合	□ 接受入院宣教 □ 接受入院护理评估 □ 配合测量体温、脉搏、呼吸、血压、体重等 □ 配合完成治疗前护理评估单（简单询问病史、过敏史、用药史） □ 有任何不适告知护士	□ 配合测量体温、脉搏、呼吸、血压等情况 □ 观察创面变化 □ 接受相关检查宣教，正确留取标本，配合检查 □ 有任何不适告知护士 □ 配合创面护理	□ 配合测量体温、脉搏、呼吸、血压等情况 □ 有任何不适告知护士 □ 接受疾病及用药等相关知识指导 □ 接受出院前健康宣教
饮食	□ 多饮水，少食辛辣，忌饮酒等	□ 多饮水，少食辛辣，忌饮酒等	□ 多饮水，少食辛辣，忌饮酒等
排泄	□ 保持排便通畅	□ 保持排便通畅	□ 保持排便通畅
活动	□ 适中	□ 适中	□ 适中

附：原表单（2016年版）

尖锐湿疣临床路径表单

适用对象：第一诊断为尖锐湿疣（ICD-10：A63.001）

患者姓名：	性别：　　年龄：　　门诊号：	住院号：
住院日期：　　年　月　日	出院日期：　　年　月　日	标准住院日：5~7天

时间	住院第1天	住院第2天
主要诊疗工作	□ 询问病史及体格检查 □ 完成住院病历 □ 主治医师查房，完成初步的病情评估和治疗方案 □ 患者或其家属签署告知及授权委托书	□ 上级医师查房 □ 根据实验室检查的结果，完成病情评估并制订治疗计划 □ 签署二氧化碳激光/冷冻治疗知情同意书 □ 如无禁忌证行部分或全部疣体二氧化碳激光/冷冻治疗
重要医嘱	**长期医嘱：** □ 皮肤科护理常规 □ 普通饮食 **临时医嘱：** □ 血常规、血型、尿常规、大便常规 □ 肝功能、肾功能、电解质、血糖、血脂（老年患者）、感染性疾病筛查、血凝四项 □ X线胸片、心电图 □ 超声（腹腔） □ 创面溃烂时换药	**长期医嘱：** □ 必要时，抗病毒治疗 **临时医嘱：** □ 物理治疗：二氧化碳激光/冷冻治疗 □ 必要时，疣体送病理检查 □ 必要时，疣体病变进行人乳头瘤病毒亚型检测
主要护理工作	□ 进行疾病和安全宣教 □ 入院护理评估 □ 制订护理计划，填写护理记录 □ 静脉取血（当天或次日晨取血） □ 指导患者进行心电图、X线胸片等检查	□ 随时观察患者病情变化 □ 填写护理记录 □ 创面护理
病情变异记录	□ 无　□ 有，原因： 1. 2.	□ 无　□ 有，原因： 1. 2.

护士签名	A班	P班	N班	A班	P班	N班

医师签名		

时间 项目	住院第 3~4 天			住院第 5~7 天（出院日）		
主要诊疗工作	□ 上级医师查房 □ 注意观察，及时调整治疗方案 □ 防治药物的不良反应 □ 部分或全部疣体行二氧化碳激光/冷冻治疗			□ 主治医师进行诊疗评估，确定患者是否可以出院 □ 完成出院小结 □ 向患者及其家属交代出院后注意事项，预约复诊日期 □ 并发其他感染的患者告知其门诊继续治疗		
重要医嘱	**长期医嘱：** □ 抗菌药物：根据创面恢复情况用药 **临时医嘱：** □ 物理治疗：二氧化碳激光/冷冻治疗 □ 创面换药			**长期医嘱：** □ 停/调整抗菌药物（根据创面培养及药敏结果） **临时医嘱：** □ 出院带药 □ 门诊随诊		
主要护理工作	□ 随时观察患者病情变化 □ 创面护理			□ 指导患者办理出院手续 □ 出院后疾病指导		
病情变异记录	□ 无　□ 有，原因： 1. 2.			□ 无　□ 有，原因： 1. 2.		
护士签名	A 班	P 班	N 班	A 班	P 班	N 班
医师签名						

第十章

丹毒临床路径释义

【医疗质量控制指标】

指标一、丹毒患者病情严重程度评估率

指标二、丹毒患者易感因素相关检查率

指标三、丹毒患者抗菌药物治疗前病原学送检率

指标四、丹毒患者肝肾功能检查率

指标五、丹毒患者抗菌药物使用及合理选择率

指标六、丹毒患者使用抗菌药物疗程及剂量规范达标率

指标七、丹毒患者应用抗菌药物不良反应发生率

指标八、丹毒患者易感因素处置率

指标九、丹毒患者健康宣教执行率

一、丹毒编码

1. 原编码

疾病名称及编码：丹毒（ICD-10：A46.00）

2. 修改编码

疾病名称及编码：丹毒（ICD-10：A46）

二、临床路径检索方法

A46

三、国家医疗保障疾病诊断相关分组（CHS-DRG）

MDCJ 皮肤、皮下组织及乳腺疾病及功能障碍

JU1 感染性皮肤病

四、丹毒临床路径标准住院流程

（一）适用对象

第一诊断为丹毒（不伴有并发症）（ICD-10：A46.00）。

释义

■ 本路径适用对象为不伴有并发症的丹毒患者。丹毒反复发作会出现淋巴淤滞、水肿从而导致治疗困难，肿瘤根治术后淋巴淤滞出现的继发性丹毒均不适合进入本路径；免疫功能受损丹毒患者出现严重并发症如脓毒血症、感染中毒性休克、肝肾功能不全等均不适用本路径。

（二）诊断依据

根据《临床诊疗指南·皮肤病与性病分册》（中华医学会编著，人民卫生出版社），《临床技术操作规范·皮肤病与性病分册》（中华医学会编著，人民军医出版社），《杨国亮皮肤病学》（上海科学技术文献出版社）。

1. 急性发病。
2. 局部肿性红斑，表面皮温增高，可出现水疱，迅速扩展。
3. 伴有高热及局部疼痛。

释义

■ 丹毒好发于下肢和颜面部。发病急，常有突然发热、寒战。典型皮肤损害为局部水肿性红斑，进行性扩大，界限清楚，可出现硬结和非凹陷性水肿。患处皮温高，伴有触痛、灼痛。近位淋巴结肿大，可伴有淋巴结炎。严重时可出现水疱、脓疱中央部位坏死。

丹毒反复发作可因淋巴管炎导致淋巴液回流淤滞，局部纤维化出现患处的持续性肿胀，给治疗带来困难。肿瘤患者局部淋巴结清扫术后由于淋巴液回流淤滞也易反复罹患丹毒。

（三）治疗方案的选择

根据《临床治疗指南·皮肤病与性病分册》（中华医学会编著，人民卫生出版社），《临床技术操作规范·皮肤病与性病分册》（中华医学会编著，人民军医出版社），《杨国亮皮肤病学》（上海科学技术文献出版社）

1. 杀菌消炎，解除全身症状。
2. 选择敏感抗菌药物系统治疗。
3. 局部外用抗菌药物治疗。
4. 物理治疗。

释义

■ 治疗方案以杀菌消炎，解除全身症状，控制炎症蔓延，防止复发为原则。

1. 抗菌药物的选择：注意选择敏感的抗菌药物，由于丹毒以革兰阳性球菌为多，治疗首选青霉素或第一代、第二代头孢菌素类。青霉素过敏者可用氟喹诺酮类（患者应≥18 岁），或阿奇霉素等替代，疗程为 10~14 天或更长。

2. 加强支持疗法，对于高热、全身症状明显者给予对症处理。

3. 局部治疗：破溃者可用抗菌溶液湿敷。对于大疱可抽吸疱液后，再行湿敷。外用抗菌软膏。还应注意治疗皮肤破损灶，如皮肤真菌感染及湿疹/皮炎等，下肢损害应抬高患肢。

3. 物理疗法：可选用氦氖激光或微波局部照射。

（四）标准住院日 7~14 天

释义

■ 不伴合并症的丹毒患者总住院时间不超过 14 天均符合路径要求。

（五）进入路径标准

1. 第一诊断必须符合 ICD-10：A46.00 丹毒（不伴有并发症）疾病编码。
2. 当患者同时具有其他疾病诊断，但在住院期间不需要特殊处理也不影响第一诊断的临床路径流程实施时，可以进入路径。

释义

■ 进入本临床路径患者第一诊断需符合丹毒诊断。

■ 慢性丹毒和继发性丹毒均不适合进入本路径。伴有严重并发症如坏死性筋膜炎、脓毒血症、感染中毒性休克、肝肾功能不全等患者，不进入本路径。

■ 患者同时具有其他疾病诊断，如高血压、糖尿病等，如果其他疾病病情稳定，在住院期间不需要特殊处理也不影响第一诊断的临床路径流程实施时，则可以进入路径。

（六）入院第 1 天

1. 必需的检查项目：
（1）血常规、尿常规、大便常规。
（2）红细胞沉降率、C 反应蛋白或降钙素原、出凝血功能。
（3）肝功能、肾功能、电解质、血糖、血脂、感染性疾病筛查（乙型肝炎、丙型肝炎、艾滋病、梅毒等）。
（4）X 线胸片、心电图。
2. 根据患者病情选择的项目：
（1）细菌培养及药敏试验（血液或创面）。
（2）真菌涂片镜检+培养（怀疑有足癣的患者）。
（3）双下肢动脉、静脉彩超（必要时）。
（4）病理活检（必要时）。
（5）口腔及耳鼻喉科相关检查（必要时）。

释义

■ 入院后完善必需的检查项目以评价患者的一般情况，其中三大常规可以了解患者的基本状态；肝肾功能、血脂、电解质和出凝血功能和心电图、影像学检查等对患者的系统评价以了解有无基础疾病。应认真分析检查结果，以便及时发现异常情况并采取相应处置。

■ 高龄和免疫受损者发生丹毒比率高，因此对入院患者进行仔细的病史询问和相关检查是必要的。特别是应对下肢循环和丹毒附件区域有无病灶进行详细检查以寻找感染原因。

■ 如出现破溃应行创面细菌培养及药敏试验，根据药敏试验结果选用敏感的抗菌药物；如伴有高热还应进行血液细菌培养和药敏试验。

（七）药物的选择与治疗时机

1. 抗细菌治疗：青霉素是首选药物，但要考虑青霉素的高耐药性及需要皮试阴性后方可用药。其次可选第一代、第二代头孢菌素类，氟喹诺酮类（患者应≥18 岁），或阿奇霉素。
2. 抗真菌治疗：同时患有足癣或甲真菌病的患者，局部应外用抗真菌药物治疗，如肝功能正常，可考虑加用系统抗真菌药物治疗（特比萘芬、伊曲康唑或氟康唑）。
3. 局部治疗：抗菌药物溶液湿敷；局部外用抗菌剂；氦氖激光或者微波局部照射。

释义

■ 抗细菌药物：丹毒治疗首选青霉素，480~960 万 U/d 静脉滴注。青霉素过敏者可用红霉素 1~1.5g/d 静脉滴注，或阿奇霉素 500mg/d 静脉滴注。也可选用左氧氟沙星 500mg/d 静脉滴注。一般疗程为 10~14 天。要注意耐药性的发生，对于疗效不理想者可换用抗菌谱广的第二代或第三代头孢类抗菌药物，亦可选用新一代喹诺酮类药物如莫西沙星。还可根据药敏试验结果选择敏感抗菌药物。

■ 支持疗法：对于高热、全身感染中毒症状明显者给予对症处理。可应用非甾体抗炎药。

■ 抗真菌药物：对于下肢丹毒同时患有足癣或甲真菌病的患者，加强抗真菌治疗有助于清除潜在的病灶，防止复发。可以局部外用抗真菌药物治疗，也可考虑加用系统抗真菌药物治疗，可酌情选择特比萘芬、伊曲康唑或氟康唑。

■ 局部治疗：抗菌药物溶液湿敷；局部外用抗菌剂如莫匹罗星、夫西地酸、复方多黏菌素 B 等。

■ 物理治疗：氦氖激光或者微波局部照射。

（八）入院后复查的检查项目

根据患者情况复查血常规、红细胞沉降率、C 反应蛋白或降钙素原、肝功能、肾功能、电解质、血糖等，或入院检查中有异常的项目。

释义

■ 根据患者应用抗细菌、抗真菌及对症处理药物情况及患者既往疾病情况复查血常规、红细胞沉降率、C 反应蛋白或降钙素原、肝功能、肾功能、电解质、血糖等，或入院检查中有异常的项目。

（九）出院标准

1. 体温正常，皮疹痊愈：无明显红肿、无灼热感。
2. 没有需要住院处理的并发症。

释义

■ 出院标准以患者皮损痊愈为评判标准，包括局部无红肿、无疼痛和灼热感等异常。

■ 住院期间未发生需要住院处理的并发症。

（十）变异及原因分析

1. 症状严重时患者可迅速发生坏疽成为坏疽性丹毒，病情比较凶险，易引起脓毒血症，严重者甚至死亡。需请内科、外科协助诊治。
2. 伴有其他基础疾病或并发症，需进一步诊断及治疗或转至其他相应科室诊治，延长住院时间，增加住院费用。

释义

■ 变异是指入选临床路径的患者未达到预期的医疗目标，治疗过程中发生的并发症或患者原有基础疾病加重以及出现新的与丹毒无关的症状、器官病变等。因药物治疗而出现的药物不良反应。较为多见的有继发脓毒血症，感染中毒性休克导致肝肾或其他脏器功能不全，甚或危及生命。出现以上变异时主管医师应对变异原因进行分析，并在表单中明确说明。必要时进一步转其他相关科室诊治，由此可导致治疗时间延长、治疗费用增加。

五、丹毒临床路径给药方案

【用药选择】

1. 抗细菌治疗：青霉素是首选药物，480~960 万 U/d 静脉滴注。青霉素过敏者可用红霉素 1~1.5g/d静脉滴注，或阿奇霉素 500mg/d 静脉滴注。也可选用左氧氟沙星 500mg/d 静脉滴注。一般疗程为 10~14 天。疗效不理想者可换用第二代或第三代头孢类抗菌药物，亦可选用新一代喹诺酮类药物如莫西沙星等。根据药敏试验结果选用敏感抗菌药物。
2. 局部治疗：局部外用抗菌剂如莫匹罗星、夫西地酸、复方多黏菌素 B 等乳膏制剂。

【药学提示】

1. 应用青霉素应注意避免过敏反应的发生，严格皮试制度，按规范操作。
2. 喹诺酮类药物应避免用于 18 岁以下以及癫痫等神经系统疾病的患者。

六、丹毒患者护理规范

1. 急性期应卧床休息，小腿丹毒应充分暴露、抬高、制动；若颜面部丹毒应取半卧位，患处朝上。
2. 颜面部丹毒，注意清洁口腔、鼻腔及外耳道，可给予漱口液、洗鼻剂、滴耳剂等药物进行局部治疗护理。

3. 指导患者保持全身皮肤清洁，勤洗头、沐浴、修剪指甲，并避免挖鼻、挖耳、抓挠皮肤等不良行为，尤其是糖尿病患者，应每日检查双足，避免足部外伤、烫伤及冻伤等。

4. 保护皮肤黏膜，防止损伤；保持口腔清洁，避免呼吸道感染；积极处置鼻炎、足癣等疾病，清除局部易感因素。

七、丹毒患者营养治疗规范

丹毒患者应注意安排营养丰富但容易消化的食品。如患有糖尿病需进食糖尿病饮食。

八、丹毒患者健康宣教

1. 以卧床休息为主，注意尽量抬高下肢，加速淋巴液回流。
2. 向患者宣传疾病知识，消除患者心理负担，积极配合治疗。
3. 嘱患者避免搔抓患处，防止出现继发感染。

九、推荐表单

（一）医师表单

丹毒（不伴有并发症）临床路径医师表单

适用对象：第一诊断为丹毒（不伴有并发症）（ICD-10：A46.00）

患者姓名：	性别：　　年龄：　　门诊号：	住院号：
住院日期：　　年　月　日	出院日期：　　年　月　日	标准住院日：7~14 天

时间	住院第 1 天	住院第 2 天
主要诊疗工作	□ 询问病史及体格检查 □ 完成入院病历及首次病程记录 □ 完成初步的病情评估和治疗方案 □ 安排各项入院常规及特殊检查 □ 患者或其家属签署告知及授权委托书	□ 上级医师查房 □ 汇总检查结果，完成病情评估并制订治疗计划 □ 必要时请相关科室会诊 □ 医保患者如需使用自费药物，签署自费药物使用协议书
重点医嘱	**长期医嘱：** □ 皮肤科护理常规 □ 普通饮食 □ 抗菌药物治疗 □ 中药治疗 □ 局部药物治疗 □ 物理治疗 □ 对因治疗 **临时医嘱：** □ 血常规、尿常规、大便常规 □ 红细胞沉降率、C 反应蛋白、降钙素原 □ 肝功能、肾功能、电解质、血糖、血脂、免疫球蛋白、感染性疾病筛查 □ X 线胸片、心电图 □ 肿瘤抗原及标志物，选择行超声、CT、MRI 检查，消化道钡餐或内镜检查（必要时） □ 细菌培养及药敏试验 □ 皮肤真菌涂片+培养（必要时） □ 病理活检（必要时） □ 双下肢动、静脉彩色超声检查（必要时）	**长期医嘱：** □ 免疫增强剂（必要时） □ 余同第 1 天 **临时医嘱：** □ 相关科室会诊（必要时）
病情变异记录	□ 无　□ 有，原因： 1. 2.	□ 无　□ 有，原因： 1. 2.
医师签名		

时间	住院第 3~6 天	住院第 7~14 天 （出院日）
主要诊疗工作	□ 医师查房 □ 注意观察体温、皮疹及疼痛变化，及时调整治疗方案 □ 观察并处理治疗药物的可能不良反应	□ 上级医师进行诊疗评估，确定患者可以出院 □ 向患者及其家属交代出院后注意事项，预约门诊复诊 □ 开具出院证明书 □ 完成出院记录
重点医嘱	**长期医嘱：** □ 皮肤科护理常规 □ 普通饮食 □ 抗菌药物治疗 □ 中药治疗 □ 局部药物治疗 □ 物理治疗 □ 对因治疗 **临时医嘱：** □ 血常规、尿常规、大便常规 □ 红细胞沉降率、C 反应蛋白、降钙素原 □ 肝功能、肾功能、电解质、血糖、血脂、免疫球蛋白、感染性疾病筛查 □ X 线胸片、心电图 □ 肿瘤抗原及标志物，选择行超声、CT、MRI 检查，消化道钡餐或内镜检查（必要时） □ 细菌培养及药敏试验 □ 皮肤真菌涂片+培养（必要时） □ 病理活检（必要时） □ 双下肢动、静脉彩色超声检查（必要时）	**临时医嘱：** □ 出院注意事项 □ 出院带药
病情变异记录	□ 无　□ 有，原因： 1. 2.	□ 无　□ 有，原因： 1. 2.
医师签名		

（二）护士表单

丹毒（不伴有并发症）临床路径护士表单

适用对象：第一诊断为丹毒（不伴有并发症）（ICD-10：A46.00）

患者姓名：	性别：　　年龄：　　门诊号：	住院号：
住院日期：　　年　月　日	出院日期：　　年　月　日	标准住院日：7~14 天

时间	住院第 1 天	住院第 2 天
健康宣教	□ 进行疾病和安全宣教	□ 进行疾病和安全宣教
护理处置	□ 入院护理评估 □ 制订护理计划，填写护理记录药物治疗 □ 静脉取血（当天或次日晨取血） ○ 静脉采血的项目和目的 ○ 注意事项 ○ 告知出报告的时间 □ 指导患者进行心电图、X 线胸片等检查 ○ 项目和目的 ○ 注意事项 ○ 工作人员陪同	□ 观察患者病情变化 ○ 皮损的变化 ○ 药物不良反应 ○ 局部皮温观察 ○ 疼痛的评估 应用疼痛评估量表：□1□2 强度__________ □ 填写护理记录 □ 创面护理 ○ 皮肤护理 ○ 物理治疗 ○ 局部治疗护理
基础护理	□ 各项治疗和护理措施 ○ 心理护理　○ 抬高患肢 ○ 饮食护理　○ 高热护理	□ 各项治疗和护理措施 ○ 心理护理　○ 抬高患肢 ○ 饮食护理　○ 高热护理
专科护理	□ 避免皮肤的破损引起感染 □ 预防坠床、预防压疮 □ 局部治疗护理 □ 皮肤护理	□ 避免皮肤的破损引起感染 □ 预防坠床、预防压疮 □ 局部治疗护理 □ 皮肤护理
重点医嘱	□ 详见医嘱执行单	□ 详见医嘱执行单
病情变异记录	□ 无　□ 有，原因： 1. 2.	□ 无　□ 有，原因： 1. 2.
护士签名		

时间	住院第 3~6 天	住院第 7~14 天 （出院日）
健康宣教	□ 进行疾病和安全宣教	□ 进行疾病和安全宣教
护理处置	□ 观察患者病情变化 ○ 皮损的变化 ○ 药物不良反应 ○ 局部皮温观察 ○ 疼痛的评估 应用疼痛评估量表：□1□2 强度__________ □ 填写护理记录 □ 创面护理 ○ 皮肤护理 ○ 物理治疗 ○ 局部治疗护理	□ 观察患者病情变化 ○ 皮损的变化 ○ 药物不良反应 ○ 局部皮温观察 ○ 疼痛的评估 应用疼痛评估量表：□1 □2 强度__________ □ 填写护理记录 □ 创面护理 ○ 皮肤护理 ○ 物理治疗 ○ 局部治疗护理
基础护理	□ 各项治疗和护理措施 ○ 心理护理　○ 抬高患肢 ○ 饮食护理　○ 高热护理	□ 各项治疗和护理措施 ○ 心理护理　○ 抬高患肢 ○ 饮食护理　○ 高热护理
专科护理	□ 避免皮肤的破损引起感染 □ 预防坠床、预防压疮 □ 局部治疗护理 □ 皮肤护理	□ 避免皮肤的破损引起感染 □ 预防坠床、预防压疮 □ 局部治疗护理 □ 皮肤护理
重点医嘱	□ 详见医嘱执行单	□ 详见医嘱执行单
病情变异记录	□ 无　□ 有，原因： 1. 2.	□ 无　□ 有，原因： 1. 2.
护士签名		

（三）患者表单

丹毒（不伴有并发症）临床路径患者表单

适用对象：第一诊断为丹毒（不伴有并发症）（ICD-10：A46.00）

患者姓名：	性别：　年龄：　门诊号：	住院号：
住院日期：　年　月　日	出院日期：　年　月　日	标准住院日：7~14 天

时间	住院第 1 天	住院第 2 天
医患配合	□ 接受病史询问 □ 接受体格检查 □ 患者及家属与医师交流了解病情	□ 进行各项入院常规及特殊检查 □ 医保患者如需使用自费药物，签署自费药物使用协议书
护患配合	□ 接受入院宣教 □ 接受入院护理评估	□ 接受护理宣教 □ 接受护理评估
饮食	□ 应注意安排营养丰富且容易消化的食品，如患有糖尿病需进食糖尿病饮食	□ 同前
排泄	□ 无特殊	□ 同前
活动	□ 急性期应卧床、避免过度活动	□ 同前

时间	住院第 3~6 天	住院第 7~14 天 （出院日）
医患配合	□ 配合医师每日查房 □ 如有不适症状发生及时与医护人员沟通	□ 了解复查程序 □ 办理出院手续 □ 获取出院诊断书 □ 获取出院带药
护患配合	□ 接受护理宣教 □ 接受护理评估	□ 接受出院前健康宣教 □ 学习出院注意事项
饮食	□ 应注意安排营养丰富且容易消化的食品，如患有糖尿病需进食糖尿病饮食	□ 同前
排泄	□ 无特殊	□ 同前
活动	□ 急性期应卧床、避免过度活动	□ 无特殊

附：原表单（2016年版）

丹毒（不伴有并发症）临床路径表单

适用对象：第一诊断为丹毒（不伴有并发症）（ICD-10：A46.00）

患者姓名：	性别：　　年龄：　　门诊号：	住院号：
住院日期：　　年　月　日	出院日期：　　年　月　日	标准住院日：7~14天

时间	住院第1天	住院第2天
主要诊疗工作	□ 询问病史及体格检查 □ 完成住院病历 □ 完成初步的病情评估和治疗方案 □ 患者或其家属签署告知及授权委托书	□ 上级医师查房 □ 根据实验室检查的结果，完成病情评估并制订治疗计划 □ 必要时请相关科室会诊
重点医嘱	**长期医嘱：** □ 皮肤科护理常规 □ 普通饮食 □ 抗菌药物治疗 □ 中药治疗 □ 局部药物治疗 □ 物理治疗 □ 去因治疗 **临时医嘱：** □ 血常规、尿常规、便常规 □ 红细胞沉降率、C反应蛋白、降钙素原 □ 肝功能、肾功能、电解质、血糖、血脂、免疫球蛋白、感染性疾病筛查 □ X线胸片、心电图 □ 肿瘤抗原及标志物，选择行超声、CT、MRI检查，消化道钡餐或内镜检查（必要时） □ 细菌培养及药敏试验 □ 皮肤真菌涂片+培养（必要时） □ 病理活检（必要时） □ 双下肢动、静脉彩色超声检查（必要时）	**长期医嘱：** □ 免疫增强剂（必要时） **临时医嘱：** □ 相关科室会诊（必要时）
主要护理工作	□ 进行疾病和安全宣教 ○ 避免皮肤的破损引起感染 ○ 预防坠床、预防压疮 □ 入院护理评估 □ 制定护理计划，填写护理记录 □ 各项治疗和护理措施 ○ 心理护理　○ 抬高患肢 ○ 饮食护理　○ 局部治疗护理（口腔、鼻腔等） ○ 药物治疗 ○ 皮肤护理　○ 高热护理	□ 观察患者病情变化 ○ 皮损的变化 ○ 药物不良反应 ○ 局部皮温观察 ○ 疼痛的评估 应用疼痛评估量表：□1□2 强度________ □ 填写护理记录 □ 创面护理 ○ 皮肤护理 ○ 物理治疗 ○ 局部治疗护理

续　表

时间	住院第 1 天	住院第 2 天
	□ 静脉取血（当天或次日晨取血） ○ 静脉采血的项目和目的 ○ 注意事项 ○ 告知出报告的时间 □ 指导患者进行心电图、X 线胸片等检查 ○ 项目和目的 ○ 注意事项 ○ 工作人员陪同	
病情变异记录	□ 无　□ 有，原因： 1. 2.	□ 无　□ 有，原因： 1. 2.
护士签名		
医师签名		

时间	住院第 3~6 天	住院第 7~14 天 （出院日）
主要诊疗工作	□ 上级医师查房 □ 注意观察体温、皮疹及疼痛变化，及时调整治疗方案 □ 观察并处理治疗药物的不良反应 □ 患者或其家属签署自费用品协议书、输血治疗同意书（泛发性或出血坏死型患者需使用丙种球蛋白疗法时）	□ 主治医师进行诊疗评估，确定患者是否可以出院 □ 完成出院小结 □ 向患者及其家属交代出院后注意事项，预约复诊日期 □ 并发肾炎、败血症时告知其前往相应科室治疗
重点医嘱	**长期医嘱：** □ 抗菌药物：根据创面培养及药敏试验结果用药 **临时医嘱：** □ 复查血常规、C 反应蛋白、肝功能、肾功能、电解质、血糖（必要时）	**长期医嘱：** □ 停用或调整抗菌药物（根据培养及药敏试验结果） **临时医嘱：** □ 出院带药 □ 门诊随诊
主要护理工作	□ 观察患者病情变化 ○ 体温变化 ○ 皮损的变化 ○ 疼痛的评估 应用疼痛评估量表：□1 □2 强度__________ □ 创面护理 ○ 皮肤护理 ○ 物理治疗	□ 指导患者办理出院手续 ○ 告知出院时间 ○ 办理出院手续的注意事项 □ 出院后疾病指导 ○ 药物指导 ○ 饮食指导 ○ 康复指导 ○ 心理指导
病情变异记录	□ 无 □ 有，原因： 1. 2.	□ 无 □ 有，原因： 1. 2.
护士签名		
医师签名		

第十一章

甲癣（甲真菌病）临床路径释义

【医疗质量控制指标】

指标一、甲癣患者病情严重程度评估率

指标二、甲癣患者易感因素相关检查率

指标三、甲癣患者抗真菌药物口服治疗前病原学送检率

指标四、甲癣患者肝肾功能检查率

指标五、甲癣患者系统抗真菌药物使用率

指标六、甲癣患者应用抗真菌药物疗程及剂量规范达标率

指标七、甲癣患者应用抗菌药物不良反应发生率

指标八、甲癣患者合并症处置率

指标九、甲癣患者健康宣教执行率

一、甲癣编码

1. 原编码

疾病名称及编码：甲癣（ICD-10：B35.100）

2. 修改编码

疾病名称及编码：甲癣（ICD-10：B35.1）

二、临床路径检索方法

B35.1

三、国家医疗保障疾病诊断相关分组（CHS-DRG）

MDCJ 皮肤、皮下组织及乳腺疾病及功能障碍

JZ1 其他皮肤及乳腺疾患

四、甲癣临床路径标准门诊流程

（一）适用对象

第一诊断为甲癣患者（ICD-10：B35.100）。

释义

■ 本路径适用对象为甲癣和甲真菌病患者。甲癣是指皮肤癣菌侵犯甲板和/或甲床所致的病变。甲真菌病则包括了皮肤癣菌、酵母菌和非皮肤癣菌性真菌所致的甲病变。甲真菌病患者可以合并甲沟炎、甲床炎，严重时可发生丹毒或蜂窝织炎。

（二）诊断依据

根据《临床诊疗指南·皮肤病与性病分册》（中华医学会编著，人民卫生出版社）；《中国甲真菌病诊疗指南》（2015 年版）[中华皮肤科杂志，2015，26（9）：449-452]。

1. 临床表现：患者甲板可以表现为混浊、增厚、分离、变色、萎缩、脱落、翘起、表面凹凸不平、钩甲以及甲沟炎等。
2. 临床可分为远端（侧缘）甲下型、近端甲下型、浅表白色型、甲内型、全甲破坏型等5种类型。
3. 真菌镜检和/或培养阳性。
4. 排除其他原因导致的甲病。

释义

■ 甲癣（甲真菌病）患者主要临床表现为甲板的混浊和变色，可以增厚或分离。临床最常见的是远端（侧缘）甲下型，往往由手、足癣播散而来；浅表白色型和甲内型是比较早期的损害；近端甲下型往往提示患者有免疫功能受损，如HIV感染等；各种类型最终均可发展至全甲破坏型。念珠菌性甲真菌病常伴有甲床炎和甲沟炎。混合型甲真菌病是指在同一病甲可以出现不同类型的损害。继发性甲真菌病是指在非真菌性甲疾病（银屑病和甲外伤）基础上继发真菌感染，多可表现出原发病的特征。甲癣和甲真菌病需要排除其他原因导致的甲病，如银屑病和扁平苔藓引起的甲改变等。确诊需要真菌学实验室检查证据。

（三）治疗方案的选择

根据《临床诊疗指南·皮肤病与性病分册》（中华医学会编著，人民卫生出版社）；《中国甲真菌病诊疗指南》（2015年版）［中华皮肤科杂志，2015，26（9）：449-452］。
1. 系统用药：
（1）特比萘芬。
（2）伊曲康唑。
（3）氟康唑。
2. 局部用药。
3. 化学拔甲。
4. 联合治疗。

释义

■ 甲真菌病的治疗方法主要为药物治疗，包括局部治疗和系统治疗。局部治疗应用指征为：远端受损甲板<50%；无甲母质受累；受累指趾甲数目<4个；不能耐受口服药物治疗的患者。系统治疗适用于各种临床类型，只要是无明显系统治疗禁忌证的患者，均可选用系统药物治疗。治疗方案的选择主要依据病甲受累程度、病原菌种类以及患者的具体情况。口服抗真菌药物对于大多数患者是安全有效的选择。外用治疗适用于轻症患者，但需要较长疗程。口服与外用联合治疗可以起到协同作用，提高治愈率，降低失败率与复发率，提高患者的依从性和耐受性。

（四）进入路径标准

1. 第一诊断必须符合ICD-10：B35.100甲癣疾病编码。
2. 当患者同时具有其他疾病诊断，但不需要特殊处理也不影响第一诊断的临床路径流程实施时，可以进入路径。
3. 伴有严重并发症如生丹毒或蜂窝织炎者不进入本路径。
4. 合并严重心、脑、肝、肾等系统性疾患者或免疫功能严重受损者，不进入本路径。

释义

■ 进入本临床路径患者第一诊断需符合甲癣（甲真菌病）诊断。

■ 患者同时具有其他疾病诊断，如高血压、糖尿病等，如果其他疾病病情稳定，不需要特殊处理也不影响第一诊断的临床路径流程实施时，则可以进入路径。

■ 患者出现严重并发症需及时治疗时，不能进入本路径。

■ 由于严重心、脑、肝、肾等系统性疾患者或免疫功能严重受损者需先处理主要疾病，而且可能影响甲癣的治疗选择和疗效，故不进入本路径。

（五）检查项目

1. 必需的检查项目：真菌镜检。
2. 根据患者病情可选择的检查项目：真菌培养、真菌药敏试验、细菌培养及药敏试验、局部X线和超声检查及组织病理学检查。

释义

■ 甲癣和甲真菌病的正确诊断是治疗成功的保障。真菌镜检等手段是确诊的必要手段。直接镜检是简便可行的确诊方法，路径中强调必须应用其进行确诊。

■ 其他实验室检查主要包括真菌培养、药敏试验、组织病理学、细菌学及分子生物学检测。甲真菌病的诊断需要临床和实验室检查相结合。真菌培养和分子学检测是为了更精确地了解致病菌种以便对因治疗；药敏试验是为了检测病原菌对药物的敏感性以便药物选择；细菌学检查和组织病理学检查则是为了鉴别诊断而实施。

（六）药物的选择与治疗疗程

1. 局部药物主要有5%阿莫罗芬甲搽剂，每周1次或2次外用，连续48周。还可外用其他唑类、丙烯胺类及角质剥脱类药物。系统药物目前包括特比萘芬、伊曲康唑和氟康唑。
（1）特比萘芬：采用连续疗法，成人剂量250mg，每日1次；疗程：指甲真菌病为6周，趾甲真菌病为12周。
（2）伊曲康唑：采用冲击疗法，成人剂量200mg，每日2次，脂餐后即服或餐时服用，连服1周，停药3周，为1个冲击治疗。疗程：指甲真菌病2～3个冲击，趾甲真菌病3～4个冲击。
（3）氟康唑：每周1次，剂量150mg、300mg或450mg，疗程3~9个月。

释义

■ 外用抗真菌剂：一般应用5%阿莫罗芬甲搽剂，每周1~2次治疗。也可选用其他唑类、丙烯胺类及角质剥脱类药物。外用药物相对安全，但疗程比较长，一般需要6~12个月。

■ 系统药物目前主要包括特比萘芬、伊曲康唑和氟康唑。系统用药有见效快、疗效持久的优势，故在甲癣和甲真菌病的治疗中发挥非常重要的作用。

■ 特比萘芬对于甲癣的致病菌皮肤癣菌杀菌作用强，每日口服，一次250mg，疗程6~16周。

■ 伊曲康唑具有广谱抗真菌活性，对皮肤癣菌、念珠菌和常见真菌均有效，采用每月1周（一次200mg，每日2次）间歇冲击疗法治疗甲真菌病一般需要3~4个疗程。

■ 氟康唑对念珠菌和皮肤癣菌抗菌活性强，每周1次，剂量150mg、300mg或450mg，疗程3~9个月。

（七）治疗后复查的检查项目

（1）仅外用药物时：真菌镜检、真菌培养（必要时）。

（2）系统药物治疗时：真菌镜检、真菌培养（必要时）、血常规、肝功能、肾功能。

释义

■ 甲癣是感染性疾病，除临床症状以外，真菌学治愈率是其主要的疗效监测指标，故无论还外用还是系统治疗后复查时均应进行真菌镜检和/或培养的检测。

■ 系统药物治疗后除了真菌学指标以外，还应进行用药安全性检查，故应进行血液系统以及肝肾功能的检测。

（八）治愈标准

（1）甲板损害消退，或仅有甲板远端轻度异常（<甲板1/10）。

（2）连续两次真菌镜检阴性，或连续两次真菌镜检阴性和真菌培养阴性。

释义

■ 甲癣和真菌病治愈的标准尚未统一。大部分观点认为临床表现甲板外观应完全恢复正常，但目前认为，如果真菌学已获阴转，仅有轻微甲下角化过度和/或甲床增厚，且不超过10%甲板面积，也可以认为达到治愈。

■ 真菌学治愈是非常重要的评价标准，理想的标准是甲真菌镜检和培养连续2次均应阴转，或者真菌镜检阴性。

（九）变异及原因分析

伴有其他基础疾病或严重的伴发症状，如合并感染（甲沟炎、丹毒或蜂窝织炎等），需进一步诊断及治疗，可能延长治疗时间或转至其他相应科室诊治或住院治疗。

释义

■ 如果甲癣甲真菌病合并细菌感染或患者出现严重系统疾病则可能导致疗效欠佳，疗程延长。不适于进入本路径。另一个问题是确诊甲真菌病的患者中，依然会出现治疗无效与复发的患者，需要具体分析原因，如年龄因素，药物吸收等。变异还包括因药物治疗而出现的药物不良反应。需要注意的有口服抗真菌药物引起的心、肝、肾功能受损，药物之间的相互作用。出现相应变异时主管医师应对变异原因进行分析，并在表单中明确说明。

五、甲癣临床路径给药方案

【用药选择】

1. 外用抗真菌剂：5%阿莫罗芬甲搽剂，每周 1~2 次治疗。其他唑类、丙烯胺类及角质剥脱类药物。疗程需要 6~12 个月。

2. 系统药物：主要包括特比萘芬、伊曲康唑和氟康唑。

（1）特比萘芬：口服，每日一次 250mg，疗程 6~16 周。

（2）伊曲康唑：采用间歇冲击疗法，每月用药 1 周，一次 200mg，每日 2 次，一般需要 3~4 个疗程。

（3）氟康唑：每周 1 次，剂量 150mg、300mg 或 450mg，疗程 3~9 个月。

【药学提示】

1. 老年人应用系统性抗真菌药物应注意不良反应的发生。

2. 三唑类药物应用时应注意药物的相互作用，特别是伊曲康唑，应注意心律失常的发生；心功能不全患者禁用。

六、甲癣患者护理规范

1. 指导患者外用药使用，首先用温水或药物将指甲软化，并用刀片将增厚的甲刮薄，然后将药物涂于患甲处。

2. 指导患者遵医嘱口服药物，足量足疗程用药，同时注意不良反应监测，及时进行必要的实验室检查。

3. 督促患者及时治疗其他伴随真菌感染，如手足癣等。

七、甲癣患者健康宣教

1. 甲癣的危害，治疗的必要性，预防甲癣，防止传播。

2. 应保持皮肤清洁，保持手、足部清洁干燥，勤换鞋袜，勿穿不透气的鞋，毛巾和鞋袜应置于通风处，日晒除菌。

3. 家庭成员及密切接触者的宣教，不与他人共用毛巾、鞋、袜、盆、浴缸等。

4. 积极治疗手、足部多汗及其他浅部真菌病如足癣、体癣及股癣等。

5. 患甲癣应及时就医，确诊后坚持治疗。

八、推荐表单

（一）医师表单

甲癣（甲真菌病）临床路径医师表单

适用对象：第一诊断为甲癣（不伴有并发症）ICD-10：B35.100

患者姓名：	性别：　　年龄：　　门诊号：
标准门诊治疗周数：12~24 周，观察至 28 周或更长	

时间	门诊第 1 天	门诊第 2~4 周
主要诊疗工作	□ 询问病史及体格检查 □ 完成门诊初诊病历 □ 完成初步的病情评估和治疗方案 □ 真菌镜检 □ 真菌培养（必要时） □ 真菌药敏试验（必要时） □ 细菌培养及药敏试验（考虑继发细菌感染时） □ 甲组织病理检查（必要时） □ 其他需要的辅助检查（必要时）	□ 询问病情及体格检查 □ 完成病情评估 □ 了解药物不良反应
重点医嘱	**门诊医嘱：** □ 外用药物治疗 □ 系统药物治疗 □ 抗菌药物治疗（继发细菌感染时） □ 联合治疗	**门诊医嘱：** □ 外用药物治疗 □ 系统药物治疗 □ 抗菌药物治疗（必要时） □ 联合治疗
病情变异记录	□ 无　□ 有，原因： 1. 2.	□ 无　□ 有，原因： 1. 2.
医师签名		

时间	门诊第 5~8 周	门诊第 9~16 周
主要诊疗工作	□ 询问病史及体格检查 □ 完成病情评估 □ 了解药物不良反应 □ 真菌镜检（必要时） □ 真菌培养（必要时） □ 真菌药敏试验（必要时） □ 细菌培养及药敏试验（必要时） □ 其他需要的辅助检查（必要时）	□ 询问病史及体格检查 □ 完成病情评估 □ 了解药物不良反应 □ 真菌镜检（必要时） □ 真菌培养（必要时） □ 真菌药敏试验（必要时） □ 细菌培养及药敏试验（必要时） □ 其他需要的辅助检查（必要时）
重点医嘱	**门诊医嘱：** □ 外用药物治疗 □ 系统药物治疗 □ 抗菌药物治疗（继发细菌感染时） □ 联合治疗	**门诊医嘱：** □ 外用药物治疗 □ 系统药物治疗 □ 抗菌药物治疗（继发细菌感染时） □ 联合治疗
病情变异记录	□ 无 □ 有，原因： 1. 2.	□ 无 □ 有，原因： 1. 2.
护士签名		
医师签名		

时间	门诊第 17~24 周	门诊第 25~28 周
主要诊疗工作	□ 询问病史及体格检查 □ 完成病情评估 □ 了解药物不良反应 □ 真菌镜检（必要时） □ 真菌培养（必要时） □ 真菌药敏试验（必要时） □ 细菌培养及药敏试验（必要时） □ 其他需要的辅助检查（必要时）	□ 询问病史及体格检查 □ 完成病情评估 □ 了解药物不良反应 □ 真菌镜检（必要时） □ 真菌培养（必要时） □ 真菌药敏试验（必要时） □ 细菌培养及药敏试验（必要时） □ 其他需要的辅助检查（必要时）
重点医嘱	**门诊医嘱：** □ 外用药物治疗 □ 系统药物治疗 □ 抗菌药物治疗（继发细菌感染时） □ 联合治疗	**门诊医嘱：** □ 外用药物治疗 □ 系统药物治疗 □ 抗菌药物治疗（继发细菌感染时） □ 联合治疗
病情变异记录	□ 无 □ 有，原因： 1. 2.	□ 无 □ 有，原因： 1. 2.
护士签名		
医师签名		

（二）护士表单

甲癣（不伴有并发症）临床路径护士表单

适用对象：第一诊断为甲癣（不伴有并发症）ICD-10：B35.100

患者姓名：	**性别：** **年龄：** **门诊号：**
标准门诊治疗周数： 12~24 周，观察至 28 周或更长	

时间	门诊第 1 天	门诊第 2~4 周
健康宣教	□ 甲癣的危害 □ 治疗必要性 □ 家庭成员的宣教 □ 如何预防甲癣，防止传播	□ 甲癣的危害 □ 治疗必要性 □ 家庭成员的宣教 □ 如何预防甲癣，防止传播 □ 指导药物不良反应监测
护理处置	□ 指导口服和外用药物及不良反应监测 □ 检查其他部位是否存在浅部真菌感染或细菌感染 □ 督促患者进行必要的实验室检查	□ 指导口服和外用药物及不良反应监测 □ 检查其他部位是否存在浅部真菌感染或细菌感染 □ 督促患者进行必要的实验室检查 □ 指导药物不良反应监测
基础护理	□ 无特殊	□ 无特殊
专科护理	□ 甲及周围组织局部用药情况指导 □ 如有合并其他浅部真菌感染或细菌感染应遵医嘱同时治疗	□ 甲及周围组织局部用药情况指导 □ 如有合并其他浅部真菌感染或细菌感染应遵医嘱同时治疗
重点医嘱	□ 详见医嘱执行单	□ 详见医嘱执行单
病情变异记录	□ 无 □ 有，原因： 1. 2.	□ 无 □ 有，原因： 1. 2.
护士签名		

时间	门诊第 5~8 周	门诊第 9~16 周
健康宣教	□ 甲癣的危害 □ 治疗必要性 □ 家庭成员的宣教 □ 如何预防甲癣，防止传播	□ 甲癣的危害 □ 治疗必要性 □ 家庭成员的宣教 □ 如何预防甲癣，防止传播 □ 指导药物不良反应监测
护理处置	□ 指导口服和外用药物 □ 检查其他部位是否存在浅部真菌感染或细菌感染 □ 督促患者进行必要的实验室检查 □ 指导药物不良反应监测	□ 指导口服和外用药物 □ 检查其他部位是否存在浅部真菌感染或细菌感染 □ 督促患者进行必要的实验室检查 □ 指导药物不良反应监测
基础护理	□ 无特殊	□ 无特殊
专科护理	□ 甲及周围组织局部用药情况指导 □ 如有合并其他浅部真菌感染或细菌感染应遵医嘱同时治疗	□ 甲及周围组织局部用药情况指导 □ 如有合并其他浅部真菌感染或细菌感染应遵医嘱同时治疗
重点医嘱	□ 详见医嘱执行单	□ 详见医嘱执行单
病情变异记录	□ 无 □ 有，原因： 1. 2.	□ 无 □ 有，原因： 1. 2.
护士签名		

时间	门诊第 17~24 周	门诊第 25~28 周
健康宣教	□ 甲癣的危害 □ 治疗必要性 □ 家庭成员的宣教 □ 如何预防甲癣，防止传播	□ 甲癣的危害 □ 治疗必要性 □ 家庭成员的宣教 □ 如何预防甲癣，防止传播
护理处置	□ 指导口服和外用药物 □ 检查其他部位是否存在浅部真菌感染或细菌感染 □ 督促患者进行必要的实验室检查 □ 指导药物不良反应监测	□ 指导口服和外用药物 □ 检查其他部位是否存在浅部真菌感染或细菌感染 □ 督促患者进行必要的实验室检查 □ 指导药物不良反应监测
基础护理	□ 无特殊	□ 无特殊
专科护理	□ 甲及周围组织局部用药情况指导 □ 如有合并其他浅部真菌感染或细菌感染应遵医嘱同时治疗	□ 甲及周围组织局部用药情况指导 □ 如有合并其他浅部真菌感染或细菌感染应遵医嘱同时治疗
重点医嘱	□ 详见医嘱执行单	□ 详见医嘱执行单
病情变异记录	□ 无　□ 有，原因： 1. 2.	□ 无　□ 有，原因： 1. 2.
护士签名		

（三）患者表单

甲癣（不伴有并发症）临床路径患者表单

适用对象：第一诊断为甲癣（不伴有并发症）ICD-10：B35.100

患者姓名：	性别：　　年龄：　　门诊号：
标准门诊治疗周数：12~24 周，观察至 28 周或更长	

时间	门诊第 1 天	门诊第 2~4 周
医患配合	□ 接受询问病史及体格检查 □ 完成病情评估 □ 了解用药注意事项及可能出现的药物不良反应 □ 接受必要的实验室检查 □ 接受其他需要的辅助检查（必要时） □ 了解复查程序	□ 接受询问病史及体格检查 □ 完成病情评估 □ 向医师反映是否出现药物不良反应 □ 接受必要的实验室检查 □ 接受其他需要的辅助检查（必要时）
护患配合	□ 接受护理宣教 □ 接受护理评估	□ 接受健康宣教 □ 接受护理评估
饮食	□ 正常饮食	□ 正常饮食
排泄	□ 正常排尿便	□ 正常排尿便
活动	□ 正常活动	□ 正常活动

时间	门诊第 5~8 周	门诊第 9~16 周
医患配合	□ 接受询问病史及体格检查 □ 完成病情评估 □ 向医师反映是否出现药物不良反应 □ 接受必要的实验室检查 □ 接受其他需要的辅助检查（必要时）	□ 接受询问病史及体格检查 □ 完成病情评估 □ 向医师反映是否出现药物不良反应 □ 接受必要的实验室检查 □ 接受其他需要的辅助检查（必要时）
护患配合	□ 接受护理宣教 □ 接受护理评估	□ 接受健康宣教 □ 接受护理评估
饮食	□ 正常饮食	□ 正常饮食
排泄	□ 正常排尿便	□ 正常排尿便
活动	□ 正常活动	□ 正常活动

时间	门诊第 17~24 周	门诊第 25~28 周
医患配合	□ 接受询问病史及体格检查 □ 完成病情评估 □ 向医师反映是否出现药物不良反应 □ 接受必要的实验室检查 □ 接受其他需要的辅助检查（必要时）	□ 接受询问病史及体格检查 □ 完成病情评估 □ 向医师反映是否出现药物不良反应 □ 接受必要的实验室检查 □ 接受其他需要的辅助检查（必要时）
护患配合	□ 接受护理宣教 □ 接受护理评估	□ 接受健康宣教 □ 接受护理评估
饮食	□ 正常饮食	□ 正常饮食
排泄	□ 正常排尿便	□ 正常排尿便
活动	□ 正常活动	□ 正常活动

附：原表单（2016年版）

甲癣（不伴有并发症）临床路径表单

适用对象：第一诊断为甲癣（ICD-10：B35.100）

患者姓名：	**性别：**　　**年龄：**　　**门诊号：**	
初诊日期：　年　月　日	**第一次复诊日期：**　年　月　日	
第二次复诊日期：　年　月　日	**第三次复诊日期：**　年　月　日	
第四次复诊日期：　年　月　日	**第五次复诊日期：**　年　月　日	
第六次复诊日期：　年　月　日		
标准门诊治疗周数：12~24周，观察至28周或更长		

时间	门诊第1天	门诊第2~4周
主要诊疗工作	□ 询问病史及体格检查 □ 完成门诊初诊病历 □ 完成初步的病情评估 □ 真菌镜检 □ 真菌培养（必要时） □ 真菌药敏试验（必要时） □ 细菌培养及药敏试验（考虑继发细菌感染时） □ 甲组织病理检查（必要时） □ 其他需要的辅助检查（必要时）	□ 询问病情及体格检查 □ 完成病情评估 □ 了解药物不良反应
重点医嘱	**门诊医嘱：** □ 外用药物治疗 □ 系统药物治疗 □ 抗菌药物治疗（继发细菌感染时） □ 联合治疗	**门诊医嘱：** □ 外用药物治疗 □ 系统药物治疗 □ 抗菌药物治疗（必要时） □ 联合治疗
病情变异记录	□ 无　□ 有，原因： 1. 2.	□ 无　□ 有，原因： 1. 2.
医师签名		

时间	门诊第 5~8 周	门诊第 9~16 周
主要诊疗工作	□ 询问病史及体格检查 □ 完成病情评估 □ 了解药物不良反应 □ 真菌镜检（必要时） □ 真菌培养（必要时） □ 真菌药敏试验（必要时） □ 细菌培养及药敏试验（必要时） □ 其他需要的辅助检查（必要时）	□ 询问病情及体格检查 □ 完成病情评估 □ 了解药物不良反应 □ 真菌镜检 □ 真菌培养（必要时） □ 真菌药敏试验（必要时） □ 细菌培养及药敏试验（必要时） □ 其他需要的辅助检查（必要时）
重点医嘱	**门诊医嘱：** □ 外用药物治疗 □ 系统药物治疗 □ 抗菌药物治疗（继发细菌感染时） □ 联合治疗	**门诊医嘱：** □ 外用药物治疗 □ 系统药物治疗（必要时） □ 抗菌药物治疗（必要时） □ 联合治疗
病情变异记录	□ 无 □ 有，原因： 1. 2.	□ 无 □ 有，原因： 1. 2.
医师签名		

时间	门诊第 17~24 周	门诊第 25~28 周
主要诊疗工作	□ 询问病史及体格检查 □ 完成病情评估 □ 真菌镜检 □ 真菌培养（必要时） □ 真菌药敏试验（必要时） □ 细菌培养及药敏试验（必要时） □ 其他需要的辅助检查（必要时）	□ 患者随访 □ 询问病情和体格检查 □ 完成病情评估 □ 复查真菌镜检（必要时） □ 判定是否治愈
重点医嘱	**门诊医嘱：** □ 外用药物治疗 □ 系统药物治疗（必要时） □ 抗菌药物治疗（继发细菌感染时） □ 联合治疗	**门诊医嘱：** □ 继续观察（已治愈） □ 外用药物治疗（未愈） □ 系统药物治疗（未愈） □ 联合治疗（未愈） □ 血常规、肝功能、肾功能（系统药物治疗）
病情变异记录	□ 无 □ 有，原因： 1. 2.	□ 无 □ 有，原因： 1. 2.
医师签名		

第十二章

带状疱疹临床路径释义

【医疗质量控制指标】

指标一、诊断需结合病史和临床表现

指标二、尽早给予规范抗病毒治疗

指标三、严重或特殊患者必要时联合糖皮质激素

指标四、合理的疼痛管理

一、带状疱疹编码

疾病名称及编码：带状疱疹（ICD-10：B02.9）

二、临床路径检索方法

B02.9

三、国家医疗保障疾病诊断相关分组（CHS-DRG）

MDCJ 皮肤、皮下组织及乳腺疾病及功能障碍

JS1 重大皮肤疾患

四、带状疱疹临床路径标准住院流程

（一）适用对象

第一诊断为带状疱疹（不伴有并发症）（ICD-10：B02.9）。

释义

■ 本路径适用对象为不伴有并发症的带状疱疹患者。带状疱疹并发症发生率低，但往往症状较重，甚至引起严重后遗症。带状疱疹并发症包括眼受累，面听神经受累，心肌受累，带状疱疹性脑膜脑炎，带状疱疹脊髓运动神经麻痹以及疱疹性结膜炎、角膜炎、虹膜睫状体炎等。

（二）诊断依据

根据《临床诊疗指南·皮肤病与性病分册》（中华医学会编著，人民卫生出版社，2006 年），《临床技术操作规范·皮肤病与性病分册》（中华医学会编著，人民军医出版社，2006 年）。

1. 皮疹为单侧性。
2. 沿周围神经分布而排列成带状、簇集成群的水疱。
3. 可伴有神经痛。

释义

■ 常见皮肤损害为在红斑上出现簇集水疱，沿单侧周围神经分布，呈带状排列。神经痛为本病特征之一，可在发疹前或伴随皮疹出现。免疫功能低下者（如合并恶性肿瘤、接受免疫抑制剂治疗、免疫缺陷者）症状严重，可出现血疱、脓疱、坏死甚至播散和继发多种病原体感染等。皮损消失后可遗留神经痛，尤其在老年患者和发生于头面部的带状疱疹后遗神经痛发生率高、症状重。

（三）治疗方案的选择

根据《临床诊疗指南·皮肤病与性病分册》（中华医学会编著，人民卫生出版社，2006年），《临床技术操作规范·皮肤病与性病分册》（中华医学会编著，人民军医出版社，2006年）。

1. 抗病毒药物。
2. 镇痛：药物治疗。
3. 物理治疗。
4. 神经营养药。
5. 糖皮质激素。
6. 免疫增强剂。

释义

■ 治疗方案以早期抗病毒、抗炎（抗感染）、镇痛和防止继发感染为原则。

（四）标准住院日7~14天

释义

■ 不伴合并症的带状疱疹患者总住院时间不超过14天均符合路径要求。

（五）进入路径标准

1. 第一诊断必须符合ICD-10：B02.9带状疱疹（不伴有并发症）疾病编码。
2. 当患者同时具有其他疾病诊断，但在住院期间不需要特殊处理也不影响第一诊断的临床路径流程实施时，可以进入路径。

释义

■ 进入本临床路径患者第一诊断需符合带状疱疹诊断。

■ 伴有心肌受累、带状疱疹性脑膜脑炎、带状疱疹脊髓运动神经麻痹等并发症的患者，不进入本路径。

■ 患者同时具有其他疾病诊断，如高血压、糖尿病等，如果其他疾病病情稳定，在住院期间不需要特殊处理也不影响第一诊断的临床路径流程实施时，则可以进入路径。

（六）入院第1天

1. 必需的检查项目：

（1）血常规、尿常规、大便常规。

（2）肝功能、肾功能、电解质、血糖、血脂、免疫球蛋白、感染性疾病筛查（乙型肝炎、丙型肝炎、艾滋病、梅毒等）。

（3）X线胸片、心电图。

2. 根据患者病情选择的项目：

（1）肿瘤相关筛查：肿瘤抗原及标志物，选择行超声、CT、MRI检查，消化道钡餐或内镜检查。

（2）相关免疫缺陷检查如免疫球蛋白、T细胞亚群等。

释义

■ 入院后完善必需检查项目以评价患者的一般情况，其中三大常规检查可以了解患者的基本状态；肝肾功能、血脂、电解质、出凝血功能和心电图、影像学检查等对患者的系统评价以了解有无基础疾病。应认真分析检查结果，以便及时发现异常情况并采取相应处置。

■ 根据患者病情及医院诊疗水平可选择的检查项目：①免疫球蛋白及外周血淋巴细胞亚群；②带状疱疹病原学检查：血清抗水痘-带状疱疹病毒抗体。

■ 免疫缺陷者发生带状疱疹比率高，因此对入院患者进行仔细的病史询问和相关检查是必要的，尤其是肿瘤学检查、免疫球蛋白、T细胞亚群。

■ 如出现脓疱、播散等应行创面细菌培养及药敏试验，根据药敏结果选用外用或系统应用抗菌药物；如伴有高热还应进行血液细菌培养和药敏试验。

（七）药物的选择与治疗时机

1. 抗病毒药物：伐昔洛韦、泛昔洛韦、膦甲酸钠等，用药时间为7~10天。

2. 镇痛药物：如有疼痛，予以非甾体抗炎药、三环类抗抑郁药、卡马西平、曲马多、加巴喷丁、普瑞巴林等，用药时间视病情而定。

3. 神经营养药：甲钴铵、腺苷钴铵、维生素B_1等，用药时间视病情定。

4. 糖皮质激素：泼尼松、地塞米松、倍他米松、甲泼尼龙等，适用于疼痛显著或高龄、面颈部等易于产生后遗神经痛者，用药时间视病情而定，一般为3~7天，早期使用。

5. 免疫增强剂：疼痛明显、病情较重或T细胞亚群异常者，可联合使用丙种球蛋白，或干扰素、胸腺肽、转移因子等，用药时间视病情而定。

6. 局部药物：炉甘石洗剂、抗病毒及抗菌制剂、外用镇痛剂等，用药时间视病情而定。

7. 抗菌药物：必要时使用，应按照《抗菌药物临床应用指导原则》（卫医发〔2015〕43号）执行，根据创面细菌培养及药敏结果及时调整用药。

8. 物理治疗：可选用氦氖激光或半导体激光或红蓝光等局部照射，治疗时间视病情而定。

9. 支持治疗及并发症的治疗。

释义

■ 抗病毒药物：一般应用伐昔洛韦或阿昔洛韦口服或阿昔洛韦静脉滴注。阿昔洛韦静滴时应注意点滴速度不宜过快，对肾功能不全患者应减少用量。

■ 镇痛药物：可给予加巴喷丁、普瑞巴林、三环类抗抑郁药、利多卡因等药物。疼痛明显者可口服非甾体抗炎药、卡马西平、曲马多等药物；外用可选择利多卡因凝胶。

■ 神经营养药：可能有助于缓解神经痛。

■ 糖皮质激素：早期应用，目的为预防后遗神经痛或治疗神经痛，剂量≤30mg/d，连续5~7天。

（八）入院后复查的检查项目

继发感染者根据患者情况复查血常规、肝功能、肾功能、电解质、血糖等。

释义

■ 根据患者情况复查入院检查中有异常的项目或药物治疗过程中可能出现异常的项目。

■ 根据患者应用抗病毒药物、糖皮质激素情况及患者既往疾病情况复查血、尿、便常规，肝肾功能、电解质、血糖等。

（九）出院标准

1. 皮疹痊愈：无水疱、皮疹或创面已结痂。
2. 没有需要住院处理的并发症。

释义

■ 出院标准以患者皮损痊愈为评判标准，包括无水疱、创面已结痂。

■ 住院期间未发生需要住院处理的并发症。

（十）变异及原因分析

1. 神经痛剧烈、常规治疗无效者，需请神经内科或疼痛科会诊协助治疗。
2. 伴有其他基础疾病或并发症，需进一步诊断及治疗或转至其他相应科室诊治，延长住院时间，增加住院费用。

释义

■ 变异是指入选临床路径的患者未达到预期医疗目标，治疗过程中发生的并发症或患者原有基础疾病加重以及出现新的与带状疱疹无关的症状、体征及器官病变等；以及因药物治疗而出现的不良反应如较多见的有阿昔洛韦引起的肾功能不全，糖皮质激素引起的血糖升高、消化道溃疡或出血、电解质紊乱等。出现以上变异时主管医师应对变异原因进行分析，并在表单中明确说明。

五、带状疱疹临床路径给药方案

（一）抗病毒治疗

1. 带状疱疹的抗病毒治疗目标：①降低急性神经炎相关疼痛的严重程度和持续时间；②促进皮损愈合；③预防新皮损的形成；④降低传播的风险；⑤预防带状疱疹后遗神经痛。

2. 带状疱疹系统性抗病毒治疗的指征：

（1）绝对适应证：①大于50岁患者任一部位的带状疱疹；②所有年龄患者的头/颈部带状疱疹；③躯干/四肢严重的带状疱疹；④免疫功能低下或缺陷患者的带状疱疹；⑤伴有严重特应性皮炎或严重湿疹患者的带状疱疹。

（2）相对适应证：低于50岁患者任一部位的带状疱疹。

3. 抗病毒治疗的时机：

（1）系统性抗病毒治疗应尽早，即尽可能在皮肤症状出现后的48~72小时内开始。须迅速达到并维持抗病毒药的有效浓度，才能产生最佳的治疗效果。

（2）即使在症状出现后的72小时后给药，抗病毒治疗无论对临床症状的缓解、预防带状疱疹后遗神经痛仍然有益。通常不主张发病1周以上给予抗病毒治疗。

【用药选择】

（1）核苷类似物阿昔洛韦、伐昔洛韦和泛昔洛韦是治疗带状疱疹急性期优先选择的抗病毒药物。

（2）对于治疗免疫功能正常的带状疱疹患者，阿昔洛韦、泛昔洛韦和伐昔洛韦都已证实有临床疗效和安全性。优先选择伐昔洛韦或泛昔洛韦，而不是阿昔洛韦，因为前两种药物的给药频率更低，生物利用度高，方便用药。如考虑费用因素，可首选阿昔洛韦。

（3）阿昔洛韦：进入病毒感染的细胞后，与脱氧核苷竞争病毒胸苷激酶或细胞激酶，被磷酸化成活化型阿昔洛韦三磷酸酯，然后通过两种方式抑制病毒复制：①干扰病毒DNA聚合酶，抑制病毒的复制；②在DNA聚合酶作用下，与增长的DNA链结合，引起DNA链的延伸中断。阿昔洛韦既能口服又能静脉滴注给药。口服给药方法：每天5次，每次400mg，服用7天。阿昔洛韦静脉内给药是治疗免疫受损患者带状疱疹的标准疗法，剂量为5~10mg/kg，静脉缓慢滴注，每8小时1次。

（4）伐昔洛韦：是阿昔洛韦的前体药物，只能口服，口服吸收快，并在胃肠道和肝脏内迅速转化为阿昔洛韦，其生物利用度是阿昔洛韦的3~5倍，并且药代动力学比阿昔洛韦更好，服用方法也更简便：每天3次，每次0.6~1.0g，服用7天。

（5）泛昔洛韦：是喷昔洛韦的前体药物，只能口服，口服后在胃肠道、血液中和肝脏内迅速转化为喷昔洛韦，在细胞内维持较长的半衰期。其间，病毒胸苷激酶将喷昔洛韦磷酸化成单磷酸喷昔洛韦，后者再由细胞激酶将其转化为三磷酸喷昔洛韦。三磷酸喷昔洛韦通过与三磷酸鸟苷竞争，抑制病毒DNA聚合酶活性，从而选择性抑制病毒DNA的合成和复制。泛昔洛韦给药方法：每天3次，每次250mg，服用7天。它同伐昔洛韦一样，是口服治疗无并发症带状疱疹最常应用的抗病毒药物。泛昔洛韦对免疫力正常患者的带状疱疹急性疼痛及后遗神经痛的治疗效果与伐昔洛韦相似。

（6）抗病毒治疗继发的不良事件的风险非常低，并且早期治疗可减少急性神经炎的症状以及加速皮损的消退。

【药学提示】

阿昔洛韦：在给药期间应给予患者充足的水分，防止阿昔洛韦在肾小管内沉淀，对肾功能造成损害。

【注意事项】

对肾功能受损患者，静脉用阿昔洛韦、口服阿昔洛韦、伐昔洛韦及泛昔洛韦的剂量要相应调整。

（二）神经痛的治疗

【用药选择】

可外用利多卡因凝胶与系统治疗结合，后者应采用阶梯治疗方案：

第一步：非甾体抗炎药。如对乙酰氨基酚 1.5~5g/d。阿司匹林用于治疗后遗神经痛的作用有限，布洛芬通常无效。

第二步：加服低效力的麻醉性镇痛药（如曲马多 200~400mg/d，可待因 120mg/d）。

第三步：除“外周”镇痛剂外，还可给予高效力的中枢阿片样物质［如丁丙诺啡（叔丁啡）1.5~1.6mg/d，口服吗啡 30~360mg/d］。最后一步适用于对基本治疗方法反应不佳的患者。

对严重的神经痛，可以将步骤一或步骤二联合一种抗癫痫药（如加巴喷丁 900~2400mg/d，或普瑞巴林 150~300mg/d）。抗癫痫药能减轻针刺样痛，但对持续性疼痛无效。

抗抑郁药（如阿米替林 10~75mg）及神经镇静药（如甲氧异丁嗪 20~150mg/d）也可能有效，尤其对老年患者而言。

阿米替林是治疗后遗神经痛的标准疗法，60 岁以上的带状疱疹患者可从 25mg 起始，在 2~3 周内逐渐增至 50~75mg。去甲替林与阿米替林的镇痛作用相似，但不良反应更少。

【药学提示】

因考虑发生严重的药物反应，原则上不选择卡马西平。

【注意事项】

治疗过程中要注意个体化差异及药物不良反应。必要时应到疼痛门诊就诊。

（三）糖皮质激素疗法

【用药选择】

在带状疱疹急性发作早期的治疗中，系统应用糖皮质激素可以抑制炎症过程，缩短急性疼痛的持续时间和皮损愈合时间，但对慢性疼痛（后遗神经痛）基本无效。在没有系统性抗病毒治疗时不推荐单独使用糖皮质激素。一般应用泼尼松（30mg/d，疗程≤7 天）。

【药学提示】

早期的试验提示，糖皮质激素治疗使少数几项临床结局有改善，但发生不良事件的风险增加。Meta 分析显示，使用糖皮质激素并不能有效降低带状疱疹后遗神经痛。因此，选择糖皮质激素治疗需要权衡利弊。

【注意事项】

对 50 岁以上、颈部以上、无糖皮质激素使用禁忌证的带状疱疹患者，抗病毒药和糖皮质激素联合治疗能改善患者的生活质量。

（四）局部用药

喷昔洛韦软膏外用；如有糜烂外用呋喃西林等抗菌溶液或软膏。

（五）抗菌药物

必要时使用，应按照《抗菌药物临床应用指导原则》（卫医发〔2004〕285 号）执行，根据创面细菌培养及药敏结果用药。

（六）物理治疗

可选用氦氖激光或半导体激光、紫外线照射等。

1. 半导体激光对人体组织有良好的穿透性，有效作用深度可达 7cm，能够加快创面愈合，具有抗炎（抗感染）、镇痛等功效。其可能的作用机制如下：①促进脑内镇痛物质释放，降低神经兴奋性，达到镇痛作用；②改善血液循环，促进细胞再生，加速损伤组织的修复；③通过生物调节来调节机体的免疫状态，主要以增强体液免疫为主。

2. 氦氖激光为近红外段，是单一光波，属低功率激光，无光热效应，对组织穿透力较深。带状疱疹患者早期应用氦氖激光照射能改善血液和淋巴系统循环，促进炎症吸收；激活巨噬细胞，增强其吞噬能力，提高免疫功能；减轻神经炎症，缓解疼痛。

3. 紫外线生物学作用强，具有抗炎（抗感染）、镇痛、促进血液循环和组织再生的功能，可加速受损皮肤的修复和愈合。带状疱疹经紫外线照射后，组织中酶的活性升高，物质代谢增强，炎性渗出吸收，疱疹消退，具有镇痛及预防继发感染的作用。此外，紫外线照射还能够提高吞噬细胞的功能。

六、带状疱疹患者护理规范

1. 一般护理：

（1）环境：舒适、安全原则，室内温度以22～25℃为宜，湿度控制在40%～60%，每日通风换气，保持患者床铺整洁，防皮肤损伤和跌倒。每日均要对室内进行清洁、消毒处理，以控制感染及水痘-带状疱疹病毒传播风险。

（2）健康宣教：宣讲带状疱疹的病因、症状、治疗方案、并发症防治等相关知识，对于患者所担心、顾虑的问题予以耐心讲解。叮嘱患者要注意个人卫生，将指甲修剪整齐，避免划伤疱疹及皮肤。叮嘱注意饮食，发病期间戒烟戒酒。告诉患者注意休息，避免熬夜、劳累。

2. 皮肤/创面护理：在患处涂抹适量抗病毒/抗感染软膏，注意保持皮肤清洁。同时指导患者用药，指导物理疗法。

3. 疼痛护理：遵照医嘱为患者使用外用镇痛药物，可鼓励患者通过阅读、看电视、听音乐等方式来转移注意力。

4. 心理护理：主动与患者交流，分析患者潜在的心理状态与不良情绪及其原因，并对其进行情绪安抚及疏导。

七、带状疱疹患者营养治疗规范

1. 饮食以清淡、优质蛋白为主，比如豆制品、牛奶、鸡蛋以及瘦猪肉等。

2. 避免食用辛辣刺激性食物。

3. 适当增加蔬菜以及新鲜的水果摄入，以便于补充各种维生素。

八、带状疱疹患者健康宣教

1. 注意卧床休息。为防止水疱压破，可取健侧卧位。床单被褥要保持清洁，内衣应勤换，且应柔软，以防摩擦而使疼痛加剧。

2. 本病应治疗及时以减轻疼痛。由于患者常有程度不同的疼痛感，全身不适，低热及食欲缺乏等症状，因此要积极配合治疗，尽量避免用手抓搔，以免继发感染、加重病情。

3. 未生过水痘的小儿或者免疫功能低下者及老年人、慢性病患者可能会受到传染，因而要注意隔离患者。

4. 告知患者带状疱疹在发疹前、发疹时以及皮损痊愈后均可伴有神经痛。疼痛剧烈时，可服镇痛药，服用镇痛药物后2小时内应卧床，以免因头晕而发生意外。

5. 如发现有眼部、面部或肢体活动不利、胃肠道或胸部不适等症状时应及时再次就诊。

6. 老年人应尽早来院就诊，及时治疗，预防及减少后遗神经痛的发生。

7. 定期门诊随访，告知患者门诊时间。

九、推荐表单

（一）医师表单

带状疱疹临床路径医师表单

适用对象：第一诊断为带状疱疹（不伴有并发症）（ICD-10：B02.9）

患者姓名：	**性别：　　年龄：　　门诊号：**	**住院号：**
住院日期：　　年　月　日	**出院日期：**　　年　月　日	**标准住院日：** 7～14 天

时间	住院第 1 天	住院第 2 天
主要诊疗工作	□ 询问病史及体格检查 □ 完成入院病历及首次病程记录 □ 完成初步的病情评估和治疗方案 □ 安排各项入院常规及特殊检查	□ 上级医师查房 □ 汇总检查结果，完成病情评估并制订治疗计划 □ 必要时请相关科室会诊 □ 如需使用激素，签署糖皮质激素治疗知情同意书 □ 医保患者如需使用自费药物，签署自费药物使用协议书
重点医嘱	**长期医嘱：** □ 皮肤科护理常规 □ 饮食 □ 抗病毒治疗 □ 镇痛药 □ 营养神经药（必要时） □ 局部药物治疗 □ 物理治疗 **临时医嘱：** □ 血常规、尿常规、大便常规加隐血 □ 肝功能、肾功能、电解质、血糖、血脂、感染性疾病筛查 □ 肿瘤标志物 □ 免疫球蛋白、T 细胞功能 □ X 线胸片、心电图、腹部超声、创面细菌培养及药敏试验（必要时）	**长期医嘱：** □ 抗病毒治疗 □ 镇痛药 □ 营养神经药（必要时） □ 局部药物治疗 □ 物理治疗 □ 糖皮质激素（必要时） **临时医嘱：** □ 相关科室会诊（必要时）
病情变异记录	□ 无　□ 有，原因： 1. 2.	□ 无　□ 有，原因： 1. 2.
医师签名		

时间	住院第 3~6 天	住院第 7~14 天 （出院日）
主要诊疗工作	□ 医师查房 □ 注意观察皮疹及疼痛变化，及时调整治疗方案 □ 观察并处理治疗药物的可能不良反应	□ 上级医师进行诊疗评估，确定患者可以出院 □ 向患者及其家属交代出院后注意事项，预约门诊复诊 □ 开具出院证明书 □ 完成出院记录
重点医嘱	**长期医嘱：** □ 停糖皮质激素（根据病情） □ 停镇痛药（根据病情） **临时医嘱：** □ 复查血常规、肝功能、肾功能、电解质、血糖（必要时）	**临时医嘱：** □ 出院注意事项 □ 出院带药
病情变异记录	□ 无 □ 有，原因： 1. 2.	□ 无 □ 有，原因： 1. 2.
医师签名		

（二）护士表单

带状疱疹临床路径护士表单

适用对象：第一诊断为带状疱疹（不伴有并发症）（ICD-10：B02.9）

患者姓名：	性别： 年龄： 门诊号：	住院号：
住院日期： 年 月 日	出院日期： 年 月 日	标准住院日：7~14 天

时间	住院第 1 天	住院第 2 天
健康宣教	□ 介绍病房环境、规章制度、病区主任、护士长、床位医师及责任护士 □ 告知患者权利和义务及安全注意事项，并签署住院护理安全告知书 □ 介绍导致或诱发本疾病的主要因素 □ 疾病的症状及特点 □ 预防本疾病发展的相关措施 □ 解释疾病的主要治疗	□ 疾病的主要治疗 □ 主要药物的名称及用法 □ 服药时的注意事项 □ 静脉用药的目的、注意事项及滴速 □ 特殊药物的注意事项 □ 有利于康复的心理指导 □ 相关饮食指导
护理处置	□ 遵医嘱落实药物治疗与观察 □ 遵医嘱及时落实安排各项检查，并给予患者相关指导	□ 遵医嘱落实药物治疗及观察 □ 遵医嘱及时落实安排各项检查及化验项目，并给予患者相关指导
基础护理	□ 入院评估 □ 安置患者入病房，更换病员服 □ 落实护理安全防护评估和措施：○药物阳性标记○跌倒风险○压疮○导管○其他 □ 体位与活动：○相对卧床○活动自主 □ 饮食：○正常○低脂○低盐○糖尿病○其他 □ 心理护理 □ 用药护理：○无○免疫抑制剂○生物制剂○镇痛药○糖皮质激素○有无不适主诉	□ 护理安全评估 □ 评估生命体征 □ 评估神志情况 □ 体位与活动：○相对卧床○活动自主 □ 饮食：○正常○低脂○低盐○糖尿病○其他 □ 心理护理 □ 用药护理：○无○免疫抑制剂○生物制剂○镇痛药○糖皮质激素○有无不适主诉
专科护理	□ 评估皮损程度：○无新发水疱○有新发水疱○伴有疼痛○无疼痛 □ 搽药 □ 湿敷 □ 换药	□ 评估皮损程度：○无新发水疱○有新发水疱○伴有疼痛○无疼痛 □ 搽药 □ 湿敷 □ 换药 □ 微波治疗
重点医嘱	□ 详见医嘱执行单	□ 详见医嘱执行单
病情变异记录	□ 无 □ 有，原因： 1. 2.	□ 无 □ 有，原因： 1. 2.
护士签名		

时间	住院第 3~6 天	住院第 7~14 天 （出院日）
健康宣教	□ 预防本疾病的发展相关措施 □ 有利于疾病的心理指导 □ 服药时的注意事项 □ 静脉用药的目的、注意点及滴速 □ 特殊药物的注意事项 □ 活动及功能锻炼的指导 □ 相关饮食指导 □ 住院期间的安全宣教	□ 行为指导：告知患者养成良好的生活习惯；指导患者养成良好排便习惯，建立良好的健康行为；告知患者预防疾病的自我保健（增加机体抵抗力，少去人群密集的地方） □ 饮食指导：指导患者清淡饮食，注意营养搭配均衡。加强蛋白质的摄入，禁辛辣、海鲜、牛羊肉，戒烟戒酒 □ 药物指导：告知服用方法及注意事项 □ 心理与疾病指导：缓解紧张焦虑情绪，保持心情舒畅 □ 出院手续指导 □ 告知定期门诊随访
护理处置	□ 遵医嘱落实药物治疗与观察 □ 遵医嘱及时落实安排各项检查，并给予患者相关指导	□ 遵医嘱落实药物治疗及观察 □ 协助办理出院手续
基础护理	□ 护理安全评估 □ 评估生命体征 □ 评估神志情况 □ 体位与活动：○相对卧床○活动自主 □ 饮食：○正常○低脂 ○低盐○糖尿病 ○其他 □ 心理护理 □ 用药护理：○无 ○免疫抑制剂 ○生物制剂 ○镇痛药 ○糖皮质激素 ○有无不适主诉	□ 护理安全评估 □ 评估生命体征 □ 评估神志情况 □ 体位与活动：○相对卧床○活动自主 □ 饮食：○正常○低脂○低盐 ○糖尿病 ○其他 □ 心理护理 □ 用药护理：○无 ○免疫抑制剂 ○生物制剂 ○镇痛药 ○糖皮质激素 ○有无 不适主诉
专科护理	□ 评估皮损程度：○无新发水疱 ○有新发水疱 ○伴有疼痛 ○无疼痛 □ 搽药 □ 湿敷 □ 换药 □ 微波治疗	□ 评估皮损程度：○无新发水疱 ○有新发水疱 ○ 伴有疼痛 ○ 无疼痛 □ 搽药 □ 湿敷 □ 换药 □ 微波治疗
重点医嘱	□ 详见医嘱执行单	□ 详见医嘱执行单
病情变异记录	□ 无 □ 有，原因： 1. 2.	□ 无 □ 有，原因： 1. 2.
护士签名		

（三）患者表单

带状疱疹临床路径患者表单

适用对象：第一诊断为带状疱疹（不伴有并发症）（ICD-10：B02.9）

患者姓名：	**性别：**　　**年龄：**　　**门诊号：**	**住院号：**
住院日期：　　年　月　日	**出院日期：**　　年　月　日	**标准住院日：** 7~14 天

时间	住院第 1 天	住院第 2 天
医患配合	□ 接受病史询问 □ 接受体格检查 □ 患者及家属与医师交流了解病情 □ 既往基础用药 □ 配合医师安排的治疗	□ 配合医师安排的检查和治疗 □ 如需使用激素，签署糖皮质激素治疗知情同意书 □ 医保患者如需使用自费药物，签署自费药物使用协议书
护患配合	□ 接受入院宣教 □ 接受入院护理评估 □ 分级护理 □ 饮食安排	□ 进行各项入院常规及特殊检查
饮食	□ 清淡、优质蛋白为主 □ 避免食用辛辣刺激性食物	□ 清淡、优质蛋白为主 □ 避免食用辛辣刺激性食物
排泄	□ 正常排尿便	□ 正常排尿便
活动	□ 注意卧床休息，取健侧卧位	□ 注意卧床休息，取健侧卧位

时间	住院第3~6天	住院第7~14天 (出院日)
医患配合	□ 配合医师每日查房 □ 如有不适症状发生及时与医护人员沟通 □ 配合医师安排的治疗 □ 必要时按医师要求复查血常规、肝功能、肾功能、电解质、血糖等检查	□ 办理出院手续 □ 获取出院诊断书 □ 出院注意事项 □ 获取出院带药
护患配合	□ 配合护士每日换药及日常护理	□ 接受出院前健康宣教 □ 学习出院注意事项 □ 了解复查程序
饮食	□ 清淡、优质蛋白为主 □ 避免食用辛辣刺激性食物	□ 清淡、优质蛋白为主 □ 避免食用辛辣刺激性食物
排泄	□ 正常排尿便	□ 正常排尿便
活动	□ 注意卧床休息，取健侧卧位	□ 注意卧床休息，取健侧卧位

附：原表单（2019 年版）

带状疱疹临床路径表单

适用对象：第一诊断为带状疱疹（不伴有并发症）（ICD-10：B02.9）

患者姓名：	**性别：**　　**年龄：**　　**门诊号：**	**住院号：**
住院日期：　　年　月　日	**出院日期：**　　年　月　日	**标准住院日：**7~14 天

时间	住院第 1 天	住院第 2 天
主要诊疗工作	□ 询问病史及体格检查 □ 完成住院病历 □ 完成初步的病情评估和治疗方案 □ 患者或其家属签署告知及授权委托书	□ 上级医师查房 □ 根据实验室检查的结果，完成病情评估并制订治疗计划 □ 必要时请相关科室会诊 □ 签署接受糖皮质激素治疗知情同意书（必要时）
重点医嘱	**长期医嘱：** □ 皮肤科护理常规 □ 普通饮食或高蛋白饮食（肝肾功能正常情况下） □ 系统用抗病毒药 □ 镇痛药 □ 营养神经药 □ 局部药物治疗 □ 物理治疗（必要时） **临时医嘱：** □ 血常规、尿常规、大便常规 □ 肝功能、肾功能、电解质、血糖、血脂、免疫球蛋白、感染性疾病筛查 □ X 线胸片、心电图 □ 肿瘤抗原及标志物，选择行超声、CT、MRI 检查，消化道钡餐或内镜（必要时） □ 创面细菌培养及药敏试验（必要时）	**长期医嘱：** □ 免疫增强剂（必要时） □ 镇痛药（必要时） □ 糖皮质激素（必要时） **临时医嘱：** □ 相关科室会诊（必要时）
主要护理工作	□ 进行疾病和安全宣教 □ 入院护理评估 □ 制订护理计划 □ 创面护理 □ 疼痛护理 □ 指导患者进行心电图、X 线胸片等检查	□ 观察患者病情变化 □ 住院护理评估 □ 创面护理 □ 疼痛护理 □ 特殊药物指导
病情变异记录	□ 无　□ 有，原因： 1. 2.	□ 无　□ 有，原因： 1. 2.
护士签名		
医师签名		

时间	住院第 3~6 天	住院第 7~14 天 （出院日）
主要诊疗工作	□ 上级医师查房 □ 注意观察皮疹及疼痛变化，及时调整治疗方案 □ 观察并处理治疗药物的不良反应 □ 患者或其家属签署自费用品协议书、输血治疗同意书（泛发性或出血坏死型患者需使用丙种球蛋白疗法时）	□ 主治医师进行 □ 诊疗评估，确定患者是否可以出院 □ 完成出院小结 □ 向患者及其家属交代出院后注意事项，预约复诊日期 □ 若并发恶性肿瘤的患者，告知其前往相应科室治疗
重点医嘱	**长期医嘱：** □ 抗菌药物：根据创面培养及药敏结果用药 □ 丙种球蛋白（必要时） □ 停糖皮质激素（根据病情） □ 停镇痛药（根据病情） **临时医嘱：** □ 复查血常规、肝功能、肾功能、电解质、血糖（必要时）	**长期医嘱：** □ 停/调整抗菌药物（根据创面培养及药敏结果） **临时医嘱：** □ 出院带药 □ 门诊随诊
主要护理工作	□ 观察患者病情变化 □ 住院护理评估 □ 创面护理 □ 疼痛护理 □ 特殊药物指导	□ 指导患者办理出院手续 □ 出院后疾病指导 □ 后遗神经痛指导
病情变异记录	□ 无　□ 有，原因： 1. 2.	□ 无　□ 有，原因： 1. 2.
护士签名		
医师签名		

第十三章

寻常型银屑病临床路径释义

【医疗质量控制指标】

指标一、诊断依据明确

指标二、结合患者的综合情况确定治疗方案

指标三、皮肤护理和患者教育实施到位

一、寻常型银屑病编码

疾病名称及编码：寻常型银屑病（ICD-10：L40.001）

二、临床路径检索方法

L40.001

三、国家医疗保障疾病诊断相关分组（CHS-DRG）

MDCJ 皮肤、皮下组织及乳腺疾病及功能障碍

JS2 炎症性皮肤病

四、寻常型银屑病临床路径标准住院流程

（一）适用对象

第一诊断为寻常型银屑病（ICD-10：L40.001）。

寻常型银屑病是一种常见的容易复发的慢性炎症性皮肤病，是临床最为常见的一型银屑病。

（二）诊断依据

根据《临床诊疗指南·皮肤病与性病分册》（中华医学会编著，人民卫生出版社）、《临床技术操作规范·皮肤病与性病分册》（中华医学会编著，人民军医出版社）、《中国银屑病治疗指南》（中华皮肤科学分会银屑病学组，2008 年）。

1. 原发损害为粟粒至绿豆大小淡红色丘疹，上覆多层银白色鳞屑，刮除后可见薄膜和点状出血现象。病程中皮损形态可由点滴状到钱币状再到地图状演变。边界清，常伴程度不等的瘙痒。
2. 皮损好发于头皮和四肢伸侧。头皮损害常致毛发成簇状外观，但不伴脱发。
3. 少数病例可累及睑缘、口唇、颊黏膜、龟头及包皮。
4. 甲板常呈点状凹陷，亦可变黄、增厚及指甲剥离。
5. 一般为冬重夏轻，常反复发作。

释义

■ 诊断主要依据临床表现、皮损特点、好发部位、发病和季节的关系等。

■ 病程发展过程中皮损可表现为多种形态：点滴状银屑病、钱币状银屑病、地图状银屑病、环状银屑病、湿疹样银屑病、牡蛎样银屑病等。

■ 损害部位不同，临床表现各有特点：头皮银屑病、颜面银屑病、皱褶银屑病、反向银屑病、掌跖银屑病、指（趾）甲银屑病、黏膜银屑病等。

■ 皮肤病理主要用于不典型病例的鉴别诊断。

■ 严重程度的分类：在给银屑病患者制订合理的治疗方案前，临床医师需要对银屑病的严重程度进行评估。一个简单界定银屑病严重程度的方法称为十分规则：即体表受累面积≥10%（10 个手掌的面积）或银屑病皮损面积和严重程度指数≥10 即为重度银屑病。体表受累面积<3%为轻度，3%~10%为中度。

（三）治疗方案的选择

根据《临床诊疗指南·皮肤病与性病分册》（中华医学会编著，人民卫生出版社）、《临床技术操作规范·皮肤病与性病分册》（中华医学会编著，人民军医出版社）、《中国银屑病治疗指南》（中华皮肤科学分会银屑病学组，2008 年）。

1. 外用药物治疗。
2. 物理治疗。
3. 系统药物治疗：
（1）维 A 酸类药物。
（2）免疫抑制剂。
（3）生物制剂。
（4）抗感染药物。
（5）免疫调节剂。
（6）中药。
4. 联合治疗。
5. 序贯疗法。
6. 其他：健康教育和心理治疗等。

释义

■ 银屑病治疗的目的在于控制病情，延缓疾病进程，减轻红斑、鳞屑等皮损，稳定病情，避免复发，尽量避免副作用，提高患者生活质量。

■ 治疗过程中与患者沟通并对患者病情进行评估是治疗的重要环节。

■ 中、重度银屑病患者单一疗法效果不明显时，应当给予联合或序贯治疗。

■ 应当遵循以下治疗原则：

（1）正规：强调使用目前皮肤科学界公认的治疗药物和方法。

（2）安全：各种治疗方法均应当以确保患者的安全为首要，不能为追求近期疗效而发生严重不良反应，不应当使患者在无医生指导的情况下，长期应用对其健康有害的方法。

（3）个体化：在选择治疗方案时，要全面考虑银屑病患者的病情、需求、耐受度、经济承受能力、既往治疗史及药物的不良反应等，综合、合理地制订治疗方案。

（四）标准住院日 10~21 天

释义

■ 根据患者具体情况，住院时间可以低于或高于上述住院天数。

（五）进入路径标准

1. 第一诊断须符合 ICD-10：L40.001 寻常型银屑病疾病编码。

2. 当患者同时具有其他疾病诊断，但在住院期间不需要特殊处理也不影响第一诊断的临床路径流程实施时，可以进入路径。

释义

■ 患者同时具有其他疾病影响第一诊断的临床路径流程实施时均不适合进入临床路径。

（六）入院第 1 天

1. 必需的检查项目：

（1）血常规、尿常规、大便常规。

（2）血液学检查：嗜酸性粒细胞计数、肝功能、肾功能、电解质、血糖、血脂、类风湿因子、免疫球蛋白、红细胞沉降率、抗链球菌溶血素 O、C 反应蛋白、感染性疾病（乙型肝炎、丙型肝炎、艾滋病、梅毒等）筛查。

（3）皮肤活组织病理学检查。

（4）X 线胸片、心电图。

2. 根据患者病情可选择的检查项目：

（1）结核菌素试验；肿瘤相关筛查：肿瘤抗原及标志物，选择行超声、CT、MRI 检查，消化道钡餐或内镜检查；心脏彩超等（应用生物制剂治疗者）。

（2）肺功能、肺高分辨率 CT（X 线胸片提示间质性肺炎者）、骨扫描（应用阿维 A 出现骨痛者）。

（3）尿妊娠试验（应用阿维 A 等治疗的妇女）。

释义

■ 部分检查可以在门诊完成。

■ 根据病情部分检查可以不进行。

■ 典型皮损可根据临床表现诊断者不需要进行皮肤活检。

■ 如果近期进行了胸部 X 线或胸部 CT 检查且无呼吸系统症状者可以不进行胸部 X 线正侧位片。

（七）住院期间检查项目

必须复查的检查项目：

1. 血常规、尿常规、大便常规。
2. 肝功能、肾功能、电解质、血脂。

（八）治疗药物与方案选择

1. 局部外用用药：依据病情选择润肤剂、角质促成剂、角质松解剂、维生素 D_3 衍生物、糖皮质激素、维 A 酸类制剂、地蒽酚、焦油类等各种外用制剂。选择用药及用药时间长短应视病情而定。中/强效的糖皮质激素、维生素 D_3 衍生物、他扎罗汀可作为局部治疗的一线药物。
2. 物理治疗：可选用窄谱中波紫外线（narrow-band ultraviolet B，NB-UVB）、光化学疗法（psoralen plus ultraviolet A，PUVA）、宽谱中波紫外线、激光等物理治疗手段。治疗时间频率等应视病情而定。NB-UVB 是目前国内常用的光疗，可单独使用或与外用制剂和/或系统用药联合应用。可用于各种临床类型的银屑病，但红皮病型和脓疱型银屑病患者慎用。
3. 系统用药：
（1）维 A 酸类药物：阿维 A 或新体卡松等，选择用药及用药时间长短应当视病情而定。
（2）免疫抑制剂：可选用甲氨蝶呤（methotrexate，MTX）、环孢素 A 等，选择用药及用药时间长短应当视病情而定。
（3）生物制剂：依那西普是一种注射用重组人Ⅱ型 TNF-α 受体抗体融合蛋白，目前在国内临床应用较多。是否选择该药及用药时间长短应当视病情而定。
（4）抗感染药物：病原微生物感染是银屑病发病的重要诱因之一，通过应用药物控制感染，可以达到治疗银屑病的目的。主要应用于伴有上呼吸道感染的点滴状银屑病、寻常型银屑病和一些红皮病型、脓疱型银屑病，可选用相应的对溶血性链球菌有效的抗菌药物，如青霉素、红霉素、头孢菌素等。选择用药及用药时间长短应当视病情而定。
（5）免疫调节剂：转移因子、胸腺肽等，选择用药及用药时间长短应视病情而定。
（6）中医中药：辨证施治。
4. 联合疗法：联合疗法是指 2 种及 2 种以上的方法联用，局部治疗经常与光疗或系统治疗联用，从而使各种治疗的不良反应降至最低。光疗也可以与多种生物制剂联合治疗银屑病，提高治疗的有效率。
5. 序贯疗法是指先使用 ·种强效药物清除皮损，然后改用一种更安全的、弱效的药物来维持治疗。例如，可以先系统使用环孢素 A 清除皮损，然后改为口服维 A 酸药物联合 UVB 作为维持治疗或改为生物制剂。序贯疗法同样可以在局部治疗中应用。钙泊三醇可以与糖皮质激素联用来清除皮损，并且降低前者作为单一治疗时引起的刺激性。之后，糖皮质激素可以逐渐减量至每周 2 次，或直接停用。与此同时，钙泊三醇类药物仍可继续维持使用。
6. 其他：健康教育和心理治疗等。

释义

■ 局部外用药物：中/强效的糖皮质激素、维生素 D_3 衍生物、他扎罗汀、糖皮质激素和维生素 D_3 衍生物或维 A 酸类的复方制剂可作为局部治疗的一线药物。

■ 生物制剂：包括 TNF-α 抑制剂依那西普、阿达木单抗、英夫利西单抗；IL-17 抑制剂司库奇尤单抗、依奇珠单抗；IL-12/23 抑制剂乌司奴单抗；IL-23 抑制剂古塞奇尤单抗等。根据患者具体情况酌情选择。

（九）出院标准

1. 临床症状好转。

2. 没有需要住院处理的并发症。

释义

■ 如果出现并发症，是否需要继续住院处理，由主管医师具体决定。

（十）变异及原因分析

1. 对常规治疗效果差，需延长住院时间。

2. 伴有其他基础疾病或并发症，需进一步诊断及治疗或转至其他相应科室诊治，延长住院时间，增加住院费用。

释义

■ 微小变异：因为医院检验项目的及时性，不能按照要求完成检查；因为节假日不能按照要求完成检查；患者不愿配合完成相应检查，短期不愿按照要求出院随诊。

■ 重大变异：因基础疾病需要进一步诊断和治疗；因各种原因需要其他治疗措施；医院与患者或家属发生医疗纠纷，患者要求离院或转院；不愿按照要求出院随诊而导致入院时间明显延长。

五、寻常型银屑病临床路径给药方案

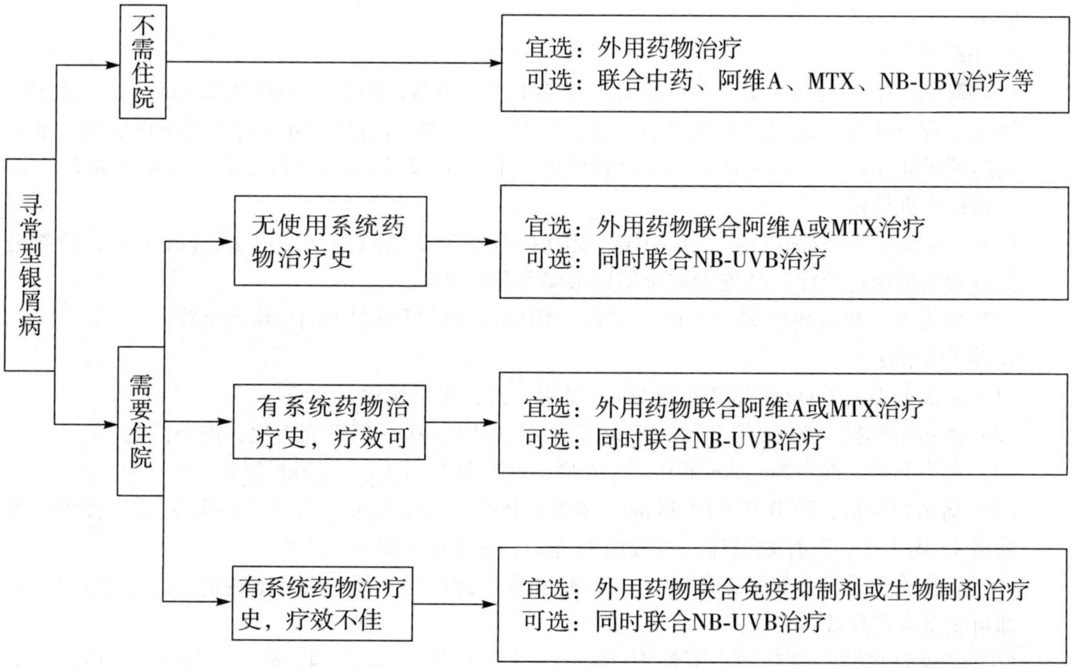

【用药选择】

1. 外用药物：

（1）维生素 D_3衍生物：卡泊三醇软膏、他卡西醇软膏。

（2）维 A 酸类药物：他扎罗汀凝胶。

（3）糖皮质激素：分为超强效、强效、中效和弱效。

（4）外用复方制剂：卡泊三醇倍他米松软膏、他扎罗汀倍他米松乳膏、复方丙酸氯倍他索乳膏。

（5）钙调磷酸酶抑制剂：他克莫司软膏、吡美莫司乳膏，可作为面部、外阴和间擦部位皮损的首选。

（6）角质促成剂：2%～5%焦油或糠馏油、3%水杨酸等。

（7）角质松解剂：5%～10%水杨酸、20%尿素、5%～10%乳酸、0.1%维 A 酸等。

2. 紫外线光疗：

（1）NB-UVB：是目前治疗银屑病的主要光疗法。初始剂量以 50%～70%最小红斑量（minimal erythema dose，MED）照射，也可根据患者的皮肤类型、治疗经验确定初始剂量。每周治疗 3 次，隔日 1 次。根据照射后的反应，递增前次剂量的 10%～20%或固定剂量（0.05J/cm^2或 0.1J/cm^2）。皮疹消退超过 80%时，逐渐减少频率维持治疗。

（2）PUVA：常用光敏剂有甲氧沙林（8-methoxypsoralen，8-MOP），给药途径有 3 种：口服，0.6～0.8 mg/kg，UVA 照射前 2 小时开始服用；水浴，0.4mg/L，37℃浸泡 20 分钟后照光；局部外用，0.1%～0.2% 8-MOP 乙醇溶液 0.5～1 小时后照射 UVA。治疗前根据患者的皮肤类型或最小光毒剂量（minimal phototoxic dose，MPD），以 75%MPD 为初始剂量，每周 3 次。根据治疗反应逐渐递增光疗能量。皮损控制之后逐渐减少频率维持治疗，维持时间取决于疾病严重程度、皮肤类型和患者个人对治疗的要求等。

（3）308nm 准分子激光：起始剂量一般为 3MED，每周治疗 1～2 次。根据治疗反应调整能量。

3. 系统治疗：

（1）MTX：推荐起始剂量 2.5～7.5mg，每周 1 次，口服，每 2～4 周增加 2.5mg，至一周 15～25mg。皮下注射、肌内注射或静脉注射，可以增加生物利用度，减轻胃肠道不良反应。推荐用达到最佳疗效的最低剂量，病情控制后至少维持 1～2 个月再逐渐减量，每 4 周减 2.5mg，直到最小维持量。

（2）环孢素：3～5 mg/(kg·d) 口服，症状控制后每 2 周减量 0.5～1 mg/(kg·d)，直至最低有效剂量维持治疗。环孢素连续使用最多不超过 2 年。

（3）阿维 A：常用剂量 25～50mg/d 口服，病情控制后可长期小剂量维持治疗。

4. 生物制剂：

（1）依那西普：25mg 每周 2 次或 50mg 每周 1 次，皮下注射。

（2）阿达木单抗：80mg 第 0 周、40mg 第 1 周，此后 40mg 每 2 周 1 次，皮下注射。

（3）英夫利西单抗：5mg/kg 第 0、2、6 周，此后每 8 周 1 次，静脉输注。

（4）乌司奴单抗：第 0 和 4 周 45mg（体重≤100kg）或 90mg（体重>100kg）皮下注射，此后每 12 周 1 次，若疗效欠佳，可增加用药剂量或者每 8 周用药 1 次。

（5）司库奇尤单抗：300mg 第 0、1、2、3、4 周，此后每 4 周 1 次皮下注射，部分患者 150mg 即可获得满意疗效。

（6）依奇珠单抗：第 0 周皮下注射 160mg，之后分别在第 2、4、6、8、10 和 12 周各注射 80mg，此后 80mg 每 4 周 1 次维持治疗。

（7）古塞奇尤单抗：第 0、4 周 100mg 皮下注射，之后每 8 周 1 次 100mg 维持治疗。

【药学提示】

1. 维 A 酸类药物主要不良反应为致畸，育龄女性患者需在知情同意后嘱其停药后 2 年之内避孕。服药期间可有皮肤黏膜干燥症状、皮肤弥漫脱屑及毛发脱落等。长期服用需注意监测血脂、肝功能。

2. MTX 服用过程中注意监测血常规、肝肾功能，同时给予叶酸5mg 每日 1 次口服可减缓恶心贫血等症状。注意 MTX 的累积不良反应作用，可根据情况与其他药物交替治疗。

3. 环孢素 A 主要不良反应有肾毒性、高血压、胃肠道反应等。在治疗前和治疗期间均应监测肾功能和血压。庆大霉素、复方磺胺甲噁唑、西咪替丁、雷尼替丁、双氯芬酸等药物均与环孢素有协同肾毒性。

4. 生物制剂治疗寻常型银屑病安全性及有效性均高，在使用前需排除患者有结核感染、潜在恶性肿瘤等可能。在使用过程中注意监测有无过敏反应、结核、加重充血性心力衰竭等情况发生。

六、寻常型银屑病患者护理规范

银屑病皮肤护理主要包括：皮肤清洁、保湿、外用药物治疗护理、皮肤封湿包护理和光疗后皮肤护理。

1. 皮肤清洁护理：

（1）皮肤污垢清除：皮肤污垢清除是指清除附着在皮肤表面的垢着物，主要是鳞屑。头皮银屑病除需要勤清洗、剪短发外，可酌情使用角质松解剂、糖皮质激素洗剂等快速去除鳞屑。

（2）选择合适的清洁剂：一般选择清水洗浴或使用皮肤清洁剂。可选用既有保湿又有清洁作用的皮肤清洁剂。浸浴时使用浸浴添加剂后可以在皮肤上留下一层保护膜，提高保湿效果。

（3）清洁方式：以温水沐浴为主，时间不超过 15 分钟，每 1~2 天 1 次，如果皮肤脱屑严重，可增加沐浴频率。避免用力揉搓，禁用粗糙的毛巾或尼龙球。

2. 皮肤保湿护理：浴后即用，光疗后即用。每日 1~2 次。首选经过临床验证对银屑病有辅助治疗作用的产品，个人的舒适感及经济承受能力也是影响选择的重要因素。

3. 皮肤封包护理：体表治疗区域对涂敷药物的患处表面进行封闭式包裹（皮肤屏障修护剂），增加局部药物吸收，增强药物疗效。

4. 皮肤湿包护理：采用纱布敷料、双层绷带或棉质衣裤覆盖于治疗区域，内层为湿性敷料，外层为干性敷料。干性外层可以减少湿性内层的水分蒸发，延长内层的保湿和镇静作用。

5. 光疗皮肤护理：光疗前应仔细了解患者目前的用药，排查有无光敏感药物，光疗前不宜涂抹任何外用药或保湿剂，以便光疗发挥最大效应；光疗中做好眼睛、面部等自我防护，男性应保护生殖器。光疗后尽快使用皮肤屏障修护剂。

七、寻常型银屑病患者营养治疗规范

（1）日常饮食注意营养均衡：盲目忌口容易导致营养素摄入不足，同时皮肤大量脱屑可能导致蛋白质丢失，均可能造成银屑病患者营养不良。因此日常饮食应注意营养均衡，考虑摄入富含 ω-3 多不饱和脂肪酸的鱼类、蛋奶、豆制品及坚果等，富含果蔬、全谷物，低糖低胆固醇。

（2）合并低白蛋白血症患者，在保证能量摄入的前提下，增加鱼肉蛋奶等优质蛋白摄入，同时考虑补充乳清蛋白粉，请营养科会诊指导营养支持治疗方案。

八、寻常型银屑病患者健康宣教

（1）疾病概述：银屑病是一种慢性皮肤病，导致受累部位皮肤增厚、发红，表面常覆盖银白色鳞屑。银屑病不是传染病，也没有传染性。银屑病的病因涉及遗传、免疫和环境等多种因素。银屑病的严重程度取决于受累部位的面积大小以及对个人生活质量的影响程度。银屑病的治疗方案主要根据病情严重程度决定，轻度以外用治疗为主，中重度以系统治疗为主，包括传统口服药、紫外线光疗及生物制剂等。银屑病尚不能根治，治疗目的以控制症状、提高生活质量为主。

（2）树立正确的治疗观：银屑病目前尚不能根治，容易复发，但大多数患者经过积极、正规、个体化的治疗可达到控制病情、减少复发、提高生活质量的目的。切勿轻信偏方秘方或彻底除根的无稽之谈。

（3）减轻压力：压力是银屑病发作的常见诱因，压力还可加重瘙痒。压力管理是银屑病患者日常生活中的重要环节。可考虑通过冥想、运动、寻求外界帮助等方式来减轻压力。

（4）预防感染和外伤：感染尤其是咽部急性链球菌感染与点滴型银屑病密切相关，外伤可通过同形反应导致银屑病皮损复发或加重。建议银屑病患者在日常生活中注意预防感染和外伤。

（5）饮食调节：饮食干预在银屑病治疗中的作用尚不明确，但建议超重或肥胖患者通过限制能量摄入来减轻体重；同时，营养均衡（即富含果蔬和全谷物、低糖低脂）的膳食习惯可能使患者获益。

（6）戒烟限酒：吸烟可能是银屑病的一个危险因素，同时掌跖脓疱病与吸烟强烈相关，因此建议所有银屑病患者戒烟。饮酒与银屑病相关，同时酗酒可能增加肝毒性，因此建议银屑病患者控制酒精摄入。

（7）酌情使用润肤霜：润肤霜可以起到保护皮肤屏障、减轻瘙痒、减少鳞屑的作用，建议患者按需涂抹，每日 1~2 次。

（8）避免应用可能加重银屑病的药物，如抗疟药（羟氯喹等）、锂剂等。

（9）保持健康的生活方式：工作和生活中注意劳逸结合、保证充足的睡眠、坚持运动等对于控制病情均有一定作用。

九、推荐表单

（一）医师表单

寻常型银屑病临床路径医师表单

适用对象：第一诊断为寻常型银屑病（ICD-10：L40.000）

患者姓名：	**性别：**　　**年龄：**　　**门诊号：**	**住院号：**
住院日期：　　年　月　日	**出院日期：**　　年　月　日	**标准住院日：** 10~21 天

时间	住院第 1 天	住院第 2 天
主要诊疗工作	□ 询问病史及体格检查 □ 完成住院病历 □ 完成初步的病情评估和诊疗方案 □ 患者或其家属签署告知及授权委托书	□ 上级医师查房 □ 根据实验室检查的结果，完成病情评估并制订治疗计划 □ 必要时请相关科室会诊 □ 患者或其家属签署接受化疗治疗知情同意书（使用免疫抑制剂者）
重点医嘱	**长期医嘱：** □ 皮肤科护理常规 □ 饮食（根据病情） □ 局部外用药物治疗 □ 物理治疗（必要时） □ 免疫调节剂（必要时） □ 中成药（必要时） **临时医嘱：** □ 血常规、尿常规、大便常规 □ 肝功能、肾功能、电解质、血糖、血脂 □ 抗核抗体、类风湿因子、免疫球蛋白、红细胞沉降率、抗链球菌溶血素 O、C 反应蛋白、感染性疾病筛查（必要时） □ 胸片、心电图、腹部超声	**长期医嘱：** □ 局部外用药物治疗 □ 维 A 酸（视病情） □ 抗炎、免疫调节治疗 □ 免疫抑制剂（视病情） □ 保肝治疗（视病情） □ 降脂治疗（视病情） □ 支持治疗 □ 合并症治疗 **临时医嘱：** □ 相关科室会诊（必要时）
病情变异记录	□ 无　□ 有，原因： 1. 2.	□ 无　□ 有，原因： 1. 2.
医师签名		

时间	住院第 3~10 天	住院第 10~21 天（出院日）
主要诊疗工作	□ 观察血压等 □ 根据患者的病情变化和治疗反应及时调整治疗方案 □ 防治药物的不良反应	□ 上级医师诊疗评估，确定患者是否可以出院 □ 完成出院小结 □ 向患者及其家属交代出院后注意事项，预约复诊日期
重点医嘱	**长期医嘱：** □ 抗菌药物：根据咽拭子培养及药敏结果用药（有上呼吸道感染者，必要时） **临时医嘱：** □ 复查大便常规、血常规、尿常规、肝功能、肾功能、电解质、血脂、血糖	**临时医嘱：** □ 出院带药 □ 门诊随诊
病情变异记录	□ 无 □ 有，原因： 1. 2.	□ 无 □ 有，原因： 1. 2.
医师签名		

（二）护士表单

寻常型银屑病临床路径护士表单

适用对象：第一诊断为寻常型银屑病（ICD-10：L40.000）

患者姓名：	性别：　　年龄：　　门诊号：	住院号：
住院日期：　　年　月　日	出院日期：　　年　月　日	标准住院日：10~21 天

时间	住院第 1 天	住院第 2 天
健康宣教	□ 入院宣教 介绍主管医师、护士 介绍环境、设施 介绍住院注意事项	□ 用药前宣教 使用的药物名称，作用及可能出现的不良反应 做好自我防护，避免感染
护理处置	□ 核对患者，佩戴腕带 □ 建立入院护理病历 □ 卫生处置：剪指（趾）甲、更换病号服 □ 测量生命体征 □ 遵医嘱采血 □ 遵医嘱留取尿便送检 □ 影像、心肺功能检查	□ 遵医嘱完成使用药物阶段相关监测指标 □ 遵医嘱完成各种药物的发放和液体的输注
基础护理	□ 二级护理 □ 晨晚间护理 □ 患者安全管理	□ 一级或二级护理 □ 晨晚间护理 □ 患者安全管理
专科护理	□ 测体温，脉搏，血压	□ 遵医嘱给药 □ 观察患者病情变化 □ 遵医嘱监测血压等生命体征的变化
重点医嘱	□ 详见医嘱执行单	□ 详见医嘱执行单
病情变异记录	□ 无　□ 有，原因： 1. 2.	□ 无　□ 有，原因： 1. 2.
护士签名		

时间	住院第 3~10 天	住院第 10~21 天（出院日）
健康宣教	□ 用药宣教 □ 做好自我防护，避免药物不良反应	□ 出院宣教 □ 告知复诊计划，就医指征
护理处置	□ 遵医嘱完成使用药物阶段相关监测指标 □ 遵医嘱完成各种药物的发放和液体的输注	□ 通知出院处 □ 帮助患者办理出院手续
基础护理	□ 一级或二级护理 □ 晨晚间护理 □ 患者安全管理	
专科护理	□ 遵医嘱给药 □ 遵医嘱监测血压等生命体征的变化	
重点医嘱	□ 详见医嘱执行单	□ 详见医嘱执行单
病情变异记录	□ 无 □ 有，原因： 1. 2.	□ 无 □ 有，原因： 1. 2.
护士签名		

（三）患者表单

寻常型银屑病临床路径患者表单

适用对象：第一诊断为寻常型银屑病（ICD-10：L40.000）

患者姓名：	性别：　　年龄：　　门诊号：	住院号：
住院日期：　　年　月　日	出院日期：　　年　月　日	标准住院日：10~21天

时间	住院第1天	住院第2天
医患配合	□ 配合询问病史、收集资料，请务必详细告知既往史、用药史、过敏史 □ 签署告知及授权委托书 □ 如需进行活检，签署手术知情同意书等	□ 配合医师日常查房 □ 观察皮疹变化（红斑、鳞屑） □ 配合完成各项入院常规及特殊检查 □ 患者或其家属签署接受化疗治疗知情同意书（使用免疫抑制剂者）
护患配合	□ 配合测量体温、脉搏、呼吸、血压 □ 配合完成入院护理评估（简单询问病史、过敏史、用药史） □ 接受入院宣教（环境介绍、病室规定、订餐制度、贵重物品保管等） □ 有任何不适请告知护士	□ 配合换药及日常护理 □ 配合静脉输液、皮下及肌内注射用药等 □ 有任何不适请告知护士 □ 配合定时测量生命体征、每日询问尿便 □ 配合做好病房消毒，避免感染 □ 配合执行探视及陪伴
饮食	□ 如无禁忌，正常饮食	□ 如无禁忌，正常饮食
排泄	□ 正常排泄	□ 正常排泄
活动	□ 如无需活检，正常活动	□ 如无需活检，正常活动

时间	住院第 3~10 天	住院第 10~21 天（出院日）
医患配合	□ 配合医生日常查房 □ 配合医生安排的检查和治疗 □ 配合签署关于治疗用药的各种必要的知情同意书 □ 观察皮疹变化（红斑、鳞屑） □ 治疗中使用药物如有不适，及时告诉医生 □ 患者及家属与医师交流了解病情	□ 接受出院前指导 □ 知道复诊程序 □ 获取出院诊断书
护患配合	□ 配合换药及日常护理 □ 配合静脉输液、皮下及肌内注射用药等 □ 有任何不适请告知护士 □ 配合定时测量生命体征、每日询问尿便 □ 配合做好病房消毒，避免感染 □ 配合执行探视及陪伴	□ 接受出院宣教 □ 办理出院手续 □ 获取出院带药 □ 知道服药方法、作用、注意事项 □ 了解复查的时间及项目 □ 知道复印病历方法
饮食	□ 如无禁忌，正常饮食	□ 正常饮食
排泄	□ 正常排泄	□ 正常排泄
活动	□ 加强防护，避免感染	□ 加强防护，避免感染

附：原表单（2016 年版）

寻常型银屑病临床路径表单

适用对象：第一诊断为寻常型银屑病（ICD-10：L40.001）

患者姓名：	性别：　　年龄：　　门诊号：	住院号：
住院日期：　　年　月　日	出院日期：　　年　月　日	标准住院日：10~21 天

时间	住院第 1 天	住院第 2 天
主要诊疗工作	□ 询问病史及体格检查 □ 完成住院病历 □ 完成初步的病情评估和诊疗方案 □ 患者或其家属签署告知及授权委托书	□ 上级医师查房 □ 根据实验室检查的结果，完成病情评估并制订治疗计划 □ 必要时请相关科室会诊 □ 患者或其家属签署接受药物治疗的知情同意书（如使用免疫抑制剂者） □ 患者或其家属签署接受光疗治疗知情同意书 □ 签署自费用品协议书、生物制剂治疗同意书
重点医嘱	**长期医嘱：** □ 皮肤科护理常规 □ 饮食（根据病情） □ 局部外用药物治疗 □ 物理治疗（必要时） □ 免疫调节剂（必要时） □ 中成药（必要时） **临时医嘱：** □ 血常规、尿常规、大便常规 □ 肝功能、肾功能、电解质、血糖、血脂、抗核抗体、类风湿因子、免疫球蛋白、红细胞沉降率、抗链球菌溶血素 O、C 反应蛋白、感染性疾病筛查 □ 胸片、心电图	**长期医嘱：** □ 局部外用药物治疗（视病情） □ 维 A 酸（视病情） □ 免疫抑制剂（视病情） □ 生物制剂治疗（视病情） □ 保肝治疗（视病情） □ 降脂治疗（视病情） □ 支持治疗 □ 合并症治疗 **临时医嘱：** □ 相关科室会诊（必要时）
病情变异记录	□ 无　□ 有，原因： 1. 2.	□ 无　□ 有，原因： 1. 2.
医师签名		

时间	住院第 3~10 天	住院第 10~21 天 （出院日）
主要诊疗工作	□ 观察血压等 □ 根据患者的病情变化和治疗反应及时调整治疗方案 □ 防治药物的不良反应	□ 上级医师诊疗评估，确定患者是否可以出院 □ 完成出院小结 □ 向患者及其家属交代出院后注意事项，预约复诊日期
重点医嘱	**长期医嘱：** □ 抗菌药物：根据咽拭子培养及药敏结果用药（有上呼吸道感染者） **临时医嘱：** □ 复查大便常规、血常规、肝功能、肾功能、电解质、血脂	**临时医嘱：** □ 出院带药 □ 门诊随诊
病情变异记录	□ 无　□ 有，原因： 1. 2.	□ 无　□ 有，原因： 1. 2.
医师签名		

第十四章

红皮病型银屑病（门诊）临床路径释义

【医疗质量控制指标】

指标一、诊断需结合病史、临床表现和组织病理学检查

指标二、使用生物制剂前需完善相关筛查

指标三、抗菌药物需有指征用药

一、红皮病型银屑病编码

疾病名称及编码：红皮病型银屑病（ICD-10：L40.802）

二、临床路径检索方法

L40.802

三、国家医疗保障疾病诊断相关分组（CHS-DRG）

MDCJ 皮肤、皮下组织及乳腺疾病及功能障碍

JS1 重大皮肤疾患

四、红皮病型银屑病临床路径门诊流程

（一）适用对象

第一诊断为红皮病型银屑病（ICD-10：L40.802）。

释义

■ 本路径使用对象为第一诊断为红皮病型银屑病的患者。红皮病型银屑病皮疹表现类似剥脱性皮炎，常伴发热、畏寒等全身不适症状，结合银屑病病史、治疗史可明确诊断。

（二）诊断依据

根据《临床诊疗指南·皮肤病与性病分册》（中华医学会编著，人民卫生出版社）、《临床技术操作规范·皮肤病与性病分册》（中华医学会编著，人民军医出版社）、《中国银屑病治疗指南》（中华皮肤科学分会银屑病学组，2014 年）。

1. 既往有明确的银屑病病史，累及体表面积大于 90%，临床表现为弥漫性红斑，急性期炎症水肿明显，慢性期表面可附有大量麸皮样或片状鳞屑。
2. 手足皮肤常呈整片的角质剥脱，甲板可呈点状凹陷，亦可变黄、增厚及指甲剥离。
3. 可有发热、畏寒、头痛、全身不适的症状，浅表淋巴结常肿大。
4. 组织病理除寻常型银屑病的病理特征外，其变化与慢性皮炎相似。

释义

■ 红皮病型银屑病为较少见的一型病情严重的特殊类型银屑病，约占银屑病患者的1%。可因银屑病在急性进行期中的某些刺激因素引起，少数亦可有寻常型银屑病自行演变而来，或在系统应用糖皮质激素治疗后诱发。因此在红皮病的患者，询问病史及治疗史对明确诊断非常重要。此外，红皮病型银屑病需要和其他引起红皮病的原因相鉴别。虽然对红皮病表现的患者进行皮肤活检通常只能看到非特异性的皮炎表现，但仍可能在组织切片中发现红皮病病因的线索，因此在红皮病型银屑病的鉴别诊断中组织病理检查具有重要意义。

（三）治疗方案的选择

根据《临床诊疗指南·皮肤病与性病分册》（中华医学会编著，人民卫生出版社）、《临床技术操作规范·皮肤病与性病分册》（中华医学会编著，人民军医出版社）、《中国银屑病治疗指南》（中华皮肤科学分会银屑病学组，2014年）。

1. 外用药物治疗：不同病期，酌情采用收敛剂或润肤剂。
2. 系统药物治疗：
（1）维A酸类药物。
（2）免疫抑制剂。
（3）生物制剂。
（4）抗感染药物。
（5）免疫调节剂。
（6）中药。
3. 物理治疗。
4. 联合治疗。
5. 序贯疗法。
6. 对症支持治疗。
7. 其他：健康教育和心理治疗等。

释义

■ 红皮病型银屑病通常需要全身治疗，轻度红皮病型银屑病可应用阿维A单药治疗，疗效差或症状较重者需要联合治疗。

（四）进入路径标准

1. 第一诊断须符合红皮病型银屑病疾病（ICD-10：L40.802）。
2. 当患者同时具有其他疾病诊断，但不需要特殊处理也不影响第一诊断的临床路径流程实施时，可以进入路径。

释义

■ 进入路径的患者需符合红皮病型银屑病诊断标准。

■ 询问病史或进行门诊检查发现以往没有发现的疾病或既往有基础疾病（如高血压、冠状动脉粥样硬化性心脏病、糖尿病、肝肾功能不全、各种感染等），经系统评估后对红斑型银屑病诊断治疗无特殊影响，仅需要药物维持治疗者，可进入路径。但可能会增加医疗费用。

■ 病情严重者，存在以下情况之一：①伴发热；②50%以上的皮肤肿胀渗出；③有系统合并症。建议进入红皮病型银屑病临床路径标准住院流程。

（五）门诊检查项目

1. 必需的检查项目：

（1）血常规、尿常规、大便常规+隐血。

（2）血液学检查：肝功能、肾功能、电解质、血糖、血脂、尿酸、红细胞沉降率、抗链球菌溶血素 O、C 反应蛋白、感染性疾病筛查（乙型肝炎、丙型肝炎、艾滋病、梅毒等）、凝血功能。

（3）皮肤活组织病理学检查（必要时）。

2. 根据患者病情可选择的检查项目：

（1）结核菌素试验。

（2）X 线胸片、心电图、腹部超声。

（3）肿瘤相关筛查：肿瘤抗原及标志物，超声、CT、MRI 检查，消化道钡餐或内镜检查。

（4）肺功能、肺高分辨率 CT（X 线胸片提示间质性肺炎者）、骨扫描（应用阿维 A 出现骨痛者）。

（5）尿妊娠试验（应用阿维 A 等治疗的妇女）。

释义

■ 门诊首次就诊后完善必需检查项目以评价患者的一般情况，通过对患者各个器官的系统评价以全面了解患者的皮肤外器官状况。接诊医师应认真分析检查结果，及时发现异常情况并采取相应处置。

■ 若根据临床表现无法明确诊断，需行皮肤组织病理检查。

■ 如患者皮损有肿胀渗出，完善创面分泌物微生物培养。

■ 如患者需使用生物制剂及免疫抑制剂治疗，需完善肺部影像学检查及结核菌素试验、结核感染 T 细胞斑点试验等感染指标筛查，排除活动性感染。

（六）门诊复诊检查项目

必须复查的检查项目：

1. 血常规、尿常规、大便常规+隐血。

2. 肝功能、肾功能、电解质、血脂。

释义

■ 每次复诊时复查血常规、尿常规、便常规监测有无继发感染等情况发生；复查肝肾功能、电解质、血脂监测有无药物性肝损伤、电解质紊乱、脂代谢异常。

（七）治疗药物与方案选择

1. 局部外用药：采用低刺激或无刺激保护剂，如凡士林；或 1∶8000 高锰酸钾溶液或淀粉液沐浴。选择用药及用药时间长短视病情而定。

2. 物理治疗：红皮病型银屑病患者慎用，在急性期之后可考虑窄谱中波紫外线（narrow band ultraviolet B，NB-UVB）照射。

3. 系统用药：

（1）维 A 酸类药物：选用阿维 A。选择用药及用药时间长短视病情而定。

（2）免疫抑制剂：可选用甲氨蝶呤（methotrexate，MTX）、环孢素 A 等，选择用药及用药时间长短视病情而定。

（3）生物制剂：有 TNF-α 拮抗剂、IL-12/23 P40 亚单位单克隆抗体、IL-17 拮抗剂等多种生物制剂，是否选择该药及用药时间长短视具体病情而定。

（4）抗感染药物：合并或继发感染者。

（5）中医中药：辨证施治。

4. 联合疗法：联合疗法是指 2 种或 2 种以上的方法联用，局部治疗经常与系统治疗联用，从而使各种治疗的不良反应降至最低。

5. 序贯疗法：指先使用一种强效药物清除皮损，然后改用一种更安全的、弱效的药物来维持治疗。例如，可以先系统使用环孢素 A 清除皮损，然后改为口服维 A 酸药物作为维持治疗。

6. 对症支持治疗：卧床休息，关注患者体液平衡和营养状态。

7. 其他：健康教育和心理治疗等。

释义

■ 阿维 A 胶囊为治疗本病的首选治疗药物，单独服用或与其他疗法联合应用常有满意的治疗效果。其主要的不良反应为致畸，育龄妇女在停药 3 年内应采取避孕措施。服药期间注意对症处理口干、眼干等常见不良反应，同时监测有无肝功能损伤、血脂升高等。

■ 对常规疗法无效的病例可考虑使用 MTX、环孢素、霉酚酸酯等免疫抑制剂，使用过程中需严密监测是否合并感染及不良反应的发生。

■ 阿维 A 及 MTX 对红皮病型银屑病长期疗效好，但起效较慢，逐渐减量可有效预防复发。病情重、不稳定的患者推荐使用环孢素或生物制剂。

■ 一般不推荐局部或系统应用糖皮质激素，除非患者出现严重中毒症状并危及生命。病情严重紧急时应系统用糖皮质激素控制急性炎症，病情控制后逐渐减量至停用。。

■ 使用生物制剂前需进行感染、肿瘤等相关筛查。

■ 加强对症支持治疗、纠正低蛋白血症、注意水电解质平衡，加强急性期皮肤护理。

■ 在西医治疗基础上，可采用中西医结合治疗，标本兼顾、缓急并举。

（八）临床治愈标准

生命体征平稳，临床症状好转，红皮病皮肤表现有明显缓解。

释义

■ 皮损明显缓解的表现为皮损颜色变淡、水肿减轻、表面无渗出、脱屑明显减少。

（九）变异及原因分析

1. 对门诊常规治疗效果差者，可酌情住院治疗。
2. 伴有其他基础疾病或并发症，需进一步诊断及治疗或转至其他相应科室诊治。

释义

■ 对治疗反应差，或出现药物不良反应等情况均会延长患者治疗时间，增加治疗费用。主管医师需在临床路径表单中分析并说明。

五、红皮病型银屑病临床路径给药方案

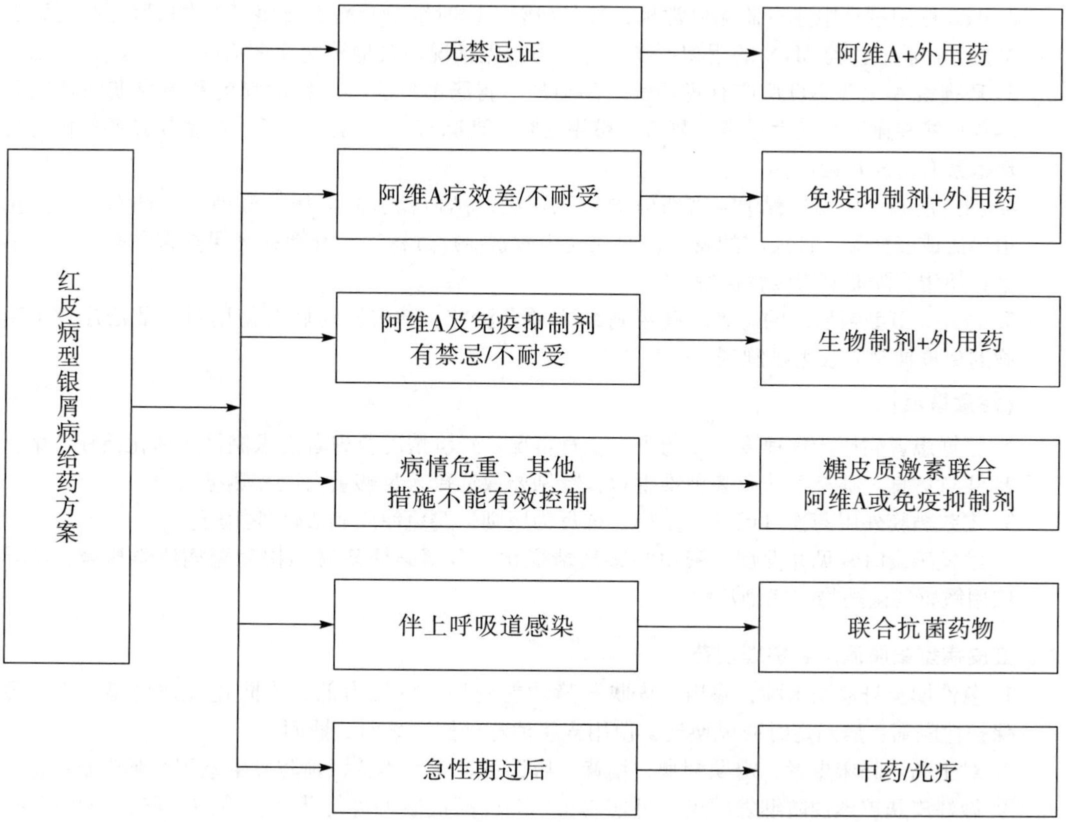

【用药选择】

1. 阿维A为红皮病型银屑病最常用的一线治疗药物，轻症患者单一使用即有显著疗效，但在难治型及中重度红皮病型银屑病推荐根据具体病情选择多种药物联合治疗，联合用药可以协同不同药物的作用机制，提高疗效的同时减轻单一药物大量使用的可能发生的不良反应。

2. 有发热症状的患者一旦明确感染需积极抗感染治疗，重症感染情况下可考虑加用静脉用丙种球蛋白。

3. 环孢素治疗急性红皮病型银屑病疗效好，起效迅速，但因可能诱发肾毒性和高血压，在既存肾病和高血压的患者使用需谨慎。

4. 皮肤肿胀渗出严重的患者需加强皮肤护理，局部使用抗菌药物，如复方多黏菌素B、莫匹罗星等。

5. 红皮病型银屑病可进行中西医结合治疗。复方青黛胶囊（丸）、郁金银屑片、银屑灵、银屑冲剂、克银丸、消银颗粒、消银片等复方中成药常用于银屑病的治疗，但尚需积累循证医学证据。雷公藤制剂、昆明山海棠、白芍总苷、复方甘草酸苷、甘草甜素及甘草酸等单方或单体中成药或植物提取药辅助治疗银屑病有效。复方甘草酸苷可用于预防或减轻某些系统药物治疗引起的肝脏损害。

【药学提示】

1. 维A酸类药物主要不良反应为致畸，育龄女性患者需在知情同意后嘱其停药后3年之内避孕。服药期间可有皮肤黏膜干燥症状、皮肤弥漫脱屑及毛发脱落等。长期服用需注意监测血脂、肝功能。

2. MTX服用过程中注意监测血常规、肝肾功能，同时给予叶酸5mg每日1次口服可减缓恶心贫血等症状。注意MTX的累积不良反应，可根据情况与其他药物交替治疗。

3. 环孢素A主要不良反应有肾毒性、高血压、胃肠道反应等。在治疗前和治疗期间均应监测肾功能和血压。庆大霉素、复方磺胺甲噁唑、西咪替丁、雷尼替丁、双氯芬酸等药物均与环孢素有协同肾毒性。

4. 糖皮质激素使用过程中需密切监测有无感染、高血糖、高血压、低钾、水钠潴留、消化道出血或溃疡等不良反应的发生，并在使用激素治疗过程注意补钾补钙保护胃黏膜。一般不推荐使用，除非有持续性高热。

5. 合并关节型银屑病的患者不建议阿维A单药治疗，建议同时联合使用对关节治疗效果明确的免疫抑制剂或生物制剂。

【注意事项】

1. 根据患者病情严重程度、用药史、全身情况、经济情况及患者需求制订个体化治疗方案。

2. 注意休息，补充营养和多种维生素，特别要保证摄入足够蛋白质和热量。

3. 皮肤黏膜外用药物以保护、止痒、抗炎为原则，避免使用刺激性外用药。

4. 继发感染时常见并发症，密切观察病情变化，有感染征象时尽快完善病原学检查，尽早应用敏感抗菌药物抗感染治疗。

六、红皮病型银屑病患者护理规范

1. 急性期全身皮肤水肿、渗出，皮肤屏障功能受损，抵抗力低，为防止经皮感染，需采取保护性隔离；房间定时通风换气；使用含氯消毒剂擦洗桌面、地面。

2. 对于高热卧床患者，定期翻身、拍背，协助患者变换体位，预防发生坠积性肺炎及压疮。

3. 做好皮肤护理预防继发感染。可使用1∶8000高锰酸钾进行药浴，清洁皮肤，防止感染。对于皮肤干燥脱屑的患者及时应用润肤类保湿剂，防止皮肤皲裂。避免抓挠，嘱患者经常修剪指甲。

4. 避免大面积外用皮质类固醇激素、刺激性药物，防止药物经皮肤吸收引起的不良反应。

5. 对于持续高热患者，需谨慎使用解热镇痛药，给予温水擦浴、冰袋物理降温方法，鼓励多饮水，关注出入量。禁用酒精擦浴，以免刺激皮肤。

6. 做好患者口腔、眼、外阴黏膜护理。

七、红皮病型银屑病患者营养治疗规范

1. 高热及进食量少的患者每日需根据情况适量补液，加强对症支持治疗，保持水电解质平衡。

2. 饮食上宜选择优质蛋白、低脂低胆固醇、易消化的食物，多食用新鲜蔬菜、水果；忌食辛辣、羊肉、海鲜等食物。

八、红皮病型银屑病患者健康宣教

1. 阿维A治疗期间可有皮肤黏膜干燥、皮肤弥漫脱屑等不良反应，可使用润肤类保湿剂缓解不适症状。

2. 激素治疗后会出现食欲增加、入睡困难、双手颤抖等症状，注意补充含钙丰富食物。

3. 使用生物制剂、免疫抑制剂期间注意预防感染，观察有无呼吸系统、消化系统不良反应。

4. 要有良好的个人卫生习惯，勤洗手，保持环境清洁和通风。探视家属尽量避免去人员密集的公共场所。

5. 注意饮食卫生安全，选择优质蛋白、低脂、易消化的食物，多食用新鲜蔬菜、水果，忌食辛辣、羊肉、海鲜等食物。多饮水。

九、推荐表单

红皮病型银屑病临床路径表单

适用对象：第一诊断为红皮病型银屑病（ICD-10：L40.802）

患者姓名：	性别：　年龄：　门诊号：	
初诊日期：　年　月　日	第一次复诊日期：　年　月　日	
第二次复诊日期：　年　月　日	第三次复诊日期：　年　月　日	
标准门诊治疗时间：4~12 周		

时间	门诊第 1 天	门诊第 2~3 周
主要诊疗工作	□ 询问病史及体格检查 □ 完成门诊初诊病历 □ 完成初步的病情评估和诊疗方案 □ 患者或其家属签署告知及授权委托书 □ 向患者或其家属交代注意事项，预约复诊日期	□ 询问病史及体格检查 □ 完成门诊复诊病历 □ 根据患者的病情变化和治疗反应及时调整治疗方案 □ 防治药物的不良反应
重点医嘱	**门诊医嘱：** □ 进行疾病的宣教 □ 饮食指导 □ 局部外用药物治疗 □ 维 A 酸类药物治疗（视病情） □ 免疫抑制剂治疗（视病情） □ 生物制剂治疗（视病情） □ 激素治疗（视病情） □ 抗菌药物治疗（视病情） □ 物理治疗（视病情） □ 中成药（必要时） □ 支持治疗（必要时） □ 血常规、尿常规、大便常规、肝功能、肾功能、电解质、血糖、血脂、尿酸、凝血功能、红细胞沉降率、抗链球菌溶血素 O、C 反应蛋白、感染性疾病筛查（必要时）、X 线胸片（必要时）、心电图（必要时）、腹部超声（必要时）	**门诊医嘱：** □ 饮食指导 □ 局部外用药物治疗 □ 维 A 酸类药物治疗（视病情） □ 免疫抑制剂治疗（视病情） □ 生物制剂治疗（视病情） □ 激素治疗（视病情） □ 保肝治疗（视病情） □ 降脂治疗（视病情） □ 合并症治疗 □ 复查血常规、尿常规、大便常规、肝功能、肾功能、电解质、血脂
病情变异记录	□ 无　□ 有，原因： 1. 2.	□ 无　□ 有，原因： 1. 2.
医师签名		

时间	门诊第 4~6 周	门诊第 7~12 周
主要诊疗工作	□ 询问病史及体格检查 □ 完成门诊复诊病历 □ 根据患者的病情变化和治疗反应及时调整治疗方案 □ 防治药物的不良反应	□ 询问病史及体格检查 □ 完成门诊复诊病历 □ 根据患者的病情变化和治疗反应及时调整治疗方案 □ 防治药物的不良反应 □ 维持治疗防复发
重点医嘱	**门诊医嘱：** □ 饮食指导 □ 局部外用药物治疗 □ 维 A 酸类药物治疗（视病情） □ 免疫抑制剂治疗（视病情） □ 生物制剂治疗（视病情） □ 激素治疗（视病情） □ 保肝治疗（视病情） □ 降脂治疗（视病情） □ 合并症治疗 □ 复查血常规、尿常规、大便常规、肝功能、肾功能、电解质、血脂	**门诊医嘱：** □ 饮食指导 □ 局部外用药物治疗 □ 维 A 酸类药物治疗（视病情） □ 免疫抑制剂治疗（视病情） □ 生物制剂治疗（视病情） □ 激素治疗（视病情） □ 保肝治疗（视病情） □ 降脂治疗（视病情） □ 合并症治疗 □ 复查血常规、尿常规、大便常规、肝功能、肾功能、电解质、血脂
病情变异记录	□ 无　□ 有，原因： 1. 2.	□ 无　□ 有，原因： 1. 2.
医师签名		

第十五章

红皮病型银屑病临床路径释义

【医疗质量控制指标】

指标一、诊断需结合病史、临床表现和/或组织病理学检查

指标二、使用生物制剂前需完善相关筛查

指标三、抗菌药物需有指征用药

一、红皮病型银屑病编码

疾病名称及编码：红皮病型银屑病（ICD-10：L40.802）

二、临床路径检索方法

L40.802

三、国家医疗保障疾病诊断相关分组（CHS-DRG）

MDCJ 皮肤、皮下组织及乳腺疾病及功能障碍

JS1 重大皮肤疾患

四、红皮病型银屑病临床路径标准住院流程

（一）适用对象

第一诊断为红皮病型银屑病（ICD-10：L40.802）。

释义

■ 本路径使用对象为第一诊断为红皮病型银屑病的患者。红皮病型银屑病皮疹表现为剥脱性皮炎，常伴发热、畏寒等全身不适症状，结合银屑病病史、治疗史可明确诊断。

（二）诊断依据

根据《临床诊疗指南·皮肤病与性病分册》（中华医学会编著，人民卫生出版社）、《临床技术操作规范·皮肤病与性病分册》（中华医学会编著，人民军医出版社）、《中国银屑病治疗指南》（中华皮肤科学分会银屑病学组，2014 年）。

1. 既往有明确的银屑病病史，累及体表面积大于 90%，临床表现为弥漫性红斑，急性期炎症水肿明显，慢性期表面可附有大量麸皮样或片状鳞屑。
2. 手足皮肤常呈整片的角质剥脱，甲板可呈点状凹陷，亦可变黄、增厚及指甲剥离。
3. 可有发热、畏寒、头痛、全身不适的症状，浅表淋巴结常肿大。
4. 组织病理可有寻常型银屑病的病理特征，其变化与慢性皮炎相似。

释义

■ 红皮病型银屑病为较少见的一型病情严重的银屑病，约占银屑病患者的1%。常因银屑病在急性进行期中的某些刺激因素引起，少数亦可有寻常型银屑病自行演变而来，或在系统应用糖皮质激素治疗后突然停药或减量太快诱发。因此，在红皮病患者中，询问病史及治疗史对明确诊断非常重要。此外，红皮病型银屑病需要和其他原因引起的红皮病鉴别。虽然对红皮病表现的患者进行皮肤活检通常只能看到非特异性的皮炎表现，但可能在组织切片中发现红皮病病因的线索，因此，在红皮病型银屑病的鉴别诊断中组织病理检查具有重要意义。

（三）治疗方案的选择

根据《临床诊疗指南·皮肤病与性病分册》（中华医学会编著，人民卫生出版社）、《临床技术操作规范·皮肤病与性病分册》（中华医学会编著，人民军医出版社）、《中国银屑病治疗指南》（中华皮肤科学分会银屑病学组，2014年）。

1. 外用药物治疗：不同病期，酌情采用收敛剂或润肤剂。
2. 系统药物治疗：
（1）维A酸类药物。
（2）免疫抑制剂。
（3）生物制剂。
（4）抗感染药物。
（5）免疫调节剂。
（6）中药。
3. 物理治疗。
4. 联合治疗。
5. 序贯疗法。
6. 对症支持治疗。
7. 其他：健康教育和心理治疗等。

释义

中重度红皮病型银屑病患者，有时需要收住院进行密切观察和积极的对症支持治疗。外用药物以收敛剂或润肤剂为主，切勿使用刺激性强的外用药物。红皮病型银屑病通常需要全身系统治疗，轻度红皮病型银屑病可应用阿维A单药治疗，中重度红皮病型银屑病常需要联合治疗。同时，需注意全身情况的改善。

（四）标准住院日21~45天

释义

■ 红皮病型银屑病病程较长，在制定有效安全的治疗方案控制病情平稳、皮损明显好转、无严重的药物不良反应后，可出院继续治疗。

（五）进入路径标准

1. 第一诊断须符合红皮病型银屑病疾病（ICD-10：L40.802）。

2. 当患者同时具有其他疾病诊断，但在住院期间不需要特殊处理也不影响第一诊断的临床路径流程实施时，可以进入路径。

释义

■ 进入路径的患者需符合红皮病型银屑病诊断标准。

■ 入院后常规检查发现以往没有发现的疾病或既往有基础疾病（如高血压、冠状动脉粥样硬化性心脏病、糖尿病、肝肾功能不全、各种感染等），经系统评估后对红皮病型银屑诊断治疗无特殊影响，仅需要药物维持治疗者，可进入路径。若有合并症，可能会增加医疗费用，延长住院时间。

（六）入院第 1 天

1. 必需的检查项目：

（1）血常规、尿常规、大便常规+隐血。

（2）血液学检查：肝功能、肾功能、电解质、血糖、血脂、红细胞沉降率、抗链球菌溶血素O、C 反应蛋白、感染性疾病筛查（乙型肝炎、丙型肝炎、艾滋病、梅毒等）、凝血功能检查。

（3）X 线胸片、心电图、腹部超声。

（4）皮肤活组织病理学检查。

2. 根据患者病情可选择的检查项目：

（1）结核菌素试验；结核感染 T 细胞斑点试验；肿瘤相关筛查：肿瘤抗原及标志物，选择行超声、CT、MRI 检查，消化道钡餐或内镜检查；心脏彩超等。

（2）血培养及药敏试验。

（3）皮肤细菌培养及药敏试验。

（4）尿妊娠试验（应用阿维 A 等治疗的妇女）。

释义

■ 入院后完善必须检查项目以评价患者的一般情况，通过对患者各个器官的系统评价以全面了解患者的皮肤外器官状况。

■ 入院后尽快完善皮肤组织病理检查，进一步与其他可能的原因相鉴别。

■ 如有发热症状体温超过 38.5℃需连续抽血培养；发热患者皮损如有渗出需行细菌培养及药敏试验判断有无继发感染。

（七）住院期间检查项目

必须复查的检查项目：

1. 血常规、尿常规、大便常规+隐血。

2. 肝功能、肾功能、电解质、血脂。

释义

■ 住院期间需每周复查血常规、尿常规、大便常规及隐血监测患者一般情况；复查肝肾功能、电解质、血脂监测有无药物性肝损伤、电解质紊乱、血脂升高等。

（八）治疗药物与方案选择

1. 局部外用药：采用低刺激或无刺激保护剂，如凡士林；或 1∶8000 高锰酸钾溶液或淀粉液沐浴。选择用药及用药时间长短视病情而定。

2. 物理治疗：红皮病型银屑病患者慎用，在急性期之后可考虑窄谱中波紫外线照射。

3. 系统用药：

（1）维 A 酸类药物：选用阿维 A。选择用药及用药时间长短视病情而定。

（2）免疫抑制剂：可选用甲氨蝶呤（methotrexate，MTX）、环孢素 A 等，选择用药及用药时间长短视病情而定。

（3）生物制剂：有 TNF-α 拮抗剂、IL-12/23 P40 亚单位单克隆抗体、IL-17 拮抗剂等生物制剂可供选择，目前在国内临床应用较多。是否选择该药及用药时间长短视具体病情而定。

（4）抗感染药物：合并或继发感染者。

（5）中医中药：辨证施治。

4. 联合疗法：联合疗法是指 2 种或 2 种以上的方法联用，局部治疗经常与系统治疗联用，从而使各种治疗的不良反应降至最低。

5. 序贯疗法：指先使用一种强效药物清除皮损，然后改用一种更安全的、弱效的药物来维持治疗。例如，可以先系统使用环孢素 A 清除皮损，然后改为口服维 A 酸药物作为维持治疗。

6. 对症支持治疗：卧床休息，关注患者体液平衡和营养状态。

7. 其他：健康教育和心理治疗等。

释义

■ 阿维 A 胶囊为治疗本病的首选治疗药物，单独服用或与其他疗法联合应用常有满意的治疗效果。其主要的不良反应为致畸，育龄妇女在停药 3 年内应采取避孕措施。服药期间注意对症处理口干、眼干等常见不良反应，同时监测有无肝功能损伤、血脂升高等。

■ 对常规疗法无效的病例可考虑使用 MTX、环孢素、霉酚酸酯等免疫抑制剂，使用过程中需严密监测是否合并感染及不良反应的发生。

■ 阿维 A 及 MTX 对红皮病型银屑病长期疗效好，但起效较慢，逐渐减量可有效预防复发。病情重、不稳定的患者推荐使用环孢素或生物制剂。

■ 一般不推荐局部或系统应用糖皮质激素，除非患者出现严重中毒症状并危及生命。病情严重紧急时应系统用糖皮质激素控制急性炎症，病情控制后逐渐减量至停用。

■ 使用生物制剂前需进行感染、肿瘤等相关筛查。

■ 加强对症支持治疗、纠正低蛋白血症、注意水电平衡，加强急性期皮肤护理。

■ 在西医治疗基础上，可采用中西医结合治疗，标本兼顾、缓急并举。

（九）出院标准

1. 生命体征平稳，临床症状好转，红皮病皮肤表现有明显缓解。
2. 没有需要住院处理的并发症。

释义

■ 病情平稳、无全身症状、皮损明显缓解呈逐渐消退趋势，完成出院需要复查的检查项目，没有需要住院处理的并发症的情况下，达到出院标准。皮损明显缓解的表现为皮损颜色变淡，水肿减轻，表面无渗出，脱屑明显减少，全身症状改善，实验室指标改善或恢复正常。

（十）变异及原因分析

1. 对常规治疗效果差，需延长住院时间。
2. 伴有其他基础疾病或并发症，需进一步诊断及治疗或转至其他相应科室诊治，延长住院时间，增加住院费用。

释义

■ 微小变异：因为医院检验项目的及时性，不能按照要求完成检查；因为节假日不能按照要求完成检查；患者不愿配合完成相应检查，短期不愿按照要求出院随诊。

■ 重大变异：因基础疾病需要进一步诊断和治疗；因各种原因需要其他治疗措施；医院与患者或家属发生医疗纠纷，患者要求离院或转院；不愿按照要求出院随诊而导致入院时间明显延长。

五、红皮病型银屑病临床路径给药方案

【用药选择】

1. 阿维A为红皮病型银屑病最常用的一线治疗药物，轻症患者单一使用即有显著疗效，但在难治型及中重度红皮病型银屑病推荐根据具体病情选择多种药物联合治疗，联合用药可以协同不同药物的作用机制，提高疗效的同时减轻单一药物大量使用的可能发生的不良反应。
2. 有发热症状的患者一旦明确感染需积极抗感染治疗，重症感染情况下可考虑加用静脉用丙种球蛋白。
3. 环孢素治疗急性红皮病型银屑病疗效好，起效迅速，但因可能诱发肾毒性和高血压，在既存肾病和高血压的患者使用需谨慎。
4. 皮肤肿胀渗出严重的患者需加强皮肤护理，局部使用抗菌药物，如复方多黏菌素B、莫匹罗星等。
5. 红皮病型银屑病可进行中西医结合治疗。复方青黛胶囊（丸）、郁金银屑片、银屑灵、银屑冲剂、克银丸、消银颗粒、消银片等复方中成药常用于银屑病的治疗，但尚需积累循证医学证据。雷公藤制剂、昆明山海棠、白芍总苷、复方甘草酸苷、甘草甜素及甘草酸等单方或单体中成药或植物提取药辅助治疗银屑病有效。复方甘草酸苷可用于预防或减轻某些系统药物治疗引起的肝脏损害。

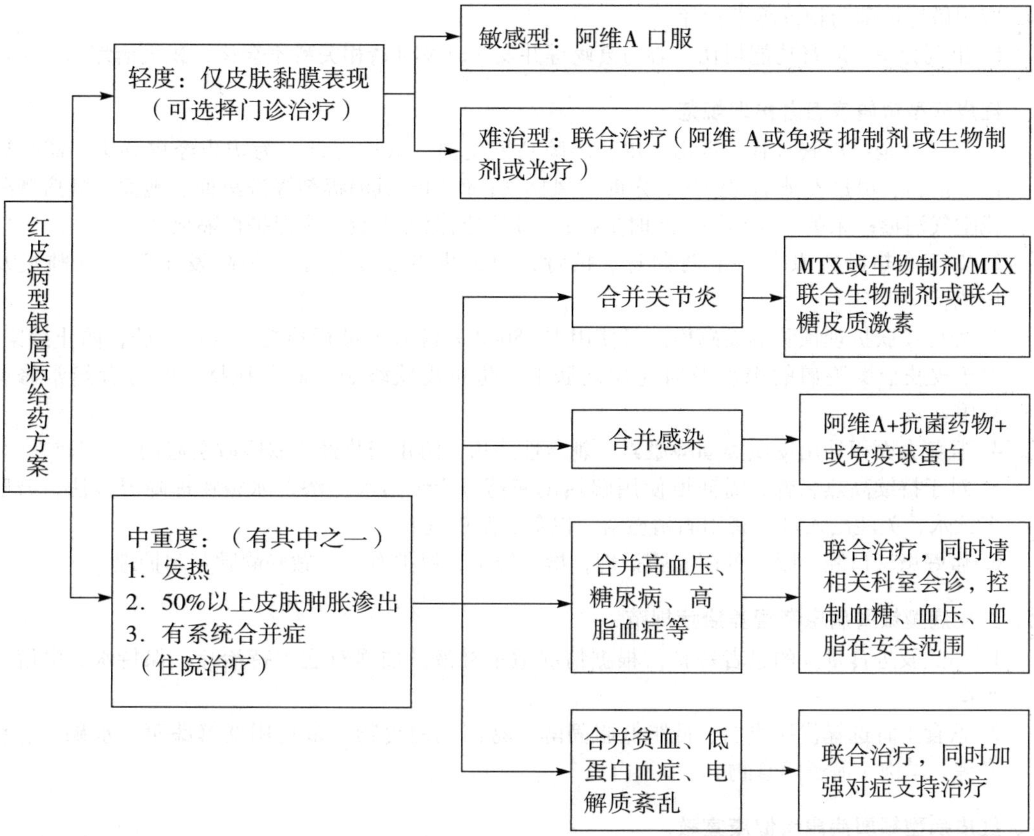

【药学提示】

1. 维A酸类药物主要不良反应为致畸，育龄女性患者需在知情同意后嘱其停药后2年之内避孕。服药期间可有皮肤黏膜干燥症状、皮肤弥漫脱屑及毛发脱落等。长期服用需注意监测血脂、肝功能。

2. MTX服用过程中注意监测血常规、肝功能、肾功能，给药次日给予叶酸5mg口服可减缓恶心贫血等症状。注意MTX的累积不良反应，可根据情况与其他药物交替治疗。

3. 环孢素A主要不良反应有肾毒性、高血压、胃肠道反应等。在治疗前和治疗期间均应监测肾功能和血压。庆大霉素、复方磺胺甲噁唑、西咪替丁、雷尼替丁、双氯芬酸等药物均与环孢素有协同肾毒性。

4. 糖皮质激素使用过程中需密切监测有无感染、高血糖、高血压、低钾、水钠潴留、消化道出血或溃疡等不良反应的发生，并在使用激素治疗过程注意补钾补钙保护胃黏膜。

5. 合并关节型银屑病的患者不建议阿维A单药治疗，建议同时联合使用对关节治疗效果明确的免疫抑制剂或生物制剂。

【注意事项】

1. 根据患者病情严重程度、用药史、全身情况、经济情况及患者需求制订个体化治疗方案。

2. 注意液体，监测尿量，保持水、电解质平衡，补充营养和多种维生素，特别要保证摄入足够蛋白质和热量。

3. 重症住院患者，尽量住单人病房，加强皮肤护理，避免经皮感染。

4. 皮肤黏膜外用药物以保护、止痒、抗炎为原则，避免使用刺激性外用药。

5. 继发感染是常见并发症，密切观察病情变化，有感染征象时尽快完善病原学检查，尽早应用敏感抗菌药物抗感染治疗。

6. 出现肺炎、肝肾功能损伤、心力衰竭等并发症时及时请相关科室会诊，积极治疗。

六、红皮病型银屑病患者护理规范

1. 急性期全身皮肤水肿、渗出，皮肤屏障功能受损，抵抗力低，为防止经皮感染，需采取以下措施：尽量安排单间病房，定时通风换气；使用含氯消毒剂擦洗桌面、地面；病房紫外线空气消毒；床单、被套污染及时更换；严格限制探视人数，予保护性隔离。

2. 对于高热卧床患者，定期翻身、拍背，协助患者变换体位，预防发生坠积性肺炎及压疮。

3. 做好皮肤护理预防继发感染。可使用 1∶8000 高锰酸钾进行药浴，清洁皮肤，防止感染。对于皮肤干燥脱屑的患者及时应用润肤剂，防止皮肤皲裂。避免抓挠，嘱患者经常修剪指甲。

4. 避免大面积外用皮质类固醇激素、刺激性药物，防止药物经皮肤吸收引起的不良反应。

5. 对于持续高热患者，需谨慎使用解热镇痛药，给予温水擦浴、冰袋物理降温方法，鼓励多饮水，关注出入量。禁用酒精擦浴，以免刺激皮肤。

6. 做好患者口腔、眼、外阴黏膜护理；操作轻柔，保护血管，做好静脉穿刺护理。

七、红皮病型银屑病患者营养治疗规范

1. 高热及进食量少的患者每日需根据情况适量补液，加强对症支持治疗，保持水、电解质平衡。

2. 饮食上宜选择优质蛋白、低脂低胆固醇、易消化的食物，多食用新鲜蔬菜、水果；忌食辛辣、羊肉、海鲜等食物。

八、红皮病型银屑病患者健康宣教

1. 阿维 A 治疗期间可有皮肤黏膜干燥、皮肤弥漫脱屑等不良反应，可使用润肤剂缓解不适症状。

2. 激素治疗后会出现食欲增加、入睡困难、双手颤抖等症状，注意补充含钙丰富食物。

3. 使用生物制剂、免疫抑制剂期间注意预防感染，观察有无呼吸系统、消化系统不良反应。

4. 要有良好的个人卫生习惯，勤洗手，保持环境清洁和通风。探视家属尽量避免去人员密集的公共场所。

5. 注意饮食卫生安全，选择优质蛋白、低脂、易消化的食物，多食用新鲜蔬菜、水果，忌食辛辣、羊肉、海鲜等食物。多饮水。

九、推荐表单

（一）医师表单

红皮病型银屑病临床路径医师表单

适用对象：第一诊断为红皮病型银屑病（ICD-10：L40.802）

患者姓名：	性别：　　年龄：　　门诊号：	住院号：
住院日期：　　年　月　日	出院日期：　　年　月　日	标准住院日：21~45 天

时间	住院第 1 天	住院第 2~7 天
主要诊疗工作	□ 询问病史及体格检查 □ 完成入院病历及首次病程记录 □ 完成初步的病情评估和治疗方案 □ 与患者及家属沟通交流，充分交代病情 □ 签署告知及授权委托书（必要时）	□ 上级医师查房 □ 根据实验室检查的结果，完成病情评估并制订治疗计划 □ 患者或其家属签署接受免疫抑制剂治疗知情同意书等 □ 签署自费药物协议书等 □ 请相关科室会诊（必要时）
重点医嘱	**长期医嘱：** □ 皮肤科护理常规 □ 优质蛋白饮食 □ 健康教育 □ 局部外用药物治疗 □ 对症支持治疗（视病情） **临时医嘱：** □ 血常规、尿常规、大便常规+隐血 □ 肝功能、肾功能、电解质、血糖、血脂、凝血功能 □ X 线胸片、心电图、腹部超声 □ 红细胞沉降率、抗链球菌溶血素 O、C 反应蛋白、血培养、感染性疾病筛查、肿瘤标志物筛查（必要时）	**长期医嘱：** □ 系统使用维 A 酸类药物（视病情） □ 免疫调节治疗（视病情） □ 免疫抑制剂（视病情） □ 生物制剂治疗（视病情） □ 物理治疗（视病情） □ 抗菌药物（有感染证据者，必要时） □ 合并症治疗（视病情） □ 局部外用药物治疗 **临时医嘱：** □ 皮肤活检/病理 □ 相关科室会诊（必要时） □ 细菌培养+药敏试验（必要时） □ 血培养+药敏试验（必要时） □ 淋巴结活检（必要时）
病情变异记录	□ 无　□ 有，原因： 1. 2.	□ 无　□ 有，原因： 1. 2.
医师签名		

时间	住院第 8~20 天	住院第 21~45 天（出院日）
主要诊疗工作	□ 上级医师查房 □ 密切观察治疗反应，及时调整治疗方案 □ 监测并处理治疗药物的不良反应	□ 观察疗效，观察和处理药物的不良反应 □ 上级医师评估患者可否出院 □ 向患者及其家属交代出院后用药及注意事项，预约门诊复诊 □ 完成出院记录 □ 开具出院证明书
重点医嘱	**长期医嘱：** □ 系统使用维 A 酸类药物（视病情） □ 免疫调节治疗（视病情） □ 免疫抑制剂（视病情） □ 生物制剂治疗（视病情） □ 物理治疗（视病情） □ 抗菌药物（有感染证据者，必要时） □ 合并症治疗（视病情） □ 局部治疗 **临时医嘱：** □ 复查血常规、尿常规、大便常规+隐血、肝功能、肾功能、电解质、血脂 □ 复查 X 线胸片	**长期医嘱：** □ 系统使用维 A 酸类药物（视病情） □ 免疫调节治疗（视病情） □ 免疫抑制剂（视病情） □ 生物制剂治疗（视病情） □ 物理治疗（视病情） □ 合并症治疗（视病情） □ 局部治疗 **临时医嘱：** □ 出院带药 □ 门诊复诊 □ 健康教育
病情变异记录	□ 无 □ 有，原因： 1. 2.	□ 无 □ 有，原因： 1. 2.
医师签名		

（二）护士表单

红皮病型银屑临床路径护士表单

适用对象：第一诊断为红皮病型银屑（ICD-10：L40.802）

患者姓名：	性别：　　　年龄：　　　门诊号：	住院号：
住院日期：　　年　月　日	出院日期：　　年　月　日	标准住院日：21～45天

时间	住院第1天	住院第2～7天
健康宣教	□ 入院宣教（环境、设施、人员） □ 进行疾病和安全宣教	□ 提供有关银屑病护理知识 □ 指导患者完成各项检查及会诊 □ 确保患者遵医嘱完成治疗
护理处置	□ 入院护理评估 □ 制订护理计划，填写护理记录 □ 静脉取血（当天或次日晨取血）	□ 注意患者用药情况，尤其是药物不良反应。嘱其一定要遵医嘱完成用药 □ 继续认真观察和处理药物的毒不良反应，发现不良反应应及时请示医生
基础护理	□ 监测体温、血压 □ 危重患者心电监护并记录24小时出入量	□ 监测体温、血压 □ 危重患者心电监护并记录24小时出入量 □ 应用免疫抑制剂的患者监测其血常规及肝功能
专科护理	□ 观察皮疹变化 □ 皮肤科局部上药	□ 观察皮疹变化 □ 皮肤科局部上药
重点医嘱	□ 详见医嘱执行单	□ 详见医嘱执行单
病情变异记录	□ 无　□ 有，原因： 1. 2.	□ 无　□ 有，原因： 1. 2.
护士签名		

时间	住院第 8～20 天	住院第 21～45 天（出院日）
健康宣教	□ 提供有关银屑病护理知识 □ 指导患者完成各项检查及会诊 □ 确保患者遵医嘱完成治疗	□ 提供有关银屑病护理知识 □ 指导患者完成各项检查及会诊 □ 嘱患者定期随访，遵医嘱增减用药 □ 向患者交代出院注意事项及复查日期 □ 指导患者办理出院手续 □ 通知住院处 □ 出院健康宣教
护理处置	□ 注意患者用药情况，尤其是药物不良反应。嘱其一定要遵医嘱完成用药 □ 继续认真观察和处理药物的不良反应，发现不良反应应及时请示医生	□ 注意患者用药情况，尤其是药物不良反应。嘱其一定要遵医嘱完成用药 □ 继续认真观察和处理药物的不良反应，发现不良反应应及时请示医生
基础护理	□ 监测体温、血压 □ 危重患者心电监护并记录 24 小时出入量 □ 应用免疫抑制剂的患者监测其血常规及肝功能	□ 监测体温、血压 □ 危重患者心电监护并记录 24 小时出入量 □ 应用免疫抑制剂的患者监测其血常规及肝功能
专科护理	□ 观察皮疹变化 □ 皮肤科局部上药	□ 观察皮疹变化（水疱、糜烂面） □ 皮肤科局部上药
重点医嘱	□ 详见医嘱执行单	□ 详见医嘱执行单
病情变异记录	□ 无 □ 有，原因： 1. 2.	□ 无 □ 有，原因： 1. 2.
护士签名		

（三）患者表单

红皮病型银屑临临床路径患者表单

适用对象：第一诊断为红皮病型银屑临（ICD-10：L40.802）

患者姓名：	**性别：　　年龄：　　门诊号：**	**住院号：**
住院日期：　　年　月　日	**出院日期：**　　年　月　日	**标准住院日：** 21~45 天

时间	住院第 1 天	住院第 2~7 天
医患配合	□ 配合病史询问 □ 配合体格检查 □ 告知既往基础用药 □ 患者及家属与医师交流了解病情 □ 签署告知及授权委托书、接受糖皮质激素治疗知情同意书、病危通知书（重症者）	□ 配合医师日常查房 □ 观察皮疹变化 □ 配合完成各项入院常规及特殊检查 □ 如有需要，配合签署自费用品协议书、免疫抑制剂知情同意书等 □ 患者及家属与医师交流了解病情
护患配合	□ 接受入院宣教 □ 接受入院护理评估 □ 配合测量体温、脉搏、呼吸、血压、体重等 □ 配合完成治疗前护理评估单（简单询问病史、过敏史、用药史） □ 有任何不适告知护士	□ 配合测量体温、脉搏、呼吸、血压等情况 □ 观察皮疹变化 □ 接受相关检查宣教，正确留取标本，配合检查 □ 有任何不适告知护士 □ 接受疾病及用药等相关知识指导
饮食	□ 多饮水，少食辛辣，忌饮酒，忌油腻等	□ 多饮水，少食辛辣，忌饮酒，忌油腻等
排泄	□ 保持排便通畅 □ 注意尿量	□ 保持排便通畅 □ 注意尿量
活动	□ 适中	□ 适中

时间	住院第 8~20 天	住院第 21~45 天 （出院日）
医患配合	□ 配合医师日常查房 □ 观察皮疹变化 □ 配合完成各项入院常规及特殊检查 □ 如有需要，配合签署自费用品协议书、免疫抑制剂知情同意书等 □ 患者及家属与医师交流了解病情	□ 配合医师日常查房 □ 观察皮疹变化 □ 患者及家属与医师交流了解病情 □ 学习出院注意事项 □ 了解复查程序 □ 办理出院手续 □ 获取出院诊断书 □ 获取出院带药
护患配合	□ 配合测量体温、脉搏、呼吸、血压等情况 □ 观察皮疹变化 □ 接受相关检查宣教，正确留取标本，配合检查 □ 有任何不适告知护士 □ 接受疾病及用药等相关知识指导	□ 配合测量体温、脉搏、呼吸、血压等情况 □ 观察皮疹变化 □ 接受相关检查宣教，正确留取标本，配合检查 □ 有任何不适告知护士 □ 接受疾病及用药等相关知识指导 □ 接受出院前健康宣教
饮食	□ 多饮水，少食辛辣，忌饮酒，忌油腻等	□ 多饮水，少食辛辣，忌饮酒，忌油腻等
排泄	□ 保持排便通畅 □ 注意尿量	□ 保持排便通畅 □ 注意尿量
活动	□ 卧床休息	□ 适中

附：原表单（2016年版）

红皮病型银屑临临床路径表单

适用对象：第一诊断为红皮病型银屑病（L40.802）

患者姓名：	**性别：**　**年龄：**　**门诊号：**	**住院号：**	
住院日期：　年　月　日	**出院日期：**　年　月　日	**标准住院日：**21~45天	

时间	住院第1天	住院第2~7天
主要诊疗工作	□ 询问病史及体格检查 □ 完成住院病历 □ 完成初步的病情评估和诊疗方案 □ 患者或其家属签署告知及授权委托书（必要时）	□ 上级医师查房 □ 根据实验室检查的结果，完成病情评估并制订治疗计划 □ 患者或其家属签署接受免疫抑制剂治疗知情同意书等 □ 签署自费药物协议书等
重点医嘱	**长期医嘱：** □ 皮肤科护理常规 □ 优质蛋白饮食 □ 健康教育 □ 局部外用药物治疗 □ 支持对症治疗（视病情） □ 中成药（必要时） **临时医嘱：** □ 血常规、尿常规、大便常规+隐血 □ 肝功能、肾功能、电解质、血糖、血脂、凝血功能 □ X线胸片、心电图、腹部超声 □ 红细胞沉降率、抗链球菌溶血素O、C反应蛋白、血培养、感染性疾病筛查、肿瘤标志物筛查（必要时）	**长期医嘱：** □ 系统使用维A酸类药物（视病情） □ 抗炎、免疫调节治疗（视病情） □ 免疫抑制剂（视病情） □ 生物制剂治疗（视病情） □ 合并症治疗（视病情） □ 物理治疗（视病情） **临时医嘱：** □ 相关科室会诊（必要时） □ 细菌培养+药敏试验（必要时） □ 真菌培养+药敏试验（必要时） □ 皮肤活检/病理检查（必要时） □ 淋巴结活检（必要时）
主要护理工作	□ 进行疾病和安全宣教 □ 入院护理评估 □ 制订护理计划 □ 帮助患者完成辅助检查	□ 观察患者生命体征和病情变化
病情变异记录	□ 无　□ 有，原因： 1. 2.	□ 无　□ 有，原因： 1. 2.
护士签名		
医师签名		

时间	住院第 8~20 天	住院第 21~45 天 （出院日）
主要诊疗工作	□ 根据患者的病情变化和治疗反应及时调整治疗方案 □ 防治药物的不良反应	□ 上级医师诊疗评估，确定患者是否可以出院 □ 完成出院小结 □ 向患者及其家属交代出院后注意事项，预约复诊日期
重点医嘱	**长期医嘱：** □ 抗菌药物（有感染证据者，必要时） **临时医嘱：** □ 复查大便常规+隐血、血常规、尿常规、肝功能、肾功能、电解质、血脂、血糖	**临时医嘱：** □ 出院带药 □ 门诊复诊 □ 健康教育
主要护理工作	□ 观察患者病情变化	□ 通知出院处 □ 帮助患者办理出院手续 □ 出院后疾病指导
病情变异记录	□ 无　□ 有，原因： 1. 2.	□ 无　□ 有，原因： 1. 2.
护士签名		
医师签名		

第十六章

脓疱型银屑病（门诊）临床路径释义

【医疗质量控制指标】

指标一、门诊脓疱型银屑病患者规范诊断率
指标二、门诊脓疱型银屑病患者完成皮肤环钻活检检查率
指标三、门诊脓疱型银屑病患者进行临床严重度评估的比例
指标四、门诊脓疱型银屑病患者合并系统性感染筛查率
指标五、脓疱型银屑病治疗药物规范应用率
指标六、门诊脓疱型银屑病治疗药物相关严重不良反应发生率

一、脓疱型银屑病编码

1. 原编码：

疾病名称及编码：脓疱型银屑病（ICD-10：L40.100）

2. 修改编码：

疾病名称及编码：脓疱型银屑病（ICD-10：L40.1）

二、临床路径检索方法

L40.1

三、国家医疗保障疾病诊断相关分组（CHS-DRG）

MDCJ 皮肤、皮下组织及乳腺疾病及功能障碍
JS1 重大皮肤疾患

四、脓疱型银屑病临床路径门诊流程

（一）适用对象

第一诊断为脓疱型银屑病（ICD-10：L40.100）。

释义

■ 本路径使用对象为第一诊断为脓疱型银屑病的患者，通常指泛发性脓疱型银屑病，皮疹具特征性，结合组织病理可明确诊断。

（二）诊断依据

根据《临床诊疗指南·皮肤病与性病分册》（中华医学会编著，人民卫生出版社）、《临床技术操作规范·皮肤病与性病分册》（中华医学会编著，人民军医出版社）、《中国银屑病治疗指南》（中华皮肤科学分会银屑病学组，2013 年）。

1. 脓疱型银屑病：

（1）多为急性发病，可在数日至数周内脓疱泛发全身，先有密集的针尖大小的潜在的小脓疱，很快融合成脓湖。

（2）全身各处均可发疹，但以褶皱部及四肢屈侧为多见。有时甲床亦可出现小脓疱，甲板肥厚混浊。

（3）常伴有高热、关节肿痛及全身不适，血常规检查白细胞数增多。

（4）脓疱干涸后出现脱屑，在脱屑后又可出现新发脓疱，病程反复可达数月或更久。

2. 组织病理有辅助诊断价值：基本与寻常型银屑病相同，但棘层上部出现海绵状脓疱，疱内主要为中性粒细胞。真皮层炎症浸润较重，主要为淋巴细胞和组织细胞，有少量中性粒细胞。

3. 严重程度的分类：临床医师在制订合理的治疗方案前，需对银屑病的病情进行严重程度评估。

释义

■ 脓疱型银屑病的诊断依据典型的临床表现结合特征性的组织病理。发生于孕妇的泛发性脓疱型银屑病也称疱疹样脓疱病。本病需与急性泛发性发疹性脓疱病、角层下脓疱病、湿疹继发感染等疾病鉴别。

■ 严重度评估标准：根据患者皮损情况（红斑、脓疱、是否合并融合性脓湖及黏膜受累情况等）、系统症状（发热程度、实验室指标：白细胞、红细胞沉降率、白蛋白、血清钙）等方面进行评分。根据分数高低进行轻、中、重度分级。泛发性脓疱型银屑病严重度评估见表 16-1、表 16-2。

表 16-1 皮疹评估表

皮损情况	评分				
	有	>60%BSA	30%~60%BSA	<30%BSA	无
红斑面积		3□	2□	1□	0□
脓疱		3□	2□	1□	0□
融合性脓疱（脓湖）	1□				0□
黏膜疹	1□				0□
皮疹评分（合计）					

表 16-2 皮疹严重度评估表

实验室指标	评分		
	2	1	0
皮疹评分	6~8□	3~5□	0~2□
发热（℃）	≥39□	38~39□	<38□
红细胞沉降率（mm/h）	≥60□	30~59□	<30□
白细胞（$\times10^9$/L）	≥15□	10~14□	<10□
血浆白蛋白（g/L）		≤34□	≥35□
血清钙（g/dL）		≤82□	≥83□
严重程度评分（合计）			
总分	严重性		
0~2	轻□		
3~6	中度□		
7~12	重度□		

（三）治疗方案的选择

脓疱型银屑病的病情较重，可伴有发热等全身症状，大都需要系统治疗。全身症状严重者要注意加强支持疗法、预防并发症的发生，血浆输注有利于缓解病情，改善全身状况。其治疗的目的在于控制病情，延缓向全身发展的进程，减轻皮损及全身症状，稳定病情，减缓复发，尽量避免不良反应，提高患者生活质量。

1. 系统药物治疗：
（1）维A酸类药物。
（2）免疫抑制剂。
（3）糖皮质激素（其他系统药物不能控制，病情危重甚至危及生命时方考虑使用）。
（4）抗感染药物（伴有感染时）。
（5）免疫调节剂。
（6）中药。
2. 外用药物治疗。
3. 物理治疗。
4. 联合治疗。
5. 序贯疗法。

释义

■ 维A酸类药物为首选药物，糖皮质激素在其他系统药物不能控制、特殊人群（如孕妇）、病情危重甚至危及生命时方考虑使用。

■ 系统治疗中结合患者病情，可选用生物制剂。

■ 加强支持治疗；护理创面预防感染。

（四）进入路径标准

1. 第一诊断符合ICD-10：L40.100脓疱型银屑病疾病编码。
2. 当患者同时具有其他疾病诊断，但不需要特殊处理也不影响第一诊断的临床路径流程实施时，可以进入路径。

释义

■ 进入路径的患者需符合脓疱型银屑病诊断标准。

■ 询问病史或进行门诊检查发现以往没有发现的疾病或既往有基础疾病（如高血压、冠状动脉粥样硬化性心脏病、糖尿病、肝肾功能不全、各种感染等），经系统评估后对脓疱型银屑病诊断治疗无特殊影响，仅需要药物维持治疗者，可进入路径。但可能会增加医疗费用。

（五）门诊检查项目

1. 必需的检查项目：
（1）血常规、尿常规、大便常规+隐血。
（2）血液学检查：肝功能、肾功能、电解质、血糖、血脂、尿酸、红细胞沉降率、抗链球菌溶血素O、C反应蛋白、感染性疾病筛查（乙型肝炎、丙型肝炎、艾滋病、梅毒等）、凝血功能。

(3) 皮肤活组织病理学检查（必要时）。

2. 根据患者病情可选择的检查项目：

(1) 结核菌素试验。

(2) X线胸片、心电图、腹部超声。

(3) 肿瘤相关筛查：肿瘤抗原及标志物，超声、CT、MRI检查，消化道钡餐或内镜检查。

(4) 肺功能、肺高分辨率CT（X线胸片提示间质性肺炎者）、骨扫描（应用阿维A出现骨痛者）。

(5) 尿妊娠试验（应用阿维A等治疗的妇女）。

释义

■ 门诊首次就诊后完善必须检查项目以评价患者的一般情况，通过对患者各个器官的系统评价以全面了解患者的皮肤外器官状况。接诊医师应认真分析检查结果，及时发现异常情况并采取相应处置。

■ 若根据临床表现无法明确诊断，需行皮肤组织病理检查。

■ 如患者脓疱部分破溃，分泌物较多且有异味，完善创面分泌物微生物培养。

■ 如患者需使用生物制剂及免疫抑制剂治疗，需完善肺部影像学检查及结核菌素试验、结核感染T细胞斑点试验等感染指标筛查，排除活动性感染。

■ 根据患者病情可选择的检查项目，可以增加：①脓液病原学培养及药敏；血培养（患者合并高热时，除外系统感染）。②结核菌素试验、结核感染T细胞斑点试验。

（六）门诊复诊检查项目

必须复查的检查项目：

1. 血常规、尿常规、大便常规。

2. 肝功能、肾功能、电解质、血脂。

释义

■ 每次复诊时复查血常规、尿常规、大便常规监测有无继发感染等情况发生；复查肝肾功能、电解质、血脂监测有无药物性肝损伤、电解质紊乱、脂代谢异常等。

■ 必须复查的检查项目，可增加红细胞沉降率、C反应蛋白。复查炎症指标、血浆白蛋白及血清钙，结合患者症状、体征变化，便于进行疾病严重度评价。

（七）治疗药物与方案选择

1. 局部用药：依据病情选择收敛剂、润肤剂等。选择用药及用药时间长短应视病情而定。

2. 物理治疗：脓疱干涸消退后出现寻常型皮损，可酌情选择治疗方案。对于病情顽固或频繁复发的病例，脓疱缓解可采用窄谱中波紫外线治疗，一般先从小剂量开始，每周2~3次，逐渐递增光疗剂量，取得满意疗效后可延长光疗间隔进行巩固治疗。

3. 系统用药：

(1) 维A酸类药物：重症或顽固病例常需要系统用药，在无禁忌证的情况下首选阿维A

（新体卡松），成人起始剂量为 20~30mg/d，可酌情加量至 0.8~1.0mg/(kg·d)，一般 1~2 周可达到明显改善病情。具体用药及用药时间长短视病情而定。

（2）免疫抑制剂：在阿维 A 效果不满意或不耐受时，可选择使用细胞周期抑制剂或免疫抑制剂，常用的有甲氨蝶呤和环孢素，其他还包括吗替麦考酚酯、雷公藤等，选择用药及用药时间长短视病情而定。

（3）生物制剂：文献报告生物制剂对各种脓疱型银屑病有效，常用的有依那西普、英夫利昔单抗、阿达木单抗等。选择该药及用药时间长短应当视病情而定。

（4）抗感染药物：主要用于伴有上呼吸道感染的脓疱型银屑病，如青霉素、红霉素、头孢菌素等。选择用药及用药时间长短应当视病情而定。

（5）中医中药：辨证施治。

（6）糖皮质激素：只有在病情特别严重或趋于衰竭，用其他措施不能有效控制或由于滥用激素诱发的病例，才慎重使用糖皮质激素。这种情况下推荐与阿维 A 或免疫抑制剂联合治疗，取得满意疗效后首先减少糖皮质激素的用量直至停用。

4. 联合疗法：联合疗法是指 2 种或 2 种以上的方法联用，局部治疗经常与光疗或系统治疗联用，从而使各种治疗的不良反应降至最低。光疗也可以与多种生物制剂联合治疗银屑病，提高治疗的有效率。

5. 序贯疗法：是指先使用一种强效药物清除皮损，然后改用一种更安全的、弱效的药物来维持治疗。

释义

■ 维 A 酸类药物为治疗本病的一线药物。育龄妇女若服用阿维 A，在停药 3 年内应采取避孕措施。服药期间密切检测血脂及肝功能。可能出现黏膜干燥、皮肤脱屑及毛发脱落等，予对症处理。服用甲氨蝶呤治疗前及治疗期间应密切监测血、尿常规及肝肾功能。服用环孢素 A 治疗前及治疗期间密切监测肾功能和血压。使用生物制剂前应排除活动性感染，使用期间密切监测感染指标及肺部影像学检查。治疗过程中需密切监测维 A 酸类药物及免疫抑制剂可能出现的不良反应。

■ 尽量选用温和的外用药物，如润肤剂，以减少刺激、避免诱发新的脓疱。

■ 加强对症支持治疗、纠正低蛋白血症、创面护理等均对治疗结果非常重要。

■ 局部用药：结合患者病情，可选用维生素 D_3 衍生物、低或中效糖皮质激素、钙调磷酸酶抑制剂。其中，应用维生素 D_3 衍生物、糖皮质激素时应格外慎重，关注外用面积、剂量及疗程，因为外用此两类药物不当时有可能引起脓疱加重。

■ 物理治疗：脓疱型银屑病患者急性期应慎用光疗。补骨脂素光化学疗法：适用于其他治疗无效或因不良反应较大不能继续的脓疱型银屑病患者，单纯中波紫外线照射疗效不满意或对中波紫外线高度敏感者。

■ 生物制剂常用的有：①抗肿瘤坏死因子 α 单抗：依那西普、英夫利昔单抗、阿达木单抗等；②抗白介素 12/23 单抗：乌司奴单抗；③抗白介素 17A 单抗：司库奇尤单抗。

（八）临床治愈标准

脓疱全部干涸消退，体温正常，无新发红斑、脓疱。

释义

■ 脓疱全部干涸消退，无新发红斑、脓疱，体温正常，实验室检查指标基本恢复正常。

（九）变异及原因分析

1. 对门诊常规治疗效果差者，可酌情住院治疗。
2. 伴有其他基础疾病或并发症，需进一步诊断及治疗或转至其他相应科室诊治。

释义

■ 对治疗反应差，或出现药物不良反应等情况均会延长患者治疗时间，增加治疗费用。主管医师需在临床路径表单中分析并说明。

五、脓疱型银屑病临床路径给药方案

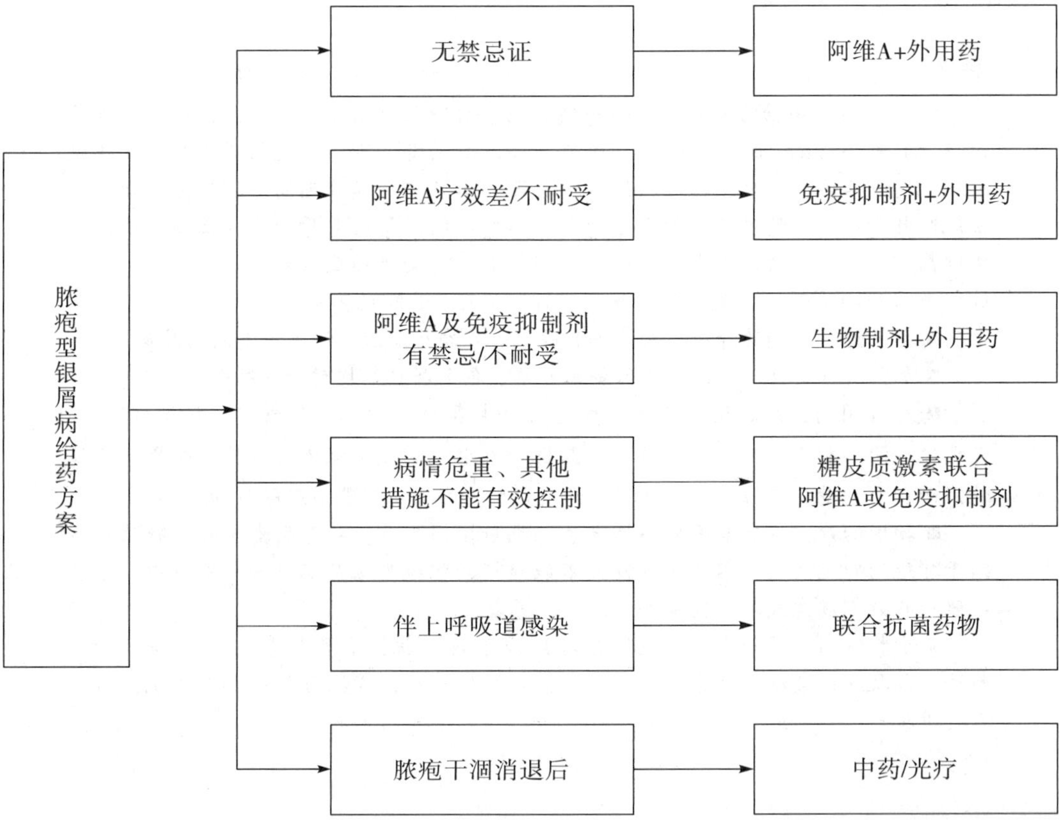

【用药选择】

1. 维 A 酸类药物为治疗本病的一线药物。起始剂量偏大，通常 0.75~1mg/(kg·d)。
2. 发热者应查血培养，警惕经皮感染。皮肤糜烂严重的患者加强皮肤护理，收敛、创面保护、防止感染：加用抗菌药物，如莫匹罗星等。注意加强支持治疗，如电解质紊乱（低钙）、低蛋白血症等的纠正。

【药学提示】

1. 阿维A服药后需检查皮肤黏膜不良反应，同时每个月检查1次肝功能，每2个月检查1次血常规，服药后第1个月检查1次血脂，如无异常可在4个月后复查。育龄期妇女每月进行妊娠检测。服药前如血糖及肾功能正常，通常服药后不需要监测。

2. 生物制剂：常用的有抗肿瘤坏死因子α单抗：依那西普、英夫利昔单抗、阿达木单抗等；抗白介素12/23单抗：乌司奴单抗；抗白介素17A单抗：司库奇尤单抗等。使用前应排除活动性感染、肿瘤，使用期间密切监测感染指标及肺部影像学检查等。

六、脓疱型银屑病患者护理规范

保持充足睡眠，加强休息，避免上呼吸道感染等；若合并感染需积极消除感染性病灶；加强皮肤护理；监控系统并发症、合并症，积极对症处理；重视情志护理，避免情志刺激，解除思想顾虑。

1. 皮肤护理：

（1）实行保护性隔离：脓疱型银屑病虽为无菌性脓疱，但重症者多为泛发性脓疱，形成脓湖，易破溃，继发感染风险高。因此必要时需实行保护性隔离。

（2）药浴：杀菌、抗炎、镇静、保护作用，可选择淀粉浴或1∶100 000高锰酸钾（需关注药物刺激）。

（3）换药：手法温和，主要以保湿、滋润、收敛为目的。

（4）避免物理、化学性物质刺激，防止外伤和滥用药物。

2. 发热护理：大部分患者有不同程度的发热，期间需密切关注患者的生命体征变化做好护理记录。嘱患者卧床休息，减少活动。必要时遵医嘱进行物理降温、药物退热等。

3. 心理护理：脓疱型银屑病多为慢性复发性炎症性疾病，大大影响患者及家属的生活质量，对患者身心均带来严重困扰。皮损所致的外形损毁、系统症状所致的躯体痛苦影响患者自信心及正常工作生活，其所带来的社交回避及苦恼是脓疱型银屑病患者的主要心理状况。护理人员通过鼓励患者，正确、科学进行患者教育，让患者正视疾病，引导患者用积极的心态来面对社交。

七、脓疱型银屑病患者营养治疗规范

1. 治疗服药期间，饮食宜清淡，忌食生冷、肥甘、厚腻、辛辣食物。

2. 对于病情重、病程长患者需加强营养摄入，宜予优质高蛋白饮食。

八、脓疱型银屑病患者健康宣教

1. 脓疱型银屑病是一种慢性、复发性、系统性、炎症性疾病，临床表现为在正常皮肤或红斑处出现的多发米粒大小无菌性脓疱，伴随发热、寒战、乏力等系统症状。

2. 本病目前病因、诱因不明，多种基因突变参与到本病的发病机制中，药物、感染、妊娠、劳累、低钙血症等均可诱发本病出现。

3. 对于既往合并寻常型银屑病患者，在系统及外用治疗方面需慎重，温和为主，避免刺激性治疗，尤其是应用糖皮质激素时，减量需缓慢、规律，避免长时间、大面积应用及骤然减药或撤药，否则易诱发脓疱型银屑病出现。

4. 加强户外体育锻炼，提高身体抗病能力。秋冬气候多变，注意加减衣物，避免上呼吸道感染等，有报道感染可诱发脓疱型银屑病出现。

5. 本病需要长期、系统、规律药物治疗，否则容易复发，严重降低患者及其家庭的生活质量，为患者带来严重的身心负担。

九、推荐表单

脓疱型银屑病临床路径表单

适用对象：第一诊断为脓疱型银屑病（ICD-10：L40.100）

患者姓名：	性别：	年龄：	门诊号：
初诊日期：　年　月　日	第一次复诊日期：　年　月　日		
第二次复诊日期：　年　月　日	第三次复诊日期：　年　月　日		
标准门诊治疗时间：4~12 周			

时间	门诊第 1 天	门诊第 2~3 周
主要诊疗工作	□ 询问病史及体格检查 □ 完成门诊初诊病历 □ 完成初步的病情评估和诊疗方案 □ 患者或其家属签署告知及授权委托书 □ 向患者或其家属交代注意事项，预约复诊日期	□ 询问病史及体格检查 □ 完成门诊复诊病历 □ 根据患者的病情变化和治疗反应及时调整治疗方案 □ 防治药物的不良反应
重点医嘱	门诊医嘱： □ 进行疾病的宣教 □ 饮食指导 □ 局部外用药物治疗 □ 维 A 酸类药物治疗（视病情） □ 免疫抑制剂治疗（视病情） □ 生物制剂治疗（视病情） □ 激素治疗（视病情） □ 抗菌药物治疗（视病情） □ 物理治疗（视病情） □ 中成药（必要时） □ 支持治疗（必要时） □ 血常规、尿常规、大便常规、肝功能、肾功能、电解质、血糖、血脂、尿酸、凝血功能、红细胞沉降率、抗链球菌溶血素 O、C 反应蛋白、感染性疾病筛查（必要时）、X 线胸片（必要时）、心电图（必要时）、腹部超声（必要时）	门诊医嘱： □ 饮食指导 □ 局部外用药物治疗 □ 维 A 酸类药物治疗（视病情） □ 免疫抑制剂治疗（视病情） □ 生物制剂治疗（视病情） □ 激素治疗（视病情） □ 保肝治疗（视病情） □ 降脂治疗（视病情） □ 合并症治疗 □ 复查血常规、尿常规、大便常规、肝功能、肾功能、电解质、血脂
病情变异记录	□ 无　□ 有，原因： 1. 2.	□ 无　□ 有，原因： 1. 2.
医师签名		

时间	门诊第 4~6 周	门诊第 6~12 周
主要诊疗工作	□ 询问病史及体格检查 □ 完成门诊复诊病历 □ 根据患者的病情变化和治疗反应及时调整治疗方案 □ 防治药物的不良反应	□ 询问病史及体格检查 □ 完成门诊复诊病历 □ 根据患者的病情变化和治疗反应及时调整治疗方案 □ 防治药物的不良反应 □ 维持治疗防复发
重点医嘱	门诊医嘱： □ 饮食指导 □ 局部外用药物治疗 □ 维 A 酸类药物治疗（视病情） □ 免疫抑制剂治疗（视病情） □ 生物制剂治疗（视病情） □ 激素治疗（视病情） □ 保肝治疗（视病情） □ 降脂治疗（视病情） □ 合并症治疗 □ 复查血常规、尿常规、大便常规、肝功能、肾功能、电解质、血脂	门诊医嘱： □ 饮食指导 □ 局部外用药物治疗 □ 维 A 酸类药物治疗（视病情） □ 免疫抑制剂治疗（视病情） □ 生物制剂治疗（视病情） □ 激素治疗（视病情） □ 保肝治疗（视病情） □ 降脂治疗（视病情） □ 合并症治疗 □ 复查血常规、尿常规、大便常规、肝功能、肾功能、电解质、血脂
病情变异记录	□ 无　□ 有，原因： 1. 2.	□ 无　□ 有，原因： 1. 2.
医师签名		

第十七章

脓疱型银屑病临床路径释义

【医疗质量控制指标】

指标一、住院脓疱型银屑病患者进行临床严重度评估的比例

指标二、住院脓疱型银屑病患者合并系统性感染筛查率

指标三、脓疱型银屑病治疗药物规范应用率

指标四、住院脓疱型银屑病治疗药物相关严重不良反应发生率

一、脓疱型银屑病编码

1. 原编码：

疾病名称及编码：脓疱型银屑病（ICD-10：L40.100）

2. 修改编码：

疾病名称及编码：脓疱型银屑病（ICD-10：L40.1）

二、临床路径检索方法

L40.100

三、国家医疗保障疾病诊断相关分组（CHS-DRG）

MDCJ 皮肤、皮下组织及乳腺疾病及功能障碍

JS1 重大皮肤疾患

四、脓疱型银屑病临床路径标准住院流程

（一）适用对象

第一诊断为脓疱型银屑病（ICD-10：L40.100）。

释义

■ 本路径使用对象为第一诊断为脓疱型银屑病的患者，通常指泛发性脓疱型银屑病，皮疹具特征性，结合组织病理可明确诊断。

（二）诊断依据

根据《临床诊疗指南·皮肤病与性病分册》（中华医学会编著，人民卫生出版社）、《临床技术操作规范·皮肤病与性病分册》（中华医学会编著，人民军医出版社）、《中国银屑病治疗指南》（中华皮肤科学分会银屑病学组，2013 年）。

1. 脓疱型银屑病：

（1）多为急性发病，可在数日至数周内脓疱泛发全身，先有密集的针尖大小的潜在的小脓疱，很快融合成脓湖。

（2）全身各处均可发疹，但以褶皱部及四肢屈侧为多见。有时甲床亦可出现小脓疱，甲板肥厚混浊。

（3）常伴有高热、关节肿痛及全身不适，血常规检查白细胞数增多。

（4）脓疱干涸后出现脱屑，在脱屑后又可出现新发脓疱，病程反复可达数月或更久。

2. 组织病理有辅助诊断价值：基本与寻常型银屑病相同，但棘层上部出现海绵状脓疱，疱内主要为中性粒细胞。真皮层炎症浸润较重，主要为淋巴细胞和组织细胞，有少量中性粒细胞。

3. 严重程度的分类：临床医师在制订合理的治疗方案前，需对银屑病的病情进行严重程度评估。

释义

■ 脓疱型银屑病的诊断依据典型的临床表现，结合组织病理。发生于孕妇的泛发性脓疱型银屑病也称疱疹样脓疱病。本病需与急性泛发性发疹性脓疱病、角层下脓疱病、湿疹继发感染等疾病鉴别。

■ 严重度评估标准：根据患者皮损情况（红斑、脓疱、是否合并融合性脓湖及黏膜受累情况等）、系统症状（发热程度、实验室指标：白细胞、红细胞沉降率、白蛋白、血清钙）等方面进行评分。根据分数高低进行轻、中、重度分级。泛发性脓疱型银屑病严重度评估见表17-1、表17-2。

表17-1　皮疹评估表

皮损情况	评分				
	有	>60%BSA	30%~60%BSA	<30%BSA	无
红斑面积		3□	2□	1□	0□
脓疱		3□	2□	1□	0□
融合性脓疱（脓湖）	1□				0□
黏膜疹	1□				0□
皮疹评分（合计）					

表17-2　皮疹评估表

实验室指标	评分		
	2	1	0
皮疹评分	6~8□	3~5□	0~2□
发热（℃）	≥39□	38~39□	<38□
红细胞沉降率（mm/h）	≥60□	30~59□	<30□
白细胞（$\times10^9$/L）	≥15□	10~14□	<10□
血浆白蛋白（g/L）		≤34□	≥35□
血清钙（g/dL）		≤82□	≥83□
严重程度评分（合计）			
总分	严重性		
0~2	轻□		
3~6	中度□		
7~12	重度□		

（三）治疗方案的选择

脓疱型银屑病的病情较重，可伴有发热等全身症状，大都需要系统治疗。全身症状严重者要注意加强支持疗法、预防并发症的发生，血浆输注有利于缓解病情，改善全身状况。其治疗的目的在于控制病情，延缓向全身发展的进程，减轻皮损及全身症状，稳定病情，减缓复发，尽量避免不良反应，提高患者生活质量。

1. 系统药物治疗：

（1）维A酸类药物。

（2）免疫抑制剂。

（3）糖皮质激素（其他系统药物不能控制，病情危重甚至危及生命时方考虑使用）。

（4）抗感染药物（伴有感染时）。

（5）免疫调节剂。

（6）中药。

2. 外用药物治疗。

3. 物理治疗。

4. 联合治疗。

5. 序贯疗法。

释义

■ 维A酸类药物为首选药物，糖皮质激素在其他系统药物不能控制、特殊人群（如孕妇）、病情危重甚至危及生命时方考虑使用。

■ 系统治疗中，可结合患者病情选用生物制剂。

■ 加强支持治疗；护理创面预防感染。

（四）标准住院日10~28天

释义

■ 脓疱型银屑病病情控制指征。

（1）临床症状及体征改善：①皮肤方面：脓疱干涸、消退，原有红斑颜色变淡、浸润减轻、面积减小，鳞屑减少，瘙痒、疼痛缓解；②系统方面：体温恢复正常，无畏寒、乏力等不适。

（2）实验室指标好转：白细胞、中性粒细胞、红细胞沉降率及C反应蛋白等与炎症相关的指标在正常范围内。

（3）未见需要处理的并发症如低白蛋白血症、电解质紊乱、系统感染等。

（4）无药物相关不良反应。

■ 没有需要主要处理的并发症及药物不良反应。治疗顺利的脓疱型银屑病标准住院时间为10~28天。

（五）进入路径标准

1. 第一诊断符合ICD-10：L40.100脓疱型银屑病疾病编码。

2. 当患者同时具有其他疾病诊断，但在住院期间不需要特殊处理也不影响第一诊断的临床路径流程实施时，可以进入路径。

释义

■ 进入路径的患者需符合脓疱型银屑病诊断标准。

■ 入院后常规检查发现以往没有发现的疾病或既往有基础疾病（如高血压、冠状动脉粥样硬化性心脏病、糖尿病、肝肾功能不全、各种感染等），经系统评估后对脓疱型银屑病诊断治疗无特殊影响，仅需要药物维持治疗者，可进入路径。若有合并症，可能会增加医疗费用，延长住院时间。

（六）入院第 1 天

1. 必需的检查项目：

（1）血常规、尿常规、大便常规+隐血。

（2）血液学检查：肝功能、肾功能、电解质、血糖、血脂、尿酸、红细胞沉降率、抗链球菌溶血素 O、C 反应蛋白、感染性疾病筛查（乙型肝炎、丙型肝炎、艾滋病、梅毒等）、凝血功能。

（3）皮肤活组织病理学检查（必要时）。

（4）X 线胸片、心电图、腹部超声。

2. 根据患者病情可选择的检查项目：

（1）结核菌素试验。

（2）肿瘤相关筛查：肿瘤抗原及标志物，超声、CT、MRI 检查，消化道钡餐或内镜检查。

（3）肺功能、肺高分辨率 CT（X 线胸片提示间质性肺炎者）、骨扫描（应用阿维 A 出现骨痛者）。

（4）尿妊娠试验（应用阿维 A 等治疗的妇女）。

释义

■ 入院后完善必须检查项目以评价患者的一般情况，通过对患者各个器官的系统评价以全面了解患者的皮肤外器官状况。主管医师应认真分析检查结果，及时发现异常情况并采取相应处置。

■ 若根据临床表现无法明确诊断，需行皮肤组织病理检查。

■ 如患者脓疱部分破溃，分泌物较多且有异味，完善创面分泌物微生物培养。

■ 如患者需使用生物制剂及免疫抑制剂治疗，需完善肺部影像学检查及结核菌素试验、结核感染 T 细胞斑点试验等感染指标筛查，排除活动性感染。

（七）住院期间检查项目

必须复查的检查项目：

1. 血常规、尿常规、大便常规。

2. 肝功能、肾功能、电解质、血脂。

释义

■ 住院期间需每周复查血常规、尿常规、便常规监测有无继发感染等情况发生；复查肝功能、肾功能、电解质、血脂监测有无药物性肝损伤、电解质紊乱、脂代谢异常等。

■ 建议复查红细胞沉降率、C 反应蛋白。复查炎症指标、血浆白蛋白及血清钙，结合患者症状、体征变化，便于进行疾病严重度评价。

（八）治疗药物与方案选择

1. 局部用药：依据病情选择收敛剂、润肤剂等。选择用药及用药时间长短应视病情而定。
2. 物理治疗：脓疱干涸消退后出现寻常型皮损，可酌情选择治疗方案。对于病情顽固或频繁复发的病例，脓疱缓解后可采用窄谱中波紫外线治疗，一般先从小剂量开始，每周 2~3 次，逐渐递增光疗剂量，取得满意疗效后可延长光疗间隔进行巩固治疗。
3. 系统用药：

（1）维 A 酸类药物：重症或顽固病例常需要系统用药，在无禁忌证的情况下首选阿维 A，成人起始剂量为 20~30mg/d，可酌情加量至 0.8~1.0mg/(kg·d)，通常每天不超过 60mg，一般 1~2 周可达到明显改善病情。具体用药及用药时间长短视病情而定。

（2）免疫抑制剂：在阿维 A 效果不满意或不耐受时，可选择使用细胞周期抑制剂或免疫抑制剂，常用的有甲氨蝶呤和环孢素，其他还包括吗替麦考酚酯、雷公藤多苷等，选择用药及用药时间长短视病情而定。

（3）生物制剂：文献报告生物制剂对各种脓疱型银屑病有效，常用的有依那西普、英夫利昔单抗、阿达木单抗等。选择该药及用药时间长短应当视病情而定。

（4）抗感染药物：主要用于伴有上呼吸道感染的脓疱型银屑病，如青霉素、红霉素、头孢菌素等。选择用药及用药时间长短应当视病情而定。

（5）中医中药：辨证施治。

（6）糖皮质激素：只有在病情特别严重或趋于衰竭、用其他措施不能有效控制或由于滥用激素诱发的病例，才慎重使用糖皮质激素。这种情况下推荐与阿维 A 或免疫抑制剂联合治疗，取得满意疗效后首先减少糖皮质激素的用量直至停用。

4. 联合疗法：联合疗法是指 2 种或 2 种以上的方法联用，局部治疗经常与光疗或系统治疗联用，从而使各种治疗的不良反应降至最低。光疗也可以与多种生物制剂联合治疗银屑病，提高治疗的有效率。
5. 序贯疗法：是指先使用一种强效药物清除皮损，然后改用一种更安全的、弱效的药物来维持治疗。

释义

■ 维 A 酸类药物为治疗本病的一线药物。育龄妇女若服用阿维 A，在停药 3 年内应采取避孕措施。服药期间密切检测血脂及肝功能。出现黏膜干燥、皮肤及毛发脱落等，予对症处理。服用甲氨蝶呤治疗前及治疗期间应密切监测血、尿常规及肝肾功能。服用环孢素 A 治疗前及治疗期间密切监测肾功能和血压。使用生物制剂前应排除活动性感染，使用期间密切监测感染指标及肺部影像学检查。治疗过程中需密切监测维 A 酸类药物及免疫抑制剂可能出现的不良反应。

■ 尽量选用温和的外用药物，如润肤剂，以减少刺激、避免诱发新的脓疱。

■ 加强对症支持治疗、纠正低蛋白血症、创面护理等非常重要。

■ 物理治疗：缓解期脓疱型银屑病患者可用中波紫外线维持治疗，急性期慎用光疗。

■ 生物制剂常用的有：①抗肿瘤坏死因子 α 单抗：依那西普、英夫利昔单抗、阿达木单抗等；②抗白介素 12/23 单抗：乌司奴单抗；③抗白介素 17A 单抗：司库奇尤单抗。

（九）出院标准

1. 临床症状好转，脓疱干涸、消退。
2. 没有需要住院处理的并发症。

释义

■ 出院标准：

（1）临床症状及体征改善：①皮肤方面：脓疱干涸、消退，原有红斑颜色变淡、浸润减轻、面积减小，鳞屑减少，瘙痒、疼痛缓解；②系统方面：体温恢复正常，无畏寒、乏力等不适。

（2）实验室指标好转：白细胞、中性粒细胞、红细胞沉降率及 C 反应蛋白等与炎症相关的指标在正常范围内。

（3）未见明显影响身体状况的并发症，如低白蛋白血症、电解质紊乱、系统感染等。

（4）无药物相关不良反应。

（十）变异及原因分析

1. 对常规治疗效果差，需延长住院时间。
2. 伴有其他基础疾病或并发症，需进一步诊断及治疗或转至其他相应科室诊治，延长住院时间。

释义

■ 微小变异：因为医院检验项目的及时性，不能按照要求完成检查；因为节假日不能按照要求完成检查；患者不愿配合完成相应检查，短期不愿按照要求出院随诊。

■ 重大变异：因基础疾病需要进一步诊断和治疗；因各种原因需要其他治疗措施；医院与患者或家属发生医疗纠纷，患者要求离院或转院；不愿按照要求出院随诊而导致入院时间明显延长。

五、脓疱型银屑病临床路径给药方案

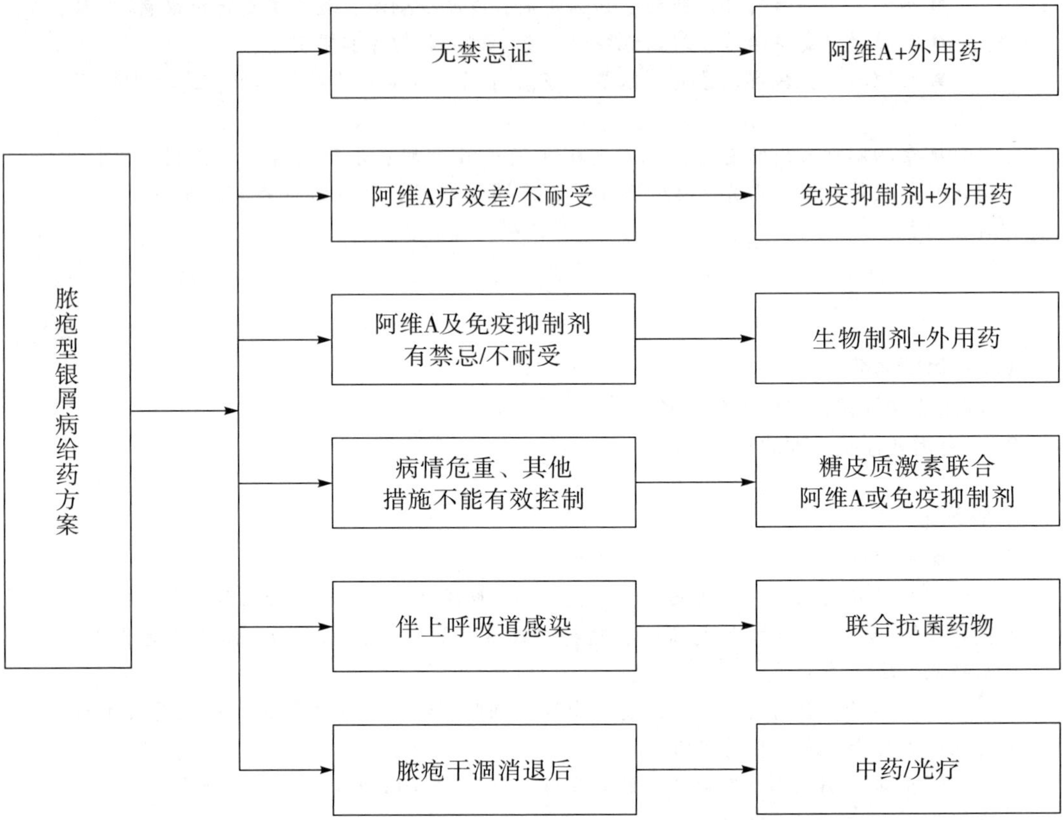

【用药选择】

1. 维 A 酸类药物为治疗本病的一线药物。起始剂量偏大，通常 0.75~1mg/(kg·d)。

2. 发热者应查血培养，警惕经皮感染。皮肤糜烂严重的患者加强皮肤护理，收敛、创面保护、防止感染：加用抗菌药物，如莫匹罗星等。注意加强支持治疗，如电解质紊乱（低钙）、低蛋白血症等的纠正。

3. 中药治疗原则遵循急则治其标、缓则治其本的治疗原则。清热解毒，贯穿始终：急性期治以清热凉血、解毒除湿为主；病程中后期出现热盛伤阴者，治以清热凉血、益气养阴为常法，辨证佐以活血解毒。

【药学提示】

1. 阿维 A 服药后需检查皮肤黏膜不良反应，同时每个月检查 1 次肝功能，每 2 个月检查 1 次血常规，服药后第 1 个月检查 1 次血脂，如无异常可在 4 个月后复查。育龄期妇女每月进行妊娠检测。服药前如血糖及肾功能正常，通常服药后不需要监测。

2. 生物制剂：常用的有抗肿瘤坏死因子 α 单抗：依那西普、英夫利昔单抗、阿达木单抗等；抗白介素 12/23 单抗：乌司奴单抗；抗白介素 17A 单抗：司库奇尤单抗等。使用前应排除活动性感染、肿瘤，使用期间密切监测感染指标及肺部影像学检查等。

六、脓疱型银屑病患者护理规范

保持充足睡眠，加强休息，避免上呼吸道感染等；若合并感染需积极消除感染性病灶；加强皮肤护理；监控系统并发症、合并症，积极对症处理；重视情志护理，避免情志刺激，解除思想顾虑。

1. 皮肤护理：

（1）实行保护性隔离：脓疱型银屑病虽为无菌性脓疱，但重症者多为泛发性脓疱，形成脓湖，易破溃，继发感染风险高。因此必要时需实行保护性隔离。

（2）药浴：杀菌、消炎、镇静、保护作用，可选择淀粉浴或 1∶100 000 高锰酸钾（需关注药物刺激）。

（3）换药：手法温和，主要以保湿、滋润、收敛为目的。

（4）避免物理、化学性物质刺激，防止外伤和滥用药物。

2. 发热护理：大部分患者有不同程度的发热，期间需密切关注患者的生命体征变化做好护理记录。嘱患者卧床休息，减少活动。必要时遵医嘱进行物理降温、药物退热等。

3. 心理护理：脓疱型银屑病多为慢性复发性炎症性疾病，严重影响患者及家属的生活质量，对患者身心均带来严重困扰。皮损所致的外形损毁、系统症状所致的躯体痛苦影响患者自信心及正常工作生活，其所带来的社交回避及苦恼是脓疱型银屑病患者的主要心理状况。护理人员通过鼓励患者，正确、科学进行患者教育，让患者正视疾病，引导患者用积极的心态来面对社交。

七、脓疱型银屑病患者营养治疗规范

1. 治疗服药期间，饮食宜清淡，忌食生冷、肥甘、厚腻、辛辣食物。

2. 对于病情重、病程长患者需加强营养摄入，宜予优质高蛋白饮食。

八、脓疱型银屑病患者健康宣教

1. 脓疱型银屑病是一种慢性、复发性、系统性、炎症性疾病，临床表现为在正常皮肤或红斑处出现的多发米粒大小无菌性脓疱，伴随发热、寒战、乏力等系统症状。

2. 本病目前病因、诱因不明，多种基因突变参与到本病的发病机制中，药物、感染、妊娠、劳累、低钙血症等均可诱发本病出现。

3. 对于既往合并寻常型银屑病患者，在系统及外用治疗方面需慎重，温和为主，避免刺激性治疗，尤其是应用糖皮质激素时，减量需缓慢、规律，避免长时间、大面积应用及骤然减药或撤药，否则易诱发脓疱型银屑病出现。

4. 加强户外体育锻炼，提高身体抗病能力。秋冬气候多变，注意加减衣物，避免上呼吸道感染等，有报道感染可诱发脓疱型银屑病出现。

5. 本病需要长期、系统、规律药物治疗，否则容易复发，降低患者及其家庭的生活质量，为患者带来严重的身心负担。

九、推荐表单

（一）医师表单

脓疱型银屑病临床路径医师表单

适用对象：第一诊断为脓疱型银屑病（ICD-10：L40.100）

患者姓名：	性别：　　年龄：　　门诊号：	住院号：
住院日期：　　年　月　日	出院日期：　　年　月　日	标准住院日：10~28天

时间	住院第1天	住院第2天
主要诊疗工作	□ 询问病史及体格检查 □ 完成住院病历 □ 完成初步的病情评估和诊疗方案 □ 患者或其家属签署告知及授权委托书	□ 上级医师查房 □ 根据实验室检查的结果，完成病情评估并制订治疗计划 □ 必要时请相关科室会诊 □ 患者或其家属签署接受化疗治疗知情同意书（使用免疫抑制剂者） □ 签署自费药物协议书、生物制剂治疗同意书
重点医嘱	**长期医嘱：** □ 皮肤科护理常规 □ 健康教育 □ 饮食（根据病情） □ 局部外用药物治疗 □ 物理治疗（必要时） □ 抗炎治疗（必要时） □ 中成药（必要时） **临时医嘱：** □ 血常规、尿常规、大便常规 □ 肝功能、肾功能、电解质、血糖、血脂、尿酸、凝血功能 □ 红细胞沉降率、抗链球菌溶血素O、C反应蛋白、感染性疾病筛查（必要时） □ X线胸片、心电图、腹部超声	**长期医嘱：** □ 局部外用药物治疗 □ 维A酸类药物（视病情） □ 免疫抑制剂（视病情） □ 生物制剂治疗（视病情） □ 保肝治疗（视病情） □ 降脂治疗（视病情） □ 支持治疗 □ 合并症治疗 **临时医嘱：** □ 相关科室会诊（必要时）
病情变异记录	□ 无　□ 有，原因： 1. 2.	□ 无　□ 有，原因： 1. 2.
护士签名		
医师签名		

时间	住院第 3~14 天	住院第 15~28 天（出院日）
主要诊疗工作	□ 观察血压等生命体征 □ 根据患者的病情变化和治疗反应及时调整治疗方案 □ 防治药物的不良反应	□ 上级医师诊疗评估，确定患者是否可以出院 □ 完成出院小结 □ 向患者及其家属交代出院后注意事项，预约复诊日期
重点医嘱	**长期医嘱：** □ 抗菌药物：根据咽拭子培养及药敏结果用药（有上呼吸道感染者，必要时） **临时医嘱：** □ 复查血常规、尿常规、大便常规、肝功能、肾功能、电解质、血脂、血糖	**临时医嘱：** □ 出院带药 □ 健康教育 □ 门诊随诊
病情变异记录	□ 无　□ 有，原因： 1. 2.	□ 无　□ 有，原因： 1. 2.
护士签名		
医师签名		

（二）护士表单

脓疱型银屑病临床路径护士表单

适用对象：第一诊断为脓疱型银屑病（ICD-10：L40.100）

患者姓名：	性别：　年龄：　门诊号：	住院号：
住院日期：　年　月　日	出院日期：　年　月　日	标准住院日：10~28天

时间	住院第1天	住院第2天
健康宣教	□ 入院宣教（环境、设施、人员） □ 进行疾病和安全宣教	□ 提供有关银屑病护理知识 □ 指导患者完成各项检查及会诊 □ 确保患者遵医嘱完成治疗
护理处置	□ 入院护理评估 □ 制订护理计划，填写护理纪录 □ 静脉取血（当天或次日晨取血）	□ 注意患者用药情况，尤其药物不良反应。嘱其一定要遵医嘱完成用药 □ 继续认真观察和处理药物的不良反应，发现不良反应应及时请示医生
基础护理	□ 监测体温、血压 □ 危重患者心电监护并记录24小时出入量	□ 监测体温、血压 □ 危重患者心电监护并记录24小时出入量 □ 应用免疫抑制剂的患者监测其血常规及肝功能、肾功能
专科护理	□ 观察皮疹变化 □ 皮肤科局部上药	□ 观察皮疹变化 □ 皮肤科局部上药
重点医嘱	□ 详见医嘱执行单	□ 详见医嘱执行单
病情变异记录	□ 无　□ 有，原因： 1. 2.	□ 无　□ 有，原因： 1. 2.
护士签名		

时间	住院第 3~14 天	住院第 15~28 天（出院日）
健康宣教	□ 提供有关银屑病护理知识 □ 指导患者完成各项检查及会诊 □ 确保患者遵医嘱完成治疗	□ 提供有关银屑病护理知识 □ 指导患者完成各项检查及会诊 □ 嘱患者定期随访，遵医嘱增减用药 □ 向患者交代出院注意事项及复查日期 □ 指导患者办理出院手续 □ 通知住院处 □ 出院健康宣教
护理处置	□ 注意患者用药情况，尤其药物不良反应。嘱其一定要遵医嘱完成用药 □ 继续认真观察和处理药物的不良反应，发现不良反应应及时请示医生	□ 注意患者用药情况，尤其药物不良反应。嘱其一定要遵医嘱完成用药 □ 继续认真观察和处理药物的不良反应，发现不良反应应及时请示医生
基础护理	□ 监测体温、血压 □ 危重患者心电监护并记录 24 小时出入量 □ 应用免疫抑制剂的患者监测其血常规及肝功能、肾功能	□ 监测体温、血压 □ 危重患者心电监护并记录 24 小时出入量 □ 应用免疫抑制剂的患者监测其血常规及肝功能、肾功能
专科护理	□ 观察皮疹变化 □ 皮肤科局部上药	□ 观察皮疹变化 □ 皮肤科局部上药
重点医嘱	□ 详见医嘱执行单	□ 详见医嘱执行单
病情变异记录	□ 无　□ 有，原因： 1. 2.	□ 无　□ 有，原因： 1. 2.
护士签名		

（三）患者表单

脓疱型银屑病临床路径患者表单

适用对象：第一诊断为脓疱型银屑病（ICD-10：L40.000）

患者姓名：	性别：　　年龄：　　门诊号：	住院号：
住院日期：　　年　月　日	出院日期：　　年　月　日	标准住院日：10~28天

时间	住院第1天	住院第2天
医患配合	□ 配合病史询问 □ 配合体格检查 □ 告知既往基础用药 □ 患者及家属与医师交流了解病情 □ 签署告知及授权委托书、接受阿维A治疗知情同意书、病危通知书（重症者）	□ 配合医师日常查房 □ 观察皮疹变化 □ 配合完成各项入院常规及特殊检查 □ 如有需要，配合签署自费用品协议书、免疫抑制剂/生物制剂知情同意书等 □ 患者及家属与医师交流了解病情
护患配合	□ 接受入院宣教 □ 接受入院护理评估 □ 配合测量体温、脉搏、呼吸、血压、体重等 □ 配合完成治疗前护理评估单（简单询问病史、过敏史、用药史） □ 有任何不适告知护士	□ 配合测量体温、脉搏、呼吸、血压等情况 □ 观察皮疹变化 □ 接受相关化验检查宣教，正确留取标本，配合检查 □ 有任何不适告知护士 □ 接受疾病及用药等相关知识指导
饮食	□ 多饮水，少食辛辣，忌饮酒，忌油腻等	□ 多饮水，少食辛辣，忌饮酒，忌油腻等
排泄	□ 保持排便通畅 □ 注意尿量	□ 保持排便通畅 □ 注意尿量
活动	□ 适中，卧床休息（重症者）	□ 适中，卧床休息（重症者）

时间	住院第 3~14 天	住院第 15~28 天
医患配合	□ 配合医师日常查房 □ 观察皮疹变化 □ 配合完成各项入院常规及特殊检查 □ 如有需要，配合签署自费用品协议书、免疫抑制剂/生物制剂知情同意书等 □ 患者及家属与医师交流了解病情	□ 配合医师日常查房 □ 观察皮疹变化 □ 患者及家属与医师交流了解病情 □ 学习出院注意事项 □ 了解复查程序 □ 办理出院手续 □ 获取出院诊断书 □ 获取出院带药
护患配合	□ 配合测量体温、脉搏、呼吸、血压等情况 □ 观察皮疹变化 □ 接受相关检查宣教，正确留取标本，配合检查 □ 有任何不适告知护士 □ 接受疾病及用药等相关知识指导	□ 配合测量体温、脉搏、呼吸、血压等情况 □ 观察皮疹变化 □ 接受相关检查宣教，正确留取标本，配合检查 □ 有任何不适告知护士 □ 接受疾病及用药等相关知识指导 □ 接受出院前健康宣教
饮食	□ 多饮水，少食辛辣，忌饮酒，忌油腻等	□ 多饮水，少食辛辣，忌饮酒，忌油腻等
排泄	□ 保持排便通畅 □ 注意尿量	□ 保持排便通畅 □ 注意尿量
活动	□ 适中，卧床休息（重症者）	□ 适中，卧床休息（重症者）

附：原表单（2016 年版）

脓疱型银屑病临床路径表单

适用对象：第一诊断为脓疱型银屑病（ICD-10：L40.100）

患者姓名：	性别：　年龄：　住院号：	
住院日期：　年　月　日	出院日期：　年　月　日	标准住院日：15~28 天

时间	住院第 1 天	住院第 2 天
主要诊疗工作	□ 询问病史及体格检查 □ 完成住院病历 □ 完成初步的病情评估和诊疗方案 □ 患者或其家属签署告知及授权委托书	□ 上级医师查房 □ 根据实验室检查的结果，完成病情评估并制订治疗计划 □ 必要时请相关科室会诊 □ 患者或其家属签署接受化疗治疗知情同意书（使用免疫抑制剂者） □ 签署自费药物协议书、生物制剂治疗同意书
重点医嘱	**长期医嘱：** □ 皮肤科护理常规 □ 健康教育 □ 饮食（根据病情） □ 局部外用药物治疗 □ 物理治疗（必要时） □ 抗炎治疗（必要时） □ 中成药（必要时） **临时医嘱：** □ 血常规、尿常规、大便常规 □ 肝功能、肾功能、电解质、血糖、血脂、尿酸、凝血功能 □ 红细胞沉降率、抗链球菌溶血素 O、C 反应蛋白、感染性疾病筛查（必要时） □ X 线胸片、心电图、腹部超声	**长期医嘱：** □ 局部外用药物治疗 □ 维 A 酸类药物（视病情） □ 免疫抑制剂（视病情） □ 生物制剂治疗（视病情） □ 保肝治疗（视病情） □ 降脂治疗（视病情） □ 支持治疗 □ 合并症治疗 **临时医嘱：** □ 相关科室会诊（必要时）
主要护理工作	□ 进行疾病和安全宣教 □ 入院护理评估 □ 制订护理计划 □ 帮助患者完成辅助检查	□ 观察患者病情变化
病情变异记录	□ 无　□ 有，原因： 1. 2.	□ 无　□ 有，原因： 1. 2.
护士签名		
医师签名		

时间	住院第 3~14 天	住院第 15~28 天 （出院日）
主要诊疗工作	□ 观察血压等生命体征 □ 根据患者的病情变化和治疗反应及时调整治疗方案 □ 防治药物的不良反应	□ 上级医师诊疗评估，确定患者是否可以出院 □ 完成出院小结 □ 向患者及其家属交代出院后注意事项，预约复诊日期
重点医嘱	**长期医嘱：** □ 抗菌药物：根据咽拭子培养及药敏结果用药（有上呼吸道感染者，必要时） **临时医嘱：** □ 复查血常规、尿常规、大便常规、肝功能、肾功能、电解质、血脂、血糖	**临时医嘱：** □ 出院带药 □ 健康教育 □ 门诊随诊
主要护理工作	□ 观察患者病情变化	□ 通知出院处 □ 帮助患者办理出院手续 □ 出院后疾病指导
病情变异记录	□ 无 □ 有，原因： 1. 2.	□ 无 □ 有，原因： 1. 2.
护士签名		
医师签名		

第十八章

关节病型银屑病临床路径释义

【医疗质量控制指标】

指标一、诊断应基于病史、临床表现及辅助检查

指标二、应建立个体化分层治疗方案

指标三、同时对患者存在的皮损与共病进行治疗

一、关节病型银屑病编码

疾病名称及编码：关节病型银屑病（ICD-10：L40.5+）

二、临床路径检索方法

L40.5+

三、国家医疗保障疾病诊断相关分组（CHS-DRG）

MDCI 肌肉、骨骼疾病及功能障碍

IT2 慢性炎症性肌肉骨骼结缔组织疾患

四、关节病型银屑病临床路径标准住院流程

（一）适用对象

第一诊断为关节病型银屑病（ICD-10：L40.5+）。

释义

■ 关节病型银屑病又称银屑病性关节炎，患者除有银屑病损害外，还合并有关节症状和体征。在中国银屑病患者中的发生率为6%~13%。

（二）诊断依据

根据《临床诊疗指南·皮肤病与性病分册》（中华医学会编著，人民卫生出版社）、《临床技术操作规范·皮肤病与性病分册》（中华医学会编著，人民军医出版社）、《中国银屑病治疗指南》（中华皮肤科学分会银屑病学组，2008年）。

1. 多数病例关节炎继发于寻常型银屑病发病之后，或寻常型银屑病多次发病后，症状恶化而发生关节改变，或与脓疱型银屑病或红皮病型银屑病并发。
2. 少数病例（约10%）银屑病皮损出现在关节炎表现之后。
3. 大小关节均可侵及，典型受累关节为远端指（趾）间关节，颈椎、腰椎、骶髂关节、肘关节、膝关节等关节均可受累。
4. 受累关节红肿、疼痛，重者大关节积液、活动受限，长久以后出现关节强直、畸形损毁。
5. X线检查可见类似于类风湿性关节炎改变，类风湿因子阴性，部分患者HLA-B27（+）。
6. 病程慢性，关节症状进行性发展。

释义

■ 具有上述关节炎症状且血清类风湿因子阴性，伴有银屑病皮损为诊断本病的主要依据。

■ 伴随皮损多为广泛分布的顽固性蛎壳状银屑病皮损，也可能伴随红皮病型银屑病或脓疱型银屑病皮损。也有皮肤症状轻微受累面积低于5%的PSA或仅有银屑病甲与/或头皮损害的PSA。

■ 皮肤病理主要用于皮损不典型病例的鉴别诊断。

（三）治疗方案的选择

根据《临床诊疗指南·皮肤病与性病分册》（中华医学会编著，人民卫生出版社）、《临床技术操作规范·皮肤病与性病分册》（中华医学会编著，人民军医出版社）、《中国银屑病治疗指南》（中华皮肤科学分会银屑病学组，2008年）。

1. 外用药物治疗。
2. 物理治疗。
3. 系统用药：

（1）非甾体类抗炎药（nonsteroidal anti-inflammatory drugs，NSAIDs）。
（2）免疫抑制剂。
（3）来氟米特。
（4）生物制剂。
（5）维A酸类药。
（6）糖皮质激素。
（7）免疫调节剂。
（8）中医中药。

4. 联合疗法：联合疗法是指2种或2种以上的方法联用，局部治疗经常与光疗或系统治疗联用，从而使各种治疗的不良反应降至最低。常用甲氨蝶呤（methotrexate，MTX）与生物制剂联合治疗控制关节病型银屑病，安全性和有效性均较高。
5. 其他：健康教育和心理治疗等。

释义

■ 在治疗皮损的基础上，缓解关节肿痛，保护功能，防止关节畸形损毁是治疗的关键。及时、合理的治疗可减少关节畸形损毁的发生，改善皮损，提高生活质量，减轻患者的社会、心理压力。

■ 治疗过程中与患者沟通并对患者病情进行评估是治疗的重要环节。

■ 应当给予联合、轮换或序贯、分层治疗。同时密切监测药物不良反应。

■ 免疫抑制药物可归于改善病情类的抗风湿药。

（四）标准住院日10~30天

释义

■ 根据患者具体情况，住院时间可以低于或高于上述住院天数。

（五）进入路径标准

1. 第一诊断必须符合 ICD-10：L40.5+寻常型银屑病疾病编码。
2. 当患者同时具有其他疾病诊断，但在住院期间不需要特殊处理也不影响第一诊断的临床路径流程实施时，可以进入路径。

释义

■ 患者同时具有其他疾病影响第一诊断的临床路径流程实施时均不适合进入临床路径。

（六）入院第 1 天

1. 必需的检查项目：
（1）血常规、尿常规、大便常规+隐血。
（2）血液学检查：肝功能、肾功能、电解质、血糖、血脂、类风湿因子、HLA-B27、抗核抗体、抗 ENA 抗体、免疫球蛋白、红细胞沉降率、抗链球菌溶血素 O、C 反应蛋白、感染性疾病筛查（乙型肝炎、丙型肝炎、艾滋病、梅毒等）。
（3）X 线胸片、心电图。
（4）受累关节 X 线片。
2. 根据患者病情可选择的检查项目：
（1）结核菌素试验；肿瘤相关筛查：肿瘤抗原及标志物，选择行超声、CT、MRI 检查，消化道钡餐或内镜检查；心脏彩超等（应用生物制剂治疗者）。
（2）肺功能、肺高分辨率 CT（X 线胸片提示间质性肺炎者）、骨扫描（应用阿维 A 出现骨痛者）。
（3）尿妊娠试验（应用阿维 A 等治疗的妇女）。
（4）皮肤组织活检+病理检查。

释义

■ 部分检查可以在门诊完成。

■ 根据病情部分检查可以不进行。

■ 典型皮损可根据临床表现诊断者不需要进行皮肤活检。

■ 如果近期进行了胸部 X 线或胸部 CT 检查且无呼吸系统症状者可以不进行胸部 X 线正侧位片。

■ 对于应用生物制剂治疗者，可完善结核感染 T 细胞斑点试验；对于炎症性病变明显时，可完善关节 MRI。

（七）住院期间检查项目

必须复查的检查项目：
1. 血常规、尿常规、大便常规+隐血。
2. 肝功能、肾功能、电解质。

（八）治疗药物与方案选择

1. 局部外用用药：皮肤损害依据病情选择润肤剂、角质促成剂、角质松解剂、维生素 D_3 衍生物、糖皮质激素、维A酸类制剂、地蒽酚、焦油类等各种外用制剂。选择用药及用药时间长短应视病情而定。中/强效的糖皮质激素、钙泊三醇、他扎罗汀可作为局部治疗的一线药物。

2. 物理治疗：可选用窄谱中波紫外线（narrow-band ultraviolet B，NB-UVB）、光化学疗法、宽谱中波紫外线等物理治疗手段。治疗时间频率等应视病情而定。NB-UVB是目前国内常用的光疗，可单独使用或与一些外用制剂和/或系统用药联合应用。可用于各种临床类型的银屑病。皮损为红皮病型和脓疱型银屑病的患者慎用。

3. 系统用药：

（1）NSAIDs：治疗关节病型银屑病的一线治疗药物，适用于轻中度活动性关节炎者，具有抗炎、镇痛的作用，对皮损及关节破坏无效，且不良反应明显，尤其是胃肠道反应。治疗剂量应个体化，避免同时使用2种以上NSAIDs。

（2）免疫抑制剂：可选用MTX、环孢素A、柳氮磺胺吡啶等，选择用药及用药时间长短应当视病情而定。

（3）来氟米特：可改善关节症状，控制银屑病皮损发展，阻止受累关节的放射学进展。

（4）生物制剂：依那西普是一种注射用重组人Ⅱ型TNF-α受体抗体融合蛋白，目前在国内临床应用较多，有显著改关节病型银屑病皮肤和关节的作用，安全性亦较高。是否选择该药及用药时间长短应当视病情及患者经济情况而定。

（5）维A酸类药物：选用阿维A，选择用药及用药时间长短应当视病情而定。

（6）糖皮质激素：在关节炎症状急性进展期可系统应用糖皮质激素，但需在使用其他药物无明显效果时，并根据患者全身情况酌情应用。

（7）免疫调节剂：转移因子、胸腺肽等，选择用药及用药时间长短应视病情而定。

（8）中医中药：辨证施治。

4. 联合疗法：联合疗法是指2种或2种以上的方法联用，局部治疗经常与光疗或系统治疗联用，从而使各种治疗的不良反应降至最低。

5. 其他：健康教育和心理治疗等。

（九）出院标准

1. 临床症状好转。
2. 没有需要住院处理的并发症。

释义

■ 如果出现并发症，是否需要继续住院处理，由主管医师具体决定。

■ 由于该病具有高度异质性，应进行个体化分层治疗。

■ 目前应用于银屑病治疗的生物制剂包括TNF-α拮抗剂，如英夫利昔单抗、依那西普、阿达木单抗，IL-12/23拮抗剂如乌司奴单抗，IL-17A拮抗剂如司库奇尤单抗、依奇珠单抗等，均已进入银屑病及银屑病性关节炎的医保用药。结合疗效与安全性，治疗宜从IL-17抑制剂开始。

（十）变异及原因分析

1. 对常规治疗效果差，需延长住院时间。
2. 伴有其他基础疾病或并发症，需进一步诊断及治疗或转至其他相应科室诊治，延长住院时间，增加住院费用。

释义

■ 微小变异：因为医院检验项目的及时性，不能按照要求完成检查；因为节假日不能按照要求完成检查；患者不愿配合完成相应检查，短期不愿按照要求出院随诊。

■ 重大变异：因基础疾病需要进一步诊断和治疗；因各种原因需要其他治疗措施；医院与患者或家属发生医疗纠纷，患者要求离院或转院；不愿按照要求出院随诊而导致入院时间明显延长。

五、关节病型银屑病临床路径给药方案

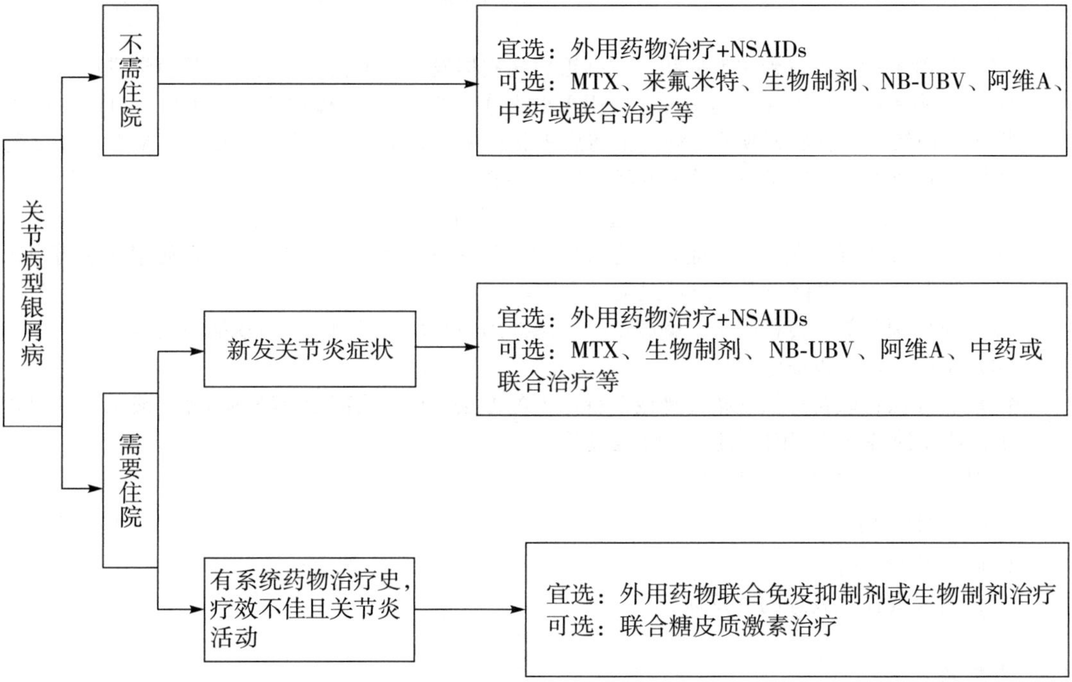

【用药选择】

1. NSAIDs：具有镇痛抗炎作用，可缓解关节肿痛症状。为中轴关节受累患者的一线治疗方案，外周关节受累者也可选用，但应避免联合应用多种 NSAIDs。

2. 免疫抑制剂：

（1）MTX：口服 7.5～15mg，每周 1 次，特殊情况可皮下注射、肌内注射或静脉给药；儿童剂量为每周 $10mg/m^2$；累及剂量达 1.5g 时需高度警惕药物相关不良反应。

（2）柳氮磺吡啶：可减轻关节疼痛及炎症，改善晨僵。剂量：第 1 周 0.5～1.0g/d，分 2 次，之后每周增加 0.5g，维持剂量通常为 2.0g/d。用药期间，需更加警惕药疹。

（3）环孢素：起始剂量 2.5～3.5mg/(kg·d)，不超过 5mg/(kg·d)，可分 1～2 次口服，一般情况下，12 周时评估治疗效果，疗程不超过 2 年。

3. 来氟米特：通常剂量为 20mg/d，一般情况下 4 周内起效。该药有致畸作用，孕妇禁用。

4. 生物制剂：目前我国批准用于银屑病治疗的包括 TNF-α 拮抗剂，如英夫利昔单抗、依那西普、阿达木单抗等，IL-12/23 拮抗剂如乌司奴单抗，IL-17A 拮抗剂如司库奇尤单抗等。

用法用量如下：

（1）依那西普：成人25mg皮下注射，每周2次；或50mg皮下注射，每周1次。儿童（大于4岁）0.8mg/kg皮下注射，每周1次。

（2）英夫利昔单抗：5mg/kg，静脉输液，第0、2、6周分别给1次，之后每8周1次。

（3）阿达木单抗：第0周皮下注射80mg，第1周皮下注射40mg，之后每2周皮下注射40mg。

（4）戈利木单抗：皮下注射，50~100mg，每月1次。

（5）培塞利珠单抗：200mg皮下注射，每2周1次或400mg皮下注射，每4周1次。

（6）乌司奴单抗：体重小于100kg，单次剂量为45mg皮下注射；体重大于100kg，单次剂量为90mg皮下注射，第0、4周分别给药1次，之后每12周给药1次。

（7）司库奇尤单抗：每次300mg，分2个部位皮下注射，第0、1、2、3、4周分别给药1次，之后每4周给药1次。

（8）依奇珠单抗：皮下注射，第0周给药160mg，第2、4、6、8、10、12周分别给药80mg一次，之后每4周给药80mg一次。

5. 维A酸类药物：单药治疗剂量通常为25mg/d或50mg/d。

6. 糖皮质激素：可用于关节内或腱鞘注射治疗，但不宜长期应用。

7. 中医中药：如雷公藤多苷、白芍总苷等，但证据级别低。

【药学提示】

1. NSAIDs药物不良反应明显，尤其胃肠道不良反应，重者可出现消化道溃疡和出血。注意治疗剂量个体化，足量无明显效果再改用另外一种，避免同时使用两种NSAIDs。

2. MTX服用过程中注意监测血常规、肝功能、肾功能，同时给予叶酸5mg每日1次口服，可减缓恶心贫血等症状。注意MTX的累积不良反应，可根据情况与其他药物交替治疗。

3. 环孢素A主要不良反应有肾毒性、高血压、胃肠道反应等。在治疗前和治疗期间均应监测肾功能和血压。庆大霉素、复方磺胺甲噁唑、西咪替丁、雷尼替丁、双氯芬酸等药物均与环孢素有协同肾毒性。

4. 生物制剂治疗寻常型银屑病安全性及有效性均高，使用前需排除患者有结核感染、潜在恶性肿瘤等可能。在使用过程中注意监测有无过敏反应、肌痛、结核播散、加重充血性心力衰竭等情况发生。

5. 维A酸类药物主要不良反应为致畸，育龄女性患者需在知情同意后嘱其停药后2年之内避孕。服药期间可有皮肤黏膜干燥症状、皮肤弥漫脱屑及毛发脱落等。长期服用需注意监测血脂、肝功能。

【注意事项】

1. 根据患者寻常型银屑病严重程度、用药史、全身情况、经济情况及患者需求制订个体化治疗方案。

2. 应用生物制剂时，需监测乙型肝炎、结核感染等特殊感染。

六、关节型银屑病患者护理规范

1. 皮肤方面：日常关注患者皮损变化，包括部位、大小、形状、鳞屑以及是否合并感染等，嘱患者避免搔抓，加强润肤等。

2. 关节方面：防跌倒，关节肿痛明显的患者，应协助患者翻身、适量的主动或被动关节活动等，减少压疮发生；关节症状相对稳定的患者，应指导患者进行日常必要的活动等。锻炼要循序渐进，避免造成损伤。

3. 心理方面：因该病患者易产生焦虑、抑郁等心理问题，需关注患者心理变化。

4. 在日常护理中，关注药物相关不良反应。

七、关节型银屑病患者营养治疗规范

1. 戒烟戒酒，避免辛辣刺激性饮食。
2. 饮食均衡，保证营养摄入，避免接触诱发或加重银屑病的食物。

八、关节型银屑病患者健康宣教

1. 正确认识疾病，保持良好的心理状态。
2. 科学饮食，合理摄入蛋白质等。
3. 保持良好的生活习惯，减重可能对病情有帮助。
4. 避免接触刺激性物质。
5. 进行适当的锻炼。

九、推荐表单

（一）医师表单

关节病型银屑病临床路径医师表单

适用对象：第一诊断为关节病型银屑病（ICD-10：L40.5+）

患者姓名：	性别：　年龄：　门诊号：	住院号：
住院日期：　年　月　日	出院日期：　年　月　日	标准住院日：10~30 天

时间	住院第 1 天	住院第 2 天
主要诊疗工作	□ 询问病史及体格检查 □ 完成住院病历 □ 完成初步的病情评估和诊疗方案 □ 患者或其家属签署告知及授权委托书	□ 上级医师查房 □ 根据实验室检查的结果，完成病情评估并制订治疗计划 □ 必要时请免疫科等相关科室会诊 □ 患者或其家属签署接受化疗治疗知情同意书（使用免疫抑制剂者） □ 患者或其家属签署接受光疗治疗知情同意书 □ 签署自费用品协议书、生物制剂治疗同意书（使用生物制剂者）
重点医嘱	**长期医嘱：** □ 皮肤科护理常规 □ 饮食（根据病情） □ 局部外用药物治疗 □ 物理治疗（必要时） □ 中成药（必要时） **临时医嘱：** □ 血常规、尿常规、大便常规+隐血 □ 肝功能、肾功能、电解质、血糖、血脂、抗核抗体、类风湿因子、HLA-B27、免疫球蛋白、红细胞沉降率、抗链球菌溶血素O、C 反应蛋白、感染性疾病筛查 □ X 线胸片、心电图、关节片	**长期医嘱：** □ 局部外用药物治疗（视病情） □ NSAIDs（视病情） □ 免疫抑制剂（视病情） □ 生物制剂治疗（视病情） □ 保肝治疗（视病情） □ 支持治疗 □ 合并症治疗 **临时医嘱：** □ 请免疫科等相关科室会诊（必要时）
病情变异记录	□ 无　□ 有，原因： 1. 2.	□ 无　□ 有，原因： 1. 2.
医师签名		

时间	住院第 3~10 天	住院第 10~30 天
主要诊疗工作	□ 观察血压等 □ 根据患者的病情变化和治疗反应及时调整治疗方案 □ 防治药物的不良反应	□ 上级医师诊疗评估，确定患者是否可以出院 □ 完成出院小结 □ 向患者及其家属交代出院后注意事项，预约复诊日期
重点医嘱	**长期医嘱：** □ 抗菌药物：根据咽拭子培养及药敏结果用药（有上呼吸道感染者） **临时医嘱：** □ 复查大便常规+隐血、血常规、尿常规、肝功能、肾功能、电解质等	**临时医嘱：** □ 出院带药 □ 门诊随诊
病情变异记录	□ 无 □ 有，原因： 1. 2.	□ 无 □ 有，原因： 1. 2.
医师签名		

（二）护士表单

关节病型银屑病临床路径护士表单

适用对象：第一诊断为关节病型银屑病（ICD-10：L40.5+）

患者姓名：	**性别：　年龄：　门诊号：**		**住院号：**
住院日期：　年　月　日	**出院日期：**　年　月　日		**标准住院日：** 10~30天

时间	住院第1天	住院第2~10天	住院第10~30天（出院日）
健康宣教	□ 住院须知 □ 防跌倒 □ 鼓励患者保持良好睡眠 □ 介绍病区环境及相关规章制度	□ 疾病宣教 □ 皮肤护理宣教 □ 特殊检查宣教	□ 出院后保持心情舒畅 □ 出院饮食、睡眠宣教 □ 出院后保持个人卫生 □ 出院后适量活动及注意事项
护理处置	□ 入院护理评估 □ 饮食指导、心理护理	□ 晨空腹抽血 □ 协助患者完成各项检查 □ 告知特殊检查注意事项 □ 执行医嘱	□ 停止执行医嘱，整理病案，为患者办理出院手续； □ 填写满意度调查表
基础护理	□ 佩戴腕带 □ 测量生命体征 □ 换病号服 □ 观察患者睡眠情况 □ 告知患者应修剪指甲，避免搔抓皮肤	□ 监测生命体征 □ 床铺保持整洁、清洁卫生，保持室内空气流通 □ 消毒桌椅 □ 用药宣教 □ 观察治疗效果及药物副作用 □ 观察患者睡眠情况	□ 告知患者出院后皮肤护理方法 □ 患者床单位终末消毒
专科护理	□ 护理级别评估 □ 评估皮损、关节肿胀疼痛情况 □ 建立压疮评估单（必要时）	□ 观察皮损、关节肿胀疼痛情况变化 □ 对关节疼痛评估及记录，根据情况指导患者进行功能锻炼 □ 用药指导，向患者讲解正确擦药方法及注意事项 □ 如患者头皮皮损严重，可建议患者将头发剃掉，以方便抹药 □ 特殊用药注意事项，如生物制剂、甲氨蝶呤等	□ 评估皮损、关节肿胀疼痛情况 □ 指导患者出院后药物使用方法 □ 嘱患者定期随诊，复查相关指标
重点医嘱	□ 详见医嘱执行单	□ 详见医嘱执行单	□ 详见医嘱执行单
病情变异记录	□ 无　□ 有，原因： 1. 2.	□ 无　□ 有，原因： 1. 2.	□ 无　□ 有，原因： 1. 2.
护士签名			

（三）患者表单

关节病型银屑病临床路径患者表单

适用对象：第一诊断为关节病型银屑病（ICD-10：L40.5+）

患者姓名：	**性别：　年龄：　门诊号：**	**住院号：**
住院日期：　年　月　日	**出院日期：**　年　月　日	**标准住院日：**10~30天

时间	入院第1天	入院第2~10天	第11~30天（出院日）
医患配合	□ 如实告知病情 □ 在相关医疗文书上签字	□ 配合医生进行治疗 □ 如有病情变化，及时告知医生	□ 查房，停止所有医嘱 □ 交代出院后注意事项及复诊时间 □ 保管好相关报销证件
护患配合	□ 配合护士进行入院评估、入室宣教、生命体征等的测量 □ 在相关医疗文书上签字	□ 遵守护士介绍的注意事项及相关规章制度 □ 皮肤护理，避免搔抓及烫伤皮损	□ 办理出院手续 □ 交代出院服药方法及注意事项
饮食	□ 建议优质蛋白饮食，戒烟戒酒	□ 建议优质蛋白饮食，戒烟戒酒	□ 建议优质蛋白饮食，戒烟戒酒
排泄	□ 如实告知医生既往大小便情况	□ 记录大小便情况（必要时）	□ 关注大小便情况
活动	□ 如实告知医生活动耐量及自觉症状	□ 告知医生住院期间活动情况	□ 出院后根据情况，进行适当的锻炼

附：原表单（2016年版）

关节病型银屑病临床路径表单

适用对象：第一诊断为关节病型银屑病（ICD-10：L40.5+）

患者姓名：	性别：　　年龄：　　门诊号：	住院号：
住院日期：　　年　月　日	出院日期：　　年　月　日	标准住院日：10~30天

时间	住院第1天	住院第2天
主要诊疗工作	□ 询问病史及体格检查 □ 完成住院病历 □ 完成初步的病情评估和诊疗方案 □ 患者或其家属签署告知及授权委托书	□ 上级医师查房 □ 根据实验室检查的结果，完成病情评估并制订治疗计划 □ 必要时请免疫科等相关科室会诊 □ 患者或其家属签署接受化疗治疗知情同意书（使用免疫抑制剂者） □ 患者或其家属签署接受光疗治疗知情同意书 □ 签署自费用品协议书、生物制剂治疗同意书（使用生物制剂者）
重点医嘱	**长期医嘱：** □ 皮肤科护理常规 □ 饮食（根据病情） □ 局部外用药物治疗 □ 物理治疗（必要时） □ 中成药（必要时） **临时医嘱：** □ 血常规、尿常规、大便常规+隐血 □ 肝功能、肾功能、电解质、血糖、血脂、抗核抗体、类风湿因子、HLA-B27、免疫球蛋白、红细胞沉降率、抗链球菌溶血素O、C反应蛋白、感染性疾病筛查 □ X线胸片、心电图、关节片	**长期医嘱：** □ 局部外用药物治疗（视病情） □ NSAIDs（视病情） □ 免疫抑制剂（视病情） □ 生物制剂治疗（视病情） □ 保肝治疗（视病情） □ 支持治疗 □ 合并症治疗 **临时医嘱：** □ 请免疫科等相关科室会诊（必要时）
病情变异记录	□ 无　□ 有，原因： 1. 2.	□ 无　□ 有，原因： 1. 2.
医师签名		

时间	住院第 3~10 天	住院第 10~30 天 （出院日）
主要诊疗工作	□ 观察血压等 □ 根据患者的病情变化和治疗反应及时调整治疗方案 □ 防治药物的不良反应	□ 上级医师诊疗评估，确定患者是否可以出院 □ 完成出院小结 □ 向患者及其家属交代出院后注意事项，预约复诊日期
重点医嘱	**长期医嘱：** □ 抗菌药物：根据咽拭子培养及药敏结果用药（有上呼吸道感染者） **临时医嘱：** □ 复查大便常规+隐血、血常规、尿常规、肝功能、肾功能、电解质等	**临时医嘱：** □ 出院带药 □ 门诊随诊
病情变异记录	□ 无 □ 有，原因： 1. 2.	□ 无 □ 有，原因： 1. 2.
医师签名		

第十九章

红皮病临床路径释义

【医疗质量控制指标】

指标一、诊断红皮病后，需结合病史、临床表现和皮肤组织病理检查以明确病因

指标二、明确红皮病原因后根据病因选择治疗方案

指标三、有感染征象时尽快完善病原学检查，尽早抗感染治疗

指标四、出现并发症时及时请相关科室会诊，积极治疗

一、红皮病编码

疾病名称及编码：红皮病（ICD-10：L53.901）

二、临床路径检索方法

L53.901

三、国家医疗保障疾病诊断相关分组（CHS-DRG）

MDCJ 皮肤、皮下组织及乳腺疾病及功能障碍

JS1 重大皮肤疾患

四、红皮病临床路径标准住院流程

（一）适用对象

第一诊断为红皮病（ICD-10：L53.901）。

红皮病（Erythroderma）是一种严重的炎症性皮肤病，炎症性红斑面积达到体表面积 90%以上。

（二）诊断依据

根据《临床诊疗指南·皮肤病与性病分册》（中华医学会编著，人民卫生出版社）、《临床技术操作规范·皮肤病与性病分册》（中华医学会编著，人民军医出版社）、《中国临床皮肤病学》（赵辩，江苏科学技术出版社）。

1. 皮肤潮红、肿胀、脱屑，炎症性红斑达全身体表面积 90%以上，有发热、畏寒、淋巴结肿大等全身症状。

2. 引起红皮病的病因很多，包括：①皮炎、湿疹、银屑病、毛发红糠疹；②落叶型天疱疮、副肿瘤天疱疮、扁平苔藓、皮肌炎、系统性红斑狼疮等其他皮肤病；③药疹；④淋巴瘤、白血病、内脏恶性肿瘤；⑤特发性红皮病等。

3. 皮肤一般均有瘙痒症状，掌跖、黏膜、毛发、指甲都可能受累，可合并内脏损害。

4. 由于形成红皮病的病因不同，病程及预后不同。

5. 红皮病是一种炎症的全身性疾病，需合理、积极的治疗。

6. 红皮病组织病理常呈非特异性改变，但有时可呈现出某些原发疾病特点，可作为发现原发疾病的重要线索。

释义

■ 红皮病诊断不难，重点在寻找红皮病病因，需要详细询问患者病史和完善检查，对原因不明者要进行长期随访。

■ 红皮病患者应做皮肤病理，对病因有提示或排除作用。

（三）治疗方案的选择

根据《临床诊疗指南·皮肤病与性病分册》（中华医学会编著，人民卫生出版社）、《临床技术操作规范·皮肤病与性病分册》（中华医学会编著，人民军医出版社）、《中国临床皮肤病学》（赵辩，江苏科学技术出版社）。

1. 病因治疗。
2. 支持治疗。
3. 症状治疗。
4. 并发症治疗。

释义

■ 病因明确者，针对病因采用系统治疗。药物过敏要停掉可疑致敏药物，积极抗过敏治疗，必要时应用系统性糖皮质激素；银屑病性红皮病可应用阿维A、甲氨蝶呤（methotrexate，MTX）、环孢素、生物制剂等，危重患者必要时应用糖皮质激素等；恶性肿瘤根据肿瘤类型采取相应药物治疗或手术、化疗及放疗等。继发于其他皮肤病者进行相应的原发病治疗。

■ 要补充液体，保持水、电解质平衡，补充营养和多种维生素，特别要保证摄入足够蛋白质和热量。

■ 最好住院治疗，有条件尽量住单人病房，加强皮肤护理，避免经皮肤感染。

■ 皮肤黏膜外用药物以保护、止痒、抗炎为原则，避免使用刺激性外用药。

■ 继发感染时常见并发症，密切观察病情变化，有感染征象时尽快完善病原学检查，尽早应用敏感抗菌药物抗感染治疗。

■ 出现肺炎、肝肾功能损伤、心力衰竭等并发症时及时请相关科室会诊，积极治疗。

（四）标准住院日 20~30 天

释义

■ 根据患者具体情况，住院时间可以低于或高于上述住院天数。

（五）进入路径标准。

1. 第一诊断必须符合 ICD-10：L53.901 红皮病疾病编码。
2. 当患者同时具有其他疾病诊断，但在住院期间不需要特殊处理也不影响第一诊断的临床路径流程实施时，可以进入路径。

释义

■ 进入路径的患者需符合红皮病的诊断标准。

■ 患者同时具有其他疾病影响第一诊断的临床路径流程实施时均不适合进入临床路径。

■ 入院后常规检查发现以往没有发现的疾病或既往有基础疾病（如高血压、冠状动脉粥样硬化性心脏病、糖尿病、肝肾功能不全、各种感染等），经系统评估后对红皮病型银屑诊断治疗无特殊影响，仅需要药物维持治疗者，可进入路径。但可能会增加医疗费用，延长住院时间。

（六）入院第1天

1. 必需的检查项目：

（1）血常规、尿常规、大便常规+隐血。

（2）血液学检查：肝功能、肾功能、电解质、血糖、血脂、IgE、免疫球蛋白、红细胞沉降率、抗链球菌溶血素O、C反应蛋白、抗核抗体、感染性疾病筛查（乙型肝炎、丙型肝炎、艾滋病、梅毒等）。

（3）皮肤活组织病理学检查。

（4）X线胸片、心电图、肝胆胰脾双肾超声检查等。

2. 根据患者病情可选择的检查项目：

（1）肿瘤相关筛查：肿瘤抗原及标志物，选择行超声、CT、MRI检查，消化道钡餐或内镜检查；心脏彩超等。

（2）肺功能、肺高分辨率CT。

（3）血培养、分泌物培养。

（4）血涂片、基因重排、免疫荧光。

释义

■ 部分检查可以在门诊完成。

■ 入院后尽快完善皮肤组织病理检查，确定导致红皮病的原因。

■ 入院后完善必须检查项目以评价患者的一般情况，通过对患者各个器官的系统评价以全面了解患者的皮肤外器官状况。

■ 如有发热症状体温超过38.5℃需连续抽血培养；发热患者皮损如有渗出需行细菌培养及药敏试验判断有无继发感染。

■ 根据病情部分检查可以不进行。

■ 根据病情可增加检查项目：结核菌素试验；T细胞斑点试验（应用生物制剂治疗的患者）；尿妊娠试验（应用阿维A等治疗的妇女）。

（七）住院期间检查项目

必须复查的检查项目：

（1）血常规、尿常规、大便常规+隐血。

（2）肝功能、肾功能、电解质。

释义

■ 住院期间需每周复查血常规、尿常规、大便常规及隐血监测患者一般情况；复查肝肾功能、电解质、血脂监测有无药物性肝损伤、电解质紊乱、血脂升高等。对病因学检查结果进行分析，尽早采取针对性治疗。

（八）治疗药物与方案选择

1. 病因治疗。
2. 支持治疗。
3. 症状治疗。
4. 并发症治疗。

释义

■ 病因明确者，针对病因治疗。药物过敏要停掉可疑致敏药物，积极抗过敏治疗，必要时应用系统性糖皮质激素；银屑病性红皮病可应用阿维A、MTX、环孢素、生物制剂等，危重患者必要时应用糖皮质激素等；皮肤T细胞淋巴瘤采取药物（如干扰素、阿维A、糖皮质激素）、光疗、手术、放疗、化疗治疗；继发于其他皮肤病者进行相应的原发病治疗。

■ 皮肤黏膜外用药物以保护、止痒、抗炎为原则，避免使用刺激性外用药。

■ 最好住院治疗，有条件尽量住单人病房，加强皮肤护理，避免经皮肤感染。

■ 要补充液体，保持水、电解质平衡，补充营养和多种维生素，特别要保证摄入足够蛋白质和热量。

■ 继发感染时常见并发症，密切观察病情变化，有感染征象时尽快完善病原学检查，尽早应用敏感抗菌药物抗感染治疗。

■ 出现肺炎、肝肾功能损伤、心力衰竭等并发症时及时请相关科室会诊，积极治疗。

■ 在西医治疗基础上，可采用中西医结合治疗，标本兼顾、缓急并举。

（九）出院标准

1. 临床症状好转。
2. 没有需要住院处理的并发症。

释义

■ 病情平稳、无全身症状、皮损明显缓解呈逐渐消退趋势，完成出院需要复查的检查项目，没有需要住院处理的并发症的情况下，达到出院标准。皮损明显缓解的表现为皮损颜色变淡，水肿减轻，表面无渗出，脱屑明显减少，全身症状改善，实验室指标改善或恢复正常。

■ 如果出现并发症，是否需要继续住院处理，由主管医师具体决定。

（十）变异及原因分析

1. 对常规治疗效果差，需延长住院时间。

2. 伴有其他基础疾病或并发症，需进一步诊断及治疗或转至其他相应科室诊治，延长住院时间，增加住院费用。

释义

■ 微小变异：因为医院检验项目的及时性，不能按照要求完成检查；因为节假日不能按照要求完成检查；患者不愿配合完成相应检查，短期不愿按照要求出院随诊。

■ 重大变异：因基础疾病需要进一步诊断和治疗；因各种原因需要其他治疗措施；医院与患者或家属发生医疗纠纷，患者要求离院或转院；不愿按照要求出院随诊而导致入院时间明显延长。

五、红皮病临床路径给药方案

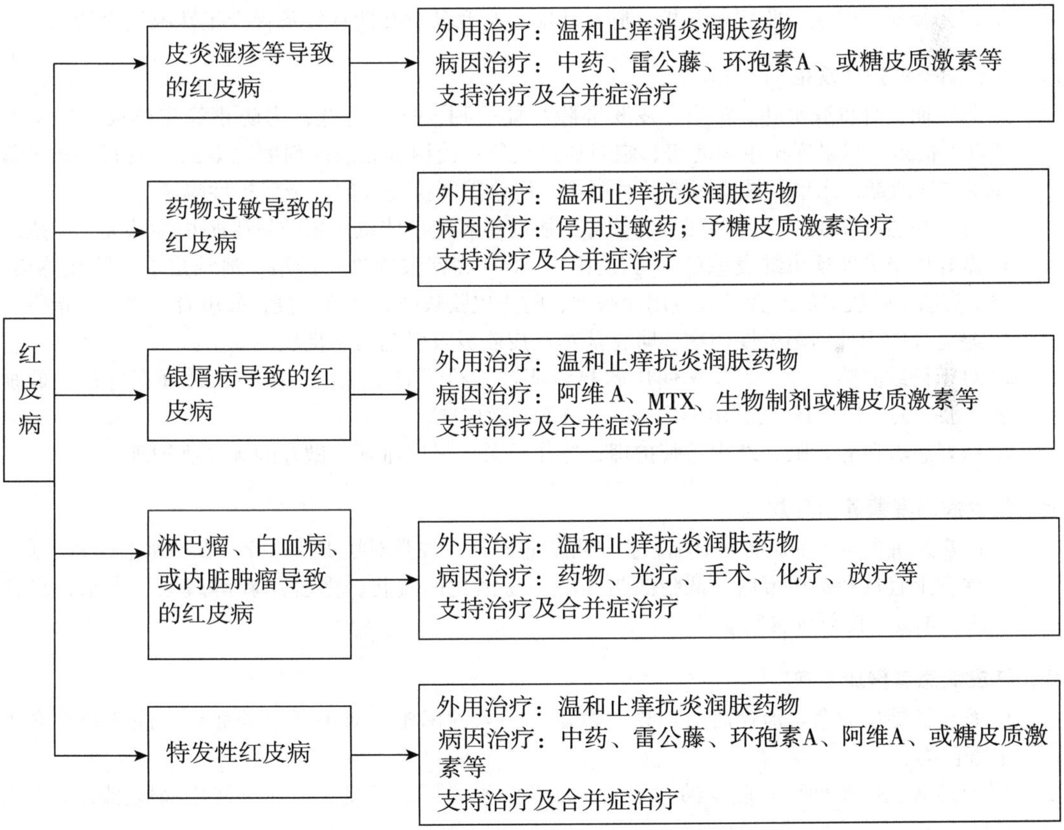

【用药选择】

1. 阿维 A 为红皮病型银屑病最常用的一线治疗药物，轻症患者单一使用即有显著疗效，但在难治型及中重度红皮病型银屑病推荐根据具体病情选择多种药物联合治疗，联合用药可以协同不同药物的作用机制，提高疗效的同时减轻单一药物大量使用的可能发生的不良反应。合并关节型银屑病的患者不建议阿维 A 单药治疗，建议同时联合使用对关节治疗效果明确的免疫抑制剂或生物制剂。

2. 环孢素治疗急性红皮病型银屑病、皮炎湿疹导致的红皮病等，但因可能诱发肾毒性和高血压，在既存肾病和高血压的患者使用需谨慎。

3. 皮肤肿胀渗出严重的患者需加强皮肤护理，局部使用抗菌药物，如复方多黏菌素 B、莫匹罗星等。

【药学提示】

1. 糖皮质激素使用过程中需密切监测有无感染、高血糖、高血压、低钾、水钠潴留、消化道出血或溃疡等副作用的发生，并在使用激素治疗过程注意补钾补钙保护胃黏膜。

2. 维 A 酸类药物主要副作用为致畸，育龄女性患者需在知情同意后嘱其停药后 2 年之内避孕。服药期间可有皮肤黏膜干燥症状、皮肤弥漫脱屑及毛发脱落等。长期服用需注意监测血脂、肝功能。

3. MTX 服用过程中注意监测血常规、肝肾功能，同时给予叶酸 5mg qd 口服可减缓恶心贫血等症状。注意 MTX 的累积毒副作用，可根据情况与其他药物交替治疗。

4. 环孢素 A 主要不良反应有肾毒性、高血压、胃肠道反应等。在治疗前和治疗期间均应监测肾功能和血压。庆大霉素、复方磺胺甲噁唑、西咪替丁、雷尼替丁、双氯芬酸等药物均与环孢素有协同肾毒性。

5. 雷公藤使用时注意监测血常规、肝肾功能，注意其对女性月经及青少年性腺发育的影响。

六、红皮病患者护理规范

1. 急性期全身皮肤水肿、渗出，皮肤屏障功能受损，抵抗力低，为防止经皮感染，需采取了以下措施：尽量安排单间病房，定时通风换气；使用含氯消毒剂擦洗桌面、地面；病房紫外线空气消毒；床单、被套污染及时更换；严格限制探视人数，予保护性隔离。

2. 对于高热卧床患者，定期翻身、拍背，协助患者变换体位，预防发生坠积性肺炎及压疮。

3. 做好皮肤护理预防继发感染。可使用 1∶8000 高锰酸钾进行药浴，清洁皮肤，防止感染。对于皮肤干燥脱屑的患者及时应用润肤剂，防止皮肤皲裂。避免抓挠，嘱患者经常修剪指甲。

4. 避免大面积外用刺激性药物，防止药物经皮肤吸收引起的不良反应。

5. 对于持续高热患者，需谨慎使用解热镇痛药，给予温水擦浴、冰袋物理降温方法，鼓励多饮水，关注出入量。禁用酒精擦浴，以免刺激皮肤。

6. 做好患者口腔、眼、外阴黏膜护理；操作轻柔，保护血管，做好静脉穿刺护理。

七、红皮病患者营养治疗规范

1. 高热及进食量少的患者每日需根据情况适量补液，加强对症支持治疗，保持水电解质平衡。

2. 饮食上宜选择优质蛋白、低脂低胆固醇、易消化的食物，多食用新鲜蔬菜、水果；忌食辛辣、羊肉、海鲜等食物。

八、红皮病患者健康宣教

1. 系统性糖皮质激素治疗后会出现食欲增加、入睡困难、双手颤抖等症状，注意补充含钙丰富食物。

2. 阿维 A 治疗期间可有皮肤黏膜干燥、皮肤弥漫脱屑等不良反应，可使用润肤剂缓解不适症状。

3. 使用生物制剂、免疫抑制剂期间注意预防感染，观察有无呼吸系统、消化系统不良反应。

4. 要有良好的个人卫生习惯，勤洗手，保持环境清洁和通风。探视家属尽量避免去人员密集的公共场所。

5. 注意饮食卫生安全，选择优质蛋白、低脂、易消化的食物，多食用新鲜蔬菜、水果，忌食有明确过敏或使疾病加重经历的食物。多饮水。

6. 加强润肤剂外用。

九、推荐表单

（一）医师表单

红皮病临床路径医师表单

适用对象：第一诊断为红皮病（ICD-10：L53.901）

患者姓名：	性别：　　年龄：　　门诊号：	住院号：
住院日期：　　年　月　日	出院日期：　　年　月　日	标准住院日：20~30天

时间	住院第1天	住院第2天
主要诊疗工作	□ 询问病史及体格检查 □ 完成入院记录及首次病程记录 □ 完成初步的病情评估和治疗方案 □ 与患者及家属沟通交流，充分交代病情 □ 签署告知及授权委托书（必要时）	□ 上级医师查房 □ 根据实验室检查的结果，完成病情评估，判断红皮病病因并制订治疗计划 □ 患者或其家属签署接受激素治疗知情同意书、接受免疫抑制剂治疗知情同意书、接受化疗治疗知情同意书等 □ 签署自费药物协议书等 □ 请相关科室会诊（必要时）
重点医嘱	**长期医嘱：** □ 皮肤科护理常规 □ 优质蛋白饮食 □ 健康教育 □ 局部外用药物治疗 □ 物理治疗（必要时） □ 激素或免疫抑制剂（必要时） □ 中成药（必要时） □ 对症支持治疗（视病情） **临时医嘱：** □ 血常规、尿常规、大便常规+隐血 □ 肝功能、肾功能、电解质、血糖、血脂、凝血功能 □ X线胸片、心电图、腹部超声 □ 红细胞沉降率、抗链球菌溶血素O、C反应蛋白、血培养、感染性疾病筛查、肿瘤标志物筛查（必要时）	**长期医嘱：** □ 系统性糖皮质激素治疗（视病情） □ 系统使用维A酸类药物（视病情） □ 免疫调节治疗（视病情） □ 免疫抑制剂（视病情） □ 生物制剂治疗（视病情） □ 物理治疗（视病情） □ 抗菌药物（有感染证据者，必要时） □ 合并症治疗（视病情） □ 局部外用药物治疗 **临时医嘱：** □ 皮肤活检/病理检查 □ 相关科室会诊试验（必要时） □ 细菌培养+药敏试验（必要时） □ 血培养+药敏试验（必要时） □ 淋巴结活检（必要时）
病情变异记录	□ 无　□ 有，原因： 1. 2.	□ 无　□ 有，原因： 1. 2.
医师签名		

时间	住院第 3~20 天	住院第 20~30 天（出院日）
主要诊疗工作	□ 上级医师查房 □ 密切观察治疗反应，及时调整治疗方案 □ 监测并处理治疗药物的不良反应	□ 观察疗效，观察和处理药物的不良反应 □ 上级医师评估患者可否出院 □ 向患者及其家属交代出院后用药及注意事项，预约门诊复诊 □ 完成出院记录 □ 开具出院证明书
重点医嘱	**长期医嘱：** □ 系统性糖皮质激素治疗（视病情） □ 系统使用维 A 酸类药物（视病情） □ 免疫调节治疗（视病情） □ 免疫抑制剂（视病情） □ 生物制剂治疗（视病情） □ 物理治疗（视病情） □ 抗菌药物（有感染证据者，必要时） □ 合并症治疗（视病情） □ 局部治疗 **临时医嘱：** □ 复查血常规、尿常规、大便常规+隐血、肝功能、肾功能、电解质、血脂 □ 复查 X 线胸片	**长期医嘱：** □ 系统性糖皮质激素治疗（视病情） □ 系统使用维 A 酸类药物（视病情） □ 免疫调节治疗（视病情） □ 免疫抑制剂（视病情） □ 生物制剂治疗（视病情） □ 物理治疗（视病情） □ 合并症治疗（视病情） □ 局部治疗 **临时医嘱：** □ 出院带药 □ 门诊复诊 □ 健康教育
病情变异记录	□ 无 □ 有，原因： 1. 2.	□ 无 □ 有，原因： 1. 2.
医师签名		

（二）护士表单

红皮病临床路径护士表单

适用对象：第一诊断为红皮病（ICD-10：L53.901）

患者姓名：	**性别：　　年龄：　　门诊号：**	**住院号：**
住院日期：　　年　月　日	**出院日期：**　　年　月　日	**标准住院日：** 20～30天

时间	住院第1天	住院第2天
健康宣教	□ 入院宣教（环境、设施、人员） □ 进行疾病和安全宣教	□ 提供有关银屑病护理知识 □ 指导患者完成各项检查及会诊 □ 确保患者遵医嘱完成治疗
护理处置	□ 入院护理评估 □ 制订护理计划，填写护理记录 □ 静脉取血（当天或次日晨取血）	□ 注意患者用药情况，尤其是药物不良反应。嘱其一定要遵医嘱完成用药 □ 继续认真观察和处理药物的不良反应，发现不良反应应及时请医生或转相关科室处理
基础护理	□ 监测体温、血压 □ 危重患者心电监护并记录24小时出入量	□ 监测体温、血压 □ 危重患者心电监护并记录24小时出入量 □ 应用免疫抑制剂的患者监测其血常规及肝功能
专科护理	□ 观察皮疹变化 □ 皮肤科局部上药	□ 观察皮疹变化 □ 皮肤科局部上药
重点医嘱	□ 详见医嘱执行单	□ 详见医嘱执行单
病情变异记录	□ 无　□ 有，原因 1. 2.	□ 无　□ 有，原因 1. 2.
护士签名		

时间	住院第 3~20 天	住院第 20~30 天（出院日）
健康宣教	□ 提供有关银屑病护理知识 □ 指导患者完成各项检查及会诊 □ 确保患者遵医嘱完成治疗	□ 提供有关银屑病护理知识 □ 指导患者完成各项检查及会诊 □ 确保患者定期随访，遵医嘱增减用药 □ 向患者交代出院注意事项及复查日期 □ 指导患者办理出院手续 □ 通知住院处 □ 出院健康宣教
护理处置	□ 注意患者用药情况，尤其是药物不良反应。嘱其一定要遵医嘱完成用药 □ 继续认真观察和处理药物的不良反应，发现不良反应应及时请医生或转相关科室处理	□ 注意患者用药情况，尤其是药物不良反应。嘱其一定要遵医嘱完成用药 □ 继续认真观察和处理药物的不良反应，发现不良反应应及时请医生或转相关科室处理
基础护理	□ 监测体温、血压 □ 危重患者心电监护并记录 24 小时出入量 □ 应用免疫抑制剂的患者监测其血常规及肝功能	□ 监测体温、血压 □ 危重患者心电监护并记录 24 小时出入量 □ 应用免疫抑制剂的患者监测其血常规及肝功能
专科护理	□ 观察皮疹变化 □ 皮肤科局部上药	□ 观察皮疹变化（水疱、糜烂面） □ 皮肤科局部上药
重点医嘱	□ 详见医嘱执行单	□ 详见医嘱执行单
病情变异记录	□ 无 □ 有，原因 1. 2.	□ 无 □ 有，原因 1. 2.
护士签名		

（三）患者表单

红皮病临床路径患者表单

适用对象：第一诊断为红皮病（ICD-10：L53.901）

患者姓名：	性别：　　年龄：　　门诊号：	住院号：
住院日期：　　年　月　日	出院日期：　　年　月　日	标准住院日：20~30天

时间	住院第1天	住院第2天
医患配合	□ 配合病史询问 □ 配合体格检查 □ 告知既往基础用药 □ 患者及家属与医师交流了解病情 □ 签署告知及授权委托书、接受糖皮质激素治疗知情同意书、病危通知书（重症者）	□ 配合医师日常查房 □ 观察皮疹变化 □ 配合完成各项入院常规及特殊检查 □ 如有需要，配合签署自费用品协议书、免疫抑制剂知情同意书等 □ 患者及家属与医师交流了解病情
护患配合	□ 接受入院宣教 □ 接受入院护理评估 □ 配合测量体温、脉搏、呼吸、血压、体重等 □ 配合完成治疗前护理评估单（简单询问病史、过敏史、用药史） □ 有任何不适告知护士	□ 配合测量体温、脉搏、呼吸，血压等情况 □ 观察皮疹变化 □ 接受相关检查宣教，正确留取标本，配合检查 □ 有任何不适告知护士 □ 接受疾病及用药等相关知识指导
饮食	□ 多饮水，少食辛辣，忌饮酒，忌油腻等	□ 多饮水，少食辛辣，忌饮酒，忌油腻等
排泄	□ 保持排便通畅 □ 注意尿量	□ 保持排便通畅 □ 注意尿量
活动	□ 适中	□ 适中

时间	住院第 3~20 天	住院第 20~30 天
医患配合	□ 配合医师日常查房 □ 观察皮疹变化 □ 配合完成各项入院常规及特殊检查 □ 如有需要，配合签署自费用品协议书、免疫抑制剂知情同意书等 □ 患者及家属与医师交流了解病情	□ 配合医师日常查房 □ 观察皮疹变化 □ 患者及家属与医师交流了解病情 □ 学习出院注意事项 □ 了解复查程序 □ 办理出院手续 □ 获取出院诊断书 □ 获取出院带药
护患配合	□ 配合测量体温、脉搏、呼吸、血压等情况 □ 观察皮疹变化 □ 接受相关检查宣教，正确留取标本，配合检查 □ 有任何不适告知护士 □ 接受疾病及用药等相关知识指导	□ 配合测量体温、脉搏、呼吸、血压等情况 □ 观察皮疹变化 □ 接受相关检查宣教，正确留取标本，配合检查 □ 有任何不适告知护士 □ 接受疾病及用药等相关知识指导 □ 接受出院前健康宣教
饮食	□ 多饮水，少食辛辣，忌饮酒，忌油腻等	□ 多饮水，少食辛辣，忌饮酒，忌油腻等
排泄	□ 保持排便通畅 □ 注意尿量	□ 保持排便通畅 □ 注意尿量
活动	□ 卧床休息	□ 适中

附：原表单（2016年版）

红皮病临床路径表单

适用对象：第一诊断为红皮病（ICD-10：L53.901）

患者姓名：	性别：　　年龄：　　门诊号：	住院号：
住院日期：　　年　月　日	出院日期：　　年　月　日	标准住院日：20~30天

时间	住院第1天	住院第2天
主要诊疗工作	□ 询问病史及体格检查 □ 完成住院病历 □ 完成初步的病情评估和诊疗方案 □ 患者或其家属签署告知及授权委托书	□ 上级医师查房 □ 根据实验室检查的结果，完成病情评估，判断红皮病病因并制订治疗计划 □ 必要时请相关科室会诊 □患者或其家属签署接受激素治疗知情同意书 □ 或其家属签署接受免疫抑制剂治疗知情同意书 □ 患者或其家属签署接受化疗治疗知情同意书
重点医嘱	**长期医嘱：** □ 皮肤科护理常规 □ 饮食（根据病情） □ 局部外用药物治疗 □ 物理治疗（必要时） □ 激素或免疫抑制剂（必要时） □ 中成药（必要时） **临时医嘱：** □ 血常规、尿常规、大便常规+隐血 □ 肝功能、肾功能、电解质、血糖、血脂、抗核抗体、抗链球菌溶血素O、免疫球蛋白、红细胞沉降率、抗链球菌溶血素O、C反应蛋白、感染性疾病筛查 □ X线胸片、心电图、腹部超声 □ 皮肤病理	**长期医嘱：** □ 局部外用药物治疗（视病情） □ 维A酸（视病情） □ 免疫抑制剂（视病情） □ 激素治疗（视病情） □ 支持治疗 □ 合并症治疗 **临时医嘱：** □ 相关科室会诊（必要时）
病情变异记录	□ 无　□ 有，原因： 1. 2.	□ 无　□ 有，原因： 1. 2.
医师签名		

时间	住院第 3~20 天	住院第 20~30 天 (出院日)
主要诊疗工作	□ 观察体温、血压等生命体征 □ 根据患者的病情变化和治疗反应及时调整治疗方案 □ 防治药物的不良反应	□ 上级医师诊疗评估，确定患者是否可以出院 □ 完成出院小结 □ 向患者及其家属交代出院后注意事项，预约复诊日期
重点医嘱	**长期医嘱：** □ 抗菌药物：根据咽拭子培养及药敏结果用药（有上呼吸道感染者） **临时医嘱：** □ 复查大便常规+隐血、血常规、肝肾功能、电解质等	**临时医嘱：** □ 出院带药 □ 门诊随诊
病情变异记录	□ 无　□ 有，原因： 1. 2.	□ 无　□ 有，原因： 1. 2.
医师签名		

第二十章

白癜风临床路径释义

【医疗质量控制指标】

指标一、合理检查，完善必要的检查和问诊

指标二、合理用药，根据白癜风的分型、病期、部位、年龄，选择合理的用药方案

指标三、规律随诊，制订合理的随诊方案

指标四、正确评估疗效，针对进展期和稳定期的白癜风患者，制订达标方案

指标五、合理定期检测相关检查

一、白癜风编码

疾病名称及编码：白癜风（不伴有并发症）（ICD-10：L80）

二、临床路径检索方法

L30.902

三、国家医疗保障疾病诊断相关分组（CHS-DRG）

MDCJ 皮肤、皮下组织及乳腺疾病及功能障碍

JZ1 其他皮肤及乳腺疾患

四、白癜风临床路径标准门诊流程

（一）适用对象

第一诊断为白癜风（不伴有并发症）（ICD-10：L80）。

释义

■ 白癜风是一种获得性色素异常性疾病。

（二）诊断依据

根据《临床诊疗指南·皮肤病与性病分册》（中华医学会编，人民卫生出版社）、《临床技术操作规范·皮肤病与性病分册》（中华医学会编，人民军医出版社）、《白癜风治疗共识》（中国中西医结合学会皮肤性病专业委员会，中华皮肤科杂志）。

释义

■ 白癜风为后天获得性色素脱失性皮肤病，一般无自觉症状。

■ 白斑常呈乳白色，大小、形态不一，毛发可正常或变白。

■ 白癜风分为寻常型和节段型。寻常型皮损一般对称分布，可局限于某些部位或散发、泛发全身，故寻常型又分为局限型、散发型、泛发型和肢端型 4 个亚型。节段型一般为单侧，白斑沿某一皮神经节支配区分布。

■ 白癜风根据病情活动与否分为两期：进展期和稳定期。进展期为原白斑仍在扩大，边界模糊，并且可有新发皮损，可有同形反应；稳定期为原白斑停止发展，并且无新发皮损，无同形反应。

■ 白癜风根据皮损的色素脱失情况可以分为两类：完全性白斑和不完全性白斑，前者色素脱失完全，病变处黑素细胞消失，后者脱色不完全，白斑中有色素减退点。

（三）治疗方案的选择

1. 局部外用药：外用糖皮质激素制剂或钙调神经磷酸酶抑制剂、补骨脂素、氮芥酊。
2. 光疗或光化学治疗（psoralen plus ultraviolet A，PUVA）。
3. 手术治疗：表皮或黑素细胞移植。
4. 系统使用免疫调节药物。
5. 系统小剂量糖皮质激素。
6. 中医中药，辨证施治。

释义

■ 外用强效糖皮质激素制剂适用于局限型、非颜面部位皮损的儿童和成人患者，连用不超过3个月，亦可间断使用。中弱效糖皮质激素药膏是更适合儿童的首选药物。外用的钙调神经磷酸酶抑制剂用于成年人和儿童面颈部和皮肤薄嫩部位。建议每日2次，至少持续6个月。联合光疗可提高疗效。活动性播散型白癜风或当白斑病变超过15%~20%体表面积时可用全身性窄谱中波紫外线（narrow band ultraviolet B，NB-UVB）治疗。如果光疗持续3个月后无复色或6个月后疗效不满意（复色面积<25%）则应停止治疗。如持续复色则需要坚持光疗，或在最大剂量上持续1或2年。手术可用于药物治疗失败的节段型白癜风或其他局限型白癜风患者。应根据疾病的临床类型和分期选择治疗方式，必要时可以可根据情况进行联合治疗，以提高复色率，并减少不良反应的发生。

（四）进入路径标准

1. 第一诊断必须符合ICD-10：L80白癜风（不伴有并发症）疾病编码。
2. 当患者同时具有其他疾病诊断，但在不需要特殊处理也不影响第一诊断的临床路径流程实施时，可以进入路径。

释义

■ 患者同时具有其他疾病影响第一诊断的临床路径流程实施时均不适合进入临床路径。

■ 白癜风患者同时并发甲状腺疾病、免疫性疾病时需在相关科室治疗后进入临床路径。

（五）就诊期间检查项目

根据患者病情选择的项目：
1. 伍德灯。
2. 血常规。
3. 甲状腺相关抗体。
4. 自身抗体筛查。
5. 免疫球蛋白、T 细胞亚群等。
6. 环钻活检。
7. 真菌镜检。

释义

■ 甲状腺相关抗体包括抗甲状腺过氧化物酶、抗甲状腺球蛋白抗体、促甲状腺激素和其他相关抗体的检测。如患者既往史、家族史和/或实验室检查强烈怀疑自身免疫性疾病需完善必要的自身抗体检测。在诊断存疑的情况下可以完善真菌镜检和皮肤活检等检测，根据检测结果进一步鉴别诊断。

（六）治疗方案与药物选择

1. 治疗原则：
（1）进展期白癜风：
1）寻常型：①局限型：可外用糖皮质激素（简称激素）或钙调神经磷酸酶抑制剂（他克莫司、吡美莫司）等，也可外用低浓度的光敏药，如浓度<0.1%的甲氧沙林（8-methoxypsoralen，8-MOP）；局部光疗可选 NB-UVB、308nm 准分子激光及准分子光、高能紫外光等；②散发型、泛发型和肢端型：光疗及局部外用药治疗参考进展期局限型。严重者可考虑系统用糖皮质激素。此外可酌情选用中医中药和免疫调节剂。
2）节段型：参考进展期局限型治疗。
（2）稳定期白癜风：
1）寻常型：①局限型：外用光敏剂（8-MOP 等）、激素、氮芥、钙调神经磷酸酶抑制剂、维生素 D_3 衍生物等；自体表皮移植及黑素细胞移植；局部光疗参考进展期局限型或光化学疗法；②散发型、泛发型和肢端型：光疗或光化学疗法，如 NB-UVB、PUVA 等；中医中药；自体表皮移植或黑素细胞移植（暴露部位或患者要求的部位）。局部外用药治疗参考稳定期局限型。
2）节段型：自体表皮移植或黑素细胞移植，包括自体表皮片移植，微小皮片移植，刃厚皮片移植，自体非培养表皮细胞悬液移植，自体培养黑素细胞移植等。其他参考稳定期局限型治疗。
2. 其他辅助治疗方法：
避免暴晒、外伤、紧张、接触化学脱色剂等。暴露部位必要时可用遮盖剂；补充维生素 E 等。
3. 治疗中注意事项：
（1）注意教育患者对本病有一个正确认识，告诉其本病为慢性过程，需坚持治疗。此外，任何疗法有效率均有限。
（2）进展期应当慎用有刺激性的外涂药，如补骨脂素、氮芥等。应用光疗或光化学疗法时，注意防止可能的不良反应。

（3）用系统糖皮质激素疗法时，注意其不良反应，疗程不宜过长。

（4）儿童白癜风患者使用光疗及光化学疗法应慎重。

（七）病情变异及原因分析

分析是否祛除可疑诱因，是否按医嘱规律治疗，是否合并有其他基础疾病如自身免疫病等，可根据分析结果判断是否需要进一步对患者检查、诊断及治疗或到其他相应科室诊治。

释义

■ 微小变异：因为医院检验项目的及时性，不能按照要求完成检查；因为节假日不能按照要求完成检查；患者不愿配合完成相应检查，或不能遵医嘱配合治疗。

■ 重大变异：因基础疾病需要进一步诊断和治疗；因各种原因需要其他治疗措施；医院与患者或家属发生医疗纠纷，患者要求离院或转院。

五、白癜风临床路径给药方案

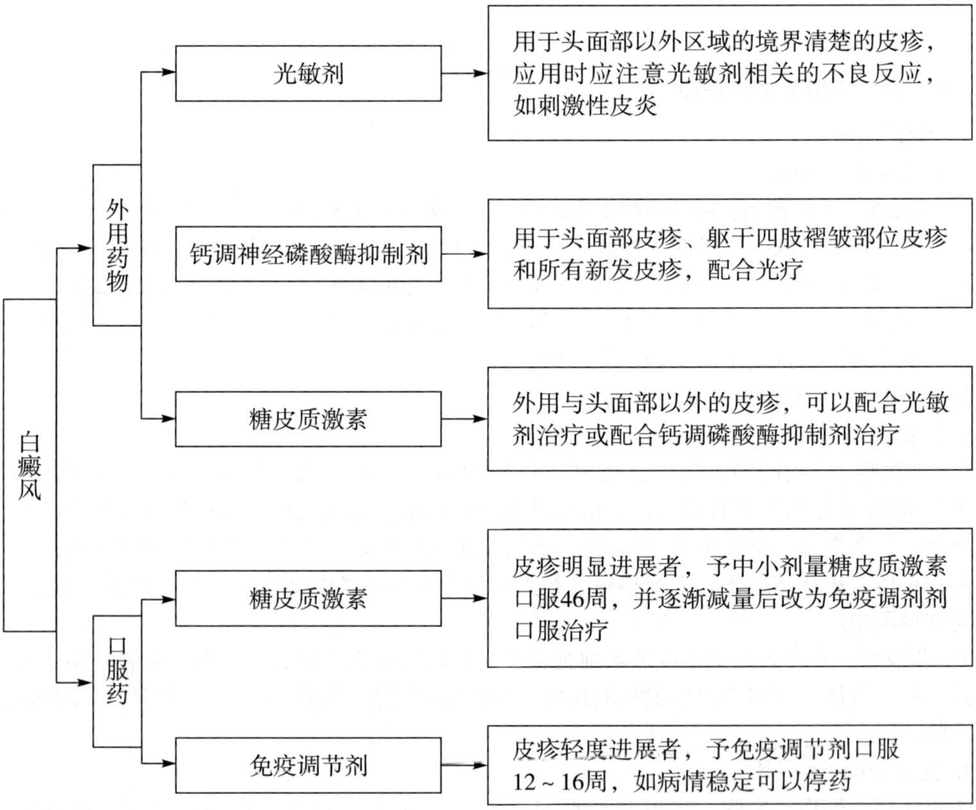

【用药选择】

治疗时需要考虑病情、发病部位、年龄、基础疾病（特别是自身免疫性疾病）、已使用的药物，以及主观和客观的因素。

【药学提示】

1. 系统应用糖皮质激素可以引起相应的不良反应，如血糖血压升高，感染性疾病灶播散等。

需要询问病史及完成体格检查，用药前除外相关疾病的可能。

2. 儿童应用系统治疗药物需按照体重减少用药剂量。

3. 外用光敏剂有引起刺激性皮炎的可能，必要时可以稀释光敏剂，降低其浓度。

【注意事项】

1. 进展期外用糖皮质激素治疗面积应<10%，应慎用有刺激性的外涂药，如：补骨脂素、氮芥等。

2. 儿童白癜风使用激素、光疗及光化学疗法应慎重。

3. 对多种治疗无效，白斑面积>80%的患者，可以推荐脱色治疗。

4. 本病治疗疗程较长，需加强患者教育，提高其用药及治疗的依从性。

六、白癜风患者护理规范

白癜风受多因素诱发，因此正确的日常护理，可避免白癜风加重或者病情反复。

1. 严格防晒：暴晒是白癜风重要的诱发因素，且能加重白斑并扩大。因此，白癜风患者一定要防晒，尤其是在夏季，可以通过多种方式来防晒，如涂防晒霜、戴遮阳帽子、打伞来避免强光的直接照射。

2. 调节情志：情绪紧张、焦虑是白癜风的一个明确的诱发因素。因此，患者一定要调整自己的情绪，培养积极乐观的生活态度。

3. 避免外伤或者物理摩擦等外部刺激：外伤或者烧烫伤、晒伤可加重白癜风的白斑，尤其是活动期的白癜风，因此白癜风患者要注意避免外伤，包括穿宽松的衣服，避免由于局部摩擦导致白斑的扩大。

4. 作息规律：调整好睡眠，尽量避免失眠等，有助于白癜风的恢复。

另外，医护人员要正确认识各种治疗如光疗和光敏剂、激素类药物和外用钙调磷酸酶抑制剂的使用方法和不良反应，根据病情及时调整，避免不良反应。

七、白癜风患者营养治疗规范

1. 营养均衡：不能偏食，也不挑食。

2. 健康饮食：营养全面，便于消化。

八、白癜风患者健康宣教

白癜风是一种慢性疾病，病因复杂，目前大部分患者难以根治。合理治疗，规律治疗，长期坚持治疗，并且保持良好的心态，是取得疗效的保证。另外，白癜风的治疗及用药，需要不断地调整，并且需要悉知各种用药的方法和不良反应，需要在医生指导下用药。

九、推荐表单

（一）医师表单

白癜风临床路径医师表单

适用对象：第一诊断为白癜风（ICD-10：L80）

患者姓名：	性别：　　年龄：　　门诊号：
初诊日期：　　年　月　日	标准门诊治疗时间：6~12 个月

日期	门诊第 1 天	门诊 1 个月后随访	门诊 2 个月后随访
主要诊疗工作	□ 询问病史及体格检查 □ 完成首次门诊病历 □ 开具检查申请单 □ 完成初步的病情评估和治疗方案 □ 与患者或家属谈话明确诊疗计划 □ 患者或其家属签署接受光疗或光化学疗法治疗知情同意书（必要时） □ 患者或其家属签署接受自体表皮移植治疗知情同意书（必要时） □ 患者或其家属签署接受糖皮质激素治疗知情同意书（必要时）	□ 询问病史及体格检查 □ 根据体检、实验室检查结果，完成病情评估并制定治疗计划	□ 注意观察皮疹变化 □ 根据患者的病情变化及对治疗的反应及时调整治疗方案
重点医嘱	门诊医嘱： □ 外用：糖皮质激素、补骨脂素、维生素 D_3 衍生物，免疫调节剂 □ 局部光疗或光化学疗法 □ 自体表皮或黑素细胞移植（稳定期） □ 系统小剂量糖皮质激素：甲泼尼龙/泼尼龙，口服（必要时） □ 血常规、肝功能、肾功能、电解质、血糖、甲状腺相关抗体、抗体筛查或淋巴细胞亚群（有条件时） □ 中医中药 □ 告诉注意事项	门诊医嘱： □ 调整局部光疗或光化学疗法 □ 系统用免疫调节剂（转移因子，胸腺肽等）（必要时） □ 系统用小剂量糖皮质激素：甲泼尼龙/泼尼龙，口服（必要时） □ 护胃药 □ 血尿常规等 □ 外用：糖皮质激素、补骨脂素、维生素 D_3 衍生物（钙泊三醇，他卡西醇），免疫调节剂（如他克莫司或吡美莫司） □ 告诉注意事项	门诊医嘱： □ 调整局部光疗或光化学疗法 □ 调整系统用小剂量糖皮质激素：甲泼尼龙/泼尼龙，口服（必要时） □ 血尿常规 □ 告诉注意事项
病情变异记录	□ 无　□ 有，原因： 1. 2.	□ 无　□ 有，原因： 1. 2.	□ 无　□ 有，原因： 1. 2.
医师签名			

日期	门诊 3 个月后随访	门诊 4 个月后随访	门诊 6 个月后随访
主要诊疗工作	□ 注意观察皮疹变化及时调整治疗方案 □ 防治药物的不良反应	□ 注意观察皮疹变化及时调整治疗方案 □ 防治药物的不良反应	□ 进行诊疗评估，及时调整治疗方案，确定患者是否可以停止某些治疗 □ 防治药物的不良反应
重点医嘱	门诊医嘱： □ 糖皮质激素：剂量调整或停药（必要时） □ 局部治疗：根据皮疹变化调整用药及光疗或光化学疗法 □ 复查血常规、肝功能、肾功能、电解质，尿常规、大便常规等	门诊医嘱： □ 糖皮质激素：剂量调整或停药（必要时） □ 局部治疗：根据皮疹变化调整用药 □ 自体表皮或黑素细胞移植（病情稳定至少 6 个月以上） □ 尿常规、粪常规等	门诊医嘱： □ 糖皮质激素：剂量调整（可停止） □ 局部治疗：根据皮疹变化调整用药 □ 局部光疗或光化学疗法（可酌情停止） □ 血常规、尿常规、大便常规等 □ 复查肝功能、肾功能、电解质（必要时）
病情变异记录	□ 无 □ 有，原因： 1. 2.	□ 无 □ 有，原因： 1. 2.	□ 无 □ 有，原因： 1. 2.
医师签名			

（二）护士表单

白癜风临床路径护士表单

适用对象：第一诊断为白癜风（ICD-10：L80）

患者姓名：	**性别：　　年龄：　　门诊号：**
初诊日期：　　年　月　日	**标准门诊治疗时间：**6~12个月

时间	门诊第1天	门诊1个月后随访
健康宣教	□ 疾病知识宣教 □ 治疗药物使用方式宣教 □ 治疗药物的不良反应宣教	□ 注意有无药物调整 □ 治疗药物的不良反应宣教
护理处置	□ 留取皮疹照片 □ 进行用药示范	□ 留取皮疹照片 □ 进行用药示范
基础护理	□ 避免暴晒、外伤、应激、接触化学脱色剂等	□ 避免暴晒、外伤、应激、接触化学脱色剂等
专科护理	□ 按医嘱应用外用药物 □ 暴露部位必要时可用遮盖剂	□ 按医嘱应用外用药物 □ 暴露部位必要时可用遮盖剂
重点医嘱	□ 详见医嘱执行单	□ 详见医嘱执行单
病情变异记录	□ 无　□ 有，原因： 1. 2.	□ 无　□ 有，原因： 1. 2.
护士签名		

时间	门诊 4 个月后随访	门诊 6 个月后随访
健康宣教	□ 注意有无药物调整 □治疗药物的不良反应宣教	□ 注意有无药物调整 □治疗药物的不良反应宣教
护理处置	□ 留取皮疹照片 □ 进行用药示范	□ 留取皮疹照片 □ 进行用药示范
基础护理	□ 避免暴晒、外伤、应激、接触化学脱色剂等	□ 避免暴晒、外伤、应激、接触化学脱色剂等
专科护理	□ 按医嘱应用外用药物 □ 暴露部位必要时可用遮盖剂	□ 按医嘱应用外用药物 □ 暴露部位必要时可用遮盖剂
重点医嘱	□ 详见医嘱执行单	□ 详见医嘱执行单
病情变异记录	□ 无　□ 有，原因： 1. 2.	□ 无　□ 有，原因： 1. 2.
护士签名		

（三）患者表单

白癜风临床路径患者表单

适用对象：第一诊断为白癜风（ICD-10：L80）

患者姓名：	性别：　　年龄：　　门诊号：
初诊日期：　　年　月　日	标准门诊治疗时间：6~12 个月

时间	门诊第 1 天	门诊 1 个月后随访
医患配合	□ 能够理解医生医嘱 □ 能规律按医嘱用药 □ 定期复查相关指标 □ 及时反映病情变化	□ 能够理解医生医嘱 □ 能规律按医嘱用药 □ 定期复查相关指标 □ 及时反应病情变化
护患配合	□ 了解疾病相关知识 □ 了解药物相关副作用 □ 能够正确使用外用药	□ 了解疾病相关知识 □ 了解药物相关副作用 □ 能够正确使用外用药
饮食	□ 饮食是否均衡	□ 饮食是否均衡
排泄	□ 排泄是否规律	□ 排泄是否规律
活动	□ 生活作息是否规律 □ 是否避免暴晒 □ 近期是否有外伤	□ 生活作息是否规律 □ 是否避免暴晒 □ 近期是否有外伤

时间	门诊 4 个月后随访	门诊 6 个月后随访
医患配合	□ 能够理解医生医嘱 □ 能规律按医嘱用药 □ 定期复查相关指标 □ 及时反映病情变化	□ 能够理解医生医嘱 □ 能规律按医嘱用药 □ 定期复查相关指标 □ 及时反映病情变化
护患配合	□ 了解疾病相关知识 □ 了解药物相关副作用 □ 能够正确使用外用药	□ 了解疾病相关知识 □ 了解药物相关副作用 □ 能够正确使用外用药
饮食	□ 饮食是否均衡	□ 饮食是否均衡
排泄	□ 排泄是否规律	□ 排泄是否规律
活动	□ 生活作息是否规律 □ 是否避免暴晒 □ 近期是否有外伤	□ 生活作息是否规律 □ 是否避免暴晒 □ 近期是否有外伤

附：原表单（2010年版）

白癜风临床路径表单

适用对象：第一诊断为白癜风（ICD-10：L80）

患者姓名：	性别：　　年龄：　　门诊号：
初诊日期：　　年　月　日	标准门诊治疗时间：6~12个月

日期	门诊第1天	门诊1个月后随访	门诊2个月后随访
主要诊疗工作	□ 询问病史及体格检查 □ 完成首次门诊病历 □ 开具检查申请单 □ 完成初步的病情评估和治疗方案 □ 与患者或家属谈话明确诊疗计划 □ 患者或其家属签署接受光疗或光化学疗法治疗知情同意书（必要时） □ 患者或其家属签署接受自体表皮移植治疗知情同意书（必要时） □ 患者或其家属签署接受糖皮质激素治疗知情同意书（必要时）	□ 询问病史及体格检查 □ 根据体检、实验室检查结果，完成病情评估并制定治疗计划	□ 注意观察皮疹变化 □ 根据患者的病情变化及对治疗的反应及时调整治疗方案
重点医嘱	**门诊医嘱：** □ 外用：糖皮质激素、补骨脂素、维生素 D_3 衍生物、免疫调节剂 □ 局部光疗或光化学疗法 □ 自体表皮或黑素细胞移植（稳定期） □ 系统用小剂量糖皮质激素：甲泼尼龙/泼尼龙，口服（必要时） □ 血常规、肝功能、肾功能、电解质、血糖、甲状腺相关抗体、抗体筛查或淋巴细胞亚群（有条件时） □ 中医中药 □ 告知注意事项	**门诊医嘱：** □ 调整局部光疗或光化学疗法 □ 系统用免疫调节剂（转移因子，胸腺肽等）（必要时） □ 系统用小剂量糖皮质激素：甲泼尼龙/泼尼龙，口服（必要时） □ 保胃药 □ 血常规、尿常规等 □ 外用：糖皮质激素、补骨脂素、维生素 D_3 衍生物（钙泊三醇，他卡西醇），免疫调节剂（如他克莫司或吡美莫司） □ 告诉注意事项	**门诊医嘱：** □ 调整局部光疗或光化学疗法 □ 调整系统用小剂量糖皮质激素：甲泼尼龙/泼尼龙，口服（必要时） □ 血常规、尿常规 □ 告诉注意事项
病情变异记录	□ 无　□ 有，原因： 1. 2.	□ 无　□ 有，原因： 1. 2.	□ 无　□ 有，原因： 1. 2.
医师签名			

日期	门诊3个月后随访	门诊4个月后随访	门诊6个月后随访
主要诊疗工作	□ 注意观察皮疹变化及时调整治疗方案 □ 防治药物的不良反应	□ 注意观察皮疹变化及时调整治疗方案 □ 防治药物的不良反应	□ 进行诊疗评估，及时调整治疗方案，确定患者是否可以停止某些治疗 □ 防治药物的不良反应
重点医嘱	门诊医嘱： □ 糖皮质激素：剂量调整或停药（必要时） □ 局部治疗：根据皮疹变化调整用药及光疗或光化学疗法 □ 复查血常规、肝功能、肾功能、电解质，尿常规、大便常规等	门诊医嘱： □ 糖皮质激素：剂量调整或停药（必要时） □ 局部治疗：根据皮疹变化调整用药 □ 自体表皮或黑素细胞移植（病情稳定至少6个月以上） □ 尿常规、大便常规等	门诊医嘱： □ 糖皮质激素：剂量调整（可停止） □ 局部治疗：根据皮疹变化调整用药 □ 局部光疗或光化学疗法（可酌情停止） □ 血常规、尿常规、大便常规等 □ 复查肝功能、肾功能、电解质（必要时）
病情变异记录	□ 无　□ 有，原因： 1. 2.	□ 无　□ 有，原因： 1. 2.	□ 无　□ 有，原因： 1. 2.
医师签名			

第二十一章

系统性硬化症临床路径释义

【医疗质量控制指标】

指标一、住院系统性硬化症患者的规范诊断率

指标二、住院系统性硬化症合并肺间质病变的肺功能、影像学检查率

指标三、住院系统性硬化症患者进行血清自身抗体的检查率

指标四、住院系统性硬化症患者发生急性肾危象的死亡率

指标五、住院系统性硬化症患者的健康宣教执行率

一、系统性硬化症编码

1. 原编码：

疾病名称及编码：系统性硬化症（ICD-10：M34.000）

2. 修改编码：

疾病名称及编码：系统性硬化症（ICD-10：M34）

二、临床路径检索方法

M34

三、国家医疗保障疾病诊断相关分组（CHS-DRG）

MDCI 肌肉、骨骼疾病及功能障碍

IT2 慢性炎症性肌肉骨骼结缔组织疾患

四、系统性硬化症临床路径标准住院流程

（一）适用对象

第一诊断为系统性硬化症（ICD-10：M34.000）。

释义

■ 本路径使用对象为第一诊断为系统性硬化症的患者。以皮肤变硬增厚为主要特征，常伴有心、肺、肾、胃肠道等内脏受累，结合皮肤组织病理及相关实验室检查可明确诊断。

（二）诊断依据

根据《临床诊疗指南·皮肤病与性病分册》（中华医学会编著，人民卫生出版社）、《临床技术操作规范·皮肤病与性病分册》（中华医学会编著，人民军医出版社）。

1. 系统性硬化症根据 Masi 等 1980 年制定的诊断标准。如符合下述 1 个主要标准或 2 个次要标准即可成立。

（1）主要标准：对称性手指及掌指关节或跖趾关节近端的皮肤增厚、绷紧或硬化。这种改变可波及整个肢体、面部、颈部和躯干。

（2）次要标准：①手指硬化：指上述皮损仅限于手指；②指端凹陷性瘢痕或指垫实质丧失；③双侧肺底纤维化。

2. CREST 综合征：皮肤钙质沉着、雷诺现象、食管受累、指（趾）硬化和毛细血管扩张。具备 4 个或 4 个以上症状即可诊断。如具备 3 个或 3 个以上症状，并有抗着丝点抗体阳性也可诊断。

释义

■ 系统性硬化症的诊断依据为对称性弥漫性水肿性皮肤硬化，结合皮肤组织病理检查示胶原纤维肿胀和纤维化。具备主要条件或 2 条及以上次要条件者，即可诊断。伴雷诺现象、多发性关节炎或关节痛、食管蠕动异常。实验室检查可见类风湿因子阳性，抗 Scl-70 抗体、抗着丝点抗体和抗核抗体阳性均有助于诊断。需与成人硬肿病、皮肌炎、混合结缔组织病和慢性移植物抗宿主病等疾病鉴别。特别是系统性硬化症早期的雷诺现象应与雷诺病鉴别。

■ 2013 年欧洲抗风湿联盟（ACR/EULAR）提出的系统性硬化症的分类标准结合了系统性硬化症典型的病理学特点和临床表现，主要从皮肤和肺纤维化、血管病变和自身抗体三方面对疾病进行早期分类（表 21-1），较 1980 年和 2001 年分类标准更完善，在内容上涵盖了 1980 年分类标准中的 4 个典型表现（近端掌指关节皮肤硬化、指端硬化、指端凹陷瘢痕和双肺基底部纤维化）和 2001 年分类标准中的雷诺现象、自身抗体、甲襞毛细血管病变和皮肤纤维化。2013 年分类标准还通过不同的权重分值细化和突出了不同的手指皮肤表现、指尖病变、肺病变、甲襞毛细血管病变和自身抗体在系统性硬化症分类中的价值。值得关注的是，一些系统性硬化症的特殊临床表现如钙质沉着、手指屈曲挛缩、肌腱和法氏囊摩擦、肾危象、食管扩张和吞咽困难等因发生率低而未被纳入分类标准，但它们仍是临床上系统性硬化症分类的重要参考指标。欧洲硬皮病临床试验和研究协助组（EULAR scleroderma trial and research group，EUSTAR）提出了早期硬皮病的概念和诊断标准：①雷诺现象；②手指肿胀；③抗核抗体阳性，应高度怀疑早期硬皮病的可能；应进行进一步监测，如果存在下列 2 项中的任何 1 项就可以确诊为早期硬皮病：①甲床毛细血管镜检查异常或②硬皮病特异性抗体，如抗着丝点抗体阳性或 Scl-70 抗体阳性。但早期硬皮病可能与未分化结缔组织病、混合性结缔组织病不易鉴别。

表 21-1 ACR/EULAR 2013 年系统性硬化症分类标准

项目	子项目	评分*
双手近端至掌指关节手指皮肤增厚（必要指标）	—	9
手指皮肤增厚（只计算较高分）	手指肿胀 手指指端硬化（掌指关节远端，但近侧指间关节近端）	2 4

续 表

项目	子项目	评分*
指尖病变（只计算较高分）	指尖溃疡 指尖凹陷性瘢痕	2 3
毛细血管扩张	—	2
甲襞毛细血管异常	—	2
肺动脉高压和/或肺间质病变（最高分为2）	肺动脉高压 肺间质病变	2 2
雷诺现象	—	3
系统性硬化症相关自身抗体（最高得分为3）	抗着丝点抗体 抗Scl-70抗体 抗RNA聚合酶Ⅲ抗体	3

注：* 总分≥9即可诊断为系统性硬化症。

■ CREST综合征是系统性硬皮病的一种亚型，可独立出现，亦可与伴随肢端型硬皮病。C（Calcinosis cutis，皮肤钙沉着）；R（Raynaud phenomenon，雷诺现象）；E（Esophageal disfunction，食管蠕动异常）；S（Sclerodactyly，指或趾硬化），T（Telangiectasia，毛细血管扩张）。有时可无食管蠕动异常，此时称CRST综合征。C多发生于关节伸侧，并可穿破皮肤排出白垩样物，易并发感染；RP的发生率为100%；E的临床和X线表现与系统性硬化症一致；S局限在指（趾）；T多发生于面、颈、上胸、背、四肢及手部。CREST综合征多为良性病程，发展缓慢，较难控制。但极少数可发生肺纤维化、肺动脉高压和原发性胆汁性肝硬化。皮肤钙质沉着、雷诺现象、食管受累、指（趾）硬化和毛细血管扩张。具备4个或4个以上症状即可诊断。如具备3个或3个以上症状，并有抗着丝点抗体阳性也可诊断。

（三）治疗方案的选择

根据《临床诊疗指南·皮肤病与性病分册》（中华医学会编著，人民卫生出版社）、《临床技术操作规范·皮肤病与性病分册》（中华医学会编著，人民军医出版社）。

1. 支持疗法。
2. 药物治疗：常规用药及针对雷诺现象、反流性食管炎、心脏病变、肺部病变、肾脏病变的治疗用药。
3. 其他对症治疗。
4. 局部治疗。

释义

■ 目前系统性硬皮病尚无特效药物。治疗药物的选择主要依据硬皮病的类型、阶段、受累脏器的情况而定。并适时对疗效进行适当的评价。早期治疗的目的在于阻止新的皮肤和脏器受累，而晚期目的在于改善已有的症状。对处于病情进展期的系统性硬化症，以及伴关节、肌肉和肺部等器官受累者应谨慎使用糖皮质激素；一般先用泼尼松30mg/d，渐减为维持量5~10mg/d，能改善关节症状，减轻皮肤水肿和硬化及全身一般症状，对肺间质病变和心肌病变有一定的疗效。青霉胺对皮肤硬化有一定疗效。合理使用血管扩张剂和抗血管痉挛的药物可改善微循环。发生指部溃疡时需局部清创，加强创面护理。

■ 制订良好的计划，每日进行全身锻炼，针对受累关节进行被迫活动，按摩、保暖、防止创伤、避免受寒、禁止吸烟等都是必要的。

■ 针对皮肤硬化发病机制的治疗：

（1）抑制自身免疫和炎症：①糖皮质激素对水肿期效果明显，硬化阶段效果欠佳，萎缩期无效。每日相当于泼尼松10~30mg/d，连续数周，渐减至维持量5~15mg/d连续数月至1~2年，软化或萎缩后停用。对合并肌炎、急性肺间质病变和因慢性肺间质病变出现呼吸衰竭者可加至1~2mg/(kg·d)，后者的肺病变还可加至更高剂量。②环磷酰胺对改善肺功能有效，是急性肺间质病变和因慢性肺间质病变出现呼吸衰竭治疗的首选药物之一。副作用有白细胞减少、继发感染、出血性膀胱炎和脱发等，远期副作用还有迟发性膀胱癌和对生殖系统的影响。

（2）抑制纤维化：系统性硬皮病的特征是胶原的过度沉积，成纤维细胞增生活化，过多的胶原产生并沉积在细胞外基质，导致组织纤维化和激活免疫系统。所以，抑制纤维化是治疗的靶点之一。①D-青霉胺结缔组织形成抑制剂，从0.125g/d起用，每2~4周增加0.125g/d，渐增至0.5~1.0g/d，空腹时服。在刚开始的半年至1年内皮损仍有加重，但此之后开始好转，最先好转的部位是最后受累的区域。而后渐减至服维持量0.25g/d。D-青霉胺还能降低远期肾损害，可能减轻肺间质纤维化。该药应用受到限制的原因主要是副作用多，如皮肤瘙痒、血小板和粒细胞减少、天疱疮、肾病综合征、红斑狼疮等。但如起始小剂量、逐渐加量的给药法能减少副作用的发生。严重的副作用一般在服药后3~6个月内发生。②秋水仙素也是结缔组织形成抑制剂，能阻断前胶原转化成胶原，并抑制胶原沉积。每日0.5~1.5mg口服。其不良反应发生率较D-青霉胺少，但疗效存在争议。③酮替芬硬皮病时肥大细胞数量增多且呈脱颗粒状态，释放的介质能促进纤维组织形成。酮替芬能稳定肥大细胞膜，阻止颗粒释放。每日2~4mg分2次口服。④INF-γ可激活巨噬细胞并有效的抑制胶原合成。可使肺功能和静止、运动状态下动脉血氧分压都增加，但尚无大样本的对照研究。85%的患者用后有流感样症状、发热、寒战、头痛、肌痛、关节痛或乏力感，但使用9~12周后能自行耐受。白细胞减少和肝酶升高也可发生。

（3）阻止血管病变药物：有前列环素类似物、内皮素A/B受体阻断剂混合物、磷酸二酯酶Ⅴ型抑制剂、血管紧张素转换酶抑制剂等（参见“针对相关症状和受累脏器的治疗”），此类药物对皮肤硬化的疗效不确切。

（4）其他：大剂量维生素E有辅助疗效。血管活性剂如双嘧达莫、阿司匹林、地巴唑、米诺地尔、尿激酶等对改善皮肤硬化可能有一定疗效。

■ 针对相关症状和受累脏器的治疗：

(1) 雷诺现象：避免受寒、穿着暖和与戒烟是最基本的措施。血管扩张剂如钙通道阻滞剂（如硝苯地平）、血管紧张素转换酶受体阻断剂被证明是有效的。交感神经切除术和微血管重构治疗受累的大血管对某些患者是成功。①钙通道阻滞剂如硝苯地平，起始小剂量，耐受后30mg/d，分3次服。如症状加重，有坏死倾向，可加用血管扩张剂。②前列环素类似物能够舒张血管、阻止血小板形成和凝集。应用最多的是前列地尔，能增加硬皮病患者的外周循环，肢端缺血症状改善。以上二药多联合应用，硝苯地平长期口服，前列腺素于症状严重时间歇使用。③盐酸哌唑嗪，为肾上腺素 α_1 受体阻断剂，首剂0.5mg/d，睡前服，耐受后渐增至5~15mg/d，分3次服。④酮色林，为5-羟色胺S2受体拮抗剂，开始一次20mg，每日2次，1个月后必要时可一次40mg，每日2次。⑤舌下含化硝酸甘油在症状严重时也可试用。手指坏疽部位可外用硝酸甘油贴膜。⑥因雷诺现象而即将坏死的指（趾）可经肱（股）动脉注入利血平或酚妥拉明。⑦局部缺血或创伤是溃疡、甲周皮肤裂隙和甲沟炎的常见原因。治疗雷诺现象的措施也可用来增加局部循环，可用血管舒张剂；怀疑感染，直接使用针对金黄色葡萄球菌的抗菌药物。如口服，较长时间使用（≥2周）是必要的。其他措施如抬高患肢，溃疡处使用充气垫及局部使用抗菌药物软膏（莫匹罗星软膏、磺胺嘧啶银）。有溃疡出现时最好在指端加上小的塑料支架将病变周围固定。如有感染应静脉给予抗菌药物（口服疗效差）；溃疡处用双氧水浸泡，每日2~3次，并外用抗菌药物或有利于溃疡愈合的软膏。

(2) 钙沉积：如钙沉积数目少且表皮完整时可手术或激光去除。钙沉积周围组织常出现较重的无菌性炎症并伴低热，口服秋水仙素，1.0mg/d连续10天，炎症反应可消失但钙沉积仍存。华法林类抗凝剂能干扰凝血和钙沉积共同途径的谷氨酸的γ羧基，1~2mg/d口服，由于有出血风险，很少使用。如伴发感染常是由金葡菌引起。有使用碎石术，但缺乏对照研究。有使用倍他米松皮损内注射，每2~4周注射1次；口服阿仑膦酸钠片、口服JAK抑制剂（托法替尼）的报道。总之，缺乏有效方法。

(3) 关节痛和肌炎：关节痛可用非甾体抗炎药。但注意其加重胃食管反流症和减少肾血流量的潜在危险。如有肌炎时则应用中等剂量糖皮质激素，为减少激素用量可选甲氨蝶呤、环磷酰胺等细胞毒药物合用。

(4) 浆膜炎和心脏损害：胸膜炎和心包炎以及心肌炎必须用糖皮质激素治疗，泼尼松15~30mg/d。如有冠状动脉痉挛需服钙通道阻滞剂。

(5) 肺间质病变：D-青霉胺、羟基氯喹可能对减轻肺间质纤维化有效。由于肺纤维化易患细菌性肺炎，接种流感和肺炎球菌疫苗能预防肺部感染。一旦出现支气管炎或肺炎应及时用抗菌药。至于是否需用激素治疗肺间质病变需根据影像学及肺功能受损情况而定。

(6) 肺动脉高压：单纯肺动脉高压，无显著的间质性纤维化静脉间歇性或连续性前列环素类似物、内皮素-1拮抗剂（波生坦）、磷酸二酯酶V型抑制剂（枸橼酸西地那非）是目前经常被选用的药物。同时需抗凝治疗。

(7) 消化道：因易并发干燥综合征，须保持口腔卫生，常服滋阴生津药，经常运动口腔。①食管：预防食管返流应于饭后保持直立体位，避免饱食和睡前进食，抬高床头；如返流症状明显可口服胃黏膜保护剂如硫糖铝或质子泵抑制剂。②小肠：对腹泻和脂肪泻可服用氨苄西林、四环素、甲硝唑等抗菌药物，2~3周为一疗程，交替使用。一段时间后停用所有抗菌药物。最好是根据十二肠液培养所得厌氧菌和需氧菌比例选用抗菌药物。还应补充钙和脂溶性维生素。如出现腹胀或间歇性无力回肠的假性肠梗阻时应行胃肠减压、吸氧、静脉给予抗菌药物治疗，不要手术。硬皮病患者有小肠受累时应避免钡剂检查，因易致致死性钡嵌塞。③结肠：因蠕动减弱而致的便秘应用软化大便来预防。

（8）肾：及时发现肾危象非常重要。早期系统性硬化症的患者每几天或每周测量血压，如收缩压增高≥30mmHg 时应及时处理。血管紧张素转换酶抑制剂可有效阻止病程发展至透析阶段；即使进入透析阶段，但大多数患者在血管紧张素转换酶抑制剂维持下经过 3~24 个月的透析后有些患者可终止透析。透析治疗无效的终末期尿毒症患者只能行肾移植治疗。

■ 中药：原则通常为壮阳、通络活血、软坚。有疗效的中药包括丹参和积雪苷。将丹参注射液 16~20ml（生药 2.0g/ml）加入 500ml 的生理盐水中，每日 1 次，10 次为 1 个疗程，连续或间歇 2~3 个疗程，对皮肤硬化症状特别是雷诺现象有显著疗效。积雪苷每日口服 9 片（每片 6mg）。

■ 其他辅助治疗：给予患者高蛋白饮食和足量维生素，避免外伤和精神紧张，防止感染（感冒）。各种理疗和温泉浴、按摩等均有一定疗效。

■ 合并妊娠的治疗：硬皮病的受孕概率较正常人低，一旦妊娠可成功分娩，但发生胎儿宫内发育迟缓、低出生体重儿的概率较正常人高。妊娠不会加重病情，无须特殊处理。

■ 2016 年 EULAR 更新了对系统性硬化症的推荐意见，并提出了系统性硬化症治疗的研究方向，治疗推荐上变化最大的部分是对系统性硬化症相关血管病变的治疗。同年，英国风湿病学会（BSR）和英国风湿病卫生专业人员（BHPR）也推出了治疗推荐，见表 21-2。

表 21-2 2016 版 EULAR 和 BSR/BHPR 对系统性硬化症的治疗推荐

临床表现/其他	2016 版 EULAR/EUSTAR 治疗推荐	2016 版 BSR/BHPR 治疗推荐
雷诺现象	口服硝苯地平（CCBs）为一线治疗药物 病情严重者可给予静脉用前列腺素类似物（伊洛前列素等） 推荐使用 PDE-5 抑制剂 推荐使用氟西汀（SSRI）	患者教育（避寒、保暖、戒烟） CCBs 和 ARB SSRIs、α 受体阻断剂、ACEI 和他汀类药物 静脉用前列腺素类 PDE-5 抑制剂 手指（手掌）交感神经切除术（伴或不伴肉毒杆菌注射）
肢端溃疡	静脉用前列腺素类似物（特别是伊洛前列腺素）治疗活动性肢端溃疡 CCBs 治疗无效的多处肢端溃疡，可考虑使用波生坦治疗 可考虑使用 PDE-5 抑制剂	口服血管扩张剂、镇痛剂和治疗感染 静脉用前列腺素类 PDE-5 抑制剂 ERAs 手指（手掌）交感神经切除术（伴或不伴肉毒杆菌注射）

续 表

临床表现/其他	2016版EULAR/EUSTAR治疗推荐	2016版BSR/BHPR治疗推荐
肺动脉高压	静脉前列腺素类似物 ERAs（波生坦、安利生坦、马西替坦） PDE-5抑制剂（西地拉非、他达拉非） 可考虑使用利奥西呱	诊断基于右心导管插入术和心肺疾病调查 ERAs（波生坦、安利生坦、马西替坦） PDE-5抑制剂（西地那非、他达拉非） 静脉前列腺素类似物 利奥西呱 如有必要，可使用利尿剂、氧气和抗凝剂进行支持治疗
皮肤受累	MTX用于治疗早期皮肤病变 自体造血干细胞移植	1. MTX、MMF、CYC、口服糖皮质激素或利妥昔单抗 2. CYC、AZA或MMF维持治疗 3. 保湿（尤其是羊毛脂产品），避免刺激性的洗浴用品 4. 抗组胺药 5. 皮肤遮瑕及激光治疗毛细血管扩张症
肺部病变	CYC用于治疗肺间质病变 自体造血干细胞移植	1. CYC 2. MMF 3. CYC、AZA或MMF用于维持治疗
肾危象	尽早使用ACEI治疗 使用糖皮质激素治疗，密切监测血压计肾功能	1. 危险因素识别与密切监测血压 2. ACEI 3. 其他难治性高血压的降压治疗
胃肠道	PPIs 促胃肠动力药物 交替使用抗菌药物	1. PPIs 2. 组胺H_2受体阻断剂 3. 促胃肠动力药物 4. 肠外营养（必要时） 5. 交替使用抗菌药物 6. 泻药和止泻药（必要时）

续　表

临床表现/其他	2016 版 EULAR/EUSTAR 治疗推荐	2016 版 BSR/BHPR 治疗推荐
心脏病变	无	收缩性心力衰竭： 1. 使用免疫抑制剂治疗 2. 考虑植入起搏器和/或除颤器 3. ACEI 和卡维地洛治疗 4. 慎用选择性 β 受体阻断剂治疗舒张性心力衰竭 5. 利尿剂（如螺内酯和呋塞米） 6. CCBs 钙化
皮肤钙化	无	1. 抗菌药物治疗伴发的感染 2. 药物：氢氧化铝、CCBs、双膦酸盐、秋水仙碱、IVIg、英夫利昔单抗、米诺环素、利妥昔单抗和华法林 3. 介入：类固醇激素注射、激光治疗和碎石术 4. 严重及难治性患者行外科手术治疗
肌肉骨骼病变	无	1. 免疫抑制剂治疗 2. 关节炎和肌炎治疗遵循标准方案
一般管理	无	1. 诊断、分型分组 2. 早期确诊疾病，全面评估器官受累情况，及时开始免疫抑制剂治疗（MTX、MMF 或 CYC） 3. 考虑对特定病例进行造血干细胞移植
非药物治疗	无	物理疗法、按摩理疗和其他提高运动能力的项目

注：SSRI：选择性血清素再摄取抑制剂；PDE-5 抑制剂：磷酸二酯酶Ⅴ型抑制剂；CCBs：钙通道阻滞剂；ARB：血管紧张素Ⅱ受体阻断剂；ACEI：血管紧张换转化酶抑制剂；ERAs：内皮素受体阻断剂；MTX：甲氨蝶呤；MMF：霉酚酸酯；CYC：环磷酰胺；AZA：硫唑嘌呤；PPIs：质子泵抑制剂；IVIg：静脉注射免疫球蛋白。

（四）标准住院日 14~28 天

释义

■ 系统性硬化症可侵犯内脏各器官，以关节、肺、食管多见，其他如心、肠道、胃、肾、肌肉、肝及外周神经等也可受累。处于病情进展期的系统性硬化症，以及伴肌肉和肺与心脏等器官受累者应使用糖皮质激素，出现内脏受累的患者除了原发病治疗还需对症治疗。肺动脉高压常为棘手问题，它是肺间质与支气管周围长期纤维化或肺间质小动脉内膜增生的结果。肺动脉高压常缓慢进展，除非到后期严重的不可逆病变出现，一般临床不易察觉。有些在病程中出现肾危象，即突然发生严重高血压、急进性肾衰竭。如不及时处理，常死于心力衰竭及尿毒症。

（五）进入路径标准

1. 第一诊断必须符合 ICD-10：M34.000 系统性硬化症疾病编码。
2. 当患者同时具有其他疾病诊断，但在住院期间不需要特殊处理也不影响第一诊断的临床路径流程实施时，可以进入路径。

释义

■ 进入路径的患者需符合系统性硬化症诊断标准。

■ 入院后常规检查发现以往没有发现的疾病或既往有基础疾病（如高血压、冠状动脉粥样硬化性心脏病、糖尿病、肝肾功能不全、各种感染等），经系统评估后对系统性硬化症诊断治疗无特殊影响，仅需要药物维持治疗者，可进入路径。但可能会增加医疗费用，延长住院时间。

（六）入院第 1 天检查项目

1. 必需的检查项目：
（1）血常规、尿常规、大便常规及隐血。
（2）血液学检查：肝功能、肾功能、电解质、血糖、血脂、血清肌酶、抗核抗体、抗 ENA 抗体、抗双链 DNA 抗体、抗着丝点抗体、类风湿因子、免疫球蛋白、补体、抗心磷脂抗体、红细胞沉降率、抗链球菌溶血素 O、感染性疾病筛查（乙型肝炎、丙型肝炎、艾滋病、梅毒等）。
（3）胸部 X 线片。
（4）心电图。
（5）皮肤活组织病理学检查。
2. 根据患者病情可选择的检查项目：
（1）肺功能、肺 CT（建议条件允许者直接行该检查代替胸部 X 线片检查，或胸部 X 线片提示间质性肺炎者）。
（2）上消化道钡餐或全消化道钡餐，必要时行食管镜检查、超声心动图、肌电图、手/足/关节 X 线片。
（3）肿瘤相关筛查：肿瘤抗原及标志物，腹部超声（肝、胆、胰、脾、肾、后腹膜）。

释义

■ 入院后完善必须检查项目以评价患者的一般情况，通过对患者各个器官的系统评价以全面了解患者的皮肤外器官受累状况。主管医师应认真分析检查结果，及时发现异常情况并采取相应处置。

■ 根据患者病情检查内生肌酐清除率（采集 24 小时尿液同时采集静脉血 2~3ml，检测血、尿肌酐浓度）判断肾小球损伤的早期重要指标。

（七）住院期间复查项目

1. 必须复查的检查项目：复查入院时必需检查项目中的（1）（2）全部项目。
2. 根据患者病情可选择的复查项目：入院已行的可选择的检查项目中显示阳性的项目，如
（1）痰液细菌培养及药敏试验。
（2）血气分析、肝功能。
（3）胸部影像学检查、心电图、心脏超声等。
（4）肿瘤抗原及标志物。

释义

■ 住院期间需每周复查血常规、尿常规、便常规及隐血监测有无继发感染、消化道溃疡等情况发生；复查肝肾功能、电解质、血糖监测有无药物性肝损伤、类固醇性糖尿病、电解质紊乱；定期复查肺高分辨率 CT 和心超监测系统性硬化症患者的心肺受累程度；检查内生肌酐清除率判断肾小球损伤的程度。

（八）治疗方案与用药选择

1. 糖皮质激素：用于水肿期皮损以及伴有关节、肌肉和肺部等器官系统受累者。用药剂量及时间视病情而定。
2. 抗纤维化药物：可选用秋水仙碱、青霉胺、积雪苷片等，用药时间视病情而定。
3. 血管活性药物及改善血循环药物：
（1）血管扩张剂：如外用 1.2%烟酸苄酯霜、1%~2%三硝酸甘油软膏，口服如肼屈嗪、地巴唑、妥拉唑林、低分子右旋糖酐。
（2）增强纤维蛋白溶解：司坦唑醇。
（3）抗血小板凝固药物：如阿司匹林。
（4）其他抗血管痉挛的药物：前列腺环素、硝苯地平、盐酸哌唑嗪、雌三醇。用药时间视病情而定。
4. 非甾体抗炎药：可选用阿司匹林、吲哚美辛、布洛芬、双氯芬酸等，用于关节痛和肌痛。
5. 免疫抑制剂：可选用硫唑嘌呤、环磷酰胺、环孢素 A、麦考酚酸酯、他克莫司等，根据病情选择使用。
6. 中医中药：辨证施治。
7. 免疫调节类药物：根据病情选择甘草酸苷类、胸腺肽等。
8. 内脏受累的治疗：如反流性食管炎、心脏病变、肺部病变、肾脏病变等，给予相应的治疗并请相关科室会诊。
9. 局部治疗：积雪苷霜软膏、润肤剂、保暖、物理治疗等。血管病变明显甚至溃烂时可应

用多磺酸黏多糖、表皮生长因子。

10. 对症治疗：

（1）止酸、保护胃黏膜、降糖、降压药物等。

（2）抗菌药物按照《抗菌药物临床应用指导原则》（卫医发〔2004〕285 号）执行，根据血、分泌物和排泄物的微生物培养及药敏结果选用，用药时间视病情而定。

（3）支持疗法等。

11. 危重病情的抢救：出现危重病情，如呼吸循环功能、肝肾功能严重损害或衰竭等，应当立即给予相应的紧急处理并转入 ICU、CCU 等相应学科治疗。

释义

■ 皮质激素适用于皮肤硬化的早期（水肿期、硬化期）、肌肉病变、浆膜炎及肺间质病变的炎症期有效。严重的肺病变时免疫抑制剂与激素联合应用可提高疗效，减少激素用量。治疗过程中需密切监测激素及免疫抑制剂可能出现的不良反应。

■ 血管扩张剂：外用 5%咪喹莫特乳膏、维生素 D 类似物，其他血管扩张剂如钙通道阻滞剂（如硝苯地平）、血管紧张素转换酶抑制剂、血管紧张素转换酶受体阻断剂、氯沙坦和磷酸二酯酶Ⅴ型抑制剂（如昔多芬）。

■ 加强对症支持治疗、纠正低蛋白血症、紫外线光疗、创面护理等均对治疗结果非常重要。

（九）出院标准

1. 临床症状好转。
2. 评价病情的各项检查均已完成并示病情好转。
3. 糖皮质激素可改为口服。
4. 没有需要住院处理的并发症。

释义

■ 患者病情控制，症状有所改善，完成需要复查的检查项目未发现有需要住院处理的并发症即达到出院标准。

（十）变异及原因分析

1. 伴有其他系统严重受累，需进一步诊断及治疗或转至其他相应科室诊治。
2. 对常规治疗效果差，需延长住院时间。
3. 如发生呼吸衰竭，需行机械通气治疗，延长住院时间，增加住院费用。

释义

■ 对治疗反应差；出现糖皮质激素、免疫抑制剂引起的并发症等情况均会延长患者住院时间，增加治疗费用。主管医师需在临床路径表单中分析并说明。

■ 出现急进型肺间质病变、进展性的肺动脉高压、严重心肌病变和急性肾危象或者因长期使用糖皮质激素和免疫抑制剂继发严重感染情况，会延长住院时间，增加治疗费用，并有转入其他路径可能。

五、系统性硬化症临床路径给药方案

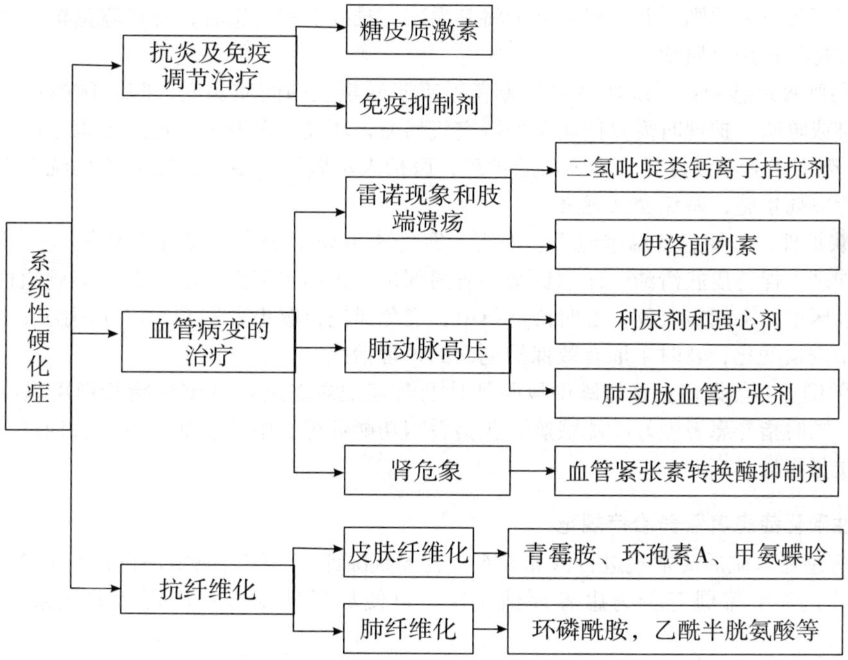

【药学提示】

1. 长期接受糖皮质激素治疗的患者，可能会导致严重的不良反应（高血压、糖尿病、高脂血症、骨质疏松症、感染、胃肠道溃疡及无菌性骨坏死等），甚至死亡。因此，应当定期随访患者，进行针对糖皮质激素不良反应的相关检查，并进行健康教育、采取适当的预防与治疗措施。

2. 肺动脉血管扩张剂的合理使用。钙离子拮抗剂：开始应用从小剂量开始，数周内增加到最大耐受剂量，然后维持应用。前列环素类药物：目前国内只有吸入性伊洛前列素上市，该药可选择性作用于肺血管，降低肺血管阻力，提高心排血量。半衰期为20~25分钟，起效迅速，但作用时间较短。每天吸入治疗次数为6~9次。每次剂量至少在5~20μg。长期使用该药可降低肺动脉压力和肺血管阻力，提高运动耐量，改善生活质量。内皮素-1受体阻断剂（波生坦）：可改善肺动脉高压患者的临床症状和血流动力学指标，提高运动耐量，改善生活质量和生存率。推荐用法是初始剂量62.5mg，每日2次，连用4周，后续剂量125mg，每日2次，维持治疗。

3. 中医药治疗系统性硬化症优势明显，以治疗系统性硬化症阳虚寒凝、阳虚血瘀、痰瘀阻络等证的主要方剂。

【注意事项】

系统性硬化症患者需要早期诊断，早期治疗。并注意防止疾病的复发。在治疗过程中，需进行原发病和并发症的治疗。

六、系统性硬化症患者护理规范

1. 心理护理：给予患者正确的心理疏导，尊重、理解患者，加强人性化服务，通过健康教育引导患者正确认识疾病，鼓励病友间相互交流。

2. 饮食护理：系统性硬化症会累及食管，患者出现腹胀腹痛、恶心，难以下咽等症状，护理时患者可取半卧位，头部上抬30°左右，多食流质食物，禁食辛辣刺激食物，进食时坚持少食多餐的重要原则，并确保吞咽前将其嚼碎。难以下咽的患者，可实施鼻饲来达到必需的营养支持，选用流质饮食。

3. 预防呼吸道感染：系统性硬化症患者呼吸肌受累或肺间质病变，肺动脉高压，而出现呼吸困难或呛咳。护理时需要使病房保持空气畅通，环境干净卫生，定期杀毒灭菌，每周至少2次，嘱咐患者注意保暖，加强口腔护理，医护人员做好手卫生，床旁备免洗消毒凝胶，落实消毒隔离措施，避免交叉感染。

4. 皮肤护理：告知患者温水泡手、泡脚，寒冷季节戴上手套，穿好棉袜等。指导患者加强皮肤护理，保持皮肤清洁、注意保暖，皮损部位可用温水清洗，禁用肥皂等刺激性物品。定期更换床单，穿棉质衣物，及时修剪指甲，避免抓挠，嘱患者避光。皮肤溃疡发生率高，注意观察皮损变化，及时采取有效保护创面的护理治疗。

5. 防跌倒和功能锻炼：通过跌倒风险评估及防范记录单进行跌倒风险管理可以降低跌倒发生率。同时指导患者做好功能锻炼，包括吞咽功能训练、中低强度肢体力量训练，改善患者生活质量指标。

七、系统性硬化症患者营养治疗规范

1. 所有患者入院后应常规进行营养筛查、营养状况评估和综合测定进行营养不良诊断。

2. 治疗过程中每周至少为患者评估1次，以便尽早发现患者出现营养风险并采取早期干预。

3. 营养治疗方式的选择：①为了降低感染风险，首选经口摄入，指导患者摄入高蛋白、高维生素食物；②根据胃肠功能状况尽早经口营养补充肠内营养制剂。如口服摄入不足目标量的60%时，推荐管饲肠内营养。肠内营养不能达到目标量60%时可选用肠外营养药物，以全合一的方式实施（应包含氨基酸、脂肪乳、葡萄糖、维生素、微量元素、电解质注射制剂等）。根据病情变化及营养耐受性选择或调整肠外肠内营养方案。

4. 患者的每日供给量推荐为每日25~30kcal/kg，如患者合并严重消耗，每日供给量推荐为每日30~35kcal/kg。

5. 患者可适当提高优质脂肪的供能比例；蛋白质供给量为每日1.0~1.5g/kg。

6. 对轻度吞咽困难者，无呛咳或呛咳较少时，可进食糊状食物或软食。吞咽重度困难者可留置胃管，鼻饲饮食。同时要注意患者在进食时采取坐位或半卧位，防止食物呛入气道，引起吸入性肺炎。必要时可将口服药研成粉末后再服用。

八、系统性硬化症患者健康宣教

1. 首先要注意休息，适当增加衣物，预防感冒。

2. 注意饮食调节，多饮水，食用高蛋白、高热量的食品增加抵抗力。

3. 保证充足的睡眠，进行适当的室内锻炼。

4. 避免去人群密集区域，减少接触各种病原的机会。

5. 配合医师对该病所累及的器官进行认真评价；评估脏器受累程度。
6. 肌力有所恢复后应逐步进行锻炼，以平地行走为主，切勿操之过急。
7. 皮肤损害重者要防寒保暖，外出时戴手套，穿棉袜。
8. 糖皮质激素和免疫抑制剂必须在医师的指导下应用，切勿自行增减药量或停药。定期门诊随访，调整药物剂量和类型。

九、推荐表单

（一）医师表单

系统性硬化症临床路径医师表单

适用对象：第一诊断为系统性硬化症（ICD-10：M34.000）

患者姓名：	性别：　　年龄：　　门诊号：	住院号：
住院日期：　　年　月　日	出院日期：　　年　月　日	标准住院日：14~28 天

时间	住院第 1 天	住院第 2 天
主要诊疗工作	□ 询问病史及体格检查 □ 完成病历 □ 完成初步的病情评估 □ 签署告知及授权委托书、病危通知书、自费用品协议书（必要时） □ 请相关科室会诊 □ 基础治疗 □ 对症治疗	□ 上级医师查房 □ 根据检查结果完成病情评估并制订完善治疗计划 □ 患者或其家属签署接受糖皮质激素治疗知情同意书" □ 继续观察相关项目：血压、脉搏、体温等
重点医嘱	**长期医嘱：** □ 皮肤科护理常规 □ 饮食（根据病情） **临时医嘱：** □ 血常规、尿常规、大便常规及隐血 □ 肝功能、肾功能、电解质、血糖、血脂、血清肌酶谱、抗核抗体、抗 ENA 抗体、抗双链 DNA 抗体、抗着丝点抗体、类风湿因子、免疫球蛋白、红细胞沉降率、抗链球菌溶血素 O、抗心磷脂抗体、肿瘤标志物、感染性疾病筛查、内生肌酐清除率等 □ X 线胸片、心电图 □ 皮肤病理活检 □ 肺功能，肺高分辨率 CT（必要时） □ 上消化道钡餐或全消化道钡餐（必要时） □ 超声心动图（必要时） □ 手、足、关节 X 线片（必要时） □ 选择行超声、CT、MRI 检查 □ 糖皮质激素（视情况） □ 抗纤维化药物（视情况） □ 血管活性药（视情况） □ 非甾体抗炎药（视情况） □ 免疫调节类药物（视情况）	**长期医嘱：** □ 糖皮质激素（视情况） □ 抗纤维化药物（视情况） □ 血管活性药（视情况） □ 非甾体抗炎药（视情况） □ 免疫调节类药物（视情况） □ 保胃治疗 □ 支持治疗 □ 合并症治疗 **临时医嘱：** □ 选择行超声、CT、MRI、消化道钡餐或内镜（必要时）
病情变异记录	□ 无　□ 有，原因： 1. 2.	□ 无　□ 有，原因： 1. 2.
医师签名		

时间	住院第 3~7 天	住院第 8~13 天	住院第 14~28 天
主要诊疗工作	□ 继续观察相关项目：血压、脉搏、体温等。 □ 根据患者的病情变化和治疗反应及时调整治疗方案 □ 防治药物不良反应	□ 注意观察皮肤硬度、血压、体温等 □ 根据病情变化调整糖皮质激素的剂量 □ 根据痰液培养及药敏结果的变化调整抗菌药物用药（有肺部感染者） □观察和处理治疗药物的不良反应 □ 签署接受化疗知情同意书（使用免疫抑制剂者）	□ 上级医师诊疗评估，确定患者是否可以出院 □ 完成出院小结 □ 向患者及其家属交代出院后注意事项，预约复诊日期
重点医嘱	**长期医嘱：** □ 抗菌药物：根据痰液培养及药敏结果用药（有肺部感染者） □ 吸氧（有呼吸困难者） □ 机械通气（有呼吸衰竭者） **临时医嘱：** □ 痰液细菌培养及药敏试验（有肺部感染者） □ 血气分析（有呼吸衰竭者） □ 复查大便常规及隐血、血常规、肝功能、肾功能、电解质、血糖、内生肌酐清除率	**长期医嘱：** □ 糖皮质激素：剂量调整 □ 免疫抑制剂（必要时） □ 抗菌药物（必要时） **临时医嘱：** □ 复查血常规、尿常规、大便常规及隐血（必要时） □复查肝功能、肾功能、电解质、血糖（必要时） □ 复查痰液细菌培养及药敏试验（有肺部感染者） □ 复查 X 线胸片（必要时） □ 复查血气分析（必要时）	**临时医嘱：** □ 出院带药 □ 门诊随诊
病情变异记录	□ 无　□ 有，原因： 1. 2.	□ 无　□ 有，原因： 1. 2.	□ 无　□ 有，原因： 1. 2.
医师签名			

（二）护士表单

系统性硬化症临床路径护士表单

适用对象：第一诊断为系统性硬化症（ICD-10：M34.000）

患者姓名：	性别：　年龄：　门诊号：	住院号：
住院日期：　年　月　日	出院日期：　年　月　日	标准住院日：14~28天

时间	住院第1天	住院第2~5天
健康宣教	□ 入院宣教 □ 介绍主管医师、护士 □ 介绍环境、设施 □ 介绍住院规范及注意事项 □ 饮食、活动指导（根据病情）	□ 宣教疾病知识 □ 注意保暖，避免受寒，以防感冒 □ 卧床患者，应勤翻身，及时咳出气管内痰液，以防肺部感染
护理处置	□ 核对患者，安排床单元 □ 建立入院护理病历 □ 卫生处置：剪指（趾）甲、沐浴，更换病号服 □ 协助患者完成相关检查及次日有关检查的准备	□ 协助医师完成辅助检查（皮肤活检等） □ 遵医嘱完成相关治疗
基础护理	□ 根据患者病情和生活自理能力确定护理级别 □ 晨晚间护理 □ 患者安全管理	□ 根据患者病情和生活自理能力确定护理级别 □ 晨晚间护理 □ 患者安全管理
专科护理	□ 入院护理评估（见评估表） □ 制定护理计划，填写护理记录单 □ 需要时，请家属陪伴 □ 心理护理	
重点医嘱	□ 详见医嘱执行单	□ 详见医嘱执行单
病情变异记录	□ 无　□ 有，原因： 1. 2.	□ 无　□ 有，原因： 1. 2.
护士签名		

时间	住院第 6~13 天	住院第 14~28 天
健康宣教	□ 宣教药物作用及频率 □ 饮食、活动指导 □ 疾病恢复期注意事项	□ 出院宣教 □ 复查时间 □ 服药方法 □ 活动休息 □ 指导饮食 □ 指导办理出院手续
护理处置	□ 遵医嘱完成相关治疗 □ 遵医嘱完成相关化验检查的复查	□ 办理出院手续 □ 书写出院小结
基础护理	□ 二级护理 □ 晨晚间护理 □ 患者安全管理	□ 二级护理 □ 晨晚间护理 □ 患者安全管理
专科护理	□ 病情观察 □ 遵医嘱予抗炎、抗感染治疗 □ 需要时，联系主管医师给予相关治疗及用药 □ 皮损护理 □ 心理护理	□ 病情观察 □ 生命体征 □ 皮损情况 □ 肌力、肌肉及关节胀痛情况 □ 心理状态及精神状态 □ 皮损护理 □ 心理护理
重点医嘱	□ 详见医嘱执行单	□ 详见医嘱执行单
病情变异记录	□ 无　□ 有，原因： 1. 2.	□ 无　□ 有，原因： 1. 2.
护士签名		

（三）患者表单

系统性硬化症临床路径患者表单

适用对象：第一诊断为系统性硬化症（ICD-10：M34.000）

患者姓名：	性别： 年龄： 门诊号：	住院号：
住院日期： 年 月 日	出院日期： 年 月 日	标准住院日：14~28 天

时间	住院第 1 天	住院第 2~5 天
医患配合	□ 接受入院宣教 □ 接受入院护理评估 □ 配合病史询问 □ 配合体格检查 □ 告知既往基础用药 □ 患者及家属与医师交流了解病情 □ 签署告知及授权委托书、接受糖皮质激素治疗知情同意书、病危通知书（重症者）	□ 配合医师日常查房 □ 观察皮疹变化 □ 配合完成各项入院常规及特殊检查 □ 如有需要，配合签署自费用品协议书、免疫抑制剂知情同意书等 □ 患者及家属与医师交流了解病情
护患配合	□ 配合测量体温 2 次，脉搏、呼吸、血压、体重 1 次 □ 配合完成入院护理评估（简单询问病史、过敏史、用药史） □ 接受入院宣教（环境介绍、病室规定、订餐制度、贵重物品保管等） □ 有任何不适请告知护士	□ 配合定时测量生命体征、每日询问排便 □ 配合检查意识、瞳孔、肢体活动、皮损情况、肌力、肌肉及关节胀痛情况等 □ 配合完成相关检查 □ 接受输液、服药、外用药等治疗 □ 接受进食、进水、排便等生活护理 □ 配合活动，预防皮肤压力伤 □ 注意活动安全，避免坠床或跌倒
饮食	□ 根据医嘱，普通饮食或流质或半流质饮食（视病情）	□ 根据医嘱，普通饮食或流质或半流质饮食（视病情）
排泄	□ 正常排尿便 □ 避免便秘	□ 正常排尿便 □ 避免便秘
活动	□ 病情允许情况下适当活动，避免劳累 □ 病情严重情况需绝对卧床休息	□ 根据医嘱，适当床边或下床活动

时间	住院第 6~13 天	住院第 14~28 天
医患配合	□ 配合医师日常查房 □ 观察皮疹变化 □ 如有不适症状发生及时与医护人员沟通 □ 患者及家属与医师交流了解病情	□ 接受出院前健康宣教 □ 学习出院注意事项 □ 了解复查程序 □ 办理出院手续 □ 获取出院诊断书 □ 获取出院带药
护患配合	□ 配合完成相关检查的复查 □ 配合检查肢体活动、皮损情况、肌力、肌肉及关节胀痛情况等 □ 配合饮食活动的指导	□ 接受出院宣教 □ 办理出院手续 □ 获取出院带药 □ 知道用药方法、作用、注意事项 □ 知道皮肤的日常护理 □ 知道复印病历方法
饮食	□ 根据医嘱，普通饮食或流质或半流质饮食（视病情）	□ 根据医嘱，普通饮食或流质或半流质饮食（视病情）
排泄	□ 正常排尿便 □ 避免便秘	□ 正常排尿便 □ 避免便秘
活动	□ 根据医嘱，适当床边或下床活动	□ 正常适度活动，避免疲劳

附：原表单（2010年版）

系统性硬化症临床路径表单

适用对象：第一诊断为系统性硬化症（ICD-10：M34）

患者姓名：	性别：　年龄：　门诊号：	住院号：
住院日期：　年　月　日	出院日期：　年　月　日	标准住院日：14~28天

时间	住院第1天	住院第2天
主要诊疗工作	□ 询问病史及体格检查 □ 完成病历 □ 完成初步的病情评估 □ 签署告知及授权委托书、病危通知书、自费用品协议书、输血治疗同意书（必要时） □ 请相关科室会诊 □ 基础治疗 □ 对症治疗	□ 上级医师查房 □ 根据检查结果完成病情评估并制订完善治疗计划 □ 患者或其家属签署接受糖皮质激素治疗知情同意书 □ 继续观察相关项目：血压、脉搏、体温等
重点医嘱	**长期医嘱：** □ 皮肤科护理常规 □ 饮食（根据病情） **临时医嘱：** □ 血常规、尿常规、大便常规及隐血 □ 肝功能、肾功能、电解质、血糖、血脂、血清肌酶谱、抗核抗体、抗ENA抗体、抗双链DNA抗体、抗着丝点抗体、类风湿因子、免疫球蛋白、红细胞沉降率、抗链球菌溶血素O、感染性疾病筛查 □ X线胸片、心电图 □ 皮肤病理活检 □ 抗心磷脂抗体 □ 肺功能，肺高分辨率CT（必要时） □ 上消化道钡餐或全消化道钡餐（必要时） □ 超声心动图（必要时） □ 手、足、关节X线片（必要时） □ 肿瘤标志物 □ 选择行超声、CT、MRI检查 □ 糖皮质激素（视情况） □ 抗纤维化药物（视情况） □ 血管活性药（视情况） □ 非甾体抗炎药（视情况） □ 积雪苷片（视情况） □ 免疫调节类药物（视情况）	**长期医嘱：** □ 糖皮质激素（视情况） □ 抗纤维化药物（视情况） □ 血管活性药（视情况） □ 非甾体抗炎药（视情况） □ 积雪苷片（视情况） □ 免疫调节类药物（视情况） □ 保胃治疗 □ 支持治疗 □ 合并症治疗 **临时医嘱：** □ 选择行超声、CT、MRI、消化道钡餐或内镜（必要时）

续　表

时间	住院第 1 天	住院第 2 天
主要护理工作	□ 进行疾病和安全宣教 □ 入院护理评估 □ 制订护理计划 □ 帮助患者完成辅助检查	□ 观察患者病情变化
病情变异记录	□ 无　□ 有，原因： 1. 2.	□ 无　□ 有，原因： 1. 2.
护士签名		
医师签名		

时间	住院第 2 天	住院第 8~13 天	住院第 14~28 天 （出院日）
主要诊疗工作	□ 继续观察相关项目：血压、脉搏、体温等 □ 根据患者的病情变化和治疗反应及时调整治疗方案 □ 防治药物不良反应	□ 注意观察皮肤硬度、血压、体温等 □ 根据病情变化调整糖皮质激素的剂量 □ 根据痰液培养及药敏的变化调整抗菌药物用药（有肺部感染者） □ 观察和处理治疗药物的不良反应 □ 签署接受化疗知情同意书（使用免疫抑制剂者）	□ 上级医师诊疗评估，确定患者是否可以出院 □ 完成出院小结 □ 向患者及其家属交代出院后注意事项，预约复诊日期
重点医嘱	**长期医嘱：** □ 抗菌药物：根据痰液培养及药敏结果用药（有肺部感染者） □ 吸氧（有呼吸困难者） □ 机械通气（有呼吸衰竭者） **临时医嘱：** □ 痰液细菌培养及药敏试验（有肺部感染者） □ 血气分析（有呼吸衰竭者） □ 复查大便常规及隐血、血常规、肝功能、肾功能、电解质、血糖	**长期医嘱：** □ 糖皮质激素：剂量调整 □ 免疫抑制剂（必要时） □ 抗菌药物（必要时） **临时医嘱：** □ 复查血常规、尿常规、大便常规及隐血 □ 复查肝功能、肾功能、电解质、血糖 □ 复查痰液细菌培养及药敏试验（有肺部感染者） □ X 线胸片 □ 复查血气分析（必要时）	**临时医嘱：** □ 出院带药 □ 门诊随诊
主要护理工作	□ 观察患者病情变化	□ 观察患者病情变化 □ 填写护理记录	□ 通知出院处 □ 帮助患者办理出院手续 □ 出院后疾病指导
病情变异记录	□ 无 □ 有，原因： 1. 2.	□ 无 □ 有，原因： 1. 2.	□ 无 □ 有，原因： 1. 2.
护士签名			
医师签名			

第二十二章

皮肌炎/多发性肌炎临床路径释义

【医疗质量控制指标】

指标一、住院皮肌炎/多肌炎患者规范诊断率

指标二、住院皮肌炎/多肌炎患者合并肿瘤的血清学、影像学检查率

指标三、住院皮肌炎/多肌炎患者合并肺间质病变的肺功能、影像学检查率

指标四、住院皮肌炎/多肌炎患者进行皮肤活检、肌肉活检的检查率

指标五、住院皮肌炎/多肌炎患者发生急进型肺间质病变的死亡率

指标六、住院皮肌炎/多肌炎患者的健康宣教执行率

一、皮肌炎/多发性肌炎编码

疾病名称及编码：皮肌炎/多发性肌炎（ICD-10：M33）

二、临床路径检索方法

M33

三、国家医疗保障疾病诊断相关分组（CHS-DRG）

MDCI 肌肉、骨骼疾病及功能障碍

IT2 慢性炎症性肌肉骨骼结缔组织疾患

四、皮肌炎/多发性肌炎临床路径标准住院流程

（一）适用对象

第一诊断为皮肌炎/多发性肌炎（ICD-10：M33）。

释义

■ 本路径适用对象为临床诊断为皮肌炎（dermatomyositis，DM）和多发性肌炎（polymyositis，PM）的患者，如伴发恶性肿瘤、其他结缔组织疾病或有心力衰竭、呼吸衰竭等并发症，需要进行多学科联合诊治或进入其他疾病诊治路径。

（二）诊断依据

根据《临床诊疗指南·皮肤病与性病分册》（中华医学会编著，人民卫生出版社，2006 年），《临床技术操作规范·皮肤病与性病分册》（中华医学会编著，人民军医出版社，2006 年），《多发性肌炎和皮肌炎诊治指南（草案）》（中华医学会风湿病学分会，中华风湿病学杂志，2004）。

1. 对称性近端肌无力、肌痛或压痛，伴或不伴吞咽困难。
2. 血清肌酶升高，特别是肌酸磷酸激酶升高。
3. 肌电图异常。
4. 肌活检异常。

5. 特征性的皮肤损害（上眼睑及眶周水肿性紫红斑、Gottron 征和/或 Gottron 丘疹等）。
符合 1~4 条中任何 3 条或以上可确诊多发性肌炎，同时有第 5 条者可诊断为皮肌炎。

释义

■ 病史和临床症状是诊断 DM/PM 的初步依据，多数患者表现为对称性近端肌无力，缓慢或迅速加重，重者可有肌肉自觉痛和压痛。最常受累的肌群为肩胛带肌、四肢近端肌群、颈部肌群和咽喉部肌群，出现相应症状如举手、下蹲、上台阶、抬头、呼吸困难及声音嘶哑。

■ 皮肌炎的皮损对诊断有提示作用。特征性皮肤损害如眶周水肿性淡紫红斑、Gottron 征和 Gottron 丘疹、披肩症、前胸 V 型红斑、皮肤异色症等也较常见。

■ 部分患者临床表现不典型，如肌酶、肌电图、肌活检支持 DM/PM 的诊断，亦可进入路径。肌电图示肌源性损害，有三联征改变：时限短、低波幅多相运动电位；纤颤电位、正弦波；插入性激惹和异常的高频放电。肌肉活检：肌纤维变性、坏死，细胞吞噬、再生、嗜碱变性，核膜变大，核仁明显，筋膜周围结构萎缩，纤维大小不一，伴炎性细胞浸润。血清肌酶升高如肌酸激酶、醛酸酶、谷丙转氨酶、谷草转氨酶和乳酸脱氢酶升高，特别是肌酸激酶升高。

■ 青少年/幼年皮肌炎（JDM）几乎都伴有皮损，不伴皮损的 PM 罕见。皮损程度与肌肉病变严重程度可不平行。20%~30%幼年皮肌炎出现皮肤和肌组织的钙质沉着，可以伴随严重的局部肌萎缩。

■ DM/PM 诊断时需要与其他疾病鉴别，如感染性肌病、肌营养不良症、重症肌无力、横纹肌溶解症、药物性肌病和内分泌肌病（甲状腺功能亢进或减退症）等。

■ 目前存在的多个 DM/PM 的诊断标准，基本都包括典型皮损、肌酶水平、肌肉症状、肌电图、组织病理等要点，但各自分类却有所不同，有些标准还加入了肌肉 MRI、肌炎特异性自身抗体等指标，造成各标准的敏感性和特异性存在较大差异。如何选择合适的标准进行诊断或临床研究给临床医生带来了困扰。

（三）治疗方案的选择

根据《临床诊疗指南·皮肤病与性病分册》（中华医学会编著，人民卫生出版社，2006 年），《临床技术操作规范·皮肤病与性病分册》（中华医学会编著，人民军医出版社，2006 年），《多发性肌炎和皮肌炎诊治指南（草案）》（中华医学会风湿病学分会，中华风湿病学杂志，2004）。

1. 糖皮质激素。
2. 免疫抑制剂。
3. 大剂量静脉丙种球蛋白。
4. 支持疗法。
5. 皮疹的治疗。
6. 合并症的治疗。

释义

■ 本病确诊后即应开始综合性治疗，包括基本治疗和药物治疗，目的在于消除病因、缓解临床症状、防止和减少并发症的发生。

■ 基本治疗包括避光、休息，急性期卧床休息，进行肢体被动运动，避免肌肉萎缩，症状控制后进行适当锻炼，给以高热量、高蛋白饮食。

■ 药物治疗首选糖皮质激素，应早期、足量使用；病情严重或进展迅速的患者，可选用大剂量糖皮质激素治疗、静脉注射人免疫球蛋白或加用免疫抑制剂疗法，起效后根据病情缓慢减量，并维持治疗，注意各种治疗方法的适应证和不良反应。

■ DM/PM 仍是一个多以急性发病而慢性经过、病程冗长的难治性疾病。常规糖皮质激素或联合免疫抑制剂治疗是一种经验性的治疗方案，缺乏充分的循证医学证据。随着新药的研发和临床试验的开展，有学者开始尝试应用生物制剂如抗 CD20 单抗，抗 CD25 单抗，CTLA-4，IL-6 受体阻断剂等。但遗憾的是目前有关 DM/PM 治疗领域的研究仍局限于小样本和个例报道，缺乏令人信服的随机对照试验研究结论。因此，选择 DM/PM 理想的治疗方案仍是个挑战。

（四）标准住院日 14~28 天

释义

■ DM/PM 具有明显的异质性，包括发病原因、肌炎自身抗体和病程。治疗过程中患者临床症状的改善、肌力的恢复和血清肌酶的下降是糖皮质激素减量的依据，部分患者的病情缓解较慢，住院时间可能超过 1 个月，因此住院天数不是衡量进入路径的绝对标准。

（五）进入路径标准

1. 第一诊断必须符合 ICD-10：M33 皮肌炎/多发性肌炎疾病编码。
2. 当患者同时具有其他疾病诊断，但在住院期间不需要特殊处理也不影响第一诊断的临床路径流程实施时，可以进入路径。

释义

■ 本路径适用于第一诊断为皮肌炎或多发性肌炎的患者，同时需除外如伴发恶性肿瘤、其他结缔组织疾病或有心力衰竭、呼吸衰竭等并发症的患者需要多学科联合诊治或进入其他疾病诊治路径。

■ 入院后常规检查发现以往没有发现的疾病或既往有基础病（如高血压、冠状动脉粥样硬化性心脏病、糖尿病、肝肾功能不全等），经系统评估后对 DM/PM 诊断治疗无特殊影响，仅需要药物维持治疗者，可进入路径。但可能会增加医疗费用，延长住院时间。

（六）入院第 1 天

1. 必需的检查项目：
（1）血常规、尿常规、大便常规及隐血。

（2）血液学检查：肝功能、肾功能、电解质、血糖、血脂、血清肌酶谱、抗核抗体、抗ENA抗体、抗双链DNA抗体、类风湿因子、各种肌炎相关自身抗体、免疫球蛋白、补体、红细胞沉降率、抗链球菌溶血素O、感染性疾病筛查（乙型肝炎、丙型肝炎、艾滋病、梅毒与各种病毒抗体等）。
（3）24小时尿肌酸、24小时尿肌酐。
（4）肺高分辨率CT、心电图。
2. 根据病情选择：
（1）肌电图、皮肤与肌肉组织病理学检查。
（2）肌肉MRI、超声心动图、肺功能等。
（3）肿瘤相关筛查：血清肿瘤抗原及标志物，相关影像学检查如超声、CT、MRI检查，消化道钡餐内镜。必要时PET-CT检查。
（4）如有气促、干咳、肺影像学异常者行血气分析。

释义

■ 血常规、尿常规、便常规是最基本的三大常规检查，每个进入路径的患者均需完成。

■ 肝功能、肾功能、电解质、血糖、心电图、X线胸片等主要是评估有无基础病，可能会影响到住院时间、费用以及治疗预后。

■ 血清肌酶谱、抗核抗体、抗ENA抗体、抗双链DNA抗体、类风湿因子、铁蛋白、免疫球蛋白、补体、红细胞沉降率、C反应蛋白、铁蛋白、肌电图、肌肉活检、肌肉MRI、超声心动图、肺功能、肺高分辨率CT，主要是评估病情。

■ 感染性疾病筛查和肿瘤相关筛查排除患者是否伴发感染和肿瘤。

（七）药物选择与使用时机

1. 糖皮质激素：泼尼松/甲基泼尼松龙等，用药时间视病情而定。
2. 免疫抑制剂：可选用甲氨蝶呤（methotrexate，MTX）、环磷酰胺（cyclophosphamide，CTX）、硫唑嘌呤（azathioprine，AZA）、环孢素（cyclosporine A，CsA）等，用药时间视病情而定。
3. 根据病情可选用大剂量静脉丙种球蛋白，用药时间为3~5天或视病情而定。
4. 针对皮疹可选择羟氯喹、沙利度胺及糖皮质激素、钙调磷酸酶抑制剂等外用制剂。
5. 根据病情选择用药：
（1）针对糖皮质激素不良反应的预防或治疗用药，如抑酸、保护胃黏膜、补充钾、钙制剂、控制血糖、降压等药物；是否使用根据患者病史、症状而定。
（2）抗菌药按照《抗菌药物临床应用指导原则》（卫医发〔2015〕43号）执行，根据血、分泌物和排泄物的微生物培养及药敏结果选用，用药时间视病情而定。
（3）支持疗法、对症治疗等。
6. 危重病情的抢救：
（1）吸氧、面罩加压呼吸、机械通气等。
（2）抗呼吸、循环衰竭药物等。

释义

■ 不宜选用含卤素的糖皮质激素，如地塞米松、倍他米松、曲安西龙等，以免引起激素性肌病，加重病情。

■ DM/PM 患者一旦出现急进型肺间质病变引起呼吸衰竭，心肌病变引起心力衰竭或者伴有恶性肿瘤，需要联合多学科进行治疗。

（八）住院期间检查项目

1. 必须复查的检查项目：

（1）血常规、尿常规、大便常规及隐血。

（2）血清肌酶谱、肝功能、肾功能、电解质、血糖。

（3）24 小时尿肌酸、24 小时尿肌酐。

2. 根据病情或症状选择痰、血液病原学培养及药敏试验、血气分析、胸部影像学检查等。

释义

■ 血常规、尿常规、大便常规是最基本的三大常规检查，隐血是观察糖皮质激素导致消化道溃疡的指标。

■ 血清肌酶谱、铁蛋白是病情监控指标，也是治疗方案调整的依据。

■ 肝功能、肾功能、电解质、血糖主要用以评估糖皮质激素等药物的不良反应。如糖皮质激素促进排钾，可引起低钾性肌无力，会影响对患者病情的判断。

（九）出院标准

1. 临床症状好转。

2. 血清肌酶恢复或接近正常。

3. 糖皮质激素可改为口服。

4. 没有需要住院处理的并发症。

释义

■ 患者出院前应完成所有必须做的检查项目，观察临床症状减轻或消失，血清肌酶恢复或接近正常，糖皮质激素减量以及无明显药物相关不良反应。

（十）变异及原因分析

1. 伴有合并症如恶性肿瘤，或其他并发症，需进一步诊断及治疗或转至其他相应科室诊治。

2. 对常规治疗效果差，需延长住院时间。

3. 如发生呼吸衰竭，延长住院时间，增加住院费用。

释义

■ 按标准治疗方案如患者肌无力缓解不明显或检查中发现其他严重基础疾病，需要调整药物治疗或继续其他基础疾病的治疗，则终止本路径。

■ 在治疗过程中出现消化道出血或心肺严重并发症危及生命，或发现伴发肿瘤时，需要转入其他相应路径。

■ 对于难治性或顽固性肌无力，治疗疗程长，治疗费用高者，亦需要退出本路径。

■ 因患者方面的主观原因导致执行路径出现变异，也需要医师在表单中予以说明。

五、皮肌炎/多发性肌炎临床路径给药方案

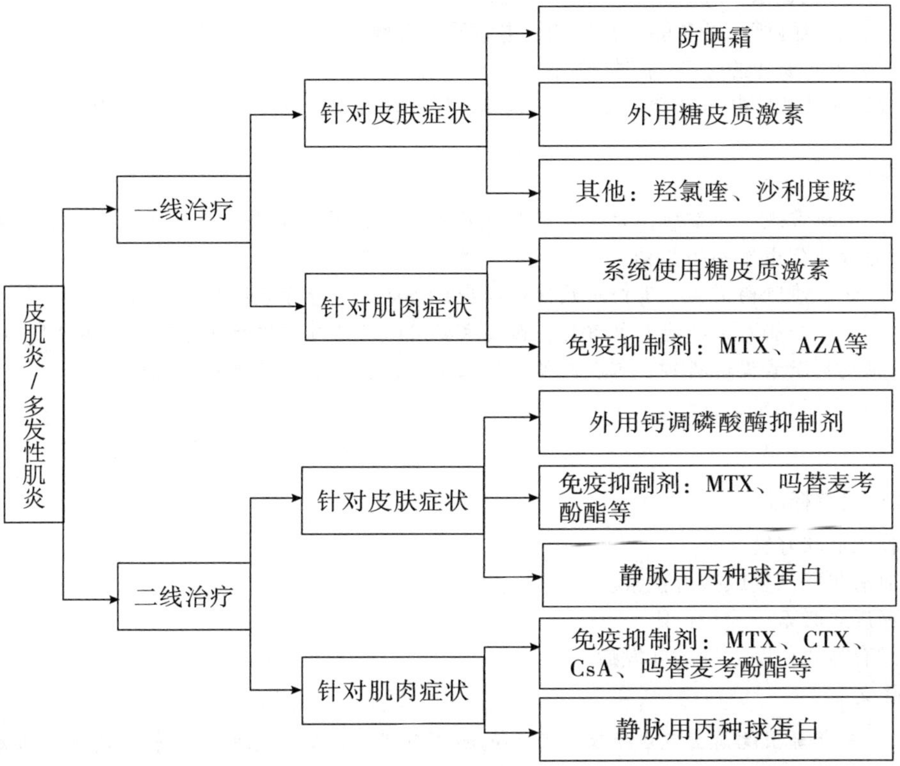

【用药选择】

1. 根据病情严重程度选择治疗方案。对于只有皮损而无肌肉损害的临床无肌病性皮肌炎患者，建议外用糖皮质激素，口服羟氯喹和沙利度胺。对于有肌肉症状的皮肌炎或多发性肌炎患者，建议系统使用糖皮质激素，可减轻肌肉炎症，缩短肌肉各种酶活性恢复正常的时间。剂量取决于疾病活动程度。急性期初始剂量为泼尼松每日 1～2mg/kg，待病情控制后逐渐减量。临床表现改善、肌力测定和血清肌酶水平下降评定疗效。减量过快或骤然停药，可致病情反复，肌酶升高。

2. 糖皮质激素治疗无效或者因并发症不能耐受大剂量的患者，加用 1～2 种免疫抑制剂，MTX、CTX、CsA、TAC 和 AZA 等。

3. 对于复发性和难治性的病例可考虑加用静脉注射人免疫球蛋白。常规治疗剂量为 0.4g/(kg·d)，每月 3~5 天，连续 3～6 个月。患者对大剂量静脉免疫球蛋白治疗大多耐受性良

好。少数可有头痛、背痛、血压升高及腹部不适。有免疫球蛋白缺陷的患者应禁用静脉注射人免疫球蛋白。

【药学提示】

1. 长期大剂量接受系统糖皮质激素治疗的患者，可能会导致严重的不良反应（高血压、糖尿病、高脂血症、骨质疏松症、感染、胃肠道溃疡及无菌性骨坏死等）危及生命。肌无力也可由于糖皮质激素使用中的低钾血症或激素性肌炎所致。因此，应当定期随访患者，进行针对糖皮质激素不良反应的相关检查，并进行健康教育、采取适当的预防与治疗措施。

2. MTX 是一种叶酸还原酶抑制剂，可阻止表皮细胞增殖时 DNA 合成，抑制细胞核的有丝分裂。同时，可抑制体内被激活的淋巴细胞增殖、减弱 CD_8^+ 细胞的功能、抑制中性粒细胞的趋化。长期用药可引起肝脏广泛性纤维化和肝硬化，故在应用时需注意安全、严格选择适应证。肝肾功能异常、妊娠或哺乳、严重贫血、白细胞减少、活动性消化性溃疡、活动性感染、酗酒、免疫缺陷及其他严重疾病时不宜使用。治疗前及治疗期间应密切监测血、尿常规及肝肾功能。

3. CsA 主要作用于 T 细胞的选择性强效免疫抑制剂。主要不良反应有肾毒性、高血压、恶心、呕吐、乏力、肌颤及尿路刺激症状等。治疗前及治疗期间密切监测肾功能和血压。

4. CTX 是双功能烷化剂及细胞周期非特异性药物，可干扰 DNA 及 RNA 功能。CTX 治疗可能引起骨髓抑制和显著的免疫反应抑制。CTX 引起的骨髓抑制会导致白细胞减少，中性粒细胞减少，血小板减少和贫血。严重的免疫抑制可能导致感染危及生命。

【注意事项】

DM 是一组异质性疾病，临床表现多种多样且因人而异，治疗方案也应遵循个体化的原则。

六、皮肌炎/多发性肌炎患者护理规范

1. 心理护理：给予患者正确的心理疏导、尊重、理解患者，加强人性化服务，通过健康教育引导患者正确认识疾病，鼓励病友间相互交流。

2. 皮肤护理：DM 患者的皮损表现多种多样常伴有不同程度皮肤瘙痒。指导患者加强皮肤护理，保持皮肤清洁、注意保暖，皮损部位可用温水清洗，禁用肥皂等刺激性物品。定期更换床单，穿棉质衣物，及时修剪指甲，避免抓挠，嘱患者避光。皮肤溃疡发生率高，注意观察皮损变化，及时采取有效保护创面的护理治疗。

3. 密切观察病情变化：DM/PM 伴呼吸系统损害时，患者症状重，治疗时间延长，显著影响治疗效果，护理人员在治疗过程中应密切观察患者病情变化，依据患者自身症状实施针对性系统护理（如呼吸训练、营养指导），以便提高患者疗效，预防急性呼吸衰竭发生。

4. 防跌倒、肢体功能锻炼：DM/PM 患者肌肉病变严重，通过跌倒风险评估及防范记录单进行跌倒风险管理可以降低跌倒发生率。同时指导患者做好功能锻炼，包括吞咽功能训练、中低强度肢体力量训练，改善患者生活质量指标。

5. 预防肺部感染：DM/PM 患者因肌力差而长期卧床，肺间质病变发生率高，治疗上系统使用糖皮质激素或联合免疫抑制剂，容易继发肺部感染。加强口腔护理，医护人员做好手卫生，床旁备免洗消毒凝胶，落实消毒隔离措施，避免交叉感染。

6. 用药护理：DM/PM 治疗期间做好用药护理。系统使用糖皮质激素期间监测血压及血糖变化，及时发现糖皮质激素糖尿病引起的血糖升高及水钠潴留等发生。应用免疫抑制剂需要做好相关用药护理。应用 CTX 时大量饮水，保证尿量，观察尿液颜色，用药期间注意监测血常规，及时发现骨髓抑制情况。静脉输注过程中严密观察，穿刺部位有无红肿，避免药液外渗。他克莫司治疗注意其服药时间为空腹或在进食前 1 小时或进食后 2~3 小时服药，以提高药物吸收。输注免疫球蛋白是，速度宜慢，开始滴速为 40ml/h，若无不良反应，逐渐加快滴速。免疫球蛋白为异体蛋白，输注过程中应密切观察有无过敏反应等。

七、皮肌炎/多发性肌炎患者营养治疗规范

1. 所有患者入院后应常规进行营养筛查、营养状况评估和综合测定进行营养不良诊断。

2. 治疗过程中每周至少为患者评估1次，以便尽早发现患者出现营养风险并采取早期干预。

3. 营养治疗方式的选择：①为了降低感染风险，首选经口摄入，指导患者摄入高蛋白、高维生素食物；②根据胃肠功能状况尽早经口营养补充肠内营养制剂。如口服摄入不足目标量的60%时，推荐管饲肠内营养。肠内营养不能达到目标量60%时可选用肠外营养药物，以全合一的方式实施（应包含氨基酸、脂肪乳、葡萄糖、维生素、微量元素、电解质注射制剂等）。根据病情变化及营养耐受性选择或调整肠外肠内营养方案。

4. 患者的每日供给量推荐为每日25~30kcal/kg，如患者合并严重消耗，每日供给量推荐为每日30~35kcal/kg。

5. 患者可适当提高优质脂肪的供能比例；蛋白质供给量为每日1.0~1.5g/kg。

6. 对轻度吞咽困难者，无呛咳或呛咳较少时，可进食糊状食物或软食。吞咽重度困难者可留置胃管，鼻饲饮食。同时要注意患者在进食时采取坐位或半卧位，防止食物呛入气道，引起吸入性肺炎。必要时可将口服药研成粉末后再服用。

八、皮肌炎/多发性肌炎患者健康宣教

1. 首先要注意休息，适当增加衣物，预防感冒。

2. 注意饮食调节，多饮水，食用高蛋白、高热量的食品增加抵抗力。

3. 保证充足的睡眠，进行适当的室内锻炼。

4. 避免去人群密集区域，减少接触各种病原的机会。

5. 配合医师对该病所累及的器官进行认真评价；仔细寻找发病原因，特别是有无恶性肿瘤。

6. 肌力有所恢复后应逐步进行锻炼，以平地行走为主，切勿操之过急。

7. 皮肤损害重者要避免日光照射，外出时戴帽子或打伞、穿长袖衣服。

8. 糖皮质激素必须在医师的指导下应用，切勿自行增减药量或停药。定期门诊随访，调整药物剂量和类型。

九、推荐表单

（一）医师表单

皮肌炎/多发性肌炎临床路径医师表单

适用对象：第一诊断为皮肌炎/多发性肌炎（ICD-10：M33）

患者姓名：	性别：　　年龄：　　门诊号：	住院号：
住院日期：　　年　月　日	出院日期：　　年　月　日	标准住院日：14~28 天

时间	住院第 1 天	住院第 2 天	住院第 3~7 天
主要诊疗工作	□ 询问病史及体格检查 □ 完成病历 □ 完成初步的病情评估 □ 签署告知及授权委托书、病危通知书（必要时） □ 请相关科室会诊	□ 上级医师查房 □ 根据检查结果完成病情评估并制订治疗计划 □ 患者或其家属签署接受糖皮质激素治疗知情同意书	□ 观察肌力、血压、体温等 □ 根据患者的病情变化和治疗反应及时调整治疗方案 □ 防治药物的不良反应 □ 签署自费用品协议书、输血治疗同意书（使用丙种球蛋白疗法者）
重点医嘱	**长期医嘱：** □ 皮肤科护理常规 □ 饮食（根据病情） **临时医嘱：** □ 血常规、尿常规、大便常规及隐血 □ 肝功能、肾功能、电解质、血糖、血脂、血清肌酶谱、抗核抗体、抗 ENA 抗体、抗双链 DNA 抗体、类风湿因子、免疫球蛋白、红细胞沉降率、抗链球菌溶血素 O、感染性疾病筛查、甲状腺疾病筛查、皮肌炎抗体谱（若有条件检测时） □ 24 小时尿肌酸/尿肌酐 □ 肺高分辨率 CT、肺功能 □ 肌电图、肌肉 MRI □ 心电图、心动超声图 □ 肿瘤标志物，选择行超声、CT、MRI 检查，消化道钡餐或内镜（必要时）	**长期医嘱：** □ 免疫调节剂（视病情） □ 糖皮质激素（视病情） □ 免疫抑制剂（视病情） □ 丙种球蛋白（必要时） □ 保胃治疗（视病情） □ 支持治疗 □ 合并症治疗 **临时医嘱：** □ 选择行超声、CT、MRI、消化道钡餐或内镜（必要时） □ 皮肤活检、肌肉活检（必要时）	**长期医嘱：** □ 抗菌药物：根据痰液培养及药敏结果用药（有肺部感染者） □ 吸氧（有呼吸困难者） □ 机械通气（有呼吸衰竭者） **临时医嘱：** □ 痰液细菌培养及药敏试验（有肺部感染者） □ 血气分析（有呼吸衰竭者） □ 复查大便常规及隐血、肌酶谱、血常规、肝功能、肾功能、电解质、血糖、24 小时尿肌酸/尿肌酐（必要时）
病情变异记录	□ 无　□ 有，原因： 1. 2.	□ 无　□ 有，原因： 1. 2.	□ 无　□ 有，原因： 1. 2.
医师签名			

时间	住院第 8~13 天	住院第 14~28 天 （出院日）
主要诊疗工作	□ 注意观察肌力、血压、体温等 □ 根据病情变化调整糖皮质激素的剂量 □ 根据痰液培养及药敏的变化调整抗菌药物用药（有肺部感染者） □ 观察和处理治疗药物的不良反应 □ 签署接受化疗知情同意书（使用免疫抑制剂者）	□ 上级医师诊疗评估，确定患者是否可以出院 □ 完成出院小结 □ 向患者及其家属交代出院后注意事项，预约复诊日期
重点医嘱	**长期医嘱：** □ 糖皮质激素：剂量调整 □ 免疫抑制剂（必要时） □ 抗菌药物（必要时） **临时医嘱：** □ 复查血常规、尿常规、大便常规及隐血（必要时） □ 复查肌酶学、肝功能、肾功能、电解质、血糖 □ 复查 24 小时尿肌酸/尿肌酐 □ 复查痰液细菌培养及药敏试验（有肺部感染者） □ 胸部 CT（必要时） □ 复查血气分析（必要时）	**临时医嘱：** □ 出院带药 □ 门诊随诊
病情变异记录	□ 无 □ 有，原因： 1. 2.	□ 无 □ 有，原因： 1. 2.
医师签名		

（二）护士表单

皮肌炎/多发性肌炎临床路径护士表单

适用对象：第一诊断为皮肌炎/多发性肌炎（ICD-10：M33）

患者姓名：	性别：　　年龄：　　门诊号：	住院号：
住院日期：　　年　月　日	出院日期：　　年　月　日	标准住院日：14~28天

时间	住院第1天	住院第2天	住院第3~7天
健康宣教	□ 入院宣教 □ 介绍主管医师、护士 □ 介绍环境、设施 □ 介绍住院规范及注意事项 □ 饮食、活动指导（根据病情）	□ 宣教疾病知识 □ 注意保暖，避免受寒，以防感冒 □ 卧床患者，应勤翻身，及时咳出气管内痰液，以防肺部感染	□ 告知疾病发展过程中可能出现情况的及应对方式 □ 告知患者药物作用、频率及不良反应 □ 给予患者及家属心理支持 □ 再次明确探视陪伴须知
护理处置	□ 核对患者，安排床单元 □ 建立入院护理病历 □ 卫生处置：剪指（趾）甲、沐浴，更换病号服 □ 协助患者完成相关检查及次日有关检查的准备	□ 协助医师完成辅助检查（肌电图、肌活检等） □ 遵医嘱完成相关治疗	□ 遵医嘱完成相关治疗 □ 遵医嘱完成相关实验室检查的复查
基础护理	□ 根据患者病情和生活自理能力确定护理级别 □ 晨晚间护理 □ 患者安全管理	□ 根据患者病情和生活自理能力确定护理级别 □ 晨晚间护理 □ 患者安全管理	□ 根据患者病情和生活自理 □ 能力确定护理级别 □ 晨晚间护理 □ 患者安全管理
专科护理	□ 入院护理评估（见评估表） □ 制订护理计划，填写护理记录单 □ 需要时，请家属陪伴 □ 心理护理	□ 观察患者病情变化：生命体征，皮损消退情况，有无新发皮疹，肌力、肌肉及关节胀痛情况，心理状态及精神状态 □ 遵医嘱予大剂量糖皮质激素、丙种球蛋白、抗菌药物等的抗炎、抗感染治疗 □ 遵医嘱完成相关检查 □ 皮损护理 遵医嘱外用外用药 □ 心理护理	□ 病情观察 同住院第2天 糖皮质类固醇激素等药物不良反应，如感染、血压升高、血糖升高、贫血等 □ 遵医嘱予抗炎、抗感染治疗 □ 皮损护理 □ 遵医嘱外用外用药 □ 心理护理
重点医嘱	□ 详见医嘱执行单	□ 详见医嘱执行单	□ 详见医嘱执行单
病情变异记录	□ 无　□ 有，原因： 1. 2.	□ 无　□ 有，原因： 1. 2.	□ 无　□ 有，原因： 1. 2.
护士签名			

时间	住院第 8~13 天	住院第 14~28 天
健康宣教	□ 宣教药物作用及频率 □ 饮食、活动指导 □ 疾病恢复期注意事项	□ 出院宣教 复查时间 服药方法 活动休息 指导饮食 指导办理出院手续
护理处置	□ 遵医嘱完成相关治疗 □ 遵医嘱完成相关实验室检查的复查	□ 办理出院手续 □ 书写出院小结
基础护理	□ 二级护理 晨晚间护理 患者安全管理	□ 二级护理 晨晚间护理 患者安全管理
专科护理	□ 病情观察 同住院第 3~7 天 糖皮质激素等药物不良反应，如感染、血压升高、血糖升高、贫血等 □ 遵医嘱予抗炎、抗感染治疗 □ 需要时，联系主管医师给予相关治疗及用药 □ 皮损护理 同住院第 3~7 天 □ 心理护理	□ 病情观察 生命体征 皮损情况 肌力、肌肉及关节胀痛情况 心理状态及精神状态 □ 心理护理
重点医嘱	□ 详见医嘱执行单	□ 详见医嘱执行单
病情变异记录	□ 无 □ 有，原因： 1. 2.	□ 无 □ 有，原因： 1. 2.
护士签名		

（三）患者表单

皮肌炎/多发性肌炎临床路径患者表单

适用对象：第一诊断为皮肌炎/多发性肌炎（ICD-10：M33）

患者姓名：	性别： 年龄： 门诊号：	住院号：
住院日期： 年 月 日	出院日期： 年 月 日	标准住院日：14~28天

时间	住院第1天	住院第2天	住院第3~7天
医患配合	□ 配合详细询问病史、过敏史、用药史 □ 接受体格检查 □ 患者或其家属签署告知及授权委托书、接受糖皮质激素治疗知情同意书 □ 重症患者应与其家属签署病危通知书 □ 有任何不适请告知医师	□ 配合完善相关检查 □ 患者及家属与医师交流了解病情 □ 了解检查结果和病情评估 □ 了解并接受治疗计划 □ 签署自费药品协议书 □ 签署特殊治疗知情同意书（使用免疫抑制剂者）（使用丙种球蛋白者）	□ 患者及家属与医师交流了解患者心率、呼吸、血压、体温等生命体征情况 □ 了解患者病情变化，注意观察皮损颜色、肌力、肌痛 □ 了解并接受治疗方案的变化 □ 了解药物尤其是大剂量糖皮质激素的不良反应 □ 有任何不适请告知医师
护患配合	□ 配合测量体温2次，脉搏、呼吸、血压、体重1次 □ 配合完成入院护理评估（简单询问病史、过敏史、用药史） □ 接受入院宣教（环境介绍、病室规定、订餐制度、贵重物品保管等） □ 有任何不适请告知护士	□ 配合定时测量生命体征、每日询问排便 □ 配合检查意识、瞳孔、肢体活动、皮损情况、肌力、肌肉及关节胀痛情况等 □ 配合完成相关检查 □ 接受输液、服药、外用外用药等治疗 □ 接受进食、进水、排便等生活护理 □ 配合活动，预防皮肤压力伤 □ 注意活动安全，避免坠床或跌倒	□ 配合观察 生命体征、肢体活动、皮损情况、肌力、肌肉及关节胀痛情况等 糖皮质激素等药物不良反应：如感染、血压升高、血糖升高、贫血等 心理状态及精神状态 □ 配合皮损的护理 正确使用外用药 □ 配合执行探视及陪伴制度
饮食	□ 根据医嘱，正常饮食	□ 根据医嘱，正常饮食	□ 根据医嘱，正常饮食
排泄	□ 正常排尿便 □ 避免便秘	□ 正常排尿便 □ 避免便秘	□ 正常排尿便 □ 避免便秘
活动	□ 病情允许情况下适当活动，避免劳累 □ 病情严重情况需绝对卧床休息	□ 根据医嘱，适当床边或下床活动	□ 根据医嘱，适当床边或下床活动

时间	住院第 8~13 天	住院第 14~28 天
医患配合	□ 配合观察皮损颜色、肌力、肌痛等病情变化及药物不良反应 □ 配合复查肝肾功能，血清肌酶谱等 □ 了解并接受治疗方案的变化	□ 出院前康复宣教 □ 学习出院注意事项 □ 了解门诊复查程序 □ 办理出院手续 □ 获取出院诊断书 □ 获取出院带药
护患配合	□ 配合完成相关检查的复查 □ 配合检查肢体活动、皮损情况、肌力、肌肉及关节胀痛情况等 □ 配合饮食活动的指导	□ 接受出院宣教 □ 办理出院手续 □ 获取出院带药 □ 知道用药方法、作用、注意事项 □ 知道皮肤的日常护理 □ 知道复印病历方法
饮食	□ 根据医嘱，正常饮食	□ 根据医嘱，正常饮食
排泄	□ 正常排尿便 □ 避免便秘	□ 正常排尿便 □ 避免便秘
活动	□ 根据医嘱，适当床边或下床活动	□ 正常适度活动，避免疲劳

附：原表单（2019 年版）

皮肤炎/多发性肌炎临床路径表单

适用对象：第一诊断为皮肌炎/多发性肌炎（ICD-10：M33）

患者姓名：	性别：　年龄：　门诊号：	住院号：
住院日期：　年　月　日	出院日期：　年　月　日	标准住院日：14~28 天

时间	住院第 1 天	住院第 2 天	住院第 3~7 天
主要诊疗工作	□询问病史及体格检查 □ 完成病历 □ 完成初步的病情评估 □ 签署告知及授权委托书、病危通知书（必要时） □ 请相关科室会诊	□ 上级医师查房 □ 根据检查结果完成病情评估并制订治疗计划 □ 患者或其家属签署接受糖皮质激素治疗知情同意书	□ 观察肌力、血压、体温等 □ 根据患者的病情变化和治疗反应及时调整治疗方案 □ 防治药物的不良反应 □ 签署自费用品协议书、输血治疗同意书（使用丙种球蛋白疗法者）
重点医嘱	**长期医嘱：** □ 皮肤科护理常规 □ 饮食（根据病情） **临时医嘱：** □ 血常规、尿常规、大便常规及隐血 □ 肝功能、肾功能、电解质、血糖、血脂、血清肌酶谱、抗核抗体、抗 ENA 抗体、抗双链 DNA 抗体、类风湿因子、免疫球蛋白、红细胞沉降率、抗链球菌溶血素 O、感染性疾病筛查、皮肌炎抗体谱（若有条件检测时） □ 24 小时尿肌酸/尿肌酐 □ 肺高分辨率 CT、肺功能 □ 肌电图、肌肉 MRI □ 心电图、心动超声图 □ 肿瘤标志物，选择行超声、CT、MRI 检查，消化道钡餐或内镜（必要时）	**长期医嘱：** □ 免疫调节剂（视病情） □ 糖皮质激素（视病情） □ 免疫抑制剂（视病情） □ 丙种球蛋白（必要时） □ 保胃治疗 □ 支持治疗 □ 合并症治疗 **临时医嘱：** □ 选择行超声、CT、MRI、消化道钡餐或内镜（必要时） □ 皮肤活检、肌肉活检（必要时）	**长期医嘱：** □ 抗菌药物：根据痰液培养及药敏结果用药（有肺部感染者） □ 吸氧（有呼吸困难者） □ 机械通气（有呼吸衰竭者） **临时医嘱：** □ 痰液细菌培养及药敏试验（有肺部感染者） □ 血气分析（有呼吸衰竭者） □ 复查便常规及隐血、肌酶谱、血常规、肝功能、肾功能、电解质、血糖、24 小时尿肌酸/尿肌酐
主要护理工作	□ 进行疾病和安全宣教 □ 入院护理评估 □ 制订护理计划 □ 帮助患者完成辅助检查	□ 观察患者病情变化	□ 观察患者病情变化
病情变异记录	□ 无　□ 有，原因： 1. 2.	□ 无　□ 有，原因： 1. 2.	□ 无　□ 有，原因： 1. 2.
护士签名			
医师签名			

时间	住院第 8~13 天	住院第 14~28 天 （出院日）
主要诊疗工作	□ 注意观察肌力、血压、体温等 □ 根据病情变化调整糖皮质激素的剂量 □ 根据痰液培养及药敏结果的变化调整抗菌药物用药（有肺部感染者） □ 观察和处理治疗药物的不良反应 □ 签署接受化疗知情同意书（使用免疫抑制剂者）	□ 上级医师诊疗评估，确定患者是否可以出院 □ 完成出院小结 □ 向患者及其家属交代出院后注意事项，预约复诊日期
重点医嘱	**长期医嘱：** □ 糖皮质激素：剂量调整 □ 免疫抑制剂（必要时） □ 抗菌药物（必要时） **临时医嘱：** □ 复查血常规、尿常规、大便常规及隐血 □ 复查肌酶学、肝功能、肾功能、电解质、血糖 □ 复查 24 小时尿肌酸/尿肌酐 □ 复查痰液细菌培养及药敏试验（有肺部感染者） □ X 线胸片 □ 复查血气分析（必要时）	**临时医嘱：** □ 出院带药 □ 门诊随诊
主要护理工作	□ 观察患者病情变化 □ 填写护理记录	□ 通知出院处 □ 帮助患者办理出院手续 □ 出院后疾病指导
病情变异记录	□ 无 □ 有，原因： 1. 2.	□ 无 □ 有，原因： 1. 2.
护士签名		
医师签名		

第二十三章

寻常型天疱疮临床路径释义

【医疗质量控制指标】

指标一、寻常型天疱疮患者每天水疱、糜烂发生记录率

指标二、使用药物规范服用率

指标三、在院寻常型天疱疮患者药物严重不良反应发生率

指标四、寻常型天疱疮患者肿瘤共患病筛查率

指标五、在院寻常型天疱疮患者血清抗体滴度检测率

指标六、在院寻常型天疱疮患者疾病控制率

指标七、寻常型天疱疮患者在院死亡率

一、寻常型天疱疮编码

疾病名称及编码：寻常型天疱疮（ICD-10：L10.0）

二、临床路径检索方法

L10.0

三、国家医疗保障疾病诊断相关分组（CHS-DRG）

MDCJ 皮肤、皮下组织及乳腺疾病及功能障碍

JS1 重大皮肤疾患

四、寻常型天疱疮临床路径标准住院流程

（一）适用对象

第一诊断为寻常型天疱疮（ICD-10：L10.0）。

释义

■ 本路径适用于第一诊断为寻常型天疱疮的患者。寻常型天疱疮皮疹具特征性，结合组织病理及免疫诊断结果可明确诊断。

（二）诊断依据

根据《临床诊疗指南·皮肤病与性病分册》（中华医学会编著，人民卫生出版社，2006 年），《临床技术操作规范·皮肤病与性病分册》（中华医学会编著，人民军医出版社，2006 年）。

1. 外观正常的皮肤发生松弛性水疱和大疱，尼科利斯基征阳性。
2. 常伴发口腔黏膜损害。
3. 组织病理：伴有棘层松解的表皮内水疱。
4. 直接免疫荧光：IgG 沉积于表皮细胞间。
5. 血清间接免疫荧光：天疱疮抗体阳性。

释义

■ 寻常型天疱疮的诊断依据典型的临床表现结合特征性的组织病理及免疫诊断指标，需与落叶型天疱疮、副肿瘤性天疱疮、大疱性类天疱疮、疱疹样皮炎、重症多形红斑、线状 IgA 大疱性皮肤病、大疱性红斑狼疮等疾病鉴别，早期损害仅限于口腔黏膜时缺乏典型皮肤表现诊断困难，需与渗出性多形红斑、阿弗他口腔炎、扁平苔藓、白塞综合征等鉴别。

（三）治疗方案的选择

根据《临床诊疗指南·皮肤病与性病分册》（中华医学会编著，人民卫生出版社，2006年），《临床技术操作规范·皮肤病与性病分册》（中华医学会编著，人民军医出版社，2006年）。

1. 糖皮质激素为首选药物。
2. 免疫抑制剂。
3. 大剂量静脉丙种球蛋白。
4. 血浆交换疗法。
5. 抗菌药物。
6. 支持疗法。
7. 创面处理。

释义

■ 糖皮质激素为首选药物，主管医师要掌握激素治疗个体化原则，确定好激素首剂量，做到早期、足量、足疗程使用，并适时应用免疫抑制剂，加强支持治疗，处理创面预防感染，争取尽早尽快控制病情。

■ 为预防和治疗创面的细菌感染、缓解创面的疼痛与不适，可使用抗菌药物复方多黏菌素 B 软膏局部涂抹。

（四）标准住院日 21～28 天

释义

■ 激素首剂量应用 1 周后皮损未控制，需增加剂量 1/2 左右，并联合应用免疫抑制剂治疗（或其他治疗），病情控制后继续用药 2 周左右开始减量。激素减量后观察病情无反复、无须住院处理的药物不良反应则可出院继续治疗。治疗顺利的寻常型天疱疮标准住院时间为 21～28 天。

（五）进入路径标准

1. 第一诊断必须符合 ICD-10：L10.0 寻常型天疱疮疾病编码。
2. 当患者同时具有其他疾病诊断，但在住院期间不需要特殊处理也不影响第一诊断的临床路径流程实施时，可以进入路径。

释义

■ 进入路径的患者需符合寻常型天疱疮诊断标准。

■ 入院后常规检查发现以往没有发现的疾病或既往有基础病（如高血压、冠状动脉粥样硬化性心脏病、糖尿病、肝肾功能不全等），经系统评估后对天疱疮诊断治疗无特殊影响，仅需要药物维持治疗者，可进入路径。但可能会增加医疗费用，延长住院时间。

（六）入院第 1 天

1. 必需的检查项目：

（1）血常规、尿常规、大便常规及隐血。

（2）肝功能、肾功能、电解质、血糖、血脂、免疫球蛋白、感染性疾病筛查（乙型肝炎、丙型肝炎、梅毒、艾滋病等）。

（3）皮肤组织病理学检查及直接免疫荧光法、血清间接免疫荧光法检测天疱疮抗体及滴度。

（4）创面细菌培养及药敏试验。

（5）X 线胸片、心电图。

（6）血清天疱疮、类天疱疮相关自身抗体检查。

2. 根据患者病情选择

肿瘤筛查：肿瘤抗原全套、超声、内镜及其他影像学检查如 CT 或 MRI（胸腔、腹腔、盆腔、后腹膜等）。

释义

■ 入院后完善必须检查项目以评价患者的一般情况，其中三大常规可以了解血、尿、便的基本情况；肝肾功能、血糖、血脂、电解质和凝血功能可以判断有无基础疾病；心电图和 X 线胸片等可评价心脏、肺部基础疾病；创面细菌培养及药敏试验判断有无糜烂面继发感染。主管医师应认真分析检查结果，及时发现异常情况并采取相应处置。

■ 皮肤组织病理检查及直接免疫荧光法、酶联免疫吸附试验法检测天疱疮抗体，若未在门诊全部完成，入院后尽快完善。

■ 如患者一般情况差，治疗抵抗，皮损特点提示副肿瘤性天疱疮可能，需完善肿瘤筛查予以鉴别。

（七）药物选择与使用时机

1. 糖皮质激素：为首选药物，可选择泼尼松、甲泼尼龙等，用药时间视病情而定。

2. 免疫抑制剂：选择硫唑嘌呤、环磷酰胺、甲氨蝶呤、吗替麦考酚酯及环孢素等，用药时间视病情而定。

3. 大剂量静脉丙种球蛋白，用药时间为 3~5 天。必要时 2 周后可重复使用 1 次。

4. 血浆交换疗法。

5. 皮肤护理与治疗：抗菌药物溶液和/或霜剂、软膏、糖皮质激素制剂等，用药时间视病情而定。

6. 选择用药：

（1）针对糖皮质激素不良反应的辅助用药，如抑酸、保护胃黏膜、补充钾、钙制剂、控制血糖、降压等药物；是否使用根据患者病史、症状而定。

（2）抗菌药：按照《抗菌药物临床应用指导原则》（卫医发〔2015〕43号）执行，根据创面或血液培养及药敏结果选用，用药时间视病情而定。

（3）抗真菌药物：根据病原学检查结果而定，用药时间视病情而定。

7. 支持治疗，注意纠正低蛋白血症、保持水电解质和酸碱平衡。

释义

■ 糖皮质激素为治疗本病一线药物，早期根据病情选用合适的首剂量对治疗十分重要；皮疹控制后，激素减量速度不可过快，否则易引起复发。免疫抑制剂与激素联合应用可提高疗效，减少激素用量。治疗过程中需密切监测激素及免疫抑制剂可能出现的不良反应。

■ 对于中重度患者，如有使用糖皮质激素和免疫抑制剂的禁忌，或使用过程中出现较大副作用，或患者对使用激素存在顾虑，利妥昔单抗是很好的选择。

■ 常规治疗疗效差，血清天疱疮抗体高，患者一般情况差，合并严重感染等情况，可考虑予大剂量静脉用丙种球蛋白或血浆置换治疗。

■ 加强对症支持治疗、纠正低蛋白血症、糖皮质激素辅助用药、创面护理等均对治疗效果非常重要。

（八）住院期间检查项目

1. 必须复查的检查项目：

（1）血常规、尿常规、大便常规及隐血。

（2）肝功能、肾功能、电解质、血糖、血清间接免疫荧光查天疱疮抗体滴度。

（3）创面细菌培养及药敏试验。

2. 根据患者病情选择：痰液细菌培养及药敏试验（继发肺部感染者）、痰液/便真菌涂片及培养（肺部/肠道二重感染者）。

释义

■ 住院期间需每周复查血常规、尿常规、大便常规及隐血监测有无继发感染、消化道溃疡等情况发生；复查肝功能、肾功能、血糖、电解质监测有无药物性肝损伤、类固醇性糖尿病、电解质紊乱；定期复查自身抗体滴度监测了解天疱疮活动程度。

（九）出院标准

1. 皮疹控制：无新发水疱、糜烂面干燥收敛。

2. 糖皮质激素已改为口服。

3. 没有需要住院处理的并发症。

释义

■ 患者皮疹控制，激素减量可改为口服，完成需要复查的检查项目未发现有需要住院处理的并发症即达到出院标准。

（十）变异及原因分析

1. 对常规治疗效果差，需适当延长住院时间。
2. 继发严重感染者（如败血症等）。
3. 出现应用糖皮质激素、免疫抑制剂引起的并发症，需要进行相关的治疗。
4. 伴恶性肿瘤等其他相关疾病，转至其他相应科室诊治。

释义

■ 对治疗反应差、激素减量复发；出现激素、免疫抑制剂引起的并发症等情况均会延长患者住院时间，增加治疗费用。主管医师需在临床路径表单中分析并说明。

■ 广泛水疱形成且接受大剂量糖皮质激素及免疫抑制剂的患者，发生继发感染的危险性增大，出现继发严重感染情况，会延长住院时间，增加治疗费用，并有转入其他路径可能。

■ 发现伴发恶性肿瘤等其他相关疾病，则转入其他临床路径。

五、寻常型天疱疮临床路径给药方案

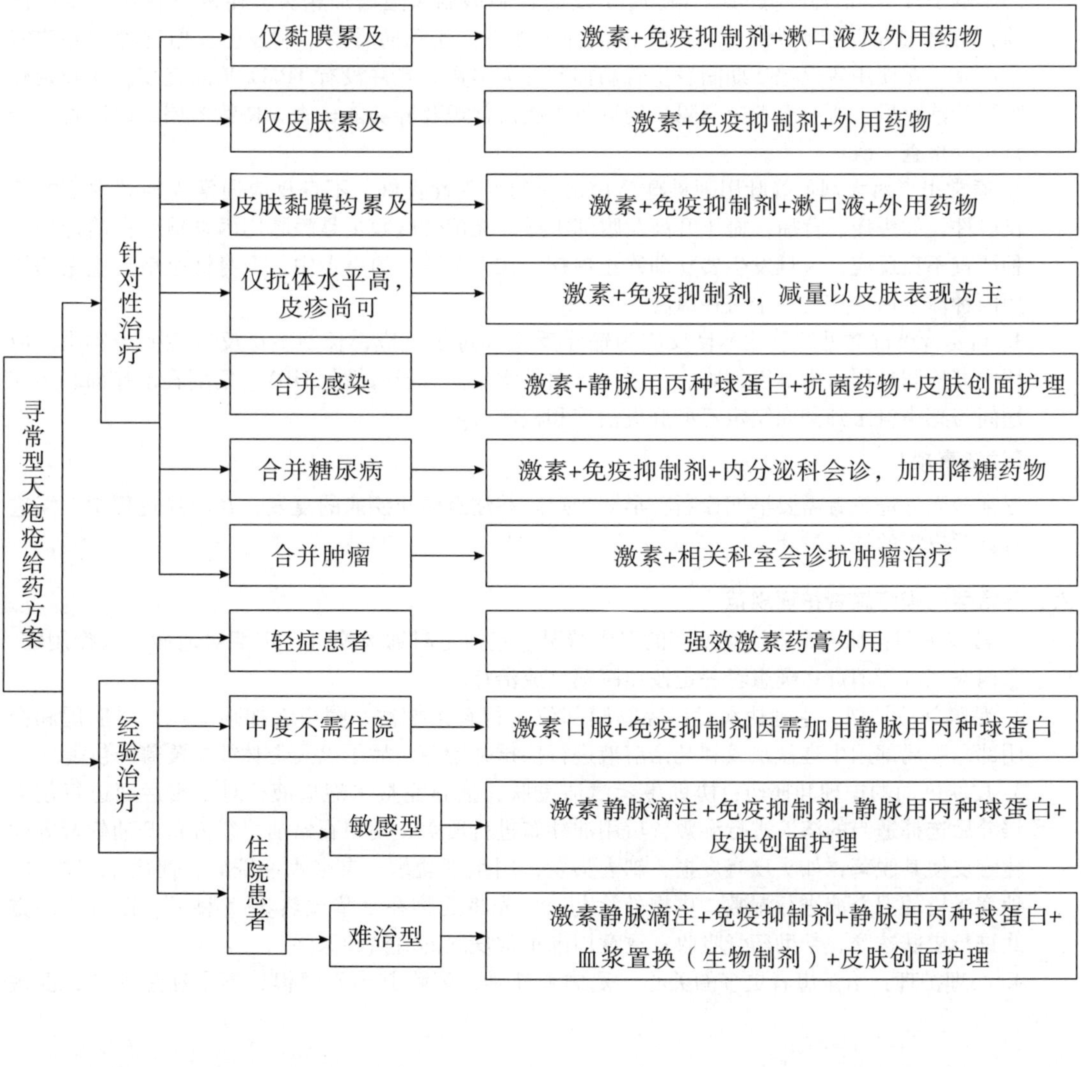

【用药选择】

1. 尽早加用激素及免疫抑制剂治疗。轻症患者可选用强效激素药膏外用，如卤米松；口服激素一般选择醋酸泼尼松，静脉用激素通常首选甲泼尼龙，均根据患者皮损严重程度（并参考体重）决定用药剂量；免疫抑制剂首选硫唑嘌呤，需定期监测患者血常规与肝功能。

2. 对激素及免疫抑制剂治疗抵抗的患者，可加用静脉用丙种球蛋白，或采用血浆置换治疗；对常规治疗不敏感，或者对常规治疗有禁忌或出现严重不良作用，或者对激素和免疫抑制剂有顾虑的患者，生物制剂抗 CD20 利妥昔单抗是较好的选择。

3. 合并感染的患者需行痰液细菌培养及药敏试验、真菌涂片及培养等，选择敏感抗菌药物进行治疗；皮肤糜烂严重的患者加强皮肤护理，创面加用抗菌药物，如莫匹罗星等；皮损累及口腔黏膜者，需加用漱口液。

【药学提示】

1. 长期大剂量接受系统糖皮质激素治疗的患者，可能会导致严重的不良反应（高血压、糖尿病、高脂血症、骨质疏松症、感染、胃肠道溃疡及无菌性骨坏死等），甚至死亡。因此，应当定期随访患者，进行针对糖皮质激素不良反应的相关检查，并进行健康教育、采取适当的预防与治疗措施。

2. 硫唑嘌呤的代谢受到硫代嘌呤甲基转移酶（thiopurine methyltransferase，TPMT）活性水平的影响。TPMT 活性降低与硫唑嘌呤诱发的骨髓抑制风险增加相关。在进行硫唑嘌呤治疗前，检测 TPMT 基因型和/或 TPMT 酶活性可能有助于预防骨髓抑制发生。但这种方并非完全可靠。在使用硫唑嘌呤期间发生骨髓抑制的大多数患者并没有 TPMT 基因突变。在开始硫唑嘌呤治疗后，所有患者应每隔 1 周进行 1 次血常规及肝功能检查，持续 8 周，此后每 3 个月至少检查 1 次。

3. 通常患者对大剂量静脉用丙种球蛋白治疗的耐受性良好。不良反应通常为轻到中度的不良事件，如头痛、背痛，血压升高及腹部不适。无菌性脑膜炎是静脉用丙种球蛋白治疗的一种严重不良反应，一旦发生要立即终止治疗。在 IgA 缺乏的患者中，全身性过敏反应是静脉用丙种球蛋白治疗的一个潜在风险。

4. 利妥昔单抗常见的急性不良反应为输注反应和过敏反应，长期不良反应主要为感染。应用中需检测外周血中淋巴细胞、免疫球蛋白的水平。若患者携带 HBV，需要在治疗前和治疗期间与感染科医师共同制定乙型肝炎治疗和检测方案。

【注意事项】

寻常型天疱疮患者需要早期诊断，早期治疗。并注意防止疾病的复发。在治疗过程中，需进行针对皮疹的局部治疗。

六、寻常型天疱疮患者护理规范

1. 常规护理：加强患者治疗期间的卫生情况，室内定时通风换气，定期对地面、医疗用物、室内空气进行消毒；嘱患者一定按照医嘱完成治疗。

2. 黏膜部位护理：生理盐水对口腔黏膜部位进行轻柔擦洗，嘱患者加强漱口；对肛周和会阴部黏膜局部用生理盐水或利凡诺溶液进行擦拭并湿敷，后予以凡士林纱布覆盖和包裹。

3. 皮肤创面的护理和换药：协助患者清洁皮肤，抽弃完整水疱疱液；对于糜烂面进行创面培养后选择适当的溶液进行湿敷，后用油纱布进行覆盖；使用石蜡油、复方鱼肝油软膏等软化痂皮使其脱落；如头皮有皮损，剃去头发，用生理盐水、自来水冲洗后，使用生理盐水+地塞米松的混合液进行湿敷。皮损处涂药时，先将药物在手掌预热 3~5 秒后，以打圈的方式进行皮肤按摩，帮助药膏吸收；注意周围正常皮肤的清洁和保湿。

4. 心理护理：给予患者更多的关心、爱护和鼓励，消除其内心恐惧、不安和焦虑感，促进患者保持积极乐观的心态，建立战胜疾病的信心。

5. 认真做好护理记录，观察记录患者生命体征、输入量、血糖等；观察记录皮疹情况，对皮损情况（红斑、水疱、糜烂面等）进行动态观察；观察患者用药可能出现的相关不良反应。

七、寻常型天疱疮患者营养治疗规范

1. 易消化、高蛋白、低盐、低糖、低脂饮食。
2. 建议补充多种维生素和多种微量元素（特别是维生素 D）。
3. 多饮水，少食辛辣，忌饮酒。

八、寻常型天疱疮患者健康宣教

1. 让患者充分认识疾病：告知患者寻常型天疱疮的临床特点、病程、预后、复发迹象、治疗以及治疗过程中可能出现的副作用等；定期随访，遵医嘱增减药物；观察记录红斑、水疱、糜烂发生的情况；定期复查血常规、尿常规、肝功能、肾功能、电解质等。
2. 生活健康指导：注意休息，避免疲劳，注意保暖，预防感冒；保持皮肤清洁；避免进食冷、热、硬等刺激性食物；注意口腔卫生，鼓励使用软毛牙刷刷牙；穿轻柔衣物。
3. 避免加重因素：避免富含硫醇、异硫氰酸酯、酚和单宁成分的饮食；避免诱发或加重天疱疮的药物；避免紫外线的照射和不必要的外伤。

九、推荐表单

（一）医师表单

寻常型天疱疮临床路径医师表单

适用对象：第一诊断为寻常型天疱疮（ICD-10：L10. 0）

患者姓名：	性别：　　年龄：　　门诊号：	住院号：
住院日期：　　年　月　日	出院日期：　　年　月　日	标准住院日：21~28天

时间	住院第1天	住院第2~6天
主要诊疗工作	□ 询问病史及体格检查 □ 完成入院病历及首次病程记录 □ 完成初步的病情评估和治疗方案 □ 与患者及家属沟通交流，充分交代病情 □ 签署告知及授权委托书、接受糖皮质激素治疗知情同意书、病危通知书（重症者）	□ 上级医师查房 □ 汇总检查结果，完成病情评估并制订治疗计划 □ 签署自费用品协议书（必要时）、输血治疗同意书（必要时）、免疫抑制剂知情同意书（必要时） □ "利妥昔单抗治疗知情同意书"（必要时） □ 观察皮疹变化（水疱、糜烂面） □ 请相关科室会诊（必要时）
重点医嘱	**长期医嘱：** □ 皮肤科护理常规 □ 饮食 □ 支持治疗（必要时） □ 局部治疗、口腔护理（有黏膜损害者） **临时医嘱：** □ 血常规、尿常规、大便常规加隐血 □ 肝功能、肾功能、电解质、血糖、血脂、免疫球蛋白、感染性疾病筛查 □ 皮肤病理活检及直接免疫荧光 □ 天疱疮抗体及滴度 □ X线胸片、心电图、超声 □ 创面细菌培养及药敏试验 □ 肿瘤抗原及标志物、内镜、CT或MRI（必要时）	**长期医嘱：** □ 糖皮质激素 □ 补钾、补钙、保护胃粘膜 □ 免疫抑制剂（必要时） □ 丙种球蛋白（必要时） □ 利妥昔单抗（必要时） □ 血浆交换疗法（必要时） □ 抗菌药物（必要时） **临时医嘱：** □ 白蛋白/血浆（必要时）
病情变异记录	□ 无　□ 有，原因： 1. 2.	□ 无　□ 有，原因： 1. 2.
医师签名		

时间	住院第 7~14 天	住院第 15~28 天（出院日）
主要诊疗工作	□ 上级医师查房 □ 密切观察治疗反应，及时调整治疗方案（激素剂量、免疫抑制剂、利妥昔单抗、丙种球蛋白、血浆置换） □ 监测生命体征、血糖、肺部体征等 □ 观察并处理治疗药物的不良反应	□ 观察疗效，观察和处理药物的不良反应 □ 上级医师评估患者可否出院 □ 向患者及其家属交代出院后用药及注意事项，预约门诊复诊 □ 开具出院证明书 □ 完成出院记录
重点医嘱	**长期医嘱：** □ 糖皮质激素调整剂量 □ 补钾、补钙、保护胃粘膜 □ 调整免疫抑制剂（必要时） □ 停用/调整抗菌药物（根据病情） □ 局部治疗 **临时医嘱：** □ 复查血常规、尿常规、大便常规加隐血、肝功能、肾功能、电解质、血糖 □ 复查 X 线胸片 □ 血清间接免疫荧光或酶联免疫吸附试验检查天疱疮抗体滴度 □ 复查创面细菌培养及药敏试验	**长期医嘱：** □ 糖皮质激素调整剂量 □ 补钾、补钙、保护胃粘膜 □ 免疫抑制剂（必要时） □ 局部治疗 **临时医嘱：** □ 复查血常规、尿常规、大便常规加隐血、肝功能、肾功能、电解质、血糖 □ 血清间接免疫荧光或酶联免疫吸附试验检查天疱疮抗体滴度 □ 复查 X 线胸片 □ 出院注意事项 □ 出院带药
病情变异记录	□ 无 □ 有，原因： 1. 2.	□ 无 □ 有，原因： 1. 2.
医师签名		

（二）护士表单

寻常型天疱疮临床路径护士表单

适用对象：第一诊断为寻常型天疱疮（ICD-10：L10. 0）

患者姓名：	**性别：　　年龄：　　门诊号：**	**住院号：**
住院日期：　　年　月　日	**出院日期：**　　年　月　日	**标准住院日：**21~28 天

时间	住院第 1 天	住院第 2~6 天
健康宣教	□ 入院宣教（环境、设施、人员） □ 进行疾病和安全宣教	□ 提供有关天疱疮护理知识 □ 指导患者完成各项检查及会诊 □ 确保患者遵医嘱完成治疗
护理处置	□ 入院护理评估 □ 制订护理计划，填写护理记录 □ 静脉取血（当天或次日晨取血）	□ 注意患者用药情况，尤其是药物副作用。嘱其一定要遵医嘱完成用药 □ 继续认真观察和处理药物的不良反应，发现不良反应应及时请医生或转相关科室处理
基础护理	□ 监测体温、血压、血糖 □ 危重患者心电监护并记录 24 小时出入量	□ 监测体温、血压、血糖 □ 危重患者心电监护并记录 24 小时出入量 □ 应用免疫抑制剂的患者监测其血常规及肝功能
专科护理	□ 观察皮疹变化（水疱、糜烂面） □ 皮肤科局部上药 □ 口腔黏膜护理	□ 观察皮疹变化（水疱、糜烂面） □ 皮肤科局部上药 □ 口腔黏膜护理
重点医嘱	□ 详见医嘱执行单	□ 详见医嘱执行单
病情变异记录	□ 无　□ 有，原因： 1. 2.	□ 无　□ 有，原因： 1. 2.
护士签名		

时间	住院第 7~14 天	住院第 15~28 天（出院日）
健康宣教	□ 提供有关天疱疮护理知识 □ 指导患者完成各项检查及会诊 □ 确保患者遵医嘱完成治疗	□ 提供有关天疱疮护理知识 □ 指导患者完成各项检查及会诊 □ 确保患者定期随访，遵医嘱增减用药 □ 向患者交代出院注意事项及复查日期 □ 指导患者办理出院手续 □ 通知住院处 □ 出院健康宣教
护理处置	□ 注意患者用药情况，尤其是药物不良反应。嘱其一定要遵医嘱完成用药 □ 继续认真观察和处理药物的不良反应，发现不良反应应及时请医生或转相关科室处理	□ 注意患者用药情况，尤其是药物不良反应。嘱其一定要遵医嘱完成用药 □ 继续认真观察和处理药物的不良反应，发现不良反应应及时请医生或转相关科室处理
基础护理	□ 监测体温、血压、血糖 □ 危重患者心电监护并记录 24 小时出入量 □ 应用免疫抑制剂的患者监测其血常规及肝功能	□ 监测体温、血压、血糖 □ 危重患者心电监护并记录 24 小时出入量 □ 应用免疫抑制剂的患者监测其血常规及肝功能
专科护理	□ 观察皮疹变化（水疱、糜烂面） □ 皮肤科局部上药 □ 口腔黏膜护理	□ 观察皮疹变化（水疱、糜烂面） □ 皮肤科局部上药 □ 口腔黏膜护理
重点医嘱	□ 详见医嘱执行单	□ 详见医嘱执行单
病情变异记录	□ 无　□ 有，原因： 1. 2.	□ 无　□ 有，原因： 1. 2.
护士签名		

（三）患者表单

寻常型天疱疮临床路径患者表单

适用对象：第一诊断为寻常型天疱疮（ICD-10：L10. 0）

患者姓名：	性别：　　年龄：　　门诊号：	住院号：
住院日期：　　年　月　日	出院日期：　　年　月　日	标准住院日：21~28 天

时间	住院第 1 天	住院第 2~6 天
医患配合	□ 配合病史询问 □ 配合体格检查 □ 告知既往基础用药 □ 患者及家属与医师交流了解病情 □ 签署告知及授权委托书、接受糖皮质激素治疗知情同意书、病危通知书（重症者）	□ 配合医师日常查房 □ 观察皮疹变化（水疱、糜烂面） □ 配合完成各项入院常规及特殊检查 □ 如有需要，配合签署自费用品协议书、输血治疗同意书、免疫抑制剂知情同意书、利妥昔单抗治疗知情同意书等 □ 患者及家属与医师交流了解病情
护患配合	□ 接受入院宣教 □ 接受入院护理评估 □ 配合测量体温、脉搏、呼吸、血压、体重等 □ 配合完成治疗前护理评估单（简单询问病史、过敏史、用药史） □ 有任何不适告知护士	□ 配合测量体温、脉搏、呼吸、血压等情况 □ 观察皮疹变化（水疱、糜烂面） □ 接受相关检查宣教，正确留取标本，配合检查 □ 有任何不适告知护士 □ 接受疾病及用药等相关知识指导
饮食	□ 多饮水，少食辛辣，忌饮酒等	□ 多饮水，少食辛辣，忌饮酒等
排泄	□ 保持大便通畅	□ 保持大便通畅
活动	□ 适中	□ 适中

时间	住院第 7~14 天	住院第 15~28 天 (出院日)
医患配合	□ 配合医师日常查房 □ 观察皮疹变化（水疱、糜烂面） □ 配合完成各项入院常规及特殊检查 □ 如有需要，配合签署自费用品协议书、输血治疗同意书、免疫抑制剂知情同意书、利妥昔单抗治疗知情同意书等 □ 患者及家属与医师交流了解病情	□ 配合医师日常查房 □ 观察皮疹变化（水疱，糜烂面） □ 患者及家属与医师交流了解病情 □ 学习出院注意事项 □ 了解复查程序 □ 办理出院手续 □ 获取出院诊断书 □ 获取出院带药
护患配合	□ 配合测量体温、脉搏、呼吸、血压等情况 □ 观察皮疹变化（水疱、糜烂面） □ 接受相关检查宣教，正确留取标本，配合检查 □ 有任何不适告知护士 □ 接受疾病及用药等相关知识指导	□ 配合测量体温、脉搏、呼吸、血压等情况 □ 观察皮疹变化（水疱、糜烂面） □ 接受相关检查宣教，正确留取标本，配合检查 □ 有任何不适告知护士 □ 接受疾病及用药等相关知识指导 □ 接受出院前健康宣教
饮食	□ 多饮水，少食辛辣，忌饮酒等	□ 多饮水，少食辛辣，忌饮酒等
排泄	□ 保持大便通畅	□ 保持大便通畅
活动	□ 适中	□ 适中

附：原表单（2019年版）

寻常型天疱疮临床路径表单

适用对象：第一诊断为寻常型天疱疮（ICD-10：L10.0）

患者姓名：	性别：　　年龄：　　门诊号：	住院号：
住院日期：　　年　月　日	出院日期：　　年　月　日	标准住院日：21~28天

时间	住院第1天	住院第2~6天
主要诊疗工作	□ 询问病史及体格检查 □ 完成病历 □ 签署告知及授权委托书、接受糖皮质激素治疗知情同意书、病危通知书（重症者）	□ 上级医师查房，完善诊疗计划和抢救措施 □ 根据辅助检查的结果，完成病情评估并制订治疗计划 □ 签署自费用品协议书、输血治疗同意书（必要时） □ 观察生命体征及皮疹变化 □ 患者或其家属签署接受化疗知情同意书、生物制剂治疗知情同意书（必要时） □ 请相关科室会诊（必要时）
重点医嘱	**长期医嘱：** □ 皮肤科护理常规 □ 饮食：视情况 □ 支持治疗（必要时） □ 局部治疗、口腔护理（有黏膜损害者） **临时医嘱：** □ 血常规、尿常规、大便常规 □ 肝功能、肾功能、电解质、血糖、血脂、免疫球蛋白、感染性疾病筛查 □ 皮肤病理活检及直接免疫荧光 □ 天疱疮抗体及滴度 □ X线胸片、心电图 □ 必要时肿瘤抗原及标志物、超声、内镜、CT或MRI	**长期医嘱：** □ 糖皮质激素 □ 保护胃黏膜 □ 免疫抑制剂（必要时） □ 利妥昔单抗（必要时） □ 丙种球蛋白（必要时） □ 血浆交换疗法（必要时） □ 抗菌药物（必要时） **临时医嘱：** □ 白蛋白/血浆（必要时）
主要护理工作	□ 进行疾病和安全宣教 □ 入院护理评估 □ 创面及腔口护理 □ 制订护理计划记录 □ 指导患者到相关科室进行检查	□ 观察患者病情变化住院护理评估 □ 创面及腔口护理，观察有无新发水疱、糜烂面有无好转伴感染 □ 遵医嘱记录24小时出入液量 □ 特殊药物指导
病情变异记录	□ 无　□ 有，原因： 1. 2.	□ 无　□ 有，原因： 1. 2.
护士签名		
医师签名		

时间	住院第 7~14 天	住院第 15~28 天 （出院日）
主要诊疗工作	□ 上级医师查房 □ 注意观察生命体征及皮疹变化，及时调整治疗方案 □ 观察并处理治疗药物的不良反应	□ 观察疗效，观察和处理药物的不良反应 □ 上级医师评估患者可否出院 □ 完成出院小结 □ 向患者及其家属交代出院后注意事项，预约复诊日期
重点医嘱	**长期医嘱：** □ 糖皮质激素调整剂量 □ 调整免疫抑制剂（必要时） □ 停用/调整抗菌药物（根据病情） □ 局部治疗 **临时医嘱：** □ 复查血常规、尿常规、大便常规、肝功能、肾功能、电解质、血糖 □ 血清间接免疫荧光查天疱疮抗体滴度 □ 复查创面细菌培养及药敏试验	**临时医嘱：** □ 出院带药
主要护理工作	□ 观察患者病情变化创面及腔口护理，观察有无新发水疱、糜烂面有无好转伴感染遵医嘱记录 24 小时出入液量 □ 特殊药物指导	□ 指导患者办理出院手续 □ 出院后疾病指导 □ 居家皮肤护理指导 □ 特殊药物指导
病情变异记录	□ 无　□ 有，原因： 1. 2.	□ 无　□ 有，原因： 1. 2.
护士签名		
医师签名		

第二十四章

基底细胞癌临床路径释义

【医疗质量控制指标】

指标一、基底细胞癌术后并发症发生率

指标二、基底细胞癌术后病理明确率

指标三、基底细胞癌不完全切除率

指标四、基底细胞癌术后随访率

指标五、基底细胞癌局部复发率

指标六、基底细胞癌术前影像学评估率

指标七、基底细胞癌规范诊断率

一、基底细胞癌编码

1. 原编码：

疾病名称及编码：基底细胞癌（ICD-10：M80900/3 C44.-）

2. 修改编码：

疾病名称及编码：基底细胞癌（ICD-10：C44.- M80900/3）

多中心性基底细胞癌（ICD-10：C44.-M80910/3）

硬斑性基底细胞癌（ICD-10：C44.-M80920/3）

纤维上皮性基底细胞癌（ICD-10：C44.-M80930/3）

二、临床路径检索方法

C44.-伴（M80900/3/M80910/3/M80920/3/M80930/3）

三、国家医疗保障疾病诊断相关分组（CHS-DRG）

MDCJ 皮肤、皮下组织及乳腺疾病及功能障碍

JR2 皮肤、皮下组织的恶性肿瘤

四、基底细胞癌临床路径标准住院流程

（一）适用对象

第一诊断为基底细胞癌（ICD-10：M80900/3 C44.-）。

释义

■ 本路径使用对象为第一诊断为皮肤基底细胞癌的患者。皮肤基底细胞癌皮疹具有特征性，结合组织病理可明确诊断。

（二）诊断依据

根据《临床诊疗指南·皮肤病与性病分册》（中华医学会编著，人民卫生出版社）

1. 皮损为肤色、棕色、褐黑色小结节、斑片、斑块或是中央有溃疡的肿块，周围有珍珠状

隆起边缘。

2. 好发于中老年人暴露部位，发展慢，转移少。

3. 组织病理：瘤细胞在瘤团块周边排列成栅栏状，中央无一定排列方式。其细胞具有特征性，细胞核大，呈卵圆形或长形，细胞质极少。单个细胞的胞质很难确定，因此瘤细胞的核似埋在合浆团块中。无细胞间桥。瘤细胞核相当一致，大小和染色强度无差别，核丝分裂象无或少见。

释义

■ 皮肤基底细胞癌的诊断依据典型的临床表现和特征性的组织病理。典型的临床表现为珍珠状隆起边缘的圆形斑片或斑块，伴表面糜烂、结痂或溃疡。在组织病理上其表现分为未分化型（实体性、色素性、浅表性、硬化性）和分化型（角化性、囊性和腺样）。需与老年性皮脂腺增生、角化棘皮瘤、鳞癌、黑素瘤、湿疹、鲍恩病等鉴别。

（三）治疗方案的选择

根据《临床诊疗指南·皮肤病与性病分册》（中华医学会编著，人民卫生出版社）外科扩大切除手术是首选，手术切除后可直接缝合、植皮或皮瓣修复。

释义

■ 手术切除为首选治疗方式，但同时需要考虑到瘤体的大小、发病部位等具体情况而采取放疗、化疗等不同的治疗手段。

（四）标准住院日 10~15 天

无基础疾病、无手术并发症者，术前准备 1~3 天，单纯扩大切除、皮瓣修复者术后 7 天内出院，全厚植皮术后 12 天内出院。

释义

■ 住院期间应注意伤口的愈合情况，是否有渗血、渗液，皮瓣的成活情况等。四肢远端因愈合较慢，可适当延长住院时间。

（五）进入路径标准

1. 第一诊断必须符合基底细胞癌疾病编码。

2. 评估肿瘤需要住院接受治疗者可以进入路径。

3. 当患者同时具有其他疾病诊断，但在住院期间不需要特殊处理也不影响第一诊断的临床路径流程实施时，可以进入路径。

释义

■ 进入路径的患者需符合皮肤基底细胞癌的诊断标准。

■ 伴有皮损局部皮肤感染、肿瘤转移等并发症的患者不进入本路径。

■ 如患者同时具有其他疾病诊断，如高血压、糖尿病等，如果其他疾病病情稳定，在住院期间不需要特殊处理仅需药物维持治疗的患者可进入路径，但可能会增加医疗费用，延长住院时间。

（六）住院手术前准备（手术前评估）≤3 天

1. 所必需的检查项目：

（1）血常规、尿常规、大便常规。

（2）肝功能、肾功能、电解质、血糖、血型、凝血功能、血脂、感染性疾病筛查（乙型肝炎、丙型肝炎、艾滋病、梅毒等）、细菌培养与药敏试验。

（3）超声、X 线胸片、心电图。

2. 根据患者病理情况，必要时行免疫组化检查等。

释义

■ 入院后完善必须检查项目以评价患者的一般情况，通过对患者各个器官的系统性评价以全面了解患者的皮肤外器官状况。应认真分析检查结果，以便及时发现异常情况并采取相应处置。

■ 如出现溃疡、糜烂及脓性分泌物应行创面细菌培养及药敏试验，根据药敏结果选择外用或系统应用抗菌药物；如伴有周边大片软组织红肿疼痛及发热还应该进行血液细菌培养和药敏试验。

（七）预防性抗菌药物选择与使用时机

按照《抗菌药物临床应用指导原则（2015 年版）》（国卫办医发〔2015〕43 号）合理选用抗菌药物。

释义

■ 基底细胞癌手术前应根据规定严格合理预防性选用抗菌药物，降低术后感染等并发症的发生率。

（八）手术日为入院 4 天内

1. 麻醉方式：根据病情选择局部麻醉、椎管内麻醉或全身麻醉。

2. 手术：见治疗方案的选择。

3. 术中用药：止血药。

4. 输血：视术中情况而定。

5. 标本送病理检查：再次确诊及监测肿瘤边缘和基底是否切净。

释义

■ 根据患者的年龄、皮损大小及发生部位选择麻醉方式。若手术范围大，涉及大血管，应术前做好输血准备。术后病检是检测是否切除干净的重要依据。

（九）术后恢复期间的主要监测项目、检查和药物

1. 抗菌药物：按照《抗菌药物临床应用指导原则（2015 年版）》（国卫办医发〔2015〕43 号）合理选用抗菌药物。
2. 促进伤口愈合药物。
3. 改善循环药物。
4. 辅助抗肿瘤治疗药物。
5. 伤口换药。

释义

■ 术后可使用表皮生长因子、前列地尔等药物促进伤口的生长和愈合。对于特殊部位的肿瘤，受到手术部位及患者美观要求的影响，不能彻底切除，影响手术效果。所以，可以辅助使用 5-氨基酮戊酸光动力治疗、咪喹莫特等治疗。

（十）出院标准

1. 术后病理报告与术前相同且肿瘤已切净。
2. 术后伤口愈合良好。
3. 无须住院处理的并发症。

释义

■ 出院标准以患者病理报告肿瘤切除干净为评判标准，包括术后伤口愈合良好，无感染等并发症。

（十一）变异及原因分析

1. 如果病理报告提示其他病，则按其他病方案处理。
2. 如果病理报告肿瘤尚有残留，则宜立即再次手术扩大切除。若不能耐受手术或者无法彻底手术时，建议放射治疗、光动力疗法，或者请肿瘤专科会诊肿瘤综合治疗。

释义

■ 变异是指入选临床路径的患者未达到预期的医疗目标，治疗过程中发生的并发症或患者原有基础疾病加重以及出现新的与基底细胞癌无关的症状、器官病变等。因药物治疗而出现的药物不良反应。比如患者手术过程当中患者血压升高、手术因部位等因素需二次手术等。出现以上变异时主管医师应对变异原因进行分析，并在表单中明确说明。

五、基底细胞癌临床路径给药方案

【用药选择】

1. 咪喹莫特：是一种免疫反应调节剂。咪喹莫特软膏用于成人，外用，每周5次，连续使用6周。

2. 5-氟尿嘧啶：5% 5-氟尿嘧啶被FDA推荐用于基底细胞癌的治疗。每日2次，外用，使用2~4周。但是目前缺乏长期应用5-氟尿嘧啶的随访数据。

3. Hedgehog抑制剂：维莫德吉（Vismodegib）和索尼德吉（Sonidegib）得到了FDA的批准，两者都是适用于不适合手术或放疗的晚期基底细胞癌患者的治疗。维莫德吉的批准口服剂量为150mg/d，索尼德吉批准口服剂量为200mg/d。

【药学提示】

1. Hedgehog抑制剂常见不良反应为肌肉痉挛、味觉改变、脱发、疲劳和体重减轻。可见于大多数患者，并导致大约30%的患者停止治疗。暂无治疗相关死亡的报告。

2. Hedgehog抑制剂治疗产生的一些低等级的毒性可以引起长期治疗期间的不适。目前没有标准的改善策略，因此可能会造成治疗中断。

六、基底细胞癌患者护理规范

1. 建立良好的医患关系，增强患者治疗信心，消除紧张、恐惧心理，使其积极配合医护工作，从而提高患者依从性。

2. 严密观察手术或光动力治疗过程中患者病情变化，并采取相应措施。

3. 鼻腔部基底细胞癌患者术后注意保持呼吸通畅，观察鼻腔通气状况，注意呼吸节律，监测血氧饱和度，每日做雾化吸入，湿化气道，防止分泌物堵塞鼻道。

4. 指导患者术后进行皮肤护理和生活中的注意事项。

七、基底细胞癌患者营养治疗规范

1. 均衡饮食，多吃蔬菜，多饮水。多进食热量、蛋白质、维生素及粗纤维含量高的食物。

2. 忌食辛辣、刺激性食物，如烟、酒。

八、基底细胞癌患者健康宣教

1. 规律生活，充足睡眠。保持轻松、愉悦的心情。

2. 可以根据具体病情进行适量运动。避免长时间进行户外运动。

3. 远离电离辐射，避免长时间日晒。必须外出时使用物理、化学措施防晒。

4. 多进食热量、蛋白质、维生素及粗纤维含量高的食物，忌食辛辣、刺激性食物。

5. 术后色素沉着及瘢痕多在术后3~6个月减轻。恢复期间正确清洁皮肤，合理选择和使用护肤品。

九、推荐表单

（一）医师表单

基底细胞癌临床路径医师表单

适用对象：第一诊断为基底细胞癌（ICD-10M80900/3 C44.-）

患者姓名：	性别：　　年龄：　　门诊号：	住院号：
住院日期：　　年　月　日	出院日期：　　年　月　日	标准住院日：9~14 天

时间	住院第 1 天	住院第 1~3 天 （术前日）	住院第 2~4 天 （手术日）
主要诊疗工作	□ 询问病史及体格检查 □ 完成病历书写 □ 上级医师查房与术前评估 □ 初步确定手术方式和日期	□ 上级医师查房 □ 完成术前准备与术前评估 □ 根据检查结果等，进行术前讨论，确定手术方案 □ 完成必要的相关科室会诊 □ 签署手术知情同意书、自费用品协议书、酌情签署输血同意书 □ 向患者及家属交代围术期注意事项	□ 手术 □ 术者完成手术记录 □ 住院医师完成术后病程 □ 上级医师查房 □ 向患者及家属交代病情及术后注意事项
重点医嘱	**长期医嘱：** □ 皮肤外科护理常规 □ 二级护理 □ 普通饮食 **临时医嘱：** □ 血常规、尿常规、大便常规 □ 肝功能、肾功能、血糖、电解质、凝血功能、感染性疾病筛查（乙型肝炎、丙型肝炎、梅毒、艾滋病等） □ X 线胸片、心电图 □ 相应区域淋巴结超声检查 □ 酌情 CT 和/或 MRI 或超声	**长期医嘱：** □ 皮肤外科护理常规 □ 二级护理 □ 普通饮食 □ 患者既往基础用药 **临时医嘱：** □ 术前医嘱 □ 术前禁食、禁水（根据麻醉方式） □ 备皮 □ 其他特殊医嘱	**长期医嘱：** □ 皮肤外科术后护理常规 □ 一级护理 □ 普通饮食（禁饮食 3~6 小时后） □ 抗菌药物 □ 促进伤口愈合药物 □ 酌情使用改善循环药物、抗肿瘤药物 □ 术后镇痛 □ 其他特殊医嘱 **临时医嘱：** □ 酌情心电监护 □ 酌情吸氧 □ 其他特殊医嘱
病情变异记录	□ 无　□ 有，原因： 1. 2.	□ 无　□ 有，原因： 1. 2.	□ 无　□ 有，原因： 1. 2.
医师签名			

时间	术后第 1~3 天	术后第 4~11 天	术后第 5~12 天 （出院日）
主要诊疗工作	□ 上级医师查房，完成上级医师查房记录 □ 术后换药，复查血常规观察术区敷料外观情况	□ 上级医师查房，完成上级医师查房记录 □ 术后换药 □ 改护理等级、停止抗感染、抗肿瘤治疗	□ 上级医生查房，进行手术及伤口评估 □ 完成出院小结 □ 向患者交代出院后注意事项，预约复诊日期
重点医嘱	**长期医嘱：** □ 皮肤外科术后护理常规 □ 一级护理 □ 术后饮食 □ 患者既往疾病基础用药 **临时医嘱：** □ 术后换药	**长期医嘱：** □ 皮肤外科术后护理常规 □ 二级护理 □ 术后饮食 □ 患者既往疾病基础用药 **临时医嘱：** □ 术后换药	**长期医嘱：** □ 皮肤外科术后护理常规 □ 二级护理 □ 术后饮食 □ 患者既往疾病基础用药 **临时医嘱：** □ 出院带药
病情变异记录	□ 无 □ 有，原因： 1. 2.	□ 无 □ 有，原因： 1. 2.	□ 无 □ 有，原因： 1. 2.
医师签名			

（二）护士表单

基底细胞癌临床路径护士表单

适用对象：第一诊断为基底细胞癌（ICD-10M80900/3 C44.-）

患者姓名：	性别： 年龄： 门诊号：	住院号：
住院日期： 年 月 日	出院日期： 年 月 日	标准住院日：9~14天

时间	住院第1天	住院第1~3天 （术前日）	住院第2~4天 （手术日）
健康宣教	□ 入院宣教（环境、设施、人员） □ 进行疾病和安全宣教	□ 提供有关基底细胞癌的护理知识 □ 指导患者完成各项检查及会诊 □ 术前心理护理 □ 确保患者遵医嘱完成治疗	□ 提供有关基底细胞癌的护理知识 □ 术中心理护理 □ 确保患者遵医嘱完成治疗
护理处置	□ 入院护理评估 □ 制订护理计划，填写护理记录 □ 静脉取血（当天或次日晨取血）	□ 宣教、备皮等术前准备 □ 手术前物品准备 □ 手术前心理护理	□ 观察患者病情变化 □ 做好迎接术后患者的相关准备
基础护理	□ 监测生命体征及血糖	□ 监测生命体征及血糖	□ 监测生命体征及血糖
专科护理	□ 观察皮疹变化（坏死、溃疡面）	□ 观察皮疹变化（坏死、溃疡面）	□ 观察患者病情变化 □ 做好迎接术后患者的相关准备
重点医嘱	□ 详见医嘱执行单	□ 详见医嘱执行单	□ 详见医嘱执行单
病情变异记录	□ 无 □ 有，原因： 1. 2.	□ 无 □ 有，原因： 1. 2.	□ 无 □ 有，原因： 1. 2.
护士签名			

时间	术后第 1~3 天	术后第 4~11 天	术后第 5~12 天 (出院日)
健康宣教	□ 提供有关基底细胞癌的护理知识 □ 术后心理护理 □ 确保患者遵医嘱完成治疗	□ 提供有关基底细胞癌的护理知识 □ 术后心理护理 □ 确保患者遵医嘱完成治疗	□ 提供有关基底细胞癌护理知识 □ 指导及确保患者定期随访 □ 向患者交代出院注意事项及复查日期 □ 指导患者办理出院手续 □ 通知住院处 □ 出院健康宣教
护理处置	□ 术后一级护理 □ 观察术区敷料有无渗血渗液等	□ 术后二级护理 □ 观察术区敷料有无渗血渗液等	□ 提供有关基底细胞癌护理知识 □ 指导及确保患者定期随访 □ 向患者交代出院注意事项及复查日期 □ 指导患者办理出院手续 □ 通知住院处 □ 出院健康宣教
基础护理	□ 监测生命体征及血糖	□ 监测生命体征及血糖	□ 监测生命体征及血糖
专科护理	□ 术后一级护理 □ 观察术区敷料有无渗血渗液等	□ 术后二级护理 □ 观察术区敷料有无渗血渗液等	□ 提供有关基底细胞癌护理知识 □ 指导及确保患者定期随访 □ 向患者交代出院注意事项及复查日期 □ 指导患者办理出院手续 □ 通知住院处 □ 出院健康宣教
重点医嘱	□ 详见医嘱执行单	□ 详见医嘱执行单	□ 详见医嘱执行单
病情变异记录	□ 无 □ 有，原因： 1. 2.	□ 无 □ 有，原因： 1. 2.	□ 无 □ 有，原因： 1. 2.
护士签名			

（三）患者表单

基底细胞癌临床路径患者表单

适用对象：第一诊断为基底细胞癌（ICD-10M80900/3 C44.-）

患者姓名：	**性别：　　年龄：　　门诊号：**	**住院号：**
住院日期：　　年　月　日	**出院日期：**　　年　月　日	**标准住院日：**9~14 天

时间	住院第 1 天	住院第 1~3 天 （术前日）	住院第 2~4 天 （手术日）
医患配合	□ 配合病史询问 □ 配合体格检查 □ 告知既往基础用药 □ 患者及家属与医师交流了解病情 □ 签署告知及授权委托书	□ 配合医师日常查房 □ 观察皮疹变化（坏死、溃疡面） □ 配合完成各项入院常规及特殊检查 □ 配合签署相关手术同意书等 □ 患者及家属与医师交流了解病情	□ 配合医师查房及手术
护患配合	□ 接受入院宣教 □ 接受入院护理评估 □ 配合测量体温、脉搏、呼吸、血压、体重等 □ 配合完成治疗前护理评估单（简单询问病史、过敏史、用药史） □ 有任何不适告知护士	□ 配合测量体温、脉搏、呼吸、血压等情况 □ 观察皮疹变化（坏死、溃疡面） □ 接受相关检查宣教，正确留取标本，配合检查 □ 有任何不适告知护士 □ 接受疾病、手术及用药等相关知识指导	□ 配合测量体温、脉搏、呼吸、血压等情况 □ 观察患者病情变化 □ 配合迎接手术患者返回病房 □ 有任何不适告知护士 □ 接受疾病、手术用药等相关知识指导
饮食	□ 多饮水，少食辛辣，忌饮酒等	□ 多饮水，少食辛辣，忌饮酒等	□ 多饮水，少食辛辣，忌饮酒等
排泄	□ 保持排便通畅	□ 保持排便通畅	□ 保持排便通畅
活动	□ 适量	□ 适量	□ 适量

时间	术后第 1~3 天	术后第 4~11 天	术后第 5~12 天 （出院日）
医患配合	□ 配合医师查房 □ 配合医师检查伤口情况及换药	□ 配合医师查房 □ 配合医师检查伤口情况及换药	□ 配合医师日常查房 □ 观察伤口变化 □ 患者及家属与医师交流了解病情 □ 学习出院注意事项 □ 了解复查程序 □ 办理出院手续 □ 获取出院诊断书 获取出院带药
护患配合	□ 配合测量体温、脉搏、呼吸、血压等 □ 观察术区敷料有无渗血渗液等 □ 有任何不适告知护士	□ 配合测量体温、脉搏、呼吸、血压等 □ 观察术区敷料有无渗血渗液等 □ 有任何不适告知护士	□ 了解基底细胞癌护理知识 □ 了解出院注意事项及复查日期 □ 指导患者办理出院手续
饮食	□ 多饮水，少食辛辣，忌饮酒等	□ 多饮水，少食辛辣，忌饮酒等	□ 多饮水，少食辛辣，忌饮酒等
排泄	□ 保持排便通畅	□ 保持排便通畅	□ 保持排便通畅
活动	□ 适量	□ 适量	□ 适量

附：原表单（2016 年版）

基底细胞癌临床路径表单

适用对象：第一诊断为基底细胞癌（ICD-10M80900/3 C44. -）

患者姓名：	性别：　年龄：　门诊号：	住院号：
住院日期：　年　月　日	出院日期：　年　月　日	标准住院日：9～14 天

时间	住院第 1 天	住院第 1～3 天 （术前日）	住院第 2～4 天 （手术日）
主要诊疗工作	□ 询问病史及体格检查 □ 完成病历书写 □ 上级医师查房与术前评估 □ 初步确定手术方式和日期	□ 上级医师查房 □ 完成术前准备与术前评估 □ 根据检查结果等，进行术前讨论，确定手术方案 □ 完成必要的相关科室会诊 □ 签署手术知情同意书、自费用品协议书、酌情签署输血同意书 □ 向患者及家属交代围术期注意事项	□ 手术 □ 术者完成手术记录 □ 住院医师完成术后病程 □ 上级医师查房 □ 向患者及家属交代病情及术后注意事项
重点医嘱	**长期医嘱：** □ 皮肤外科护理常规 □ 二级护理 □ 普通饮食 **临时医嘱：** □ 血常规、尿常规、大便常规 □ 肝功能、肾功能、血糖、电解质、凝血功能、感染性疾病筛查（乙型肝炎、丙型肝炎、梅毒、艾滋病等） □ X 线胸片、心电图 □ 相应区域淋巴结超声检查 □ 酌情 CT 和/或 MRI 或超声	**长期医嘱：** □ 皮肤外科护理常规 □ 二级护理 □ 普通饮食 □ 患者既往基础用药 **临时医嘱：** □ 术前医嘱 □ 术前禁食、禁水（根据麻醉方式） □ 备皮 □ 其他特殊医嘱	**长期医嘱：** □ 皮肤外科术后护理常规 □ 一级护理 □ 普通饮食（禁饮食 3～6 小时后） □ 抗菌药物 □ 促进伤口愈合药物 □ 酌情使用改善循环药物、抗肿瘤药物 □ 术后镇痛 □ 其他特殊医嘱 **临时医嘱：** □ 酌情心电监护 □ 酌情吸氧 □ 其他特殊医嘱
主要护理工作	□ 介绍病房环境、设施和设备 □ 入院护理评估	□ 宣教、备皮等术前准备 □ 手术前物品准备 □ 手术前心理护理	□ 观察患者病情变化 □ 术后心理与生活护理
病情变异记录	□ 无　□ 有，原因： 1. 2.	□ 无　□ 有，原因： 1. 2.	□ 无　□ 有，原因： 1. 2.
护士签名			
医师签名			

时间	术后第 1~3 天	术后第 4~11 天	术后第 5~12 天 （出院日）
主要诊疗工作	□ 上级医师查房，完成上级医师查房记录 □ 术后换药，复查血常规观察术区敷料外观情况	□ 上级医师查房，完成上级医师查房记录 □ 术后换药 □ 改护理等级、停止抗感染、抗肿瘤治疗	□ 上级医生查房，进行手术及伤口评估 □ 完成出院小结 □ 向患者交代出院后注意事项，预约复诊日期
重点医嘱	**长期医嘱：** □ 皮肤外科术后护理常规 □ 一级护理 □ 术后饮食 □ 患者既往疾病基础用药 **临时医嘱：** □ 术后换药	**长期医嘱：** □ 皮肤外科术后护理常规 □ 二级护理 □ 术后饮食 □ 患者既往疾病基础用药 **临时医嘱：** □ 术后换药	**长期医嘱：** □ 皮肤外科术后护理常规 □ 二级护理 □ 术后饮食 □ 患者既往疾病基础用药 **临时医嘱：** □ 出院带药
主要护理工作	□ 术后一级护理 □ 观察术区敷料有无渗血渗液等	□ 术后二级护理 □ 观察术区敷料有无渗血渗液等	□ 出院宣教
病情变异记录	□ 无 □ 有，原因： 1. 2.	□ 无 □ 有，原因： 1. 2.	□ 无 □ 有，原因： 1. 2.
护士签名			
医师签名			

第二十五章

恶性黑色素瘤内科治疗临床路径释义

【医疗质量控制指标】

指标一、黑色素瘤高危人群的筛查率

指标二、黑色素瘤患者规范诊断率

指标三、黑色素瘤患者健康宣教执行率

指标四、黑色素瘤术后并发症发生率

指标五、黑色素瘤患者死亡率

指标六、黑色素瘤术前影像学评估率

指标七、黑色素瘤相关基因检测率

指标八、黑色素瘤淋巴结转移率

指标九、黑色素瘤外科治疗治愈率

指标十、黑色素瘤术后病理明确率

一、恶性黑色素瘤内科治疗编码

疾病名称及编码：恶性黑色素瘤（ICD-10：C43 M8720/3）

转移性黑色素瘤（ICD-10：M8720/6）

二、临床路径检索方法

（C43 M8720/3）/M8720/6

三、国家医疗保障疾病诊断相关分组（CHS-DRG）

MDCJ 皮肤、皮下组织及乳腺疾病及功能障碍

JR2 皮肤、皮下组织的恶性肿瘤

四、恶性黑色素瘤内科治疗临床路径标准住院流程

（一）适用对象

第一诊断为：

1. 恶性黑色素瘤Ⅱ~Ⅲ期，需行术后辅助治疗的患者。
2. 无手术指征的ⅢB、Ⅳ期恶性黑色素瘤患者。
3. 复发或转移的恶性黑色素瘤患者。

释义

■ 本路径适用对象为侵袭性恶性黑素瘤患者。不包括原位癌、Ⅰ期经单纯手术治疗可痊愈的患者。

（二）诊断依据

根据《NCCN 黑色素瘤指南（2015）》以及2013版卫生部《中国黑色素瘤诊治指南》。

1. 高危因素：不典型（发育不良）痣或黑色素瘤家族史、光导致色素沉着的皮肤、不容易晒黑皮肤、红色头发人种、强的间断日光暴露、日晒伤、多发黑色素细胞痣等。
2. 临床症状：皮肤恶性黑素瘤的临床症状，包括皮损的非对称性、不规则的边缘、颜色不均一、皮损直径超过 5mm 或短期内皮损增大迅速，皮损早期出现增生隆起，可总结为 ABCDE 法则。此外皮损可出现卫星灶、出血、瘙痒、压痛、溃疡及区域淋巴结和远处器官转移等症状。
3. 辅助检查：必查项目包括区域淋巴结超声（颈部、腋窝、腹股沟、腘窝等）、胸部（X 线或 CT）和腹部（超声、CT 或 MRI），根据临床症状或经济情况可行全身骨扫描及头颅检查（CT 或 MRI）。对于发生于下腹部皮肤、下肢或会阴部黑素瘤，要注意行盆腔影像学检查（超声、CT 或 MRI）。有条件者，可做 PET-CT 全身扫描，PET-CT 全身扫描尤其适用于未确定原发灶患者、查找亚临床转移灶及Ⅲ/Ⅳ期患者。
4. 组织病理学诊断阳性为确诊标准。

释义

■ 对于不对称、不规则的边缘、颜色不均一、直径超过 5mm 或短期内增大迅速的皮损应该及时行皮肤活检。诊断主要依据组织病理，必要时可行免疫组化（S100，HMB45，Melan-A，P16 和波形蛋白）和荧光原位杂交检测确诊，同时结合查体和影像学检查进行临床分期。

（三）标准住院日≤20 天

（四）进入路径标准

1. 第一诊断必须符合恶性黑色素瘤疾病编码，有明确病理细胞学诊断。
2. 符合化疗适应证、无化疗禁忌证。
3. 当患者合并其他疾病，但住院期间不需要特殊处理也不影响第一诊断的临床路径流程实施时，可以进入路径。

释义

■ 进入路径的患者需符合恶性黑素瘤诊断标准。

■ 恶性黑色素瘤ⅡB~Ⅲ期患者术后需要辅助治疗、无手术指征的ⅢB、Ⅳ期恶性黑色素瘤患者以及复发或转移的恶性黑色素瘤患者可进入路径。

■ 入院后常规检查发现以往没有发现的疾病或既往有基础疾病（如高血压、冠状动脉粥样硬化性心脏病、糖尿病、肝肾功能不全、各种感染等），经系统评估后对恶性黑素瘤诊断及化疗无特殊影响，可进入路径。但可能会增加医疗费用，延长住院时间。

（五）明确诊断及入院常规检查需≤7 天

1. 必需的检查项目：
（1）血常规、尿常规、大便常规。
（2）肝功能、肾功能、电解质、血糖、感染性疾病四项、凝血功能、乳酸脱氢酶。
（3）区域淋巴结超声（颈部、腋窝、腹股沟、腘窝等）、胸部（X 线或 CT）和腹部（超声、

CT 或 MRI)。对于发生于下腹部皮肤、下肢或会阴部黑素瘤，要注意行盆腔影像学检查（超声、CT 或 MRI)。心电图。

(4) 细胞学检查、病理检查。

2. 根据情况可选择的检查项目：

(1) 超声心动图。

(2) 根据临床症状或经济情况可行全身骨扫描及头颅检查（CT 或 MRI)。经济情况好的患者可以行 PET-CT 检查，尤其适用于未确定原发灶患者、查找亚临床转移灶及Ⅲ/Ⅳ期患者。

(3) 对于原发于下腹部皮肤、下肢或会阴部的黑色素瘤，要注意行盆腔影像学检查（超声、CT 或 MRI)，了解髂血管旁淋巴结情况。

(4) 合并其他疾病的相关检查。

释义

■ 入院后完善必须检查项目以评价患者的一般情况，通过对患者各个器官的系统评价以全面了解患者身体状况。如是手术后患者注意伤口有无感染。主管医师应认真分析检查结果，及时发现异常情况并采取相应处置。皮肤组织病理检查及免疫组化若未在门诊完成，入院后尽快完善。

（六）化疗前准备

1. 进行皮层脑电图或卡诺夫斯凯计分。
2. 评估心脏、肝功能、肾功能、骨髓功能等。
3. 无化疗禁忌。
4. 患者、监护人或被授权人签署相关同意书。

（七）内科治疗方案

根据《NCCN 黑色素瘤指南（2015）》以及 2013 版卫生部《中国黑色素瘤诊治指南》。

(1) 恶性黑色素瘤ⅡB～Ⅲ期，高剂量干扰素免疫治疗方案：α-2b 干扰素 20×10^6IU/m^2 第 1～5天×4 周，10×10^6IU/m^2 每周 3 次 ×48 周治疗，1 年。

(2) 无手术指征的ⅢB、Ⅳ期恶性黑色素瘤，复发或转移的恶性黑色素瘤患者：

1) 化疗药物：

a. 达卡巴嗪（DTIC)

b. 替莫唑胺（TMZ)

c. 铂类抗肿瘤药物：顺铂

d. 紫杉烷类：紫杉醇、紫杉萜、白蛋白结合型紫杉醇

e. 亚硝基脲类

2) 个体化靶向治疗：

a. Kit 抑制剂：伊马替尼

b. BRAF^{V600}抑制剂

c. MEK 抑制剂

d. 联合靶向治疗

3) 免疫治疗/免疫靶向治疗：

a. CTLA-4 单克隆抗体

b. PD-1 单克隆抗体

c. CTLA-4 单克隆抗体联合 PD-1 单克隆抗体

d. IL-2

4）抗血管生成靶向治疗：

a. 重组人血管内皮抑制素注射液

b. 贝伐单抗（Bevacizumab）

释义

■ 黑素瘤早期治疗以扩大切除为主，扩切范围根据T分期而定。术后辅助化疗推荐1年高剂量α-2b干扰素治疗，主要适应人群为ⅡB期以上（含ⅡB期）的高危术后患者，治疗剂量为20×10^6IU/m^2 第1~5天×4周（诱导期）和10×10^6IU /m^2 每周3次×48周（维持期）。我国患者也可推荐采用改良方案：α-2b干扰素15×10^6IU/m^2 第1~5天×4周（诱导期）和9×10^9IU/m^2 每周3次×48周（维持期）。对于转移性黑素瘤，目前推荐的一线治疗为达卡巴嗪、替莫唑胺或达卡巴嗪/替莫唑胺单药为主的联合治疗。达卡巴嗪常规剂量为200~250mg/(m^2·d)，3周1次。替莫唑胺250mg/(m^2·d)，连续5天，重复4周。二线治疗一般推荐紫杉醇联合卡铂或白蛋白结合型紫杉醇方案。近来，个体化靶向治疗和免疫治疗取得了突破性进展并取得较好的疗效。BRAF和C-KIT抑制剂分别作为存在恶性黑素瘤相关基因突变BRAF基因V600E突变患者和KIT基因突变患者的推荐治疗。PD-1单克隆抗体、CTLA-4单克隆抗体或CTLA-4单克隆抗体联合PD-1单克隆抗体可用于不可切除或转移性黑色素瘤患者。

（八）化疗后必须复查的检查项目

1. 化疗期间定期复查血常规，建议每周复查1次。根据具体化疗方案及血象变化，复查时间间隔可酌情增减。

2. 每周评估血生化、肝功能、肾功能。

（九）化疗中及化疗后治疗

化疗期间脏器功能损伤的相应防治：止吐、保肝、水化、碱化、抑酸剂、营养心肌、营养神经、补充维生素、提高免疫力药物等。如患者合并骨转移，可给予二膦酸盐药物治疗，如帕米膦酸二钠、唑来膦酸等。

释义

■ 化疗期间及化疗后注意支持对症治疗，预防及缓解化疗药物不良反应。

（十）出院标准

1. 患者一般情况良好，体温正常。

2. 没有需要住院处理的严重不良反应或并发症。

释义

■ 完成需要复查的检查项目未发现有需要住院处理的并发症即达到出院标准。

（十一）变异及原因分析

1. 治疗前、中、后有感染、贫血、出血及其他合并症者，需进行相关的诊断和治疗，可能延长住院时间并致费用增加。

2. 化疗后出现骨髓抑制，需要对症处理，导致治疗时间延长、费用增加。

3. 75 岁以上的恶性黑素瘤患者根据个体化情况具体实施。

4. 高级职称医师认可的变异原因分析。

5. 其他患者方面的原因等。

释义

■ 出现化疗引起的并发症等情况均会延长患者住院时间，增加治疗费用。主管医师需在临床路径表单中分析并说明。化疗抵抗、年老患者会延长住院时间、根据具体情况制订治疗方案。

五、恶性黑色素瘤临床路径给药方案

【用药选择】

1. α-2b 干扰素。高剂量干扰素免疫治疗方案推荐用于恶性黑色素瘤ⅡB～Ⅲ期。α-2b 干扰素 20×10^6IU/m^{2}每 1～5 天×4 周，10×10^6IU/m^{2}每周 3 次×48 周治疗，共治疗 1 年。我国患者也可推荐采用改良方案：α-2b 干扰素 15×10^6IU/m^{2}第 1～5 天×4 周（诱导期）和 9×10^6IU/m^{2}每周 3 次×48 周（维持期）。

2. 无手术指征的ⅢB、Ⅳ期恶性黑色素瘤，复发或转移的恶性黑色素瘤患者：

（1）化疗药物：

a. 达卡巴嗪（DTIC）。常规剂量为 200～250mg/（m^2·d），3 周 1 次。

b. 替莫唑胺（TMZ）。250mg/（m^2·d），连续 5 天，重复 4 周。

c. 铂类抗肿瘤药物：顺铂。

d. 紫杉烷类：紫杉醇、紫杉萜、白蛋白结合型紫杉醇。二线治疗一般推荐紫杉醇联合卡铂或白蛋白结合型紫杉醇方案。

e. 亚硝基脲类

（2）个体化靶向治疗：

a. Kit 抑制剂：伊马替尼。作为 KIT 基因突变患者的推荐治疗。

b. BRAF^{V600}抑制剂。作为存在恶性黑素瘤相关基因突变 BRAF 基因 V600E 突变患者的推荐治疗。维莫非尼是唯一获得中国食品药品监督管理局批准治疗晚期 BRAF-V600E 突变的黑色素瘤的分子靶向药物。常规推荐用法为 960mg，口服，每日 2 次。

c. MEK 抑制剂

d. 联合靶向治疗。达拉非尼（Dabrafenib）联合曲美替尼（Trametinib）方案：达拉非尼（150mg，每日 2 次），曲美替尼（2mg，每日 1 次），治疗 1 年。

（3）免疫治疗/免疫靶向治疗：

a. CTLA-4 单克隆抗体。2015 年 10 月美国 FDA 批准 CTLA-4 单抗伊匹木单抗（Ipilimumab）用于Ⅲ期黑色素瘤术后的辅助治疗。10mg/kg 每 3 周 1 次，序贯 10mg/kg 每 12 周 1 次治疗 3 年。

b. PD-1 单克隆抗体。2017 年 12 月，美国 FDA 批准纳武利尤单抗（Nivolumab）作为ⅢB、

ⅢC 或者Ⅳ期完全切除的皮肤黑色素瘤患者术后的单药辅助治疗。3mg/kg 每 2 周 1 次，治疗 1 年。2017 年 6 月，FDA 接受了帕博利珠单抗（Pembrolizumab）的补充生物制剂许可申请，用于高风险Ⅲ期黑色素瘤手术完全切除患者的辅助治疗，目标日期 2019 年 2 月 16 号之前批复。帕博利珠单抗的单药方案：200mg 或 2mg/kg 每 3 周 1 次，治疗 1 年。

c. CTLA-4 单克隆抗体联合 PD-1 单克隆抗体。

d. IL-2

4）抗血管生成靶向治疗：

a. 重组人血管内皮抑制素注射液

b. 贝伐单抗（Bevacizumab）

c. 阿昔替尼

【药学提示】

1. 维莫非尼应用时需注意对肝功能的影响。最常见的不良反应为光过敏、肌肉关节疼痛、腹泻、手足综合征、皮疹以及高血压等。

2. 目前获得美国 FDA 批准的免疫治疗药物包括 PD-1 抗体/CTLA-4 抗体和 IL-2。上述药物能显著延长晚期皮肤黑色素瘤患者的生存时间。需要注意的是，中国黑色素瘤患者以肢端型和黏膜型为主，上述治疗的价值有待进一步研究。

六、恶性黑色素瘤患者护理规范

1. 手术前详细讲解疾病的临床症状和治疗方法，争取患者积极配合治疗。

2. 碘伏浸泡肿瘤周围的皮肤，每日 1 次，时间为 15 分钟。保持皮肤清洁干燥，防止感染。

3. 术前完善肝功能、肾功能、电解质、血常规、尿常规、胸 CT 和超声等各项检查。备皮，术前 1 天沐浴，注意保暖，根据手术要求决定饮食要求。

4. 术后护理：①麻醉后护理，严密观察生命体征，必要时吸氧、心电监护。②正确连接各种引流管，注意固定，导管保持通畅。③如患者蛛网膜下腔麻醉或者全身麻醉，患者生命体征平稳后。予每 2 小时翻身 1 次，以防止压疮的发生，大多数患者生命体征平稳后可少量的进水进食。④口腔护理，术后第 1 天开始定时刷牙或用益口含漱液漱口，防止口腔感染。⑤注意保暖，防止意外损伤，防止坠床。⑥下肢恶性黑色素瘤患者，术后患肢下垫枕头，抬高20°~30°，利于腿部血液回流，有利于减轻肿胀。卧床 6 小时后协助翻身，保持体位舒适。⑦部分上肢区域淋巴结清扫术的患者应注意避免在患侧上肢输液，测血压，防止静脉炎或静脉网流受阻，诱发或造成淋巴水肿。⑧根据医嘱正确使用止痛药。合理使用抗菌药物，防止伤口感染。

七、恶性黑色素瘤患者营养治疗规范

1. 蛛网膜下腔麻醉或全身麻醉的患者，禁食期间需从静脉给予全部营养要素，补充蛋白质、脂肪、氨基酸、微量元素和电解质。

2. 术后可以进普通饮食的患者，鼓励患者以低脂肪、高热量、易消化、清淡可口为原则，多吃蔬菜水果，定时定量，少量多餐荤素搭配。

八、恶性黑色素瘤患者健康宣教

1. 皮肤黑色素瘤的高危人群主要包括严重的日光晒伤史，皮肤癌病史，肢端皮肤有色素痣、慢性炎症，及其不恰当的处理。建议高危人群定期自查，必要时到专科医院就诊，不要自行随意处理。

2. 尽量减少日晒时间，外出注意物理、化学防晒。

3. 保护好手术后的伤口，确保创面敷料无菌、干燥。

4. 黑素瘤患者饮食低脂肪、高热量、易消化、清淡可口，多吃蔬菜水果，定时定量，少量多餐，荤素搭配。
5. 术后遵医嘱定期随访。每年至少行 1 次皮肤检查。
6. 掌握简易的皮肤和淋巴结自检方法。
7. 对于同时存在 3 个及以上侵袭性黑色素瘤，或者侵袭性黑色素瘤、胰腺癌和/或星型细胞瘤同时发生的个人或家庭，可以考虑行遗传咨询，检测相关基因突变。

九、推荐表单

（一）医师表单

恶性黑素瘤内科治疗临床路径医师表单

适用对象：第一诊断为黑素瘤［ICD-10：（C43 M8720/3）/M8720/6］

患者姓名：	性别：　　年龄：　　门诊号：	住院号：
住院日期：　　年　月　日	出院日期：　　年　月　日	标准住院日：≤15 天

日期	住院第 1 天	住院第 2~4 天	住院第 3~8 天（化疗日）	住院第 9~15 天（出院日）
主要诊疗工作	□ 询问病史及体格检查 □ 交代病情 □ 书写病历 □ 开具化验单	□ 上级医师查房 □ 完成化疗前准备 □ 根据体检、彩超、穿刺病理结果等，行病例讨论，确定化疗方案 □ 完成必要的相关科室会诊 □ 住院医师完成上级医师查房记录等病历书写 □ 签署化疗知情同意书、自费用品协议书、输血同意书 □ 向患者及家属交代化疗注意事项 □ 上级医师查房与评估 □ 初步确定化疗方案	□ 化疗 □ 住院医师完成病程记录 □ 上级医师查房 □ 向患者及家属交代病情及化疗后注意事项	□ 完成出院记录、病案首页、出院证明等书写 □ 向患者交代出院后的注意事项，重点交代复诊时间及发生紧急情况时处理方法
重点医嘱	**长期医嘱：** □ 内科二级护理常规 □ 饮食：◎普通饮食 ◎糖尿病饮食 ◎其他 **临时医嘱：** □ 血常规、尿常规、便常规 □ 凝血功能、肝功能、肾功能、电解质、 □ 胸部 CT、心电图 □ 超声心动图、骨扫描（视患者情况而定）	**长期医嘱：** □ 患者既往基础用药 □ 抗菌药物（必要时） □ 补液治疗（水化、碱化） □ 其他医嘱（化疗期间一级护理） **临时医嘱：** □ 化疗 □ 重要脏器保护 □ 止吐 □ 其他特殊医嘱		**出院医嘱：** □ 出院带药
病情变异记录	□ 无 □ 有，原因： 1. 2.	□ 无 □ 有，原因： 1. 2.	□ 无 □ 有，原因： 1. 2.	□ 无 □ 有，原因： 1. 2.
医师签名				

（二）护士表单

恶性黑素瘤内科治疗临床路径护士表单

适用对象：第一诊断为黑素瘤［ICD-10：（C43 M8720/3）/M8720/6］

患者姓名：	性别：　年龄：　门诊号：	住院号：
住院日期：　年　月　日	出院日期：　年　月　日	标准住院日：≤15 天

日期	住院第 1 天	住院第 2~4 天	住院第 3~8 天 （化疗日）	住院第 9~15 天 （出院日）
健康宣教	□ 入院宣教（环境、设施、人员） □ 进行疾病和安全宣教	□ 提供有关恶性黑素瘤的护理知识 □ 指导患者完成各项检查及会诊 □ 化疗前心理护理 □ 确保患者遵医嘱完成治疗	□ 提供有关恶性黑素瘤的护理知识 □ 化疗中化疗知识的宣教 □ 心理护理 □ 确保患者遵医嘱完成治疗	□ 提供有关黑素瘤护理知识 □ 指导及确保患者定期随访，遵医嘱增减用药 □ 向患者交代出院注意事项及复查日期 □ 指导患者办理出院手续 □ 通知住院处 □ 出院健康宣教
护理处置	□ 入院护理评估 □ 制订护理计划，填写护理记录 □ 静脉取血（当天或次日晨取血）	□ 注意患者用药情况，尤其是药物不良反应。嘱其一定要遵医嘱完成用药 □ 认真观察和处理药物的毒不良反应，发现不良反应应及时请医生或转相关科室处理		
基础护理	□ 监测生命体征及血糖 □ 危重患者心电监护并记录 24 小时出入量	□ 监测生命体征及血糖 □ 危重患者心电监护并记录 24 小时出入量	□ 监测生命体征及血糖 □ 危重患者心电监护并记录 24 小时出入量	□ 监测生命体征及血糖 □ 危重患者心电监护并记录 24 小时出入量
专科护理	□ 观察皮疹变化（坏死、溃疡面） □ 皮肤科局部上药	□ 观察皮疹变化（坏死、溃疡面） □ 皮肤科局部上药	□ 观察皮疹变化（坏死、溃疡面） □ 皮肤科局部上药	□ 观察皮疹变化（坏死、溃疡面） □ 皮肤科局部上药
重点医嘱	□ 详见医嘱执行单	□ 详见医嘱执行单	□ 详见医嘱执行单	□ 详见医嘱执行单
病情变异记录	□ 无　□ 有，原因： 1. 2.	□ 无　□ 有，原因： 1. 2.	□ 无　□ 有，原因： 1. 2.	□ 无　□ 有，原因： 1. 2.
护士签名				

（三）患者表单

恶性黑素瘤内科治疗临床路径患者表单

适用对象：第一诊断为黑素瘤［ICD-10：（C43 M8720/3）/M8720/6］

患者姓名：	性别：　　年龄：　　门诊号：	住院号：
住院日期：　　年　月　日	出院日期：　　年　月　日	标准住院日：≤15天

日期	住院第1天	住院第2~4天	住院第3~8天（化疗日）	住院第9~15天（出院日）
医患配合	□配合病史询问 □配合体格检查 □告知既往基础用药 □患者及家属与医师交流了解病情 □签署告知及授权委托书、病危通知书（重症者）	□配合医师日常查房 □观察皮疹变化（坏死、溃疡面） □配合完成各项入院常规及特殊检查 □如有需要，配合签署相关同意书等 □患者及家属与医师交流了解病情	□配合医师日常查房 □观察皮疹变化（坏死、溃疡面） □配合完成各项入院常规及特殊检查 □如有需要，配合签署相关同意书等 □患者及家属与医师交流了解病情	□配合医师日常查房 □观察皮疹变化（坏死，溃疡面） □患者及家属与医师交流了解病情 □学习出院注意事项 □了解复查程序 □办理出院手续 □获取出院诊断书 获取出院带药
护患配合	□接受入院宣教 □接受入院护理评估 □配合测量体温、脉搏、呼吸、血压、体重等 □配合完成治疗前护理评估单（简单询问病史、过敏史、用药史） □有任何不适告知护士	□配合测量体温、脉搏、呼吸、血压等情况 □观察皮疹变化（坏死、溃疡面） □接受相关检查宣教，正确留取标本，配合检查 □有任何不适告知护士 □接受疾病及用药等相关知识指导	□配合测量体温、脉搏、呼吸、血压等情况 □观察皮疹变化（坏死、溃疡面） □接受相关检查宣教，正确留取标本，配合检查 □有任何不适告知护士 □接受疾病及用药等相关知识指导	□配合测量体温、脉搏、呼吸、血压等情况 □观察皮疹变化（坏死、溃疡面） □接受相关检查宣教，正确留取标本，配合检查 □有任何不适告知护士 □接受疾病及用药等相关知识指导 □接受出院前健康指导
饮食	□多饮水，少食辛辣，忌饮酒等	□多饮水，少食辛辣，忌饮酒等	□多饮水，少食辛辣，忌饮酒等	□多饮水，少食辛辣，忌饮酒等
排泄	□保持排便通畅	□保持排便通畅	□保持排便通畅	□保持排便通畅
活动	□适量	□适量	□适量	□适量

附：原表单（2016 年版）

原发性黑素瘤内科治疗临床路径表单

适用对象：第一诊断为黑素瘤

患者姓名：	性别：　　年龄：　　门诊号：	住院号：
住院日期：　　年　月　日	出院日期：　　年　月　日	标准住院日：≤15 天

日期	住院第 1 天	住院第 2~4 天	住院第 3~8 天 （化疗日）	住院第 9~15 天 （出院日）
主要诊疗工作	□ 询问病史及体格检查 □ 交代病情 □ 书写病历 □ 开具检查单	□ 上级医师查房 □ 完成化疗前准备 □ 根据体检、彩超、穿刺病理结果等，行病例讨论，确定化疗方案 □ 完成必要的相关科室会诊 □ 住院医师完成上级医师查房记录等病历书写 □ 签署化疗知情同意书、自费用品协议书、输血同意书 □ 向患者及家属交代化疗注意事项 □ 上级医师查房与评估 □ 初步确定化疗方案	□ 化疗 □ 住院医师完成病程记录 □ 上级医师查房 □ 向患者及家属交代病情及化疗后注意事项	□ 完成出院记录、病案首页、出院证明等书写 □ 向患者交代出院后的注意事项，重点交代复诊时间及发生紧急情况时处理方法
重点医嘱	长期医嘱： □ 内科二级护理常规 □ 饮食：◎普通饮食◎糖尿病饮食◎其他 **临时医嘱：** □ 血常规、尿常规、大便常规 □ 凝血功能、肝功能、肾功能、电解质、 □ 胸部 CT、心电图 □ 超声心动图、骨扫描（视患者情况而定）	**长期医嘱：** □ 患者既往基础用药 □ 抗菌药物（必要时） □ 补液治疗（水化、碱化） □ 其他医嘱（化疗期间一级护理） **临时医嘱：** □ 化疗 □ 重要脏器保护 □ 止吐 □ 其他特殊医嘱		**出院医嘱：** □ 出院带药
主要护理工作	□ 入院介绍 □ 入院评估 □ 指导患者进行相关辅助检查	□ 化疗前准备 □ 宣教 □ 心理护理	□ 观察患者病情变化 □ 定时巡视病房	□ 协助患者办理出院手续 □ 出院指导，重点出院后用药方法

续 表

日期	住院第 1 天	住院第 2~4 天	住院第 3~8 天 （化疗日）	住院第 9~15 天 （出院日）
病情变异记录	□无 □有，原因： 1. 2.	□无 □有，原因： 1. 2.	□无 □有，原因： 1. 2.	□无 □有，原因： 1. 2.
护士签名				
医师签名				

第二篇

皮肤病及性病学
临床路径释义药物信息表

Therapeutic Drugs

第一章

外用药

第一节　抗　菌　药

■ 药品名称	红霉素　Erythromycin
适应证	脓疱疮等化脓性皮肤并小面积烧伤、溃疡面的感染和寻常痤疮
制剂与规格	红霉素软膏[基,保(甲)]：①5g；②50mg
用法与用量	局部外用：取本品适量，涂于患处，一日 2 次
注意事项	1. 用药部位如有烧灼感、瘙痒、红肿等情况应停药，并将局部药物洗净 2. 避免接触眼睛及其他黏膜　如口、鼻等
禁忌	对红霉素类药物过敏者禁用
不良反应	最常见的不良反应是局部烧灼感，也可有干燥，发痒，红斑，偶见荨麻疹样反应
特殊人群用药	儿童：必须在成人监护下使用 妊娠与哺乳期妇女：应在医师指导下使用
药典	USP、BP、Chin. P.
国家处方集	CNF
其他推荐依据	
■ 药品名称	环丙沙星　Ciprofloxacin
适应证	脓疱疮、疖疮、毛囊炎、外伤伤面感染、术后切口感染、湿疹合并感染、足癣合并感染等皮肤软组织感染性疾病
制剂与规格	盐酸环丙沙星软膏[保(甲)]：①10g；②30mg
用法与用量	外用：涂患处，一日 2~3 次
注意事项	1. 使用中若出现过敏症状，应立即停用 2. 不能大面积使用
禁忌	对本品及喹诺酮类药过敏的患者禁用
不良反应	偶有轻微刺痛感，但不影响继续治疗
特殊人群用药	慎用

续　表

药典	USP、BP、Chin. P.
国家处方集	CNF
其他推荐依据	
■ 药品名称	甲紫　Methylrosanilinium Chloride
适应证	表浅创面、溃疡及皮肤感染，如小面积烧伤、湿疹、疱疹、咽喉炎、鹅口疮等
制剂与规格	甲紫溶液：1% 甲紫糊剂：1%
用法与用量	外用：治疗黏膜感染，用1%水溶液外涂，一日2~3次；用于烧伤、烫伤，用0.1%~1.0%的水溶液外涂。一日2~3次
注意事项	1. 严禁涂抹于口腔、肛门、尿路等黏膜处或破损的皮肤伤口上，以防诱发癌症 2. 只能作短期外用，不能长期使用 3. 大面积破损皮肤不宜使用
禁忌	未进行该项实验且无可靠参考文献
不良反应	对黏膜可能有刺激或引起接触性皮炎
特殊人群用药	儿童：治疗婴儿口腔念珠菌病时，涂药后应暂时把婴儿面部朝下，以避免药物咽下的可能性 老年人：未进行该项实验且无可靠参考文献 妊娠与哺乳期妇女：哺乳期妇女乳房部位用药需防止婴儿经口吸入
药典	USP、Eur. P.、Chin. P.
国家处方集	CNF
其他推荐依据	
■ 药品名称	磺胺嘧啶银　Sulfadiazine Silver
适应证	预防和治疗小面积、轻度烧烫伤继发创面感染
制剂与规格	磺胺嘧啶银乳膏[基,保(甲)]：含磺胺嘧啶银1% 磺胺嘧啶银软膏[基,保(甲)]：含磺胺嘧啶银1%
用法与用量	外用：以乳膏或软膏直接涂于创面，涂药厚度约为1.5mm，或将软膏制成油纱布敷用，每1~2天换药1次，一日最多外涂30g
注意事项	1. 避免接触眼睛和其他黏膜（如口、鼻等），用药部位如有烧灼感、瘙痒、红肿等情况应停药，并将局部药物洗净，必要时向医师咨询 2. 不宜大面积使用，以免增加吸收中毒 3. 过敏体质者慎用 4. 本品性状发生改变时禁止使用
禁忌	新生儿及对磺胺类药物及银盐过敏者禁用
不良反应	1. 可见局部刺激性、皮疹、皮炎、药物热、肌肉疼痛、血清病样反应等过敏反应 2. 由于本品局部外用可能有部分吸收，因此可能出现粒细胞和血小板减少、再生障碍性贫血、炎症、肝功能减退、恶心、呕吐和腹泻等

续　表

特殊人群用药	肝功能、肾功能不全者：慎用 儿童：本品可能引起新生儿贫血和胆红素脑病（核黄疸），故新生儿不宜使用 妊娠与哺乳期妇女：慎用
药典	Eur. P.、Chin. P.
国家处方集	CNF
其他推荐依据	
■ 药品名称	硼酸　Boric Acid
适应证	皮肤、黏膜损害的清洁；急性皮炎、湿疹渗出的湿敷。也可用于口腔、咽喉含漱；外耳道、慢性溃疡面、压疮冲洗
制剂与规格	硼酸溶液[保(乙)]：2%~4%
用法与用量	冷湿敷：一日数次
注意事项	1. 用药部位如有烧灼感、瘙痒、红肿等情况应停药，并将局部药物洗净，必要时向医师咨询 2. 过敏体质者慎用 3. 本品性状发生改变时禁止使用
禁忌	对本品过敏者禁用
不良反应	偶有轻微刺激
特殊人群用药	儿童：必须在成人监护下使用，不宜用于婴儿 妊娠与哺乳期妇女：不可用于清洗哺乳期妇女乳房
药典	USP、BP、Chin. P.；BPC
国家处方集	CNF
其他推荐依据	
■ 药品名称	新霉素　Neomycin
适应证	敏感细菌所致脓疱疮等化脓性皮肤病及烧伤、溃疡面的细菌性感染
制剂与规格	新霉素乳膏、软膏[保(乙)]：含 0.25%或 0.5% 复方新霉素软膏：每克含新霉素 2000U、杆菌肽 250U
用法与用量	涂于患处：一日 2~3 次
注意事项	1. 烧伤面、肉芽组织或表皮剥脱的巨大创面应用本品时很容易吸收，尤其当患者有肾功能减退或全身应用其他肾毒性或耳毒性药物时，应注意有产生毒性的可能，如血尿、排尿次数减少、尿量减少或增多等肾毒性症状或耳鸣、听力减退等耳毒性症状 2. 使用不宜超过 1 周，如未见好转，应向医师咨询
禁忌	对新霉素或其他氨基糖苷类抗生素过敏或对杆菌肽过敏的患者禁用
不良反应	个别患者可能引起皮肤过敏，并可导致今后口服或局部应用新霉素时产生过敏反应
特殊人群用药	儿童：必须在成人监护下使用
药典	USP、Eur. P.、Chin. P.

续 表

国家处方集	CNF
其他推荐依据	
■ 药品名称	**甲硝唑 Metronidazole**
适应证	用于炎症性丘疹、脓疱及酒渣鼻红斑的局部治疗
制剂与规格	甲硝唑凝胶[保(乙)]：含甲硝唑0.75%；1.0%
用法与用量	清洗患处后，适量涂用，每日早、晚各1次。炎症性丘疹、脓疱，4周为一疗程
注意事项	1. 用药后避免暴露于强烈的日光或紫外线下 2. 使用过程中，避免接触眼睛和其他黏膜（如口、鼻等） 3. 在治疗过程中，如发生刺激或其他不良反应时应减量或停药 4. 接受抗凝血药治疗的患者应慎用 5. 用药期间应戒酒 6. 本品性状发生改变时禁用
禁忌	1. 孕妇及哺乳期妇女禁用 2. 对本品或硝基咪唑药物过敏者禁用
不良反应	偶见短暂的红斑、皮肤干燥、烧灼感和皮肤刺激性反应
特殊人群用药	儿童：慎用，如要使用，应在医师指导下进行 妊娠与哺乳期妇女：禁用
药典	USP、BP、Chin. P.
国家处方集	CNF
其他推荐依据	
■ 药品名称	**四环素 Tetracycline**
适应证	用于敏感革兰阳性菌、革兰阴性菌所致的皮肤表面感染
制剂与规格	四环素软膏[保(乙)]：3%
用法与用量	先将患处用温开水洗净后，再将软膏涂于患处，一日1~3次
注意事项	四环素类药物过敏者禁用
禁忌	四环素类药物过敏者禁用
不良反应	少见
特殊人群用药	尚不明确
药典	USP、BP、Chin. P.
国家处方集	
其他推荐依据	

续　表

■ 药品名称	克林霉素　Clindamycin
适应证	因敏感菌所致寻常痤疮
制剂与规格	克林霉素磷酸酯溶液或凝胶：60ml（1%）
用法与用量	清洗并抹干患处：将本品适量涂于患处，早晚各 1 次
注意事项	1. 本品局部吸收后，也可能引起腹泻，此时应立即停药，并向医师咨询 2. 请勿将本品用于其他细菌引起的皮肤感染 3. 避免接触眼睛和其他黏膜（如口、鼻等），若误进眼睛，应以清水彻底冲洗 4. 用药部位如有烧灼感、瘙痒、红肿等情况应停药，并将局部药物洗净，必要时向医师咨询 5. 过敏体质者慎用
禁忌	有肠炎或溃疡性结肠病史者禁用
不良反应	可引起皮肤干燥、局部刺激、皮疹等过敏反应。偶见胃肠不适及腹泻
特殊人群用药	儿童：12 岁以下儿童请在医师指导下使用，儿童必须在成人监护下使用 妊娠与哺乳期妇女：如必须使用，应停止哺乳
药典	USP、BP、Chin. P.
国家处方集	CNF
其他推荐依据	
■ 药品名称	林可霉素　Lincomycin
适应证	局部应用于皮肤化脓性感染，如肺、痈、蜂窝织炎等
制剂与规格	盐酸林可霉素软膏：浓度为0.5%~2.0%
用法与用量	涂布于患处：一日 2~3 次
注意事项	林可霉素与红霉素之间常呈阻断，不宜合用
禁忌	过敏者禁用
不良反应	偶可有皮疹、瘙痒等过敏反应
特殊人群用药	儿童：1 个月以内婴儿不宜应用 老年人：因老年患者肝、肾功能有所减退，故不宜长期使用 妊娠与哺乳期妇女：本品吸收后，经胎盘进入胎儿，可在肝中浓缩，本品吸收后也可经母乳分泌，故哺乳期妇女禁用
药典	
国家处方集	
其他推荐依据	
■ 药品名称	莫匹罗星　Mupirocin
适应证	革兰阳性球菌引起的皮肤感染，如脓疱病、疖肿、毛囊炎等原发性皮肤感染及湿疹合并感染、溃疡合并感染、创伤合并感染等继发性皮肤感染

续 表

制剂与规格	莫匹罗星软膏[基,保(乙)]：2%，5g：100mg
用法与用量	外用：一日 2~3 次，一日最多使用 3 次，连续外用不应超过 10 日
注意事项	1. 本品仅供皮肤给药，请勿用于眼、鼻、口等黏膜部位 2. 过敏体质者慎用 3. 本品性状发生改变时禁止使用
禁忌	对本品过敏者禁用
不良反应	局部刺激反应，包括瘙痒、烧灼感等
特殊人群用药	肝功能、肾功能不全者：有中度或重度肾损害者慎用 儿童：必须在成人监护下使用，请将本品放在儿童不能接触的地方 妊娠与哺乳期妇女：孕妇慎用，哺乳期妇女涂药时应防止药物进入婴儿眼内
药典	
国家处方集	CNF
其他推荐依据	
■ 药品名称	夫西地酸 Fusidic Acid
适应证	对夫西地酸钠敏感细菌引起的皮肤感染，包括：脓疱疮、疖、痈、甲沟炎、创伤感染、须疮、汗腺炎、红癣、毛囊炎、寻常性痤疮，面部和头部等部位的感染
制剂与规格	夫西地酸乳膏[保(乙)]：2%，5g：100mg
用法与用量	外用：一日 2~3 次，涂于患处，疗程为 7 日
注意事项	1. 夫西地酸对眼结膜有刺激作用，尽量避免在眼睛外周使用 2. 当治疗严重皮肤感染或顽固性皮肤疾病时，应辅助进行抗生素的全身用药 3. 若发生严重刺激作用或出现过敏反应时，应停止用药并改用其他适当的药物治疗
禁忌	无对本品的任何一种成分过敏者禁用
不良反应	1. 本品在国外使用中报告的不良反应主要是用药局部皮肤反应，包括接触性皮炎、皮疹、湿疹、红斑、斑丘疹、瘙痒、皮肤过敏反应等 2. 罕见不良反应有黄疸、紫癜、表皮坏死、血管水肿等
特殊人群用药	肝功能、肾功能不全者：慎用 妊娠与哺乳期妇女：实验证明夫西地酸经吸收后能通过胎盘屏障并能分泌入乳汁，孕妇及哺乳期妇女宜慎用；哺乳期妇女使用时，禁用于乳房部位的皮肤感染
药典	
国家处方集	CNF
其他推荐依据	
■ 药品名称	杆菌肽 Bacitracin
适应证	葡萄球菌属、溶血性链球菌、肺炎链球菌等敏感菌所致的皮肤软组织感染
制剂与规格	杆菌肽软膏：8g，含杆菌肽 4000U

续　表

用法与用量	涂于患处：一日 2~3 次，疗程 7 日
注意事项	1. 局部用药可致皮肤过敏，并可在以后应用本品时发生过敏反应 2. 避免接触眼睛及其他黏膜，如口、鼻 3. 避免在创面长期和大面积使用 4. 使用不宜超过 1 周
禁忌	对本品有过敏反应史者禁用
不良反应	1. 本品局部用药一般不会发生肾毒性 2. 过敏反应：皮肤局部瘙痒、皮疹、红肿或其他刺激现象，一般反应轻微。偶有局部用药后发生严重全身过敏反应者
特殊人群用药	尚不明确
药典	USP、BP、Chin. P.
国家处方集	CNF
其他推荐依据	

■ 药品名称	多黏菌素 B　Polymyxin B
适应证	细菌性皮肤感染
制剂与规格	多黏菌素软膏：含多黏菌素 B 1000U
用法与用量	外用：一日 2 次，若有需要可增加次数
注意事项	1. 对本药及基质过敏者；新生儿禁用 2. 若大面积使用时需注意肾毒性，特别是在儿童、老人以及肾功能受损者
禁忌	对本药及基质过敏者，新生儿
不良反应	偶见过敏反应
特殊人群用药	尚不明确
药典	USP、BP、Chin. P.
国家处方集	CNF
其他推荐依据	

第二节　抗病毒药

■ 药品名称	阿昔洛韦　Aciclovir
适应证	单纯疱疹或带状疱疹感染
制剂与规格	阿昔洛韦乳膏[保(甲)]：①3%[基]；②5%

续 表

用法与用量	涂患处：成人与小儿均为白天每2小时1次，一日6次，共7日
注意事项	1. 连续使用7日，症状未缓解，请咨询医师 2. 本品仅用于皮肤黏膜，不能用于眼部，涂药时应戴指套或手套 3. 用药部位如有烧灼感、瘙痒、红肿等情况应停药，并将局部药物洗净，必要时向医师咨询 4. 对本品过敏者禁用，过敏体质者慎用
禁忌	尚不明确
不良反应	可见轻度疼痛、灼痛、刺痛、瘙痒以及皮疹等
特殊人群用药	儿童：必须在成人监护下使用，请将本品放在儿童不能接触的地方 妊娠与哺乳期妇女：慎用
药典	USP、BP、Chin. P.
国家处方集	CNF
其他推荐依据	
■ 药品名称	喷昔洛韦 Penciclovir
适应证	口唇及面部单纯疱疹，生殖器疱疹
制剂与规格	喷昔洛韦乳膏[保(乙)]：1%
用法与用量	外用：白天每隔3小时给药1次，共7日
注意事项	1. 不推荐用于黏膜，因刺激作用，勿用于眼内及眼周 2. 严重免疫功能缺陷患者（如艾滋病或骨髓移植患者）应在医生指导下应用
禁忌	对本品过敏者禁用
不良反应	未见全身不良反应，偶见用药局部灼热感、疼痛、瘙痒等
特殊人群用药	儿童：应在医师指导下使用 妊娠与哺乳期妇女：应在医师指导下使用
药典	
国家处方集	CNF
其他推荐依据	
■ 药品名称	酞丁安 Ftibamzone
适应证	单纯疱疹、带状疱疹、尖锐湿疣、浅表真菌感染（如体癣、股癣、手足癣等）
制剂与规格	搽剂：10ml，0.50% 软膏剂：①0.1g；②10g
用法与用量	搽剂：外涂于患处，一日2~3次 软膏剂：外涂于患处，一日3次
注意事项	1. 育龄妇女慎用 2. 使用时注意误入口内和眼内

续 表

禁忌	孕妇禁用
不良反应	少数病例有局部瘙痒刺激反应，如皮肤红斑、丘疹及刺痒感
特殊人群用药	妊娠与哺乳期妇女：孕妇禁用
药典	
国家处方集	CNF
其他推荐依据	

第三节 肾上腺皮质激素软膏

■ 药品名称	氢化可的松 Hydrocortisone
适应证	过敏性、非感染性皮肤病和一些增生性皮肤疾患，如皮炎、湿疹、神经性皮炎、脂溢性皮炎及瘙痒症等
制剂与规格	氢化可的松乳膏[保(甲)]：①0.25%，10g∶25mg；②0.5%，10g∶50mg 丁酸氢化可的松乳膏[基,保(乙)]：0.1%，10g∶10mg
用法与用量	外用：一日2~4次，涂于患处，并轻揉片刻
注意事项	1. 不得用于皮肤破溃处 2. 避免接触眼睛和其他黏膜（如口、鼻等） 3. 用药部位如有烧灼感、红肿等情况应停药，并将局部药物洗净，必要时向医师咨询 4. 不宜大面积、长期使用；用药1周后症状未缓解，请咨询医师 5. 对本品过敏，过敏体质者慎用
禁忌	感染性皮肤病禁用
不良反应	长期使用可致皮肤萎缩、毛细血管扩张、色素沉着以及继发感染。偶见过敏反应
特殊人群用药	儿童、妊娠与哺乳期妇女：应在医师指导下使用
药典	USP、BP、Chin. P.
国家处方集	CNF
其他推荐依据	
■ 药品名称	丙酸氯倍他索 Clobetasol Propionate
适应证	严重的顽固性湿疹、皮炎及斑块性银屑病等，短期使用
制剂与规格	丙酸氯倍他索软膏[保(乙)]：①0.02%；②0.05%
用法与用量	外用：薄薄一层均匀涂于患处，一日2次

续 表

注意事项	1. 本品属于强效皮质类固醇外用制剂，若长期、大面积应用或采用封包治疗，由于全身性吸收作用，可造成可逆性下丘脑-垂体-肾上腺（PHA）轴的抑制，部分患者可出现库欣综合征、高血糖及尿糖等表现，因此本药不能长期大面积应用，亦不宜采用封包治疗 2. 大面积使用不能超过2周；治疗顽固、斑块状银屑病，若用药面积仅占体表的5%~10%，可以连续应用4周。每周用量均不能超过50g 3. 不能应用于面部、腋部及腹股沟等皮肤折皱部位，因为即便短期应用也可造成皮肤萎缩、毛细血管扩张等不良反应 4. 如伴有皮肤感染，必须同时使用抗感染药物。如同时使用后，感染的症状没有及时改善，应停用本药直至感染得到控制 5. 不可用于眼部
禁忌	对本药及基质成分过敏者和对其他皮质类固醇过敏者禁用
不良反应	可在用药部位产生红斑、灼热、瘙痒等刺激症状，毛囊炎，皮肤萎缩变薄，毛细血管扩张。还可引起皮肤干燥，多毛，萎缩纹，增加感染的易感性等。长期用药可能引起皮质功能亢进症，表现为多毛、痤疮、满月脸、骨质疏松等症状。偶可引起变态反应性接触性皮炎
特殊人群用药	儿童：禁用 妊娠与哺乳期妇女：慎用。孕妇不能长期、大面积或大量使用
药典	USP、BP、Chin. P.
国家处方集	CNF
其他推荐依据	
■ 药品名称	**复方曲安缩松　Compound Triamcinolone**
适应证	过敏性皮炎、湿疹、神经性皮炎、脂溢性皮炎、接触性皮炎、中毒性皮炎、瘀滞性皮炎、钱币性皮炎及异位性皮炎；也可用于念珠菌感染皮肤病及间擦疹、肛门或外阴瘙痒
制剂与规格	复方曲安缩松霜：①5g；②15g 复方曲安缩松软膏：10g
用法与用量	外用：涂搽患处，一日2~3次
注意事项	见“禁忌”和“特殊人群用药”
禁忌	以下情况禁用：牛痘、水痘等病毒性皮肤病患者；念珠菌以外的其他真菌性皮肤病患者；对本品所含各成分有过敏者；眼科及鼓膜穿孔的患者
不良反应	局部有灼烧感、瘙痒、干燥、毛囊炎、多毛症、痤疮样皮疹、皮肤糜烂、继发感染等
特殊人群用药	儿童：禁用 妊娠与哺乳期妇女：尽量避免使用
药典	
国家处方集	
其他推荐依据	

续　表

■ 药品名称	哈西奈德　Halcinonide
适应证	接触性湿疹、异位性皮炎、神经性皮炎、面积不大的银屑病、硬化性萎缩性苔藓、扁平苔藓、盘状红斑性狼疮、脂溢性皮炎（非面部）肥厚性瘢痕
制剂与规格	哈西奈德溶液[保(乙)]：0.1%，10ml 哈西奈德乳膏：10mg：10g
用法与用量	外用液体：外涂患处，每日早晚各 1 次 软膏：外涂患处，每日早晚各 1 次
注意事项	1. 大面积大量用药或封包方式可使经皮吸收多，可发生全身反应，尤其是低龄儿童和婴幼儿，出现可逆行库欣综合征及生长迟缓，突然停药可出现急性肾上腺皮质功能不全 2. 出现局部不耐受现象，应停药并寻找原因 3. 警惕留在皮肤皱褶部位和尿布中的药物可吸收入体内
禁忌	以下情况禁用：对该药过敏者；由细菌、真菌、病毒和寄生虫引起的原发性皮肤病变；溃疡性病变；痤疮、酒渣鼻；眼睑部用药（有引起青光眼的危险）；渗出性皮肤病
不良反应	少数患者涂药部位的皮肤发生烧灼感、刺痛、暂时性瘙痒，长期应用可发生皮肤毛细血管扩张（尤其面部）、皮肤萎缩、萎缩纹（青少年易发生）、皮肤萎缩后继发紫癜、淤斑、皮肤脆弱、多毛症、毛囊炎、粟丘疹、皮肤脱色、延缓溃疡愈合，封包法在皮肤皱褶部位容易继发真菌感染。经皮肤吸收多时，可发生全身性不良反应
特殊人群用药	儿童：应为小面积，短期应用，一旦消退迅速停药，一岁以内儿童尽量不用此药 妊娠与哺乳期妇女：慎用
药典	USP、Chin. P.
国家处方集	
其他推荐依据	
■ 药品名称	卤米松　Halometasone
适应证	对皮质类固醇治疗有效的非感染性炎症性皮肤病，如脂溢性皮炎、接触性皮炎、异位性皮炎、局限性神经性皮炎、钱币状皮炎和寻常型银屑病
制剂与规格	卤米松霜剂[保(乙)]：①15g：7.5mg；②10g：5mg；③5g：2.5mg
用法与用量	外用：涂于患处，一日 2 次
注意事项	1. 无论患者的年龄，均应避免长期连续使用，密封性包扎应限于短期和小面积皮肤。如特殊需要大剂量使用本品，或应用于大面积皮肤，或使用密封性包扎，或长期使用，应对患者进行定时的医疗检查 2. 慎用于面部或擦烂的部位（例如腋间部位），且只能短期使用 3. 本品不能与眼结膜或黏膜接触 4. 皮质类固醇能掩盖本品中某一成分引起的皮肤过敏反应。应告诫患者本药品只能使用于本人当前的皮肤病，不能给其他人使用
禁忌	对本品任何成分过敏者，细菌和病毒性皮肤病（如水痘、脓皮病、接种疫苗后、单纯疱疹、带状疱疹）、真菌性皮肤病、梅毒性皮肤病变、皮肤结核病、玫瑰痤疮、口周皮炎、寻常痤疮患者
不良反应	偶发：用药部位刺激性症状，如烧灼感、瘙痒

续 表

特殊人群用药	儿童：对于幼儿及儿童，避免长期连续治疗，以免肾上腺轴抑制的发生。连续性治疗不应超过两个星期；2岁以下的儿童，治疗不应超过7天。敷药的皮肤面积不应超过体表面积的10%，不应使用密封包扎 妊娠与哺乳期妇女：孕妇使用本品必须注意权衡利弊，应有明确的治疗指征，而且不应大剂量使用，不应用于大面积皮肤（特别不应使用密封性包扎）或长时间地使用。本品活性物质及/或其代谢产物是否泌入乳汁尚不清楚，哺乳期妇女应慎用
药典	
国家处方集	
其他推荐依据	
■ 药品名称	糠酸莫米松　Mometasone Furoate
适应证	湿疹、神经性皮炎、异位性皮炎及银屑病等引起的皮炎及皮肤瘙痒症
制剂与规格	糠酸莫米松乳膏[基,保(乙)]：5g：5mg
用法与用量	局部外用：取本品适量涂于患处，一日1次
注意事项	1. 不得用于皮肤破溃处 2. 用药7日后症状未缓解，应咨询医师或药师 3. 避免接触眼睛和其他黏膜（如口、鼻等） 4. 用药部位如有烧灼感、红肿等情况应停药，并将局部药物洗净，必要时向医师咨询 5. 如并发细菌或真菌感染，请咨询医师处理 6. 对本品过敏者禁用，过敏体质者慎用 7. 本品性状发生改变时禁止使用
禁忌	皮肤破损者禁用
不良反应	1. 使用本品的局部不良反应极少见，如烧灼感、瘙痒刺痛和皮肤萎缩等 2. 长期大量使用皮质激素类药物，可造成的不良反应有：刺激反应、皮肤萎缩、多毛症、口外周皮炎、皮肤浸润、继发感染、皮肤条纹状色素沉着等
特殊人群用药	儿童、老年人、妊娠与哺乳期妇女：慎用
药典	
国家处方集	CNF
其他推荐依据	
■ 药品名称	曲安奈德　Triamcinolone Acetonide
适应证	各种皮肤病、过敏性鼻炎、关节痛、支气管哮喘、肩周炎、腱鞘炎、滑膜炎、急性扭伤、风湿性关节炎、慢性腰腿痛及眼科炎症等
制剂与规格	曲安奈德软膏[保(乙)]：①0.025%，10g；②0.05%，10g 醋酸曲安奈德-尿素软膏：每支10g，含醋酸曲安奈德10mg、尿素1g
用法与用量	外用：涂敷患处，一日1~4次

续　表

注意事项	1. 避免接触眼睛和其他黏膜（如口腔内、鼻等） 2. 用药部位如有烧灼感、红肿等情况应停药，并将局部药物洗净，必要时向医师咨询。不得长期大面积使用 3. 连续使用不能超过 4 周，面部、腋下、腹股沟及外阴等皮肤细薄处连续使用不能超过 2 周，症状不缓解请咨询医师 4. 对本品过敏者禁用，过敏体质者慎用 5. 本品性状发生改变时禁止使用
禁忌	皮肤结核、梅毒或病毒感染者（如疱疹、牛痘、水痘）禁用
不良反应	局部偶见过敏反应，如出现皮肤烧灼感、瘙痒、针刺感等。长期使用时可出现皮肤萎缩、毛细血管扩张、色素沉着以及继发感染
特殊人群用药	儿童：在医师指导下使用 妊娠与哺乳期妇女：在医师指导下使用
药典	USP、Eur. P.、Chin. P.
国家处方集	CNF
其他推荐依据	
■ 药品名称	地塞米松　Dexamethasone
适应证	局限性瘙痒症、神经性皮炎、接触性皮炎、脂溢性皮炎及慢性湿疹
制剂与规格	醋酸地塞米松软膏[保(乙)]：10g∶5mg
用法与用量	涂患处：一日 2~3 次
注意事项	1. 并发细菌及病毒感染时，应与抗菌药物合用 2. 不能长期大面积应用
禁忌	真菌性或病毒性皮肤病禁用，对本药及其他皮质类固醇过敏者禁用
不良反应	长期大量使用可继发细菌、真菌感染，局部可发生痤疮、酒渣样皮炎、皮肤萎缩及毛细血管扩张，并可有瘙痒、色素沉着、颜面红斑、创伤愈合障碍等反应
特殊人群用药	儿童：应减少药物用量，不能采用封包治疗，用药时间不宜过长 妊娠与哺乳期妇女：应权衡利弊后慎用，孕妇不能长期大面积或大量使用
药典	USP、Eur. P.、Chin. P.
国家处方集	CNF
其他推荐依据	
■ 药品名称	倍氯米松　Beclomethasone
适应证	各种皮肤病，如各种急性或慢性湿疹、过敏性皮炎、神经性皮炎、接触性皮炎、银屑病（牛皮癣）等疾病
制剂与规格	倍氯米松软膏[保(乙)]：①0.025%，4g；②0.05%，4g
用法与用量	外用：涂敷皮肤患处，一日 1~2 次

续　表

注意事项	1. 本品不宜长期大面积应用，亦不宜采用封包治疗，大面积使用不能超过2周 2. 治疗顽固、斑块状银屑病。若用药面积仅占体表面积的5%~10%可连续应用4周，每周用量均不能超过50g 3. 伴有皮肤感染，必须同时使用抗感染药物 4. 不可用于眼部 5. 用药一周后症状未缓解，应向医师咨询。药品性状发生改变时，禁止使用
禁忌	1. 对细菌、真菌、病毒感染症，可使感染恶化 2. 对本品和其他皮质激素有过敏史患者禁用
不良反应	1. 易引起红斑、灼热、丘疹、痂皮等 2. 长期用药可出现皮肤萎缩，毛细血管扩张，多毛，毛囊炎等
特殊人群用药	儿童：婴儿应慎用，避免长期大量封包给药 老年人：避免长期大量封包给药 妊娠与哺乳期妇女：孕妇应慎用，避免长期大量用药
药典	
国家处方集	CNF
其他推荐依据	
■ 药品名称	氟轻松　Fluocinonide
适应证	过敏性皮炎、异位性皮炎、接触性皮炎、脂溢性皮炎、湿疹、皮肤瘙痒症、银屑病、神经性皮炎等
制剂与规格	醋酸氟轻松软膏：①10g：2.5mg；②20g：5mg
用法与用量	涂于患处：一日2次
注意事项	1. 用于破损皮肤，长期应用可吸收引起全身性作用 2. 对并发细菌感染的皮肤病，应与相应的抗生素配用，如感染未改善应停用 3. 本品不能长期大面积应用
禁忌	真菌性或病毒性皮肤病禁用，对本药及基质成分过敏者和对其他皮质类固醇过敏者禁用
不良反应	长期或大面积应用，可引起皮肤萎缩及毛细血管扩张，发生痤疮样皮炎和毛囊炎，口周皮炎，增加对感染的易感染性等。偶可引起变态反应性接触性皮炎
特殊人群用药	儿童：由于婴儿、儿童体表面积相对较大，应尽可能减少药物用量，用药时间不宜过长且不能采用封包治疗 老年人：尚不明确 妊娠与哺乳期妇女：应权衡利弊后慎用，孕妇不能长期、大面积或大量使用
药典	USP、BP、Chin. P.
国家处方集	
其他推荐依据	

第四节　止　痒　剂

■ 药品名称	炉甘石　Calamine
适应证	急性瘙痒性皮肤病，如荨麻疹和痱子
制剂与规格	炉甘石洗剂[基,保(甲)]：100ml，每 1000ml 含炉甘石 150g、氧化锌 50g、甘油 50ml
用法与用量	局部外用：涂搽患处，一日 2~3 次
注意事项	1. 避免接触眼睛和其他黏膜（如口、鼻等） 2. 用药部位如有烧灼感、红肿等情况应停药，并将局部药物洗净，必要时向医师咨询 3. 本品不宜用于有渗出液的皮肤 4. 用时摇匀 5. 过敏体质者慎用
禁忌	对本品过敏者禁用
不良反应	未见不良反应
特殊人群用药	儿童：必须在成人监护下使用
药典	
国家处方集	CNF
其他推荐依据	

第五节　外用镇痛剂

■ 药品名称	复方利多卡因乳膏　Compound Lidocaine Cream
适应证	1. 浅表皮肤的各种外科手术 2. 针穿刺（腰穿、静脉穿刺、小儿各种疫苗、预防针、取血样本） 3. 医疗美容（美容注射、激光治疗、文身、文眉、文唇、毛发移植、金丝埋线） 4. 生殖器黏膜手术、镇痛（尖锐湿疣、生殖器疱疹） 5. 腿部溃疡清创术处理前镇痛；皮肤瘙痒、疱疹病毒神经痛的镇痛、止痒
制剂与规格	复方利多卡因乳膏：①5g；②10g；③30g
用法与用量	在皮肤表面涂上一层厚厚的乳膏，上盖密封敷膜，成人和 1 岁以上的儿童大约 1.5g/10cm^2
注意事项	1. 本品不能用于开放性伤口，也不能用于儿童生殖器官黏膜 2. 本品不能用于受损的耳鼓膜 3. 本品应用于眼睛附近时应特别小心，因为它可引起角膜刺激反应 4. 特异反应性皮炎患者使用本品时需特别小心，较短的涂用时间即可（15~30 分钟）

续 表

	5. 对于腿部溃疡，应消毒后使用 6. 使用时间长，麻醉效果会减低
禁忌	1. 对酰胺类局部麻醉药或对此产品中任何其他成分高度过敏者 2. 先天性或特发性高铁血红蛋白血症患者
不良反应	本品在应用部位可产生局部反应，以苍白/红斑（发红）和水肿较多见，这些反应多为短暂而且轻微
特殊人群用药	儿童：禁用于3个月以下婴儿及正在接受高铁血红蛋白诱发剂治疗的3~12个月的婴儿
药典	
国家处方集	
其他推荐依据	每克含丙胺卡因25mg与利多卡因25mg

第六节　抗真菌药物

■ 药品名称	克霉唑　Clotrimazole
适应证	体癣、股癣、手癣、足癣、花斑癣、头癣以及念珠菌性甲沟炎和念珠菌性外阴阴道炎
制剂与规格	克霉唑软膏[保(甲)]：含克霉唑1%~3% 克霉唑溶液：1.5% 克霉唑阴道片[基,保(甲)]：0.5g
用法与用量	外用：一日2~3次。体股癣疗程一般需2~4周，手足癣需要4~6周 阴道念珠菌病：用克霉唑阴道片，每晚1次，一次1片，10日为1个疗程
注意事项	1. 避免接触眼睛和其他黏膜（如口、鼻等） 2. 用药部位如有烧灼感、红肿等情况应停药，并将局部药物洗净，必要时向医师咨询 3. 本品仅供外用，切忌口服 4. 孕妇及哺乳期妇女应在医师指导下使用 5. 对本品过敏者禁用，过敏体质者慎用
禁忌	尚不明确
不良反应	1. 偶见过敏反应 2. 偶可引起一过性刺激症状，如瘙痒、刺痛、红斑、水肿等
特殊人群用药	儿童：必须在成人监护下使用 妊娠与哺乳期妇女：慎用，女性月经期停用
药典	USP、Chin. P.
国家处方集	CNF
其他推荐依据	

续 表

■ 药品名称	益康唑 Econazole
适应证	1. 由皮肤癣菌、酵母菌和真菌所致的炎症性皮肤真菌病 2. 伴有真菌感染或有真菌感染倾向的湿疹样皮炎 3. 念珠菌性口角炎
制剂与规格	益康唑乳膏[保(甲)]：1% 复方硝酸益康唑乳膏：含1%硝酸益康唑，0.1%曲安奈德
用法与用量	外用：一日2次
注意事项	1. 避免接触眼睛和其他黏膜（如口、鼻等） 2. 用药部位如有烧灼感、红肿等情况应停药，并将局部药物洗净，必要时向医师咨询 3. 为避免复发，皮肤念珠菌病及各种癣病的疗程至少2周，足癣至少4周 4. 治疗念珠菌病时避免局部紧密覆盖辅料 5. 过敏体质者慎用
禁忌	对本品过敏者禁用，皮肤结核、梅毒、水痘或各种疱疹病毒感染禁用
不良反应	可见烧灼感，偶见瘙痒、皮疹等过敏反应
特殊人群用药	儿童：不推荐使用 妊娠与哺乳期妇女：妊娠期妇女慎用，尤其是妊娠初始3个月
药典	USP、BP、Eur. P.、Chin. P.
国家处方集	CNF
其他推荐依据	
■ 药品名称	咪康唑 Miconazole
适应证	浅表真菌感染、皮肤念珠菌病、念珠菌性外阴阴道炎
制剂与规格	咪康唑软膏[基,保(甲)]：2% 咪康唑阴道栓[保(甲)]：100mg
用法与用量	外用：一日2次。花斑糠疹可每日1次 念珠菌性阴道炎：用栓剂，一次1片，每天1~2次，疗程7日
注意事项	1. 有心率失常者慎用 2. 避免接触眼睛和其他黏膜（如口、鼻等） 3. 治疗念珠菌病，需避免密封包扎，否则可促使致病菌生长 4. 用药部位如有烧灼感、红肿等情况应停药，并将局部药物洗净，必要时向医师咨询 5. 用于妇科疾病时：无性生活史的女性应在医师指导下使用；用药期间注意个人卫生，防止重复感染
禁忌	对本药过敏者禁用
不良反应	偶见过敏、水疱、烧灼感、充血、瘙痒或其他皮肤刺激症状
特殊人群用药	儿童：1岁以下儿童禁用 妊娠与哺乳期妇女：妊娠期妇女禁用，其他慎用

续 表

药典	USP、BP、Eur. P.、Chin. P.
国家处方集	CNF
其他推荐依据	
■ 药品名称	酮康唑　Ketoconazole
适应证	手癣、足癣、体癣、股癣、花斑癣以及皮肤念珠菌病
制剂与规格	酮康唑乳膏[保(乙)]：2% 酮康唑洗剂：①2%；②1%
用法与用量	乳膏：涂于患处，一日 2~3 次 洗剂：①花斑糠疹，一日 1 次，连续 5 日；②脂溢性皮炎，一周 2 次，每 2 次之间至少相隔 3 日，连续 4 周，然后间歇性给药以控制症状的发作
注意事项	1. 避免接触眼睛和其他黏膜（如口、鼻等） 2. 用药部位如有烧灼感、红肿等情况应停药，并将局部药物洗净。必要时向医师咨询 3. 不得用于皮肤破溃处，不宜大面积使用 4. 股癣患者，勿穿紧贴内裤或化纤内裤，在外用乳膏剂时可散布撒布剂（如痱子粉） 5. 足癣患者。浴后将皮肤揩干，特别是趾间。宜穿棉纱袜。每天更换。鞋应透气，散布撒布剂或抗真菌粉剂于趾间、足、袜和鞋中。每日 1 次或 2 次 6. 为减少复发，对体癣、股癣和花斑癣，疗程至少需要 2~4 周
禁忌	对酮康唑、咪唑类药物或亚硫酸盐过敏者禁用，对本品任何组分过敏者禁用
不良反应	可见刺痛或其他刺激症状，偶见瘙痒等过敏反应。罕见病例中可出现过敏反应，如灼热感、皮肤刺激、局部湿疹。极罕见病例中可出现过敏反应、皮疹、荨麻疹、瘙痒、皮肤红肿和其他局部皮肤反应
特殊人群用药	妊娠与哺乳期妇女：本品对于孕妇用药尚无安全性数据。文献报道哺乳期妇女使用本药时乳汁中的含量极低。故孕妇和哺乳期妇女在使用本品时应权衡利弊
药典	USP、Chin. P.
国家处方集	CNF
其他推荐依据	
■ 药品名称	联苯苄唑　Bifonazole
适应证	手癣、足癣、体癣、股癣、花斑癣及念珠菌性外阴阴道炎
制剂与规格	联苯苄唑乳膏[保(乙)]：1% 联苯苄唑溶液[保(乙)]：1% 联苯苄唑凝胶：1%
用法与用量	涂于患处：一日 1 次
注意事项	1. 避免接触眼睛和其他黏膜（如口、鼻等） 2. 用药部位如有烧灼感、红肿等情况应停药，并将局部药物洗净，必要时向医师咨询 3. 过敏体质者慎用 4. 本品性状发生改变时禁止使用

续　表

禁忌	对本品过敏者禁用
不良反应	偶见过敏反应，个别患者局部发生瘙痒、灼热感、红斑等反应
特殊人群用药	儿童：必须在成人监护下使用
药典	USP、Eur. P.、Chin. P.
国家处方集	CNF
其他推荐依据	
■ 药品名称	舍他康唑　Sertaconazole
适应证	真菌、酵母菌、念珠菌、曲霉菌引起的皮肤感染，如体股癣、足癣
制剂与规格	硝酸舍他康唑乳膏：2%
用法与用量	涂于患处：一日 2 次
注意事项	1. 当本品性状发生改变时禁用 2. 请将此药品放在儿童不能接触的地方 3. 其他同“克霉唑”
禁忌	对硝酸舍他康唑或本品任何成分过敏者禁用
不良反应	极少数患者用药后可出现皮肤发红、瘙痒、灼烧感，停药后可自行消失
特殊人群用药	
药典	USP、Eur. P.、Chin. P.
国家处方集	CNF
其他推荐依据	
■ 药品名称	特比萘芬　Terbinafine
适应证	手癣、足癣、体癣、股癣、花斑癣及皮肤念珠菌病等
制剂与规格	盐酸特比萘芬搽剂：15ml : 0. 15g 盐酸特比萘芬软膏[保(乙)]：①10g : 0. 1g；②15g : 0. 15g
用法与用量	外用：涂于患处，一日 1 次，疗程体股癣 2~4 周，手足癣、花斑糠疹 4~6 周
注意事项	1. 避免接触眼睛和其他黏膜（如口、鼻等） 2. 用药部位如有烧灼感、红肿等情况应停药，并将局部药物洗净，必要时向医师咨询 3. 本品涂敷后不必包扎 4. 不得用于皮肤破溃处 5. 对本品过敏者禁用，过敏体质者慎用 6. 本品性状发生改变时禁止使用
禁忌	尚不明确
不良反应	偶见皮肤刺激如烧灼感，或过敏反应如皮疹、瘙痒等
特殊人群用药	妊娠与哺乳期妇女：慎用

续 表

药典	Eur. P.、Chin. P.
国家处方集	CNF
其他推荐依据	
■ 药品名称	阿莫罗芬 Amorolfine
适应证	皮肤真菌引起的皮肤真菌病：足癣（脚癣、运动员脚），股癣，体癣、皮肤念珠菌病
制剂与规格	阿莫罗芬乳膏[保(乙)]：0.25% 阿莫罗芬甲搽剂：5%
用法与用量	乳膏：一日1次，晚上擦洗局部后使用，至少使用2~3周。若足部感染，需延长到6周，皮损恢复后需继续使用3~5日 搽剂：先热水浸泡，浸软甲板，然后锉甲，使其变薄，涂上一薄层药，每周1~2次，指甲需治疗6个月，趾甲需9~12个月
注意事项	在治疗期间应避免使用指甲油和人工指甲
禁忌	对本品任一成分过敏者禁用
不良反应	即使在正确使用情况下，治疗期间也可能会出现一些除治疗作用之外的不良反应。少数情况下，涂施本品后会在局部甲床外周皮肤出现轻微的烧灼感，瘙痒，红斑，脱屑，无须停药即可消失，极少数情况下，会出现渗出、水疱、疼痛、炎症等。罕见荨麻疹发生。尚未见全身副作用报道
特殊人群用药	儿童：缺乏相关临床研究资料，不推荐用于儿童 妊娠与哺乳期妇女：禁用于怀孕妇女或可能怀孕的妇女；由于缺少相关临床研究资料，所以本品应避免用于哺乳期妇女
药典	
国家处方集	CNF
其他推荐依据	
■ 药品名称	环吡酮胺 Ciclopirox Olamine
适应证	浅部皮肤真菌感染，如体、股癣，手、足癣（尤其是角化增厚型），花斑癣，皮肤念珠菌病及甲癣
制剂与规格	环吡酮胺软膏[保(乙)]：1% 环吡酮溶液：8%
用法与用量	1. 皮肤感染，涂于患处，一日2次 2. 甲真菌病初次使用8%环吡酮甲溶液之前，尽可能将被感染的指趾甲剪去，并用指趾甲锉将病甲磨粗糙。在治疗的第1个月内，隔日于病甲上涂药，第2个月可减少至每周至少用药2次，第3个月起每周用药1次
注意事项	应避免同时使用其他外用皮肤制剂，尤其禁止合用其他外用抗真菌药物，余同“克霉唑”
禁忌	儿童禁用
不良反应	偶见局部发红、刺痛、瘙痒、烧灼感等刺激症状，偶见接触性皮炎

续　表

特殊人群用药	儿童：禁用 妊娠及哺乳期妇女：慎用
药典	USP、Eur. P.、Chin. P.
国家处方集	CNF
其他推荐依据	
■ 药品名称	制霉菌素　Nystatin
适应证	白色念珠菌、隐球菌和球孢子菌、滴虫的皮肤、口腔、阴道、消化道的感染
制剂与规格	制霉菌素软膏：1g∶10 万 U 制霉菌素栓剂：10 万 U
用法与用量	外用：一日 2~3 次 阴道感染：每天 1 个栓剂，连续使用 2 周
注意事项	1. 本品对全身真菌感染无治疗作用 2. 本品悬混剂在室温中不稳定，临用前宜新鲜配制并于短期用完
禁忌	对本品过敏者禁用
不良反应	口服较大剂量时可发生腹泻、恶心、呕吐和上腹疼痛等消化道反应，减量或停药后迅速消失。局部应用可引起过敏性接触性皮炎
特殊人群用药	儿童：5 岁以下儿童不推荐使用 妊娠与哺乳期妇女：慎用
药典	USP、BP、Eur. P.、Chin. P.
国家处方集	CNF
其他推荐依据	
■ 药品名称	水杨酸　Salicylic Acid
适应证	银屑病、皮肤浅部真菌病、脂溢性皮炎、痤疮、鸡眼、疣和胼胝等
制剂与规格	水杨酸软膏[基,保(甲)]：①2%；②5% 复方水杨酸溶液[保(乙)]：每 10ml 含水杨酸 0.8g，水杨酸甲酯 0.2ml，间苯二酚 0.2g
用法与用量	外用：一日 2 次
注意事项	1. 不能用于发炎或破溃的皮肤。避免接触口腔、眼睛以及黏膜；不宜长期、大面积使用，尤其是哺乳期妇女、儿童和老年人。慎用于皮肤皱褶部位 2. 不同浓度药物的作用各不相同：1%~2%制剂有角质形成作用；5%~10%有角质溶解作用，抗真菌制剂一般在此浓度；20%~30%具有角质剥脱作用，可用于胼胝的治疗及明显角化过度性皮肤病；50%软膏具有腐蚀作用，可用于疣的治疗
禁忌	对本品过敏反应者禁用
不良反应	有轻度刺激症状，偶可引起接触性皮炎
特殊人群用药	儿童：5 岁以下儿童不建议使用

续 表

药典	USP、BP、Eur. P.、Chin. P.；BPC
国家处方集	CNF
其他推荐依据	
■ 药品名称	苯甲酸 Benzoic Acid
适应证	手足癣、头癣等浅部真菌感染
制剂与规格	苯甲酸软膏：6%，复方苯甲酸软膏含苯甲酸 12%，水杨酸 6%
用法与用量	外用：一日 2 次
注意事项	外用本品局部可有轻微刺激，勿用于眼周及黏膜部位。本品的软膏剂和油膏不宜贮存于温度过高处
禁忌	对本品过敏者禁用
不良反应	外涂可发生接触性皮炎
特殊人群用药	
药典	USP、BP、Eur. P.、Chin. P.
国家处方集	CNF
其他推荐依据	
■ 药品名称	十一烯酸 Unecylenic Acid
适应证	手癣、足癣、体癣及股癣
制剂与规格	复方十一烯酸锌软膏：①含十一烯酸 5%，十一烯酸锌 20%；②含十一烯酸 3%，十一烯酸锌 20% 复方十一烯酸锌撒布剂：含十一烯酸 2%，十一烯酸锌 20%，硼酸 1%
用法与用量	外用于患处，一日 2 次，需连续应用数周
注意事项	有刺激性，勿使其进入体腔、眼部，严防内服
禁忌	1. 局部严重溃烂者禁用 2. 对本品过敏者禁用
不良反应	少数患者可出现局部轻度烧灼感、瘙痒感等刺激症状。偶可引起接触性皮炎
特殊人群用药	
药典	USP、Chin. P.
国家处方集	CNF
其他推荐依据	

第二章

抗病毒剂

■ 药品名称	阿昔洛韦　Aciclovir
适应证	单纯疱疹病毒感染、带状疱疹、免疫缺陷性水痘的治疗
制剂与规格	阿昔洛韦片[保(甲)]：0.1g 阿昔洛韦冻干粉针[保(乙)]：500mg 阿昔洛韦乳膏[基,保(甲)]：3%
用法与用量	1. 口服：①成人，常用量一次0.8g，一日5次，共7~10日；②2岁以上儿童，一次20mg/kg（按体重），一日4次，共5日，出现症状立即开始治疗；③40kg以上儿童和成人常用量为一次0.8g，一日4次，共5日 2. 静脉滴注，成人：①重症生殖器疱疹：每8小时5mg/kg（按体重），共5日；②免疫缺陷性皮肤黏膜单纯疱疹或严重的带状疱疹：每8小时5~10mg/kg（按体重），静脉滴注1小时以上，共7~10日；③单纯疱疹性脑炎：每8小时10mg/kg（按体重），共10日 3. 外用：成人与小儿均为白天每2小时1次，一日6次，共7日
注意事项	1. 对更昔洛韦过敏者也可能对阿昔洛韦过敏 2. 宜缓慢静脉滴注，以避免本品可在肾小管内沉积，导致肾功能损害（据报告发生率可达10%）。并应防止药液漏至血管外，以免引起疼痛及静脉炎 3. 以下情况需考虑用药利弊：脱水患者，剂量应减少。严重肝功能不全者、对阿昔洛韦不能耐受者、精神异常或以往对细胞毒性药物出现精神反应者，应用时易产生精神症状，需慎用
禁忌	对阿昔洛韦过敏者
不良反应	常见注射部位的炎症或静脉炎、皮肤瘙痒或荨麻疹、皮疹、发热、轻度头痛、恶心、呕吐、腹泻、蛋白尿、血液尿素氮和血清肌酐值升高、肝功能异常如AST、ALT、碱性磷酸酶、乳酸脱氢酶、总胆红素轻度升高等
特殊人群用药	肝功能、肾功能不全者：严重肝功能不全者慎用 儿童：新生儿不宜以含苯甲醇的稀释液配制滴注液，否则易引起致命性的综合征，包括酸中毒、中枢抑制、呼吸困难、肾衰竭、低血压、癫痫和颅内出血等 老年人：剂量及用药间期需调整 妊娠与哺乳期妇女：哺乳期妇女慎用
药典	USP、BP、Chin. P.
国家处方集	CNF
其他推荐依据	

续 表

■ 药品名称	利巴韦林 Ribavirin
适应证	呼吸道合胞病毒引起的病毒性肺炎与支气管炎、皮肤疱疹病毒感染
制剂与规格	利巴韦林片[基,保(甲)]：0.1g 利巴韦林注射液[保(乙)]：100mg（1ml）
用法与用量	1. 口服：成人一次0.3g，一日3次，疗程7日；小儿一日按体重10mg/kg，分4次服用，疗程7日 2. 注射：用氯化钠注射液或5%的葡萄糖注射液稀释成每1ml含1mg的溶液后静脉缓慢滴注。成人一次0.5g，一日2次，小儿一日10~15mg/kg（按体重），分2次给药。每次滴注20分钟以上，疗程3~7日
注意事项	1. 长期或大剂量服用对肝功能、血象有不良反应。有严重贫血、肝功能异常者慎用 2. 对诊断的干扰：口服后引起血胆红素增高者可高达25%。大剂量可引起血红蛋白含量下降
禁忌	1. 对利巴韦林过敏者、孕妇 2. 治疗前6个月内不稳定和未控制的心脏病、血红蛋白异常、重度虚弱患者、重度肝功能异常或失代偿期肝硬化、自身免疫病（包括自身免疫性肝炎），不能控制的严重精神失常及儿童期严重精神病史者
不良反应	常见贫血、乏力等，停药后即消失。少见疲倦、头痛、失眠、食欲减退、恶心、呕吐、轻度腹泻、便秘等，并可致红细胞、白细胞及血红蛋白下降
特殊人群用药	老年人：禁用 妊娠与哺乳期妇女：哺乳期妇女在用药期间需暂停哺乳
药典	USP、BP、Chin. P.
国家处方集	CNF
其他推荐依据	
■ 药品名称	泛昔洛韦 Famciclovir
适应证	用于治疗带状疱疹和原发性生殖器疱疹
制剂与规格	泛昔洛韦片[保(乙)]：0.125g 泛昔洛韦注射液：0.1g
用法与用量	口服：成人，一次0.25g，每8小时1次。疗程为7日
注意事项	1. 病毒胸腺嘧啶脱氧核苷激酶或DNA多聚酶的质变可导致对泛昔洛韦耐药突变株的产生；对阿昔洛韦耐药的突变株对泛昔洛韦也耐药 2. 泛昔洛韦不能治愈生殖器疱疹，是否能够防止疾病传播尚不清楚
禁忌	对泛昔洛韦及喷昔洛韦过敏者
不良反应	常见头痛、恶心；此外尚可见：①神经系统：头晕、失眠、嗜睡、感觉异常等；②消化系统：腹泻、腹痛、消化不良、畏食、呕吐、便秘、胀气等；③全身反应：疲劳、疼痛、发热、寒战等；④其他反应：皮疹、皮肤瘙痒、鼻窦炎、咽炎等

续　表

特殊人群用药	儿童：18 岁以下患者使用本品的安全性和有效性尚未确定 老年人：65 岁以上老人服用后的不良反应的类型和发生率与年轻人相似，但服药前要监测肾功能以及及时调整剂量 妊娠与哺乳期妇女：孕妇使用需充分权衡利弊。哺乳期妇女使用本品应停止哺乳
药典	USP
国家处方集	CNF
其他推荐依据	
■ 药品名称	更昔洛韦　Ganciclovir
适应证	巨细胞病毒感染的治疗与预防。用于单纯疱疹病毒感染
制剂与规格	更昔洛韦片[保(乙)]：①500mg；②100mg 更昔洛韦注射液[保(乙)]：500mg
用法与用量	1. 口服：一次 1000mg，一日 3 次 2. 静脉滴注：①诱导期：按体重一次 5mg/kg，每 12 小时 1 次，每次静滴 1 小时以上，疗程 14~21 日；②维持期：按体重一次 5mg/kg，一日 1 次，静滴 1 小时以上；③预防用药：按体重一次 5mg/kg，滴注时间至少 1 小时以上，每 12 小时 1 次，连续 7~14 日；继以 5mg/kg，一日 1 次，共 7 日 3. 剂量确定后，用适量注射用水或氯化钠注射液溶解，浓度达 50mg/ml，再注入氯化钠注射液、5%葡萄糖注射液、复方氯化钠注射液或复方乳酸钠注射液 100ml 中，滴注液浓度不得大于 10mg/ml
注意事项	1. 对阿昔洛韦过敏者也可能对本品过敏 2. 并不能治愈巨细胞病毒感染，用于艾滋病患者合并感染时往往需长期维持用药，防止复发 3. 用静脉滴注给药，一次至少滴注 1 小时以上，患者需给予充足水分，以免增加毒性 4. 本品配制需充分溶解，浓度不能超过 10mg/ml。本品溶液呈强碱性（pH=11）。避免药液与皮肤或黏膜接触或吸入，如不慎溅及，应立即用肥皂和清水冲洗，眼睛应用清水冲洗，避免药液渗漏到血管外组织
禁忌	对本品或阿昔洛韦过敏者禁用
不良反应	1. 常见的为骨髓抑制，用药后约 40%的患者中性粒细胞数减低至 1.0×10^9/L 以下，约 20%的患者血小板计数减低至 50×10^9/L 下，此外可有贫血 2. 可出现中枢神经系统症状，如精神异常、紧张、震颤等。偶有昏迷、抽搐等 3. 可出现皮疹、瘙痒、药物热、头痛、头晕、呼吸困难、恶心、呕吐、腹痛、食欲减退、肝功能异常、消化道出血、心律失常、血压升高或降低、血尿、血尿素氮增加、脱发、血糖降低、水肿、周身不适、血肌酐增加、嗜酸性粒细胞增多症、注射局部疼痛、静脉炎等；有巨细胞病毒感染性视网膜炎的艾滋病患者可出现视网膜剥离 4. 育龄妇女应用时应注意采取有效避孕措施，育龄男性应采用避孕工具至停药后至少 3 个月
特殊人群用药	儿童：12 岁以下小儿患者用药应充分权衡利 妊娠与哺乳期妇女：孕妇用药需权衡利弊，哺乳期妇女用药期间应暂停授乳
药典	USP、BP、Chin. P.
国家处方集	CNF
其他推荐依据	

续 表

■ 药品名称	复方柳唑气雾剂 Compound Salicylic Acid and Clortrimazol Aerosol
适应证	用于体癣、手癣、足癣
制剂与规格	复方柳唑气雾剂：外用气雾剂，50g（水杨酸 2.5%，克霉唑 0.5%）
用法与用量	外用，将本品摇均匀后，贴近患处，按压喷头使药液均匀地喷在患处，一日 2~3 次
注意事项	1. 用药部位如有烧灼感、红肿等情况应停药，并将局部药物洗净，必要时向医师咨询 2. 使用与贮存时勿靠近明火或易燃品 3. 不宜用于皮肤破损处 4. 对本品过敏者禁用，过敏体质者慎用 5. 请将本品放在儿童不能接触的地方 6. 儿童必须在成人监护下使用 7. 如正在使用其他药品，使用本品前请咨询医师或药师
禁忌	妊娠及哺乳期妇女：禁用
不良反应	偶见皮肤刺激如烧灼感，或过敏反应如皮疹、瘙痒等
特殊人群用药	妊娠与哺乳期妇女：禁用
药典	
国家处方集	
推荐依据	姚宏艳. 复方柳唑气雾剂治疗皮肤浅部真菌病疗效观察［J］. 职业与健康，2005，21（7）：1084-1085.

第三章

镇痛药物

第一节 非甾体类抗炎镇痛药

■ 药品名称	复方对乙酰氨基酚 Compound Paracetamol
适应证	普通感冒或流行性感冒引起的发热及头痛。可缓解轻中度疼痛，如关节痛、神经痛、肌肉痛、偏头痛、风湿痛、牙痛及痛经
制剂与规格	复方对乙酰氨基酚[保(乙)]：每片含对乙酰氨基酚 0.126g，阿司匹林 0.23g，咖啡因 0.03g
用法与用量	成人：一次 1 片，若持续高热、疼痛，可间隔 4~6 小时重复给药 1 片，24 小时内不超过 4 片
注意事项	1. 本品为对症治疗药，用于解热连续使用不超过 3 天，用于镇痛不超过 5 天，症状未缓解请咨询医师或药师 2. 不能同时服用其他含有解热镇痛药的药品（如某些复方抗感冒药） 3. 服用本品期间不得饮酒或含有酒精的饮料 4. 如服用过量或出现严重不良反应，应立即就医 5. 过敏体质者慎用
禁忌	溶血性贫血史者、严重肝肾功能不全者、对本品过敏者禁用
不良反应	偶见白细胞缺乏症，正铁血红蛋白血症和血小板减少症，以及畏食、恶心、呕吐、皮疹等其他过敏反应
特殊人群用药	肝、肾功能者：慎用 妊娠与哺乳期妇女：不宜使用
药典	
国家处方集	CNF
其他推荐依据	
■ 药品名称	去痛片 Compund Aminopyrine Phenacetin Tablets
适应证	用于发热及轻、中度的疼痛
制剂与规格	索米痛片[保(甲)]：每片含氨基比林 150mg，非那西丁 150mg，咖啡因 50mg，苯巴比妥 15mg
用法与用量	餐后口服：每次 1~2 片，一日 3 次
注意事项	避免与其他非甾体类抗炎药，包括选择性 COX-2 抑制剂合并用药

续 表

禁忌	已知对本品过敏的患者
不良反应	尚不明确
特殊人群用药	
药典	
国家处方集	CNF
其他推荐依据	
■ 药品名称	阿司匹林 Aspirin
适应证	解热镇痛，可缓解轻度或中度的疼痛；抗炎、抗风湿；抗血栓
制剂与规格	阿司匹林片[保(甲)]：①0.025g；②0.1g；③0.2g；④0.3g[基]；⑤0.5g[基] 阿司匹林肠溶片[保(甲)]：①100mg；②0.15g；③0.3g[基]；④0.5g
用法与用量	1. 解热镇痛：一次 300~600mg，一日 3 次或必要时服用 2. 抗风湿：一次 1g，一日 3~4 次 3. 预防血栓和心肌梗死：一次 75~150mg，一日 1 次
注意事项	1. 本品为对症治疗药，用于解热连续使用不超过 3 天，用于镇痛不超过 5 天，症状未缓解请咨询医师或药师 2. 不能同时服用其他含有解热镇痛药的药品（如某些复方抗感冒药） 3. 必须整片吞服，不得碾碎或溶解后服用
禁忌	1. 哮喘、鼻息肉综合征、对阿司匹林和其他解热镇痛药过敏者禁用 2. 血友病或血小板减少症、溃疡病活动期患者禁用
不良反应	一般用于解热镇痛的剂量很少引起不良反应。长期大量用药（如治疗风湿热），尤其当药物血浓度> 200μg/ml 时较易出现不良反应。血药浓度愈高，不良反应愈明显。常见的有恶心、呕吐、上腹部不适或疼痛
特殊人群用药	妊娠与哺乳期妇女：禁用
药典	USP、BP、Chin. P.
国家处方集	CNF
其他推荐依据	
■ 药品名称	布洛芬 Ibuprofen
适应证	用于减轻中度疼痛，如关节痛、肌肉痛、偏头痛、头痛、牙痛、痛经、神经痛，也可用于减轻普通感冒或流行性感冒引起的发热
制剂与规格	布洛芬片[基,保(甲)]：100mg 布洛芬缓释胶囊[基,保(乙)]：300mg 布洛芬控释片[保(乙)]：200mg 布洛芬糖浆[保(乙)]：2%，2000mg（100ml） 布洛芬泡腾片：100mg 布洛芬软膏：20g

续　表

用法与用量	1. 片剂：一次 200mg，一日 1~3 次。儿童一次 5~10mg/kg，每隔 6 小时给药 1 次 2. 缓释胶囊：对成人及 12 岁以上儿童，一日早晚各 1 次，一次 1~2 粒 3. 控释片：一次 1.5~2 片，每 12 小时 1 次，餐后服用。混悬滴剂，3 个月以上儿童一次 5~10mg/kg（0.125~0.25ml），一日 3 次 4. 糖浆剂，一次 200mg，一日 2~3 次。一日最多不超过 800mg。儿童一次5~10mg/kg（0.25~0.5ml），一日 3 次
注意事项	1. 本品为对症治疗药，不宜长期或大量使用，用于镇痛不得超过 5 天，用于解热不得超过 3 天，如症状不缓解，请咨询医师或药师 2. 不能同时服用其他含有解热镇痛药的药品（如某些复方抗感冒药） 3. 服用本品期间不得饮酒或含有酒精的饮料 4. 有下列情况患者慎用：60 岁以上、支气管哮喘、肝肾功能不全、凝血机制或血小板功能障碍（如血友病）
禁忌	1. 对其他非甾体抗炎药过敏者禁用 2. 妊娠及哺乳期妇女禁用 3. 对阿司匹林过敏的哮喘患者禁用 4. 对本品过敏者禁用
不良反应	1. 少数患者可出现恶心、呕吐、胃烧灼感或轻度消化不良、胃肠道溃疡及出血、转氨酶升高、头痛、头晕、耳鸣、视物模糊、精神紧张、嗜睡、下肢水肿或体重骤增 2. 罕见皮疹、过敏性肾炎、膀胱炎、肾病综合征、肾乳头坏死或肾衰竭、支气管痉挛
特殊人群用药	妊娠与哺乳期妇女：禁用
药典	USP、BP、Chin. P.
国家处方集	CNF
其他推荐依据	
■ 药品名称	吡罗昔康　Piroxicam
适应证	急性疼痛症，包括急慢性牙周炎、牙周肿痛、拔牙术后痛
制剂与规格	吡罗昔康片[保(乙)]：①10mg；②20mg 吡罗昔康胶囊[保(乙)]：①10mg；②20mg 吡罗昔康软膏：10g：0.1g 吡罗昔康搽剂：50ml：0.5g
用法与用量	一次 20mg，一日 1 次，或一次 10mg，一日 2 次。饭后服用
注意事项	1. 交叉过敏。对阿司匹林或其他非甾体抗炎药过敏的患者，对本品也可能过敏 2. 饭后给药或与食物或抗酸药同服，以减少胃肠刺激 3. 一日量超过 20mg 时，发生胃肠溃疡的危险明显增加 4. 一般在用药开始后 7~12 天，还难以达到稳定的血药浓度，因此，疗效的评定常须在用药 2 周后 5. 用药期间如出现过敏反应、血象异常、视物模糊、精神症状、水潴留及严重胃肠反应时，应即停药 6. 过量中毒时应即行催吐或洗胃，并进行支持和对症治疗 7. 下列情况应慎用：①有凝血机制或血小板功能障碍时；②哮喘；③心功能不全或高血压；④肾功能不全；⑤老年人

续 表

	8. 长期用药者应定期复查肝、肾功能及血象 9. 本品为对症治疗药物，必须同时进行病因治疗 10. 能抑制血小板聚集，作用比阿司匹林弱，但可持续到停药后 2 周。术前和术后应停用
禁忌	对本品过敏、消化性溃疡、慢性胃病患者禁用；儿童禁用
不良反应	1. 恶心、胃痛，食欲缺乏及消化不良等胃肠不良反应最为常见，其中 3.5%需为此撤药。服药量大于一日 20mg 时胃溃疡发生率明显增高，有的合并出血，甚至穿孔 2. 中性粒细胞减少、嗜酸性粒细胞增多、血尿素氮增高、头晕、眩晕、耳鸣、头痛、全身无力、水肿，皮疹或瘙痒等 3. 肝功能异常、血小板减少、多汗、皮肤淤斑、脱皮、多形性红斑、中毒性上皮坏死、大疱性多形红斑（Stevens-Johnson 综合征），皮肤对光过敏反应、视物模糊、眼部红肿、高血压、血尿、低血糖，精神抑郁，失眠及精神紧张等
特殊人群用药	肝功能、肾功能不全者：肾功能不全者慎用 儿童：禁用 老年人：慎用
药典	USP、BP、Chin. P.
国家处方集	CNF
其他推荐依据	
■ 药品名称	对乙酰氨基酚　Paracetamol
适应证	感冒引起的发热，也可用于缓解轻中度疼痛，如头痛、肌肉痛、关节痛以及神经痛、痛经、癌性痛和手术后镇痛等。本品可用于对阿司匹林过敏或不能耐受的患者
制剂与规格	对乙酰氨基酚片[保(甲)]：①0.1g；②0.25g；③0.3g；④0.5g[基] 对乙酰氨基酚咀嚼片：①80mg；②160mg 对乙酰氨基酚分散片[保(甲)]：0.1g 对乙酰氨基酚泡腾片：0.5g 对乙酰氨基酚缓释片[保(乙)]：0.65g 对乙酰氨基酚控释片[保(乙)]：0.65g 对乙酰氨基酚胶囊[保(甲)]：0.3g 对乙酰氨基酚糖浆[保(甲)]：5g（100ml） 对乙酰氨基酚颗粒[基,保(甲)]：0.1g
用法与用量	口服剂型：宜餐后服，缓释片与控释片必须整片吞服 成人：每次 0.3~0.6g，每 4 小时 1 次或一日 4 次，一日量不宜超过 2g。用于退热时疗程一般不超过 3 日，用于镇痛时疗程不宜超过 10 日。服用缓释片时，每次 0.65g~1.30g（即 1~2 片），每 8 小时 1 次。一日量不超过 4g（即 6 片） 儿童：每次 10~15mg/kg（按体重）或一日 1.5g/m^2（按体表面积），分次服用，每4~6 小时 1 次；3~12 岁小儿每 24 小时不超过 5 次量，疗程不超过 5 日
注意事项	1. 本品为对症治疗药，自我用药疗程：用于解热连续使用不超过 3 天，用于镇痛不超过 5 天，症状未缓解请咨询医师或药师 2. 对阿司匹林过敏者慎用 3. 不能同时服用其他含有解热镇痛药的药品（如某些复方抗感冒药） 4. 服用本品期间不得饮酒或含有酒精的饮料 5. 对本品过敏者禁用，过敏体质者慎用

续　表

禁忌	严重肝肾功能不全者禁用
不良反应	偶见皮疹、荨麻疹、药热、血小板减少及白细胞减少（如粒细胞减少）。长期大量用药会导致肝肾功能异常
特殊人群用药	肝功能、肾功能不全者：慎用 儿童：不推荐6岁以下儿童使用 孕妇及哺乳期妇女：慎用
药典	USP、BP、Chin. P.
国家处方集	CNF
其他推荐依据	注意勿与酒同服
■ 药品名称	美洛昔康　Meloxicam
适应证	类风湿性关节炎的对症治疗和疼痛性骨关节炎（关节病、退行性骨关节病）的对症治疗
制剂与规格	美洛昔康片[保(乙)]：7.5mg 美洛昔康胶囊[保(乙)]：7.5mg
用法与用量	餐中或餐后用水吞服。治疗开始剂量为7.5mg/d。一日最大建议剂量为15mg
注意事项	本品出现胃肠道溃疡和出血风险略低于其他传统NSAID。服用时宜从最小有效剂量开始。有消化性溃疡史者慎用。服药者定期检查其肝肾功能
禁忌	妊娠及哺乳期妇女、对本品过敏者、对使用阿司匹林或其他非甾体类抗炎药物后出现哮喘、鼻腔息肉、血管水肿或荨麻疹者、活动性消化性溃疡或消化性溃疡出血者、严重肝功能不全者、非透析性严重肾功能不全者、胃肠道出血、脑出血或其他出血和严重心力衰竭者均禁用
不良反应	常见贫血、轻微头晕、头痛、消化不良、恶心、呕吐、腹痛、便秘、胀气、腹泻、瘙痒、皮疹、肝药酶短暂升高，停药即消失
特殊人群用药	老年人：65岁以上老年患者使用时应定期检查肝肾功能 妊娠与哺乳期妇女：禁用
药典	BP
国家处方集	CNF
其他推荐依据	
■ 药品名称	萘普生　Naproxen
适应证	缓解轻度至中等度的疼痛，如拔牙及其他手术后的疼痛，对原发性痛经也有效。也用于类风湿性关节炎、风湿性关节炎、脊椎炎、肌腱炎等多种疾病引起的疼痛和发热
制剂与规格	萘普生片[保(乙)]：0.25g 萘普生胶囊[保(乙)]：①0.125g；②0.2g；③0.25g 萘普生缓释片[保(乙)]：0.75g
用法与用量	首次0.5g，以后每次0.25g，必要时每6~8小时1次

续 表

注意事项	1. 对阿司匹林或其他非甾体抗炎药过敏者对本品可有交叉过敏反应 2. 本品有增加胃肠道出血的风险并导致水钠潴留 3. 有凝血机制或血小板功能障碍、哮喘、心功能不全或高血压者慎用。长期用药应定期进行肝肾功能、血象、血压及眼科检查
禁忌	对本品或同类药品过敏者、活动性消化性溃疡患者、严重肝肾功能不全者
不良反应	常见胃烧灼感、消化不良、胃痛或不适、恶心及呕吐，严重者有胃肠出血、甚至穿孔。久服者有血压升高、头晕、嗜睡、头痛等
特殊人群用药	肝功能、肾功能不全者：轻度肾功能不全者可使用最小有效剂量并密切监测肾功能和水钠潴留情况 妊娠与哺乳期妇女：尽量避免使用
药典	USP、BP、Chin. P.
国家处方集	CNF
其他推荐依据	
■ 药品名称	尼美舒利 Nimesulide
适应证	类风湿性关节炎和骨关节炎
制剂与规格	尼美舒利片[保(甲)]：①50mg；②100mg 尼美舒利分散片[保(甲)]：100mg
用法与用量	一次 0.05~0.1g，一日 2 次，按病情的轻重和患者的需要，可以增加到一次 0.2g，日服 2 次
注意事项	尼美舒利对以下患者要慎重使用：具有出血症病史的患者；具有胃肠道疾病的患者；接受抗凝血剂治疗或者服用抗血小板聚集药物的患者。因本品主要通过肾脏系统排出体外，如果肾功能不全，应根据肾小球滤过率减少服药的剂量。对肾衰竭的患者应禁用此药。在并用其他非甾体消炎药之后，如出现视力下降，应停止治疗，进行眼科检查
禁忌	1. 对本品、乙酰水杨酸或对其他非甾体类药过敏者禁用 2. 活动性消化道出血、消化道溃疡活动期的患者禁用
不良反应	胃灼热、恶心、胃痛，但症状都很轻微、短暂，很少需要中断治疗。极少情况下，患者服药后出现过敏性皮疹。即使使用尼美舒利未产生上述副作用，也须注意到本品如同其他非甾体消炎药一样，可能产生头晕、嗜睡、胃溃疡或肠胃出血以及史蒂文斯-约翰逊（Stevens-Johnson）综合征
特殊人群用药	肝功能、肾功能不全者：严重的肝功能不全、严重的肾功能障碍（肌酐清除率< 30 毫升/分）的患者禁用
药典	
国家处方集	CNF
其他推荐依据	
■ 药品名称	舒林酸 Sulindac
适应证	风湿性关节炎和退行性关节病

续　表

制剂与规格	舒林酸片[保(乙)]：0.2g 舒林酸胶囊[保(乙)]：0.2g
用法与用量	一般剂量为400mg/d，与流质或食物同时服用。应根据疗效而降低剂量，日剂量不应超过400mg。分2次服用
注意事项	1. 有消化性溃疡史，目前无活动性溃疡的患者需在严密观察下使用本品 2. 用药期间应定期监测大便隐血、血象、肝功能、肾功能 3. 将本品放置于儿童不易接触的地方
禁忌	1. 对本品或其他非甾体抗炎药有过敏者禁用 2. 活动性消化性溃疡者或曾有溃疡出血或穿孔史者禁用
不良反应	常见不良反应为胃肠道反应，包括上腹痛、腹胀、消化不良、恶心、腹泻、便秘、食欲缺乏等，发生消化道溃疡者较少
特殊人群用药	儿童：2岁以下儿童不宜服用 老年人：有肾功能明显减退，应相应减少服用药剂量 妊娠与哺乳期妇女：不宜服用
药典	USP、BP、Chin. P.
国家处方集	CNF
其他推荐依据	
■ 药品名称	洛索洛芬　Loxoprofen
适应证	消炎镇痛，如类风湿性关节炎、变形性关节病、腰痛、肩周炎、颈肩腕综合征。手术、外伤和拔牙后的镇痛和消炎。急性上呼吸道炎症的解热镇痛
制剂与规格	洛索洛芬片[保(乙)]：60mg 洛索洛芬颗粒[保(乙)]：每克含洛索洛芬0.1g
用法与用量	一次60mg，一日3次。顿服时，一次60~120mg
注意事项	1. 以下情况慎用：有消化性溃疡既往史患者，血液异常或有其既往史患者，肝损害或有其既往史患者，肾损害或有其既往史患者，心功能异常患者，有过敏症既往史患者，支气管哮喘患者，高龄者 2. 长期用药时，应定期查尿常规、血常规及肝功能，若出现异常应减量或停止用药 3. 用于急性疾患时，应考虑急性炎症、疼痛及发热程度而给药；原则上避免长期使用同一药物 4. 伴有高热的高龄者或合并消耗性疾患的患者，密切观察病情 5. 用于感染引起的炎症时，应合用适当抗菌药，慎重给药 6. 避免与其他NSAID合用 7. 有长期使用非甾体抗炎药可导致女性暂时性的不育的报道
禁忌	有消化性溃疡、严重血液学异常和肝、肾功能损害、心功能不全者，对本品成分有过敏反应、阿司匹林哮喘者、妊娠晚期妇女
不良反应	严重不良反应：休克、溶血性贫血、皮肤黏膜眼综合征、急性肾衰竭、肾病综合征、间质性肺炎、消化道出血、肝功能障碍、黄疸、哮喘发作

续 表

特殊人群用药	妊娠与哺乳期妇女：妊娠期妇女用药应权衡利弊，哺乳期妇女用药时停止哺乳
药典	
国家处方集	CNF
其他推荐依据	
■ 药品名称	双氯芬酸 Diclofenac
适应证	1. 肠溶片和缓释制剂用于治疗炎性和退行性风湿病，如类风湿性关节炎、青少年型风湿性关节炎，强直性脊柱炎，骨关节病和脊椎关节炎；非关节性风湿病；痛风急性发作；创伤及术后炎症性疼痛和肿胀、妇科疼痛或炎症；辅助治疗耳、鼻、喉的严重痛性感染；对成人和儿童的发热有解热作用 2. 凝胶剂用于缓解各种肌肉、软组织和关节的中度疼痛。如由肌肉软组织的扭伤、拉伤、挫伤、劳损、腰背部损伤等引起的疼痛以及各种关节疼痛
制剂与规格	双氯芬酸肠溶片[保(甲)]：①25mg[基]；②50mg 双氯芬酸缓释片[基,保(甲)]：100mg 双氯芬酸缓释胶囊[基,保(甲)]：①50mg；②100mg 双氯芬酸双氯芬酸二乙胺盐乳胶剂：20g
用法与用量	1. 肠溶片：最初一日剂量为100~150mg。对轻度患者或需长期治疗的患者，一日剂量为75~100mg，分2~3次服用。对1岁或1岁以上的儿童，根据病情，一日服0.5~2.0mg/kg，分2~3次服用 2. 缓释制剂：空腹随水吞服，也可以随餐服用，勿嚼碎。关节炎，一日100mg，一次顿服 3. 乳胶剂：外用根据疼痛面积大小确定使用剂量，涂于患处，并轻轻按摩，一日3~4次
注意事项	1. 本品可增加胃肠道出血的风险并导致水钠潴留，血压上升 2. 胃肠道溃疡史者避免使用。有心功能不全病史、肝、肾功能损害和老年患者及服用利尿剂或任何原因细胞外液丢失的患者慎用 3. 有眩晕史或其他中枢神经疾病史的患者服用本品期间应禁止驾车或操纵机器。 4. 长期用药应定期进行肝肾功能、血象、血压监测
禁忌	对本品或同类药品有过敏史、活动性消化性溃疡患者、中重度心血管病变者禁用
不良反应	常见上腹部疼痛以及恶心、呕吐、腹泻、腹部痉挛、消化不良、腹部胀气、畏食。少见头痛、头晕、眩晕、皮疹、血清AST及ALT升高、血压升高。罕见过敏反应以及水肿、胃肠道溃疡、出血、穿孔和出血性腹泻
特殊人群用药	肝功能、肾功能不全者：慎用。轻度肾功能不全者可使用最小有效剂量并密切监测肾功能和水钠潴留情况，本品有使肝酶升高倾向，故使用期间宜监测肝功能 妊娠与哺乳期妇女：尽量避免使用
药典	USP、BP、Chin. P.
国家处方集	CNF
其他推荐依据	

第二节　其他镇痛药物

■ 药品名称	卡马西平　Carbamazepine
适应证	癫痫、躁狂症、躁郁症、三叉神经痛、戒酒综合征、中枢性尿崩症、糖尿病神经病变引起的疼痛等
制剂与规格	卡马西平片[保(甲)]：①100mg[基]；②200mg[基]；③400mg 卡马西平咀嚼片：①100mg；②200mg 卡马西平缓释片[保(乙)]：①200mg；②400mg
用法与用量	初始剂量一次 200~400mg/d，逐渐增加剂量至疼痛缓解（通常为一次 200mg，一日 3~4 次）
注意事项	与三环类抗抑郁药有交叉过敏反应
禁忌	已知对卡马西平相关结构药物（如三环类抗抑郁药）过敏者
不良反应	神经系统常见的不良反应：头晕、共济失调、嗜睡和疲劳
特殊人群用药	肝功能、肾功能不全患者：严重肝功能不全者禁用 儿童：本品可用于各年龄段儿童，遵医嘱 老年人：老年人对本品较为敏感，可引起认知功能障碍、精神错乱、激动、不安、焦虑、房室传导阻滞或心动过缓，也可引起再生障碍性贫血 妊娠与哺乳期妇女：本品可通过胎盘屏障，妊娠期妇女使用本品，可致胎儿脊柱裂等先天畸形，尤其在妊娠早期，孕妇应禁用。本品可通过乳汁分泌，乳汁中浓度约为血药浓度的 60%，哺乳期妇女应禁用
药典	USP、BP、Chin. P.
国家处方集	CNF
其他推荐依据	神经病理性疼痛诊疗专家组．神经病理性疼痛诊疗专家共识［J］．中国疼痛医学杂志，2013，19（12）：705-710.
■ 药品名称	曲马多　Tramadol
适应证	中度至重度疼痛
制剂与规格	曲马多片[保(乙)]：①50mg；②100mg 曲马多分散片[保(乙)]：50mg 曲马多泡腾片：50mg 曲马多缓释片[保(乙)]：100mg 曲马多胶囊[保(乙)]：50mg 曲马多缓释胶囊[保(乙)]：100mg
用法与用量	中度疼痛，单剂量为 50~100mg，必要时 4~6 小时可重复使用，一日最高剂量通常不超过 400mg，连续用药不超过 48 小时，累计用量不超过 800mg。严重疼痛，初次可用 100mg

续 表

注意事项	1. 心脏疾患者酌情减量使用或慎用 2. 不得与单胺氧化酶抑制剂同用 3. 与中枢镇静剂（如地西泮等）合用时需减量 4. 长期使用不能排除产生耐药性或药物依赖性的可能。禁止作为对阿片类有依赖性患者的代用品，因不能抑制吗啡的戒断症状 5. 有药物滥用或依赖性倾向的患者不宜使用
禁忌	酒精、安眠药、镇痛剂或其他精神药物中毒者禁用
不良反应	1. 偶见出汗、恶心、呕吐、食欲缺乏、头晕、无力、嗜睡等 2. 罕见皮疹、心悸、直立性低血压，在患者疲劳时更易产生
特殊人群用药	肝功能、肾功能不全者：酌情减量使用或慎用 妊娠与哺乳期妇女：对孕妇安全性尚不明确，应权衡利弊慎用。哺乳期妇女慎用
药典	
国家处方集	CNF
其他推荐依据	
■ 药品名称	加巴喷丁 Gabapentin
适应证	难治的不全性癫痫；与抗病毒药伐昔洛韦联用可减少急性带状疱疹后神经痛的危险
制剂与规格	加巴喷丁胶囊[保(乙)]：100mg 加巴喷丁片[保(乙)]：①300mg；②400mg
用法与用量	第一次服药 300mg，以后每天增加 300mg，用量可以高达每日 3 600mg，上述剂量需分 3 次服用
注意事项	1. 撤药促使癫痫发作以及癫痫持续状态，抗癫痫药物不应该突然停止服用，因为可能增加癫痫发作的频率 2. 潜在的致癌作用：动物致癌性临床前研究发现雄性大鼠胰腺腺泡腺癌的发生率较高，该结果的临床意义尚不清楚。加巴喷丁上市前临床研究对于预测其诱发人体肿瘤的潜在可能性尚不明确 3. 突然的和不能解释的死亡：糖尿病患者需经常监测血糖，如必要，随时调整降糖药剂量 4. 对驾驶及机械操作的影响：本品作用于中枢神经系统，可引起镇静、眩晕或类似症状
禁忌	已知对该药中任一成分过敏的人群、急性胰腺炎的患者禁用。对于原发性全身发作，如失神发作的患者无效
不良反应	常见嗜睡、疲劳、眩晕、头痛、恶心、呕吐、体重增加、紧张、失眠、共济失调、眼球震颤、感觉异常及畏食。偶见出现衰弱、视觉障碍（弱视、复视）、震颤、关节脱臼、异常思维、健忘、抑郁及情绪化倾向
特殊人群用药	肝功能、肾功能不全者：肾功能不全的患者，服用本品必须减量 儿童：3~12 岁的儿科患者：开始剂量应该为 10~15mg/（kg·d），每日 3 次，在大约 3 天达到有效剂量。在 5 岁以上的患者加巴喷丁的有效剂量为 25~35mg/（kg·d），每日 3 次。3~4 岁的儿科患者的有效剂量是 40mg/（kg·d），每日 3 次。如有必要，剂量可增为 50mg/（kg·d）。长期临床研究表明剂量增加到 50mg/（kg·d）耐受性良好。两次服药之间的间隔时间最长不能超过 12 小时。为减少头晕、嗜睡等不良反应的发生，第一天用药可在睡前服用

续　表

	老年人：治疗疱疹感染后神经痛同样的剂量对75岁及以上患者的疗效比年轻患者的疗效好。但是也不能排除其他因素的影响。除外周性水肿和共济失调随年龄增长而增加外，副作用的类型和发生率在各年龄组之间相似。治疗癫痫，65岁以上的人群，未进行过系统的研究。然而临床观察表明，该年龄段人群中不良事件的表现与较年轻者未见不同 妊娠与哺乳期妇女：妊娠期妇女只有在充分评估利益/风险后，才可以使用本品。哺乳期妇女在必须使用本品时，应停止哺乳或停止使用本品（考虑到对母亲进行抗癫痫治疗的必要性）
药典	
国家处方集	CNF
其他推荐依据	

第四章

三环类抗抑郁药

■ 药品名称	多塞平　Doxepin
适应证	1. 片剂：抑郁症及焦虑性神经症 2. 乳膏：慢性单纯性苔藓，局限性瘙痒症，亚急性、慢性湿疹及异位性皮炎引起的瘙痒
制剂与规格	盐酸多塞平片[基,保(甲)]：25mg 多塞平乳膏[保(乙)]：5%
用法与用量	1. 口服：开始一次 25mg，一日 2~3 次，根据病情逐渐增加至一日 150~300mg 2. 外用：一日 2~3 次。连续使用不得超过 8 天
注意事项	1. 以下情况慎用：支气管哮喘、心血管疾病、癫痫、青光眼、肝功能异常、甲状腺功能亢进、前列腺肥大、精神分裂症、尿潴留患者慎用；有自杀倾向者、卟啉代谢障碍患者 2. 用药前后及治疗期应监测血细胞计数、血压、心电图、肝功能等 3. 突然停药时可产生头痛、恶心等不适，宜在 1~2 个月期间逐渐减少用量
禁忌	严重心脏病、近期有心肌梗死发作史、癫痫、青光眼、尿潴留、甲状腺功能亢进、肝功能损害、谵妄、粒细胞减少、对三环类药物过敏者
不良反应	常见便秘、口干、体重变化、性功能障碍等；严重不良反应可见粒细胞缺乏、心搏骤停、震颤谵妄、癫痫发作、5-HT 综合征等；少见白细胞与血小板计数减少、贫血、躁狂、冲动、溢乳、分泌抗利尿激素、尿潴留、色素沉着、过敏反应等
特殊人群用药	肝功能、肾功能不全者：肝功能损害患者禁用 儿童：对本品较敏感，宜从小剂量开始，逐渐加大至最适剂量 老年人：对本品敏感性增强，用量应减小 妊娠与哺乳期妇女：慎用
药典	USP、BP、Chin. P.
国家处方集	CNF
其他推荐依据	
■ 药品名称	丙米嗪　Imipramine
适应证	各种类型抑郁症，但对精神分裂症伴发的抑郁状态几乎无效或疗效差；也用于小儿遗尿症
制剂与规格	丙米嗪片[保(甲)]：①12. 5mg；②25mg
用法与用量	开始 25~50mg，一日 2 次。早上与中午服用，晚上服用易引起失眠，故不宜晚上服用。渐增量，但最高不超过 300mg。治疗 4~6 个月后可逐渐减量
注意事项	本品不得与单胺氧化酶抑制药合用，应在停用单胺氧化酶抑制剂后 14 天，才能使用本品。患者有转向躁狂倾向时应立即停药。用药期间不宜驾驶车辆，操作机械或高空作业

续 表

禁忌	严重心脏病、青光眼、排尿困难、支气管哮喘、癫痫、甲状腺功能亢进、谵妄、粒细胞减少、对三环类药过敏者禁用
不良反应	治疗初期可能出现失眠与抗胆碱能反应，如多汗、口干、震颤、眩晕、心动过速、视物模糊、排尿困难、便秘或麻痹性肠梗阻等。大剂量可发生心脏传导阻滞、心律失常、焦虑等。其他有皮疹，直立性低血压。偶见癫痫发作和骨髓抑制或中毒性肝损害
特殊人群用药	肝功能、肾功能不全者：用药期间应定期检查血象、肝、肾功能，肝功能损害者禁用
药典	USP、BP、Chin. P.
国家处方集	CNF
其他推荐依据	
■ 药品名称	阿米替林 Amitriptyline
适应证	治疗焦虑性或激动性抑郁症
制剂与规格	盐酸阿米替林片[基,保(甲)]：25mg
用法与用量	开始一次 25mg，一日 2~3 次，然后根据病情和耐受情况逐渐增至一日150~250mg，一日 3 次，最高量一日不超过 300mg，维持量一日 50~150mg
注意事项	1. 癫痫患者或有癫痫发作倾向者、甲状腺功能亢进、精神分裂症、前列腺炎、膀胱炎患者、支气管哮喘患者慎用或禁用 2. 用药前后及用药时应监测白细胞计数、肝功能及心电图等 3. 过量时可引起兴奋、口干、瞳孔扩大、心动过速、尿潴留、肠梗阻等抗胆碱作用的症状。严重时可致意识障碍、惊厥、肌阵挛、反射亢进、低血压、代谢性酸中毒、呼吸心搏抑制等。即使恢复后仍有可能发生致命的心律失常以及谵妄、意识障碍、激惹和幻觉等
禁忌	严重心脏病、近期有心肌梗死发作史、癫痫、青光眼、尿潴留、甲状腺功能亢进、肝功能损害，对三环类药物过敏者
不良反应	治疗初期可能出现抗胆碱能反应，如多汗、口干、视物模糊、排尿困难、便秘等。中枢神经系统不良反应可出现嗜睡，震颤、眩晕。可发生直立性低血压。偶见癫痫发作、骨髓抑制及中毒性肝损害等
特殊人群用药	儿童：5 岁以下儿童慎用 老年人：对本品的代谢及排泄功能下降，对本品的敏感性增强，用药时应酌减剂量，需格外注意防止直立性低血压的发生 妊娠与哺乳期妇女：慎用
药典	USP、BP、Chin. P.
国家处方集	CNF
其他推荐依据	
■ 药品名称	氯米帕明 Clomipramine
适应证	各种抑郁状态；也常用于治疗强迫性神经症、恐怖性神经症
制剂与规格	盐酸氯米帕明片[基,保(甲)]：25mg

续 表

用法与用量	初始剂量一次 25mg，一日 2~3 次，1~2 周内缓慢增加至一日 150~250mg，最高量一日不超过 300mg
注意事项	1. 以下情况慎用：支气管哮喘、心血管疾病、癫痫、青光眼、肝功能异常、甲状腺功能亢进、前列腺肥大、精神分裂症、尿潴留患者慎用；有自杀倾向者、卟啉代谢障碍患者 2. 用药前后及治疗期应监测血细胞计数、血压、心电图、肝功能等 3. 突然停药时可产生头痛、恶心等不适，宜在 1~2 个月期间逐渐减少用量
禁忌	1. 对本品过敏者、苯二氮䓬类药、三环抗抑郁药过敏者 2. 同时服用单胺氧化酶抑制剂治疗者 3. 心肌梗死急性发作期者
不良反应	常见便秘、口干、体重变化、性功能障碍等；严重不良反应可见粒细胞缺乏、心搏骤停、震颤谵妄、癫痫发作、5-HT 综合征等；少见白细胞与血小板计数减少、贫血、躁狂、冲动、溢乳、分泌抗利尿激素、尿潴留、色素沉着、过敏反应等
特殊人群用药	儿童：对本品较敏感，宜从小剂量开始，逐渐加大至最适剂量 老年人：对本品敏感性增强，用量应减小 妊娠与哺乳期妇女：慎用
药典	
国家处方集	CNF
其他推荐依据	

第五章

神经营养药

■ 药品名称	甲钴铵　Mecobalamin
适应证	巨幼红细胞贫血、维生素 B_{12}缺乏症、各种外周神经（末梢）性神经代谢功能障碍症等
制剂与规格	甲钴铵胶囊[基,保(乙)]：0.5mg 甲钴铵注射液[保(乙)]：0.5mg
用法与用量	1. 口服：成人，每次 1 片，一日 3 次 2. 肌内注射或静脉注射：一次 0.5mg，一日 1 次，一周 3 次
注意事项	1. 避免同一部位反复注射，且对新生儿、早产儿、婴儿、幼儿要特别小心。注意避开神经分布密集的部位。注意针扎入时，如有剧痛、血液逆流的情况，应立即拔出针头，换部位注射 2. 从事汞及其化合物工作的人员，不宜长期大量服用本药 3. 给药时见光易分解，开封后立即使用的同时，应注意避光。为确保储存质量稳定，采用遮光保护袋，在使用时从遮光保护袋中取出
禁忌	对本品成分过敏者
不良反应	可见血压下降、呼吸困难等严重过敏反应；其他：皮疹、头痛、发热感、出汗、肌内注射部位疼痛、硬结
特殊人群用药	儿童：如用 1 个月以上仍无效者，应停用 老年人：因身体功能减退，应酌情减少剂量 妊娠与哺乳期妇女：用药的安全性尚不明确
药典	USP、BP、Chin. P.
国家处方集	CNF
其他推荐依据	

■ 药品名称	腺苷钴胺　Cobamamide
适应证	巨幼红细胞性贫血，营养不良性贫血、妊娠期贫血、多发性神经炎、神经根炎、三叉神经痛、坐骨神经痛、神经麻痹。也可用于营养性疾患以及放射线和药物引起的白细胞减少症
制剂与规格	腺苷钴胺片[基,保(甲)]：0.25mg 腺苷钴胺注射液[保(乙)]：0.5mg（1ml）
用法与用量	1. 口服：成人每次 0.5~1.5mg，一日 1.5~4.5mg 2. 肌内注射：0.5~1.0 毫克/次，一日 1 次
注意事项	1. 注射用溶液配制后遇光易分解，溶解后要尽快使用 2. 治疗后期可能出现缺铁性贫血，应补充铁剂。神经系统损害者在诊断未明确前应慎用本品

续 表

禁忌	对本品过敏者禁用。家族遗传性球后视神经炎及吸烟性弱视症者禁用
不良反应	口服偶可引起过敏反应；肌内注射偶可引起皮疹、瘙痒、腹泻、过敏性哮喘、长期应用可出现缺铁性贫血
特殊人群用药	
药典	USP、BP、Chin. P.
国家处方集	CNF
其他推荐依据	
■ 药品名称	维生素 B_1 Vitamin B_1
适应证	维生素 B_1 缺乏的预防和治疗，如“脚气病”；外周神经炎及消化不良辅助治疗
制剂与规格	维生素 B_1 片[保(乙)]：①5mg；②10mg 维生素 B_1 注射液[基,保(甲)]：100mg（2ml）
用法与用量	1. 口服：成人，一次 5~10mg，一日 3 次 2. 肌内注射：成人重型脚气病，一次50~100mg，一日 3 次，症状改善后改口服。小儿重型脚气病，一次 10~25mg，一日 3 次，症状改善后改口服
注意事项	大剂量用药时，可干扰测定血清茶碱浓度，测定尿酸浓度可呈假性增高
禁忌	
不良反应	
特殊人群用药	
药典	USP、BP、Chin. P.
国家处方集	CNF
其他推荐依据	

第六章

糖皮质激素

■ 药品名称	泼尼松　Prednisone
适应证	过敏性与自身免疫性炎症性疾病
制剂与规格	泼尼松片[基,保(甲)]：5mg
用法与用量	口服：一般一次5~10mg，一日10~60mg
注意事项	1. 结核病、急性细菌性或病毒性感染患者应用时，必须给予适当的抗感染治疗 2. 长期服药后，停药时应逐渐减量 3. 糖尿病、骨质疏松症、肝硬化、肾功能不良、甲状腺功能低下患者慎用
禁忌	高血压、血栓症、胃与十二指肠溃疡、精神病、电解质代谢异常、心肌梗死、内脏手术、青光眼等患者不宜使用，对本品及肾上腺皮质激素类药物有过敏史者禁用，真菌和病毒感染者禁用
不良反应	本品较大剂量易引起糖尿病、消化道溃疡和类库欣综合征症状，对下丘脑-垂体-肾上腺轴抑制作用较强。并发感染为主要的不良反应
特殊人群用药	
药典	USP、BP、Chin. P.
国家处方集	CNF
其他推荐依据	
■ 药品名称	地塞米松　Dexamethasone
适应证	主要用于过敏性与自身免疫性炎症性疾病
制剂与规格	地塞米松片[基,保(甲)]：0.75mg 地塞米松磷酸钠注射液：①1ml：1mg；②1ml：2mg；③1ml：5mg 醋酸地塞米松注射剂[保(甲)]：①0.5ml：2.5mg；②1ml：5mg[基]；③5ml：25mg 地塞米松磷酸钠滴眼剂[保(甲)]（0.5%）：5ml：25mg 地塞米松乳膏剂（0.05%）：5g：2.5mg 醋酸地塞米松黏贴片：0.3mg
用法与用量	1. 口服：一日0.75~6mg，分2~4次服用。维持剂量一日0.75mg 2. 肌内注射：1次8~16mg，间隔2~3周1次 3. 静脉滴注：每次2~20mg
注意事项	1. 结核病、急性细菌性或病毒性感染患者慎用，必要应用时，必须给予适当的抗感染治疗 2. 长期服药后，停药前应逐渐减量 3. 糖尿病、骨质疏松症、肝硬化、肾功能不良、甲状腺功能低下患者慎用

续 表

禁忌	1. 对本品及肾上腺皮质激素类药物有过敏史患者禁用 2. 高血压、血栓症、胃与十二指肠溃疡、精神病、电解质代谢异常、心肌梗死、内脏手术、青光眼等患者一般不宜使用 3. 特殊情况下权衡利弊使用，但应注意病情恶化的可能
不良反应	本品较大剂量易引起糖尿病、消化道溃疡和类库欣综合征症状，对下丘脑-垂体-肾上腺轴抑制作用较强。并发感染为主要的不良反应
特殊人群用药	
药典	USP、BP、Chin. P.
国家处方集	CNF
其他推荐依据	
■ 药品名称	氢化可的松 Hydrocortisone
适应证	肾上腺皮质功能减退症及垂体功能减退症，也用于过敏性和炎症性疾病等
制剂与规格	氢化可的松注射液[保(甲)]：0.5%，①2ml：10mg；②5ml：25mg；③20ml：100mg 醋酸氢化可的松注射液（混悬液）：2.5%，5ml：125mg 注射用氢化可的松琥珀酸钠：①67.5mg（以氢化可的松计50mg）；②135mg（以氢化可的松计100mg） 醋酸氢化可的松注射液[保(甲)]：5ml：125mg 氢化可的松片：①4mg；②10mg；③20mg 醋酸氢化可的松片：20mg 氢化可的松乳膏[保(甲)]：①0.25%，10g：25mg；②0.5%，10g：50mg 丁酸氢化可的松乳膏[基,保(乙)]：0.1%，10g：10mg
用法与用量	1. 口服：20~25mg/d，清晨服2/3，午饭后服1/3；有应激情况时可增至80mg/d。小儿剂量一日20~25mg/m^2（按体表面积），分3次服用 2. 肌内注射：一日20~40mg 3. 静脉滴注：一次100mg，一日1次。临用前加25倍的氯化钠注射液或5%葡萄糖注射液500ml稀释后静脉滴注，同时加用维生素C 0.5~1.0g
注意事项	下列情况应慎用：心脏病或急性心力衰竭、糖尿病、憩室炎、情绪不稳定和有精神病倾向、全身性真菌感染、青光眼、肝功能损害、眼单纯性疱疹、高脂蛋白血症、高血压、甲减（此时糖皮质激素作用增强）、重症肌无力、骨质疏松、胃溃疡、胃炎或食管炎、肾功能损害或结石、结核病等
禁忌	对本品及其他甾体激素过敏者禁用
不良反应	1. 长程使用可引起以下副作用：医源性库欣综合征面容和体态、体重增加、下肢水肿、紫纹、易出血倾向、创口愈合不良、痤疮、月经紊乱、肱或股骨头缺血性坏死、骨质疏松及骨折（包括脊椎压缩性骨折、长骨病理性骨折）、肌无力、肌萎缩、低血钾综合征、胃肠道刺激（恶心、呕吐）、胰腺炎、消化性溃疡或穿孔，儿童生长受到抑制、青光眼、白内障、良性颅内压升高综合征、糖耐量减退和糖尿病加重 2. 患者可出现精神症状：欣快感、激动、谵妄、不安、定向力障碍，也可表现为抑制。精神症状由易发生与患慢性消耗性疾病的人及以往有过精神不正常者 3. 并发感染为肾上腺皮质激素的主要不良反应。以真菌、结核菌、葡萄球菌、变形杆菌、铜绿假单胞菌和各种疱疹病毒为主

续　表

	4. 糖皮质激素停药综合征。有时患者在停药后出现头晕、昏厥倾向、腹痛或背痛、低热、食欲减退、恶心、呕吐、肌肉或关节疼痛、头痛、乏力、软弱，经仔细检查如能排除肾上腺皮质功能减退和原来疾病的复燃，则可考虑为对糖皮质激素的依赖综合征
特殊人群用药	儿童：如长期使用肾上腺皮质激素，须十分慎重 老年人：用糖皮质激素易发生高血压、糖尿病。老年患者尤其是更年期后的女性应用糖皮质激素易加重骨质 妊娠与哺乳期妇女：在权衡利弊情况下，尽可能避免使用
药典	USP、BP、Chin. P.
国家处方集	CNF
其他推荐依据	
■ 药品名称	倍他米松　Betamethasone
适应证	用于活动性风湿病、类风湿关节炎、红斑狼疮、严重支气管哮喘、严重皮炎、急性白血病、某些感染的综合治疗
制剂与规格	倍他米松片[保(乙)]：0.5mg 倍他米松注射[保(乙)]：1ml：1.5mg
用法与用量	1. 口服：成人开始一日0.5~2.0mg，分2次服用。维持量为一日0.5~1.0mg 2. 肌内注射、静脉注射或静脉滴注：用倍他米松磷酸钠，用于危急患者的抢救
注意事项	下列情况应慎用：心脏病或急性心力衰竭、糖尿病、憩室炎、情绪不稳定和有精神病倾向、全身性真菌感染、青光眼、肝功能损害、眼单纯性疱疹、高脂蛋白血症、高血压、甲减（此时糖皮质激素作用增强）、重症肌无力、骨质疏松、胃溃疡、胃炎或食管炎、肾功能损害或结石、结核病等
禁忌	对本品及其他甾体激素过敏者禁用
不良反应	常见不良反应有以下几类： 1. 长程使用可引起以下副作用：医源性库欣综合征面容和体态、体重增加、下肢水肿、紫纹、易出血倾向、创口愈合不良、痤疮、月经紊乱、肱或股骨头缺血性坏死、骨质疏松及骨折（包括脊椎压缩性骨折、长骨病理性骨折）、肌无力、肌萎缩、低血钾综合征、胃肠道刺激（恶心、呕吐）、胰腺炎、消化性溃疡或穿孔，儿童生长受到抑制、青光眼、白内障、良性颅内压升高综合征、糖耐量减退和糖尿病加重 2. 患者可出现精神症状：欣快感、激动、谵妄、不安、定向力障碍，也可表现为抑制。精神症状由易发生与患慢性消耗性疾病的人及以往有过精神不正常者 3. 并发感染为肾上腺皮质激素的主要不良反应。以真菌、结核菌、葡萄球菌、变形杆菌、铜绿假单胞菌和各种疱疹病毒为主 4. 皮质激素停药综合征。有时患者在停药后出现头晕、昏厥倾向、腹痛或背痛、低热、食欲减退、恶心、呕吐、肌肉或关节疼痛、头痛、乏力、软弱，经仔细检查如能排除肾上腺皮质功能减退和原来疾病的复燃，则可考虑为对糖皮质激素的依赖综合征
特殊人群用药	儿童：如长期使用肾上腺皮质激素，须十分慎重 老年人：注意高血压和骨质疏松的检查 妊娠与哺乳期妇女：在权衡利弊情况下，尽可能避免使用，孕妇禁用

续 表

药典	USP、BP、Chin. P.
国家处方集	CNF
其他推荐依据	
■ 药品名称	泼尼松龙 Prednisolone
适应证	过敏性与自身免疫性炎症性疾病。现多用于活动性风湿、类风湿关节炎、红斑狼疮、严重支气管哮喘、肾病综合征、血小板减少性紫癜、粒细胞减少症、各种肾上腺皮质功能不足症、严重皮炎、急性白血病等。也可用于某些感染的综合治疗
制剂与规格	泼尼松龙片[保(乙)]：5mg 泼尼松龙注射液[保(乙)]：2ml∶10mg 醋酸泼尼松龙混悬液[保(乙)]：125mg
用法与用量	1. 口服：按病情轻重缓急，一日量15～40mg，需要时可用到60mg或一日0.5～1.0mg/kg，发热患者分3次服用。体温正常者一日晨起1次顿服。病情稳定后应逐渐减量，维持量5～10mg，视病情而定。小儿开始用量一日1mg/kg（按体重） 2. 肌内注射（或关节腔注射）：一日10～40mg，必要时可加量
注意事项	下列情况应慎用：心脏病或急性心力衰竭、糖尿病、憩室炎、情绪不稳定和有精神病倾向、全身性真菌感染、青光眼、肝功能损害、眼单纯性疱疹、高脂蛋白血症、高血压、甲减（此时糖皮质激素作用增强）、重症肌无力、骨质疏松、胃溃疡、胃炎或食管炎、肾功能损害或结石、结核病等
禁忌	1. 对本品及其他甾体激素过敏者禁用 2. 下列疾病患者一般不宜使用，特殊情况应权衡利弊使用，但应注意病情恶化可能：严重的精神病（过去或现在）和癫痫，活动性消化性溃疡病，新近胃肠吻合手术，骨折，创伤修复期，角膜溃疡，肾上腺皮质功能亢进症，高血压，糖尿病，孕妇，抗菌药物不能控制的感染如水痘、麻疹、真菌感染、较重的骨质疏松症等
不良反应	常见不良反应有以下几类： 1. 长程使用可引起以下副作用：医源性库欣综合征面容和体态、体重增加、下肢水肿、紫纹、易出血倾向、创口愈合不良、痤疮、月经紊乱、肱或股骨头缺血性坏死、骨质疏松及骨折（包括脊椎压缩性骨折、长骨病理性骨折）、肌无力、肌萎缩、低血钾综合征、胃肠道刺激（恶心、呕吐）、胰腺炎、消化性溃疡或穿孔，儿童生长受到抑制、青光眼、白内障、良性颅内压升高综合征、糖耐量减退和糖尿病加重 2. 患者可出现精神症状：欣快感、激动、谵妄、不安、定向力障碍，也可表现为抑制。精神症状由易发生与患慢性消耗性疾病的人及以往有过精神不正常者 3. 并发感染为肾上腺皮质激素的主要不良反应。以真菌、结核菌、葡萄球菌、变形杆菌、铜绿假单胞菌和各种疱疹病毒为主 4. 糖皮质激素停药综合征。有时患者在停药后出现头晕、昏厥倾向、腹痛或背痛、低热、食欲减退、恶心、呕吐、肌肉或关节疼痛、头痛、乏力、软弱，经仔细检查如能排除肾上腺皮质功能减退和原来疾病的复燃，则可考虑为对糖皮质激素的依赖综合征
特殊人群用药	儿童：小儿如长期使用肾上腺皮质激素，须十分慎重 老年人：用糖皮质激素易发生高血压及糖尿病。老年患者尤其是更年期后的女性应用糖皮质激素易加重骨质疏松 妊娠与哺乳期妇女：在权衡利弊情况下，尽可能避免使用

续 表

药典	USP、Eur. P.、Chin. P.
国家处方集	CNF
其他推荐依据	
■ 药品名称	曲安西龙 Triamcinolone
适应证	适应证和泼尼松的基本相同
制剂与规格	曲安西龙片[保(乙)]：4mg 曲安西龙双醋酸酯混悬注射液：①5ml：125mg；②5ml：200mg 曲安西龙软膏：0.025%，10g
用法与用量	1. 口服：初始一次4mg，一日2~4次，维持量一次1~4mg，一日1~2次 2. 肌内注射：一次40~80mg，1~4周1次 3. 皮下注射：一次5~25mg，一周1~2次 4. 关节腔内注射：一次10~25mg，1~7周1次 5. 外用：乳膏剂涂敷患部，一日2~3次
注意事项	1. 因服用此药会使免疫系统受到抑制，故患者比健康人更易感染，应予以特别注意 2. 下列情况应慎用：心脏病或急性心力衰竭；糖尿病；憩室炎；情绪不稳定或有精神病倾向；青光眼；肝功能损害；眼单纯性疱疹；高脂蛋白血症；高血症；甲状腺功能减低；重症肌无力；骨质疏松；胃溃疡、胃炎或管炎；肾功能损害或结石；结核病；凝血酶原过少 3. 定期检测血压、体重、血糖和尿糖、血清电解质、大便潜血，并进行眼科检查 4. 长期、大剂量应用时，需定期追查双侧髋关节相 5. 对不能排除感染（包括结核感染者）者，应合并使用有效的抗菌药物 6. 长期大剂量用药后撤药前应进行下丘脑-垂体-肾上腺轴受抑制的检查
禁忌	1. 各种细菌性感染及全身性真菌感染者禁用 2. 对过敏者禁用
不良反应	胃肠道反应：中上腹不适，腹胀，畏食，恶心，少数患者有可能诱发胃、十二指肠溃疡甚至并发出血、穿孔；内分泌、代谢异常：长期应用可诱发内分泌异常（如类固醇性糖尿病、月经不规则、儿童生长抑制）；电解质紊乱；类库欣综合征：毛发分布异常、满月脸、水牛背、皮肤紫纹、肌肉萎缩、高血压、低血钾性碱中毒；骨质疏松；肌无力；神经精神异常：兴奋、失眠、轻度抑郁、嗜睡，少数可诱发头痛、颅内压升高、惊厥或精神失常；眼科并发症：角膜下白内障，眼压升高及青光眼
特殊人群用药	儿童：本品不适用儿童，必要时只用在短程治疗。长期使用可抑制生长和发育，应慎用 老年人：慎用 妊娠与哺乳期妇女：慎用
药典	USP、Eur. P.、Chin. P.
国家处方集	CNF
其他推荐依据	
■ 药品名称	甲泼尼龙 Methylprednisolone
适应证	1. 抗炎治疗：风湿性疾病、胶原疾病（免疫复合物疾病）、皮肤疾病、过敏状态、眼部疾病 2. 免疫抑制治疗

续 表

	3. 治疗休克 4. 内分泌失调
制剂与规格	甲泼尼龙片[保(甲)]：①2mg；②4mg[基] 甲泼尼龙注射液[保(乙)]：①20mg（1ml）；②40mg（1ml）
用法与用量	作为对生命构成威胁的情况的辅助药物时：推荐剂量为15~30mg/kg体重，应至少30分钟作静脉注射。根据临床需要，此剂量可在医院内于48小时内每隔4~6小时重复1次。初始剂量10~500mg，依临床疾病而变化。大剂量甲泼尼龙可用于短期内控制某些急性重症疾病，如：支气管哮喘，血清病，荨麻疹样输血反应及多发性硬化症急性恶化期。≤250mg的初始剂量应至少用5分钟静脉注射；>250mg的初始剂量应至少用30分钟静脉注射。根据患者的反应及临床需要，间隔一段时间后可静脉注射或肌内注射下一剂量。皮质类固醇只可辅助，不可替代常规疗法
注意事项	1. 用药数天后，必须逐量递减用药剂量或逐步停药。如果慢性疾病自发缓解，应停止治疗 2. 长期治疗的患者应定期作常规实验室检查，如：尿常规，饭后2小时血糖，血压和体重，胸部X线检查。有溃疡史或明显消化不良的患者应作上消化道X线检查
禁忌	对糖皮质激素过敏者、全身性真菌感染者
不良反应	1. 体液及电解质紊乱：水钠潴留（水肿、高血压、某些敏感患者的充血性心力衰竭）、低钾血症、低血钾性碱中毒 2. 骨骼肌肉系统：骨质疏松、股骨头无菌性坏死、病理性骨折、肌无力、类固醇性肌病 3. 胃肠道：消化道溃疡、溃疡出血或穿孔、胰腺炎、食管炎 4. 皮肤：皮肤脆薄、淤点、紫斑、伤口愈合延迟 5. 代谢：因蛋白质分解造成的负氮平衡 6. 神经系统：颅内压升高、假性脑肿瘤、精神错乱及癫痫发作 7. 内分泌系统月经失调、引发库欣综合征、抑制垂体-肾上腺皮质轴、糖耐量降低、引发潜在的糖尿病、增加糖尿病患者对胰岛素和口服降糖药的需求及儿童生长受抑 8. 眼后方囊下白内障、眼内压升高及眼球突出 9. 免疫系统：掩盖感染、引发潜在感染、并发机会性感染、过敏反应及抑制皮肤试验反应
特殊人群用药	儿童：长期每天服用本品会抑制儿童生长 妊娠与哺乳期妇女：慎用
药典	USP、Eur. P.、Chin. P.
国家处方集	CNF
其他推荐依据	
■ 药品名称	曲安奈德 Triamcinolone Acetonide
适应证	皮肤病、过敏性鼻炎（花粉症）、关节病、支气管哮喘、肩周炎、腱鞘炎、滑膜炎、急性扭伤、类风湿关节炎等
制剂与规格	曲安奈德注射液[保(乙)]1ml：40mg 曲安奈德软膏[保(乙)]：①0.025%，10g；②0.05%，10g 醋酸曲安奈德-尿素软膏：每支10g，含醋酸曲安奈德10mg、尿素1g 曲安奈德气雾剂[保(乙)]：1g：0.147mg 醋酸曲安奈德鼻喷雾剂[保(乙)]：10g：14mg，每揿0.12mg

续　表

用法与用量	1. 肌内注射：20~100 毫克/次，每周 1 次 2. 皮下注射或关节腔内注射：2.5~5.0 毫克/次 3. 外用：应用软膏、乳膏剂涂敷患处，一日 1~4 次 4. 气雾剂喷布：一次 1~2 揿，一日 3~4 次
注意事项	本品不宜作静脉注射，使用前应将药瓶充分摇匀，使药液成一均匀悬浮液。关节腔内注射可能引起关节损害。长期用于眼部可引起眼内压升高
禁忌	患有病毒性、结核性或急性化脓性眼病禁用
不良反应	本品注射剂量比口服用量小，不良反应少，旦短暂而轻微；常见有全身性荨麻疹、支气管痉挛、畏食、眩晕、头痛、嗜睡、月经紊乱、视力障碍，少数患者出现双颊潮红现象；长期应用可导致胃溃疡、血糖升高、骨质疏松、肌肉萎缩、肾上腺萎缩和功能减退及诱发感染等，但一般不会引起水肿、高血压、满月脸等症状
特殊人群用药	妊娠与哺乳期妇女：孕妇不宜长期使用
药典	USP、Eur. P.、Chin. P.
国家处方集	CNF
其他推荐依据	

第七章

免疫增强剂

■ 药品名称	胸腺肽 α1 Thymosinα1
适应证	慢性乙型肝炎、作为免疫损害病者的疫苗增强剂
制剂与规格	注射用胸腺肽 α1：1.6mg
用法与用量	应使用随盒的 1.0ml 注射用水溶解后马上皮下注射。慢性乙肝：1.6mg 皮下注射，一周 2 次，2 次注射大约相隔 3~4 日。治疗应连续 6 个月期间不可中断。病毒性疫苗增强剂：1.6mg 皮下注射，一周 2 次，2 次注射相隔 3~4 日。疗程应持续 4 周，第 1 针应在接种疫苗后马上给予
注意事项	1. 下列情况慎用：对其他胸腺制剂过敏和应用皮质激素类药物 2. 在用药期间，慢性肝炎患者应每月复查肝功
禁忌	本品禁用于那些有对 Tα1 或注射液内任何成分有过敏历史的患者；作免疫抑制的患者，如器官移植受者禁用，除非治疗带来的好处明显优于危险；正在使用免疫抑制药的患者
不良反应	注射部位疼痛，红肿，短暂性肌肉萎缩，多关节痛伴有水肿，皮疹，荨麻疹，发热，头晕；慢性乙肝患者接受本品治疗时，可能 ALT 水平有一过性上升到基础值的两倍（ALT 波动）以上，当 ALT 波动发生时本品通常应继续使用，除非有肝衰竭的症状和预兆出现
特殊人群用药	妊娠与哺乳期妇女：本品只能在真正需要时给予妊娠期妇女使用，哺乳期妇女慎用
药典	
国家处方集	CNF
其他推荐依据	
■ 药品名称	人免疫球蛋白 Human Immunoglobulin
适应证	预防麻疹和传染性肝炎；若与抗生素合并使用，可提高对某些严重细菌和病毒感染的疗效
制剂与规格	注射剂[保(乙)]：①150 毫克/瓶；②300 毫克/瓶
用法与用量	只限于肌内注射，不得用于静脉输注。剂量：①预防麻疹：为预防发病或减轻症状，可在与麻疹患者接触 7 日内按每公斤体重注射 0.05~0.15ml，5 岁以下儿童注射 1.5~3.0ml，6 岁以上儿童最大注射量不超过 6ml。一次注射预防效果通常为2~4 周；②预防传染性肝炎：按每公斤体重注射 0.05~0.10ml 或成人一次注射 3.0ml，儿童一次注射 1.5~3.0ml，一次注射预防效果通常为 1 个月左右
注意事项	1. 本品出现混浊，有摇不散的沉淀、异物或玻瓶有裂纹、过期失效、均不可使用 2. 开瓶后应一次注射完毕，不得分次使用 3. 运输及贮存过程中严禁冻结

续　表

禁忌	1. 对免疫球蛋白过敏或有其他严重过敏史者 2. 有 IgA 抗体的选择性 IgA 缺乏者
不良反应	一般无不良反应，少数人会出现注射部位红肿、疼痛反应，无需特殊处理，可自行恢复
特殊人群用药	暂无可靠参考文献
药典	
国家处方集	CNF
其他推荐依据	
■ 药品名称	静脉注射用人免疫球蛋白（pH4）　Lyophilized Human Immunoglobulin（pH4）
适应证	①原发性免疫球蛋白缺乏症，如 X 联锁低免疫球蛋白血症，常见变异性免疫缺陷病，免疫球蛋白 G 亚型缺陷病等；②继发性免疫球蛋白缺陷病，如重症感染、新生儿败血症等；③自身免疫性疾病，如原发性血小板减少性紫癜、川崎病
制剂与规格	冻干静脉注射用人免疫球蛋白（pH4）[保(乙)]：①1g；②1. 25g；③2. 5g；④4g
用法与用量	静脉滴注或以 5%葡萄糖溶液稀释 1~2 倍作静脉滴注，开始滴注速度为 1. 0ml/min（约 20 滴/分）持续 15 分钟后若无不良反应，可逐渐加快速度，最快滴注速度不得超过 3. 0ml/min（约 60 滴/分）。①原发性免疫球蛋白缺乏或低下症：首次剂量：400mg/kg 体重；维持剂量：200~400mg/kg 体重，一般每月 1 次；②原发性血小板减少性紫癜：每日 400mg/kg 体重，连续 5 日。维持剂量每次 400mg/kg 体重，间隔时间视血小板计数和病情而定；③重症感染：每日 200~300mg/kg 体重，连续2~3 日；④川崎病：发病 10 日内应用，儿童治疗剂量 2. 0g/kg 体重，一次输注
注意事项	1. 过敏或有其他严重过敏者，有 IgA 抗体的选择性 IgA 缺乏者禁用 2. 因本品用 5%葡萄糖溶液稀释，糖尿病患者应慎用 3. 有严重酸碱代谢紊乱的患者应慎用 4. 对孕妇或可能怀孕妇女的用药应慎重
禁忌	
不良反应	
特殊人群用药	
药典	
国家处方集	CNF
其他推荐依据	
■ 药品名称	α-干扰素　α-Interferon
适应证	治疗慢性乙型肝炎、慢性丙型肝炎和毛细胞白血病等。对尖锐湿疣、慢性宫颈炎、疱疹性角膜炎、带状疱疹、流行性出血热和小儿呼吸道合胞病毒性肺炎等病毒性疾病均有效。对其他病毒性疾病和恶性肿瘤如慢性粒细胞白血病、黑色素瘤、淋巴瘤等也有良好疗效
制剂与规格	重组人干扰素 α1b 注射液[保(乙)]：①0. 5ml：6μg；②0. 5ml：10μg[基]；③0. 5ml：20μg；④1ml：10μg；⑤1ml：30μg[基]；⑥1ml：40μg；⑦1ml：50μg

续 表

用法与用量	直接肌内、皮下注射：一次 30~50μg，一日 1 次，连续 4 周后改为隔日 1 次，疗程 4~6 个月
注意事项	1. 已知对干扰素过敏者、有心绞痛、心肌梗死病史以及其他严重心血管病史者、癫痫和其他中枢神经系统功能紊乱者、有间质性肺炎病史患者禁用 2. 妊娠、哺乳期妇女及儿童慎用 3. 用药期间监测血象
禁忌	对重组人干扰素的各种制剂及其所含的任何成分有过敏史者、患有严重心脏疾病、严重的肝肾或骨髓功能不正常、癫痫或中枢神经系统功能损伤者以及其他严重疾病不能耐受的患者
不良反应	1. 常见发热、疲乏、头痛、肌痛、关节痛等，常出现在用药后第一周，不良反应多在注射 48 小时后消失 2. 少见出现细胞减少、血小板减少等，停药后可恢复 3. 偶见畏食、恶心、腹泻、呕吐、脱发、血压升高或降低、神经系统功能紊乱等 4. 极少数患者使用后出现高血糖 5. 极少数患者使用 α-干扰素后有严重的肝功能障碍症和肝衰竭 6. 极少出现自身免疫现象（如脉管炎、关节炎、溶血性贫血、甲状腺功能障碍和系统性红斑狼疮）
特殊人群用药	
药典	Chin. P.
国家处方集	CNF
其他推荐依据	陆小年，徐金华. 尖锐湿疣治疗专家共识（2017）［J］. 临床皮肤科杂志，2018（2）：125-127.

第八章

免疫抑制剂

■ 药品名称	硫唑嘌呤　Azathioprine
适应证	系统性红斑狼疮，皮肌炎，系统性血管炎及其他自身免疫性结缔组织病及难治性特发性血小板减少性紫癜
制剂与规格	硫唑嘌呤片[基,保(甲)]：①50mg；②100mg
用法与用量	口服 1. 用于自身免疫性疾病：①成人常用量，一次 100mg，一日 1 次。病情缓解后一次 50mg，一日 1 次；②小儿常用量，一次 1~3mg/kg（按体重），一日 1 次 2. 用于难治性特发性血小板减少性紫癜：一日 1~3mg/kg，1 次或分次服用，有效后酌减
注意事项	致肝功能损害，故肝功能差者忌用，亦可发生皮疹，偶致肌肉萎缩，用药期间严格检查血象
禁忌	已知对本品高度过敏的患者禁用
不良反应	较巯嘌呤相似但毒性稍轻，可致骨髓抑制，肝功能损害，畸胎，亦可发生皮疹，偶见肌萎缩
特殊人群用药	妊娠与哺乳期妇女：可致畸胎，孕妇忌用
药典	USP、BP、Chin. P.
国家处方集	CNF
其他推荐依据	

■ 药品名称	环磷酰胺　Cyclophosphamide
适应证	活动性系统性红斑狼疮、狼疮肾炎、精神神经性狼疮、系统性血管炎
制剂与规格	环磷酰胺片[基,保(甲)]：50mg 注射用环磷酰胺粉针剂[基,保(甲)]：①0. 1g；②0. 2g；③0. 5g
用法与用量	成人： 1. 活动性系统性红斑狼疮、狼疮肾炎：静脉注射，一次 500~1000mg/m^2（按体表面积），每 3~4 周 1 次；或静脉注射一次 200mg，隔日 1 次，疗程约 6 个月，以后每 3 个月 1 次。口服，一日 100mg，一次顿服，维持期剂量减半。疗程遵医嘱 2. 系统性血管炎活动期：静脉注射，一次 200mg，一日或隔日 1 次 儿童：口服，一日 1~3mg/kg
注意事项	本品的代谢产物对尿路有刺激性，应用时应鼓励患者多饮水，大剂量应用时应水化、利尿，同时给予尿路保护剂美司钠。近年研究显示，提高药物剂量强度，能明显增加疗效，当大剂量用药时，除应密切观察骨髓功能外，尤其要注意非血液学毒性如心肌炎、中毒性肝炎及肺纤维化等。当肝肾功能损害、骨髓转移或既往曾接受多程化放疗时，环磷酰胺的剂量应减少至治疗量的 1/2~1/3。由于本品需在肝内活化，因此腔内给药无直接作用

续 表

禁忌	抗癌药物，必须在有经验的专科医生指导下用药。凡有骨髓抑制、感染、肝肾功能损害者禁用或慎用。对本品过敏者禁用。妊娠及哺乳期妇女禁用
不良反应	1. 骨髓抑制：白细胞减少最常见，最低值在用药后1~2周，多在2~3周后恢复。对血小板影响较小。可影响肝功。胃肠道反应：包括食欲减退、恶心及呕吐，一般停药1~3天即可消失 2. 泌尿道反应：可致出血性膀胱炎，表现为膀胱刺激症状、少尿、血尿及蛋白尿，系其代谢产物丙烯醛刺激膀胱所致，但环磷酰胺常规剂量应用时，其发生率较低 3. 其他反应尚包括脱发、口腔炎、中毒性肝炎、皮肤色素沉着、月经紊乱、无精子或精子减少及肺纤维化等
特殊人群用药	肝功能、肾功能不全者：禁用或慎用 妊娠与哺乳期妇女：有致突变、致畸胎作用，可造成胎儿死亡或先天畸形。妊娠期妇女禁用。本品可在乳汁中排出，在开始用药时必须中止哺乳
药典	USP、BP、Chin. P.
国家处方集	CNF
其他推荐依据	
■ 药品名称	甲氨蝶呤　Methotrexate
适应证	乳腺癌、妊娠性绒毛膜癌、恶性葡萄胎或葡萄胎、急性白血病、恶性淋巴瘤、非霍奇金淋巴瘤、蕈样肉芽肿、多发性骨髓瘤、卵巢癌、宫颈癌、睾丸癌、头颈部癌、支气管肺癌、软组织肉瘤、高剂量用于骨肉瘤、鞘内注射用于预防和治疗脑膜白血病以及恶性淋巴瘤的神经侵犯、银屑病
制剂与规格	注射用甲氨蝶呤[保(甲)]：①5mg[基]；②0. 1g[基]；③1g 甲氨蝶呤注射液[保(甲)]：①2ml：50mg；②20ml：0. 5g；③10ml：1g
用法与用量	1. 急性白血病：肌内或静脉注射，一次10~30mg，一周1~2次；儿童，一次20~30mg/m^2，一周1次，或视骨髓情况而定 2. 绒毛膜上皮癌或恶性葡萄胎：一次10~20mg，可溶于5%或10%的葡萄糖注射液500ml中静脉滴注，一日1次，5~10次为一疗程。总量80~100mg 3. 脑膜白血病：鞘内注射，一次6mg/m^2。成人，一次5~12mg，最大不多于12mg，一日1次，5日为一疗程。预防用药，一次10~15mg，每隔6~8周1次 4. 实体瘤：静脉给药，一次20mg/m^2；亦可介入治疗
注意事项	1. 本品的致突变性，致畸性和致癌性较烷化剂为轻，但长期服用后，有潜在的导致继发性肿瘤的危险 2. 对生殖功能的影响，虽也较烷化剂类抗癌药为小，但确可导致闭经和精子减少或缺乏，尤其是长期应用较大剂量后。但一般多不严重，有时呈不可逆性 3. 全身极度衰竭、恶病质或并发感染及心肺肝肾功能不全时，禁用本品，外周血象如白细胞低于3. 5×10^9/L或血小板低于50×10^9/L时不宜用 4. 有肾病史或发现肾功能异常时，禁用大剂量甲氨蝶呤疗法，未准备好解救药四氢叶酸钙(CF)，未充分进行液体补充或碱化尿液时，也不能用大剂量甲氨蝶呤疗法 5. 大剂量甲氨蝶呤疗法易致严重副反应，须经住院并可能随时监测其血药浓度时才能谨慎使用。滴注时不宜超过6小时，太慢易增加肾脏毒性。大剂量注射本品2~6小时后，可肌内注射甲酰四氢叶酸钙3~6mg，每6小时1次，注射1~4次，可减轻或预防副作用

续　表

禁忌	已知对本品高度过敏的患者禁用
不良反应	1. 胃肠道反应，包括口腔炎、口唇溃疡、咽喉炎、恶心、呕吐、腹痛、腹泻、消化道出血。食欲减退常见，偶见假膜性或出血性肠炎等 2. 肝功能损害，包括黄疸、丙氨酸氨基转移酶、碱性磷酸酶、γ-谷氨酰转肽酶等增高 3. 大剂量应用时，由于本品和其他代谢产物沉积在肾小管而致高尿酸血症肾病，此时可出现血尿、蛋白尿、尿少、氮质血症甚至尿毒症 4. 长期用药可引起咳嗽、气短、肺炎或肺纤维化 5. 骨髓抑制：主要引起白细胞和血小板减少，尤以应用大剂量或长期口服小剂量后，引起明显骨髓抑制，贫血和血小板下降而致皮肤或内脏出血 6. 脱发、皮肤发红、瘙痒或皮疹、后者有时为对本品的过敏反应 7. 在白细胞低下时可并发感染 8. 鞘内注射后可能出现视物模糊、眩晕、头痛、意识障碍，甚至嗜睡或抽搐等
特殊人群用药	儿童：每日 1.25mg~5mg，视骨髓情况而定 妊娠与哺乳期妇女：应用本品期间禁怀孕及哺乳
药典	USP、BP、Chin. P.
国家处方集	CNF
其他推荐依据	
■ 药品名称	环孢素　Ciclosporin
适应证	1. 预防和治疗同种异体器官移植或脊髓移植后的排斥反应或移植物抗宿主反应 2. 经其他免疫抑制剂治疗无效的狼疮肾炎、难治性肾病综合征等自身免疫性疾病
制剂与规格	环孢素胶囊[基,保(甲)]：①10mg；②25mg；③50mg；④100mg 环孢素注射液[基,保(甲)]：5ml：250mg 环孢素口服液（微乳化溶液）[基,保(甲)]：50ml：5g
用法与用量	1. 器官移植：采用三联免疫抑制方案时，起始剂量 6~11mg/(kg·d)，并根据血药浓度调整剂量，根据血药浓度每 2 周减量 0.5~1.0mg/(kg·d)，维持剂量 2~6mg/(kg·d)，分 2 次口服 2. 骨髓移植：前一天起先用环孢素注射液，2.5mg/(kg·d)，分 2 次静脉滴注，待胃肠道反应消失后改服本品，起始剂量 6mg/(kg·d)，分 2 次口服，待病情稳定后缓慢减量，总疗程半年以上 3. 狼疮肾炎、难治性肾病综合征：起始剂量 4~5mg/(kg·d)，分 2~3 次口服，出现明显疗效后缓慢减量至 2~3mg/(kg·d)，疗程 3~6 个月以上
注意事项	1. 下列情况慎用：肝功能不全、高钾血症、感染、肠道吸收不良、肾功能不全、对服本品不耐受等 2. 若本品已引起肾功能不全或有持续负氮平衡，应立即减量或至停用 3. 若发生感染，应立即用抗生素治疗，本品亦应减量或停用 4. 若移植发生排斥，本品剂量应加大 5. 在预防治疗器官或组织移植排斥反应及治疗自身免疫性疾病方面，本品的剂量常因治疗的疾病、个体差异、用本品后的血药浓度不相同而并不完全统一，小儿对本品的清除率较快，故用药剂量可适当加大

续 表

禁忌	1. 有病毒感染时禁用本品：如水痘、带状疱疹等 2. 对本品过敏者禁用
不良反应	较常见的有畏食、恶心、呕吐等胃肠道反应，牙龈增生伴出血、疼痛、约 1/3 用药者有肾毒性，可出现血清肌酐、尿素氮增高、肾小球滤过率减低等肾功能损害、高血压等。牙龈增生一般可在停药 6 个月后消失。慢性、进行性肾中毒多于治疗后约 12 个月发生
特殊人群用药	老年人：因易合并肾功能不全，故应慎用本品 妊娠与哺乳期妇女：本品可进入乳汁。对哺乳的婴儿可产生高血压、肾毒性、恶性肿瘤等不良作用的潜在危险性，故用本品期间不宜哺乳。本品可以通过胎盘。应用 2~5 倍于人类的剂量对鼠、兔胚胎及胎儿可产生毒性，但按人类常规剂量用药，未见到该类动物的胚胎有致死或致畸的发生。孕妇慎用
药典	USP、Chin. P.
国家处方集	CNF
其他推荐依据	
■ 药品名称	他克莫司 Tacrolimus
适应证	预防肝、肾脏移植术后的排斥反应，治疗肝脏及肾脏移植术后应用其他免疫抑制药无法控制的排斥反应
制剂与规格	他克莫司胶囊[保(乙)]：①0. 5mg；②1mg；③5mg 他克莫司注射液：1ml：5mg
用法与用量	1. 口服：① 肝移植患者，初始剂量应为一日 0. 1~0. 2mg/kg，分 2 次服用，术后 6 小时开始用药；②肾移植患者，初始剂量应为一日 0. 15~0. 3mg/kg，分 2 次服用，术后 24 小时内开始用药 2. 静脉注射：①肝移植患者一日 0. 01~0. 05mg/kg，24 小时持续滴注，术后约 6 小时开始使用。患者情况允许，应尽快改为口服；②肾移植患者一日 0. 05~0. 10mg/kg，24 小时持续滴注，患者情况允许即改为口服给药
注意事项	1. 监测全血浓度，并需调整使用剂量 2. 用药期间应监测血压、心电图、视力、血糖、血电解质（尤其是钾）、肌酐、BUN、尿量、血液学指标、凝集试验及肝肾功能 3. 本品会使免疫接种的效果下降，应避免使用减毒疫苗
禁忌	下列情况禁用：对本品任何成分过敏者；对其他大环内酯类药物过敏者；妊娠期妇女
不良反应	由于大部分用药者存在有严重的疾病和同时并用许多其他药物，常很难确定与免疫抑制药物有关之不良反应
特殊人群用药	儿童：通常需用成人推荐剂量的 1. 5~2 倍才能达到与成人相同的血药浓度肝功能、肾功能受损者情况除外 老年人：用药的临床资料较少，但均提示应与其他成人剂量相同 妊娠与哺乳期妇女：妊娠时禁用本品，妇女患者在使用本品时不应授乳
药典	
国家处方集	CNF
其他推荐依据	

续　表

■ 药品名称	雷公藤多苷　Tripterygiumglucosides
适应证	类风湿关节炎、银屑病关节炎、系统性红斑狼疮、肾病综合征
制剂与规格	雷公藤多苷片[基,保(甲)]：10mg
用法与用量	口服：成人正常量一日 60mg，分 3 次餐后服用。控制症状后减量。维持量一日 20～30mg，分次口服
注意事项	1. 本品影响生育功能，对男女均有影响，故服此药时应避孕。拟生育者必须停药 3 个月以上 2. 对各种风湿性疾病，应用本品必须在医师指导下进行 3. 在用本品过程中应定期监测血象和肝肾功能，必要时停药
禁忌	妊娠及哺乳妇女、严重心血管病、肝肾和造血系统病变和功能障碍者
不良反应	1. 生殖系统：本品可致女性月经减少，停经。对高龄妇女可致绝经。对男性可致精子活力降低，数量减少，停药后部分人群可恢复正常 2. 消化系统：可引起恶心、呕吐、腹痛、腹泻、食欲减退等症状，一般能耐受 3. 皮肤黏膜：发生皮肤黏膜反应较多见。可出现皮肤变薄、色素沉着、皮疹、口腔溃疡、痤疮、指甲变薄 4. 血液系统：有骨髓抑制作用，可引起白细胞计数及血小板减少，但少见 5. 其他：偶引起心悸、胸闷、心律失常、AST 及 ALT 升高、肾肌酐清除率下降。少部分患者可引起头晕、头痛、失眠、脱发等
特殊人群用药	儿童：慎用 老年人：应适当减量
药典	
国家处方集	CNF
其他推荐依据	

第九章

维生素类药物

■ 药品名称	维生素 A　Vitamin A
适应证	夜盲症、干眼病、角膜软化症及皮肤粗糙等维生素 A 缺乏症
制剂与规格	胶丸剂[保(乙)]：15 000U，25 000U：100mg
用法与用量	口服：轻度的维生素缺乏症：每日（3～5）万 IU，分 2～3 次口服；严重的维生素缺乏症：成人每日 10 万 IU
注意事项	1. 大量或长期服用维生素 A 可能引起齿龈出血，唇干裂 2. 长期服用，应随访监测；暗适应试验，眼震颤，血浆胡萝卜素及维生素 A 含量测定
禁忌	维生素 A 过多症患者禁用
不良反应	过量可引起慢性中毒。急性中毒可见异常激动、嗜睡、复视、颅内压增高等症状
特殊人群用药	肝功能、肾功能不全者：慢性肾功能减退时慎用 儿童：婴幼儿对大量维生素 A 较敏感，应慎用 老年人：长期服用维生素 A 可能因视黄基醛廓清延迟而致维生素 A 过量 妊娠与哺乳期妇女：妊娠期对维生素 A 需要量较多，但一日不宜超过 6000U
药典	USP、BP、Chin. P.
国家处方集	BNF、CNF
其他推荐依据	
■ 药品名称	维生素 B_1　Vitamin B_1
适应证	维生素 B_1 缺乏的预防和治疗，如脚气病、外周神经炎及消化不良辅助治疗
制剂与规格	维生素 B_1 片[保(乙)]：①5mg；②10mg 维生素 B_1 注射液[基,保(甲)]：100mg（2ml）
用法与用量	1. 口服：成人，一次 5～10mg，一日 3 次 2. 肌内注射：成人重型脚气病，一次50～100mg，每天 3 次，症状改善后改口服。小儿重型脚气病，一次 10～25mg，每天 3 次，症状改善后改口服
注意事项	大剂量应用时，测定尿酸浓度可呈假性增高，尿胆原可呈假阳性。偶见过敏反应，个别可发生过敏性休克，应在注射前用其 10 倍稀释后 0.1ml 作皮试，以防过敏反应，不宜静脉注射
禁忌	对本品过敏者禁用
不良反应	过量可出现头痛、疲倦、烦躁、食欲减退、腹泻、水肿，偶见过敏反应
特殊人群用药	

续　表

药典	USP、BP、Chin. P.
国家处方集	BNF、CNF
其他推荐依据	
■ 药品名称	维生素 B_2　Vitamin B_2
适应证	防治口角炎、唇干裂、唇炎、舌炎、阴囊炎、角膜血管化、结膜炎、脂溢性皮炎等维生素 B_2 缺乏症
制剂与规格	维生素 B_2 片[基,保(甲)]：①5mg；②10mg 维生素 B_2 注射液[保(乙)]：①1mg（2ml）；②5mg（2ml）；③10mg（2ml）
用法与用量	1. 口服：成人，一次 5~10mg，一日 3 次。12 岁及 12 岁以下儿童，一日 3~10mg，分 2~3 次服用 2. 肌内注射：成人，每日 5~10mg，一日 1 次。儿童，2.5~15.0mg，一日 1 次
注意事项	1. 当药品性状发生改变时禁止服用 2. 饭后口服吸收较完整 3. 不宜与甲氧氯普胺合用
禁忌	对本品过敏者
不良反应	在正常肾功能状态下几乎不产生毒性；大量服用后尿呈黄色
特殊人群用药	
药典	USP、BP、Chin. P.
国家处方集	BNF、CNF
其他推荐依据	
■ 药品名称	维生素 B_6　Vitamin B_6
适应证	维生素 B_6 缺乏的预防和治疗；防治异烟肼中毒
制剂与规格	维生素 B_6 片[基,保(甲)]：10mg 维生素 B_6 注射液[保(甲)]：①25mg（1ml）；②50mg（1ml）[基]
用法与用量	1. 口服：一次 1~2 片，一日 3 次 2. 皮下注射、肌内注射或静脉注射，一次 50~100mg，一日 1 次
注意事项	1. 孕妇接受超量维生素 B_6，可致新生儿产生维生素 B_6 依赖综合征 2. 长期、过量应用本品可致严重的外周神经炎，出现神经感觉异常、步态不稳、手足麻木
禁忌	对本品过敏者
不良反应	长期大量可引起严重神经感觉异常，进行性步态不稳至足麻木、手不灵活
特殊人群用药	老年人、妊娠与哺乳期妇女：应在医师指导下使用本品
药典	USP、BP、Chin. P.

续 表

国家处方集	BNF、CNF
其他推荐依据	
■ 药品名称	维生素 B_{12} Vitamin B_{12}
适应证	治疗巨幼细胞性贫血、神经炎的辅助治疗
制剂与规格	维生素 B_{12}注射液[保(甲)]：①0.25mg（1ml）[保(甲)]；②0.5mg（1ml）[基]；③1mg（1ml）
用法与用量	肌内注射 成人：一日 0.025~1mg 或隔日 0.05~0.2mg；用于神经炎时，用量可酌增 儿童：25~100 微克/次，一日或隔日 1 次。避免同一部位反复给药
注意事项	1. 可致过敏反应，甚至过敏性休克，不宜滥用 2. 有条件时，用药过程中应监测血中维生素 B_{12}浓度 3. 治疗巨细胞贫血，在起始 48 小时，监测血钾水平，以防止低钾血症 4. 对恶性贫血者（内因子缺乏）口服本品无效，须采用肌内注射给药
禁忌	对维生素 B_{12}有过敏史者禁用。有家族遗传性球后视神经炎及弱视症者禁用
不良反应	可见低血压、高尿酸血症。少见暂时轻度腹泻，罕见过敏性休克
特殊人群用药	肝功能、肾功能不全患者：肝功能不足患者避免大剂量应用 儿童：避免同一部位反复给药，且对新生儿、早产儿、婴儿、幼儿要特别小心
药典	USP、BP、Chin. P.
国家处方集	CNF
其他推荐依据	
■ 药品名称	复合维生素 B Compound Vitamin B
适应证	预防和治疗 B 族维生素缺乏所致的各种疾病
制剂与规格	复合维生素片[保(乙)]：每片含维生素 B_1 3mg、维生素 B_2 1.5mg、维生素 B_6 0.2mg、烟酰胺 10mg、泛酸钙 1mg
用法与用量	口服：成人，一次 1~3 片，一日 3 次；儿童，一次 1~2 片，一日 3 次
注意事项	1. 当药物性状发生改变时禁止服用 2. 日常补充和预防时，宜用最低量
禁忌	对本品过敏者
不良反应	大剂量服用可出现烦躁、疲倦、食欲减退等。偶见皮肤潮红、瘙痒。尿液可能呈黄色
特殊人群用药	
药典	
国家处方集	CNF
其他推荐依据	

续　表

■ 药品名称	烟酸　Nicotinic Acid
适应证	烟酰胺缺乏症的预防和治疗
制剂与规格	烟酸片[保(乙)]：①50mg；②100mg 烟酸注射液[保(乙)]：①20mg（1ml）；②100mg（2ml）
用法与用量	1. 口服：一次 50~100mg，一日 3 次；每日 500mg 2. 肌内注射：一次 50~100mg，一日 5 次 3. 静脉缓慢注射：一次 25~100mg，一日 2 次或多次；小儿，一次 25~100mg，一日 2 次
注意事项	1. 患有原发高胆固醇血症（Ⅰ或Ⅱ型）的妇女在服用烟酸过程中怀孕，应该停止服用本品 2. 以下情况慎用：与 HMG-COA 还原酶抑制剂（他汀类）联合应用；不稳定型心绞痛；心肌梗死急性期；痛风或有痛风倾向 3. 治疗期间应定期监测肝功能和肌酸激酶 4. 患有黄疸性肝炎、肝胆疾病、糖尿病或消化道溃疡的患者，在服用期间应该严格监控肝功能和血糖，以免出现严重不良反应
禁忌	对烟酸过敏、严重的或原因未明的肝功能损害、活动性消化性溃疡、动脉出血、儿童患者
不良反应	常见潮红，腹泻，恶心，呕吐，腹痛，瘙痒，皮疹
特殊人群用药	肝功能、肾功能不全者：肝病史患者应慎用 儿童：2 岁以下小儿不推荐应用烟酸降低血脂 妊娠与哺乳期妇女：烟酸可经乳汁排泄，哺乳期妇女应停止使用或暂停哺乳
药典	USP、BP、Chin. P.
国家处方集	BNF、CNF
其他推荐依据	
■ 药品名称	烟酰胺　Nicotinamide
适应证	糙皮病等烟酰胺缺乏病
制剂与规格	烟酰胺片[保(乙)]：①50mg；②100mg 烟酰胺注射液[保(乙)]：①50mg（1ml）；②100mg（1ml）
用法与用量	1. 口服：一次 50~200mg，一日 3 次 2. 静脉滴注：一次 300~400mg，一日 1 次，加入 10% 葡萄糖溶液 250ml 中静滴，30 日为 1 个疗程
注意事项	1. 肌内注射可引起疼痛，故少用 2. 烟酰胺无扩张血管作用，服用降血压药的高血压患者需要补充烟酸时可用本品 3. 如服用过量或出现严重不良反应，应立即就医 4. 对本品过敏者禁用，过敏体质者慎用
禁忌	溃疡病患者禁用
不良反应	1. 常见皮肤潮红和瘙痒 2. 偶见头晕、恶心、食欲缺乏等，但可逐渐适应，症状自行消失

续 表

特殊人群用药	儿童：用量请咨询医师或药师 妊娠与哺乳期妇女：孕妇及哺乳期妇女应在医师指导下使用，妊娠初期过量服用有致畸的可能
药典	
国家处方集	CNF
其他推荐依据	
■ 药品名称	维生素 C　Vitamin C
适应证	坏血病以及各种急、慢性传染疾病或其他疾病以增强机体抵抗力，病后恢复期、创伤愈合期及过敏性疾病的辅助治疗。慢性铁中毒的治疗
制剂与规格	维生素 C 片剂[保(乙)]：0.1g 维生素 C 注射液[保(甲)]：①0.1g（2ml）；②1g（5ml）[基]
用法与用量	1. 口服：成人，一次 1 片，一日 3 次 2. 肌内或静脉注射：成人，每次 100~250mg，每日 1~3 次；小儿每日 100~300mg，分次注射。必要时，成人每次 2~4g，每日 1~2 次
注意事项	1. 突然停药可能出现坏血病症状 2. 下列情况慎用：半胱氨酸尿症，痛风，高草酸盐尿症，尿酸盐性肾结石，糖尿病，葡萄糖-6-磷酸脱氢酶缺乏症
禁忌	对本品过敏者
不良反应	可见腹泻、皮肤潮红、头痛、尿频、恶心呕吐、胃部不适等反应。大量可能引起尿酸盐、半胱氨酸或草酸盐结石
特殊人群用药	妊娠与哺乳期妇女：孕妇过量服用时，可诱发新生儿产生坏血病
药典	USP、BP、Chin. P.
国家处方集	CNF
其他推荐依据	
■ 药品名称	维生素 D_3　Vitamin D_3
适应证	慢性低钙血症、低磷血症、佝偻病及骨软化症、家族性低磷血症及甲状旁腺功能低下的治疗。防治佝偻病、骨软化症和婴儿手足搐搦症、龋齿等
制剂与规格	维生素 D_3 胶囊：7.5mg（30 万 U） 维生素 D_3 注射液[保(甲)]：①7.5mg（30 万 U）（1ml）；②15mg（60 万 U）（1ml）
用法与用量	1. 口服：（0.25~0.50）万 U/d，1~2 个月后待症状开始消失时即改用预防量 2. 肌内注射：每次（15~30）万 U，每 4~6 个月 1 次
注意事项	1. 下列情况应慎用：动脉硬化、心功能不全、高胆固醇血症、高磷血症；对维生素 D 高度敏感及肾功能不全；非肾脏病用维生素 D_3 治疗时，如患者对维生素 D_3 异常敏感，也可产生肾脏毒性 2. 注意检查：血清尿素氮、肌酐和肌酐清除率、血清碱性磷酸酶、血磷、24 小时尿钙、尿钙与肌酐的比值、血钙（用治疗量维生素 D_3 时应定期作监测，维持血钙浓度 2.00~2.50mmol/L），以及骨 X 线检查等

续 表

禁忌	高钙血症、维生素 D 增多症、高磷血症伴肾性佝偻病
不良反应	1. 便秘、腹泻、持续性头痛、食欲减退、口内有金属味、恶心呕吐、口渴、疲乏、无力 2. 骨痛、尿混浊、惊厥、高血压、眼对光刺激敏感度增加、心律失常、偶有精神异常、皮肤瘙痒、肌痛、严重腹痛（有时误诊为胰腺炎）、夜间多尿、体重下降
特殊人群用药	
药典	USP、Eur. P.、Chin. P.
国家处方集	CNF
其他推荐依据	
■ 药品名称	干酵母 Dried Yeast
适应证	消化不良、营养不良、食欲缺乏及 B 族维生素缺乏症，如脚气病、多发性神经炎、糙皮病等
制剂与规格	干酵母片：①0.2g；②0.3g；③0.5g
用法与用量	口服：0.5~4.0 克/次，3 次/日。饭后嚼碎服用
注意事项	过敏体质者慎用
禁忌	对本品过敏者禁用
不良反应	服用剂量过大可发生腹泻
特殊人群用药	
药典	
国家处方集	CNF
其他推荐依据	
■ 药品名称	水溶性维生素 Water Soluble Vitamin
适应证	用于水溶性维生素缺乏的预防和治疗
制剂与规格	注射剂[保(乙)]：①2ml；②10ml
用法与用量	临用前，加灭菌注射用水适量使溶解，加入 0.9%氯化钠注射液或 5%或 10%葡萄糖注射液中静脉滴注。成人以及体重 10kg 以上小儿，1 次量为 1 瓶；体重低于 10kg 的儿童常用剂量为每 kg 体重 1/10 瓶
注意事项	本品加入葡萄糖注射液中进行输注时，应注意避免某些高敏患者可发生过敏反应
禁忌	对本品中任一成分有过敏的患者禁用
不良反应	可能发生过敏反应
特殊人群用药	
药典	
国家处方集	CNF

续 表

其他推荐依据	
■ 药品名称	脂溶性维生素 Fat Soluble Vitamin
适应证	满足成人的每日对脂溶性维生素 A、维生素 D_2、维生素 E、维生素 K_1 的生理需要
制剂与规格	注射液[保(乙)]：儿童剂型，2ml；成人剂型，①2ml；②10ml
用法与用量	成人和 11 岁以上的儿童，一日 10ml。必须加入输液中稀释后使用，不得直接静脉推注或肌内注射；用前 1 小时配制，24 小时内用完
注意事项	1. 本品冷藏（2~9℃）避光保存 2. 必须稀释后静脉滴注。用前 1 小时配制，24 小时内用完 3. 不宜与香豆素类抗凝血药等合用
禁忌	对本品过敏者
不良反应	未见明显不良反应报告
特殊人群用药	肝功能、肾功能不全者：慎用
药典	
国家处方集	CNF
其他推荐依据	
■ 药品名称	维生素 E Vitamin E
适应证	用于心、脑血管疾病及习惯性流产、不孕症的辅助治疗
制剂与规格	片剂、胶丸：①10mg；②50mg；③100mg
用法与用量	口服：成人，一次 10~100mg，一日 2~3 次
注意事项	大量可致血清胆固醇及血清三酰甘油升高。对维生素 K 缺乏而引起的低凝血酶原血症及缺铁性贫血患者谨慎
禁忌	对本品过敏者禁用
不良反应	大量服用可引起：视物模糊、乳腺肿大、腹泻、头晕、流感样综合征、头痛、恶心及胃痉挛、乏力软弱
特殊人群用药	
药典	USP、BP、Chin. P.
国家处方集	USNF、CNF
其他推荐依据	

第十章

其他治疗药物

■ 药品名称	羟氯喹 Hydroxychloroquine
适应证	预防疟疾发作和治疗疟疾急性发作，治疗盘状红斑狼疮及系统性红斑狼疮
制剂与规格	硫酸羟氯喹片[基,保(乙)]：①0.1g；②0.2g
用法与用量	口服 1. 用于预防疟疾发作：一周1次，于一周相同日服用，成人400mg，儿童6.45mg/kg 2. 治疗疟疾急性发作：成人和儿童首次10mg/kg，第2次5mg/kg（间隔6小时），第3次5mg/kg（距离上次18小时），第4次5mg/kg 3. 治疗盘状红斑狼疮及系统性红斑狼疮：成人一日0.4g，分1~2次服用，可持续数周或数月
注意事项	1. 长期应用可致视网膜黄斑病变，发生率很低，氯喹服用者较羟氯喹更多见。因此在连续服用一年者应作眼底及视野筛查，视网膜病变与超剂量服用有关 2. 本品引起葡萄糖-6-磷酸脱氢酶（G6PD）缺乏者溶血性贫血 3. 羟氯喹有降低血糖作用，有助于糖尿病控制 4. 吸烟可影响抗疟药的疗效
禁忌	1. 对任何4-氨基喹啉化合物治疗而有视网膜或视野改变的患者禁用 2. 已知对4-氨基喹啉化合物过敏的患者和银屑病患者禁用 3. 妊娠及哺乳期妇女禁用
不良反应	1. 口服可能出现较轻消化道反应，包括食欲减退、恶心、呕吐、腹痛、腹泻，停药或不停药均可自行消失 2. 久服后可能出现眼黄斑水肿、萎缩、异常色素沉着。眼底镜检可见视力减退，影响视力，发生率约0.1%。其他罕见眼底反应有视神经盘萎缩及视网膜小动脉变细 3. 氯喹影响听力，妊娠妇女大量服用可造成儿童先天性耳聋、智力迟钝、四肢缺陷等 4. 氯喹偶可导致心律失常 5. 其他如血细胞减少、皮炎、皮肤色素沉着、脱发、药物性精神异常均较罕见
特殊人群用药	妊娠与哺乳期妇女：禁用
药典	Chin. P.
国家处方集	CNF
其他推荐依据	
■ 药品名称	沙利度胺 Thalidomide
适应证	强直性脊柱炎、皮肤黏膜血管炎
制剂与规格	沙利度胺片[保(乙)]：①25mg；②50mg

续 表

用法与用量	口服：睡前一次 50mg，一周递增至一日 150mg，分 2~3 次服用或睡前服
注意事项	1. 原用于治疗麻风病和血液系统肿瘤，目前小范围材料证明对强直性脊柱炎有控制病情的作用 2. 本品致畸作用强，用药期间应该严格采取有效避孕措施以防止胎儿畸形 3. 一旦出现手足末端麻木和/或感觉异常，应立即停药 4. 驾驶员和机器操纵者慎用
禁忌	1. 对本品过敏者 2. 妊娠及哺乳期妇女、儿童
不良反应	口鼻黏膜干燥、头晕、倦怠、嗜睡、恶心、腹痛、便秘、面部水肿、面部红斑、过敏反应及多发性外周神经炎、深静脉血栓
特殊人群用药	儿童：禁用 妊娠与哺乳期妇女：禁用
药典	USP、Chin. P.
国家处方集	CNF
其他推荐依据	
■ 药品名称	注射用盐酸平阳霉素　Bleomycin A5 Hydrochloride for Injection
适应证	主治唇癌、舌癌、齿龈癌、鼻咽癌等头颈部鳞癌。亦可用于治疗皮肤癌、乳腺癌、宫颈癌、食管癌、阴茎癌、外阴癌、恶性淋巴癌和坏死性肉芽肿等。对肝癌也有一定疗效。对翼状胬肉有显著疗效
制剂与规格	注射用盐酸平阳霉素[基,保(甲)]：8mg（以盐酸平阳霉素计）
用法与用量	1. 静脉内注射：用生理盐水或葡萄糖溶液等适合静脉用之注射液 5~20ml 溶解本品 4~15mg（效价）/ml 的浓度注射 2. 肌内注射：用生理盐水 5ml 以下溶解本品 4~15mg（效价）/ml 的浓度注射 3. 动脉内注射：用 3~25ml 添加抗凝血剂（如肝素）的生理盐水溶解本品 4~8mg（效价）作一次动脉内注射或持续动脉内注射 4. 成人每次剂量为 8mg（效价），通常每周给药 2~3 次。根据患者情况可增加或减少至每日 1 次到每周 1 次。显示疗效的剂量一般为 80~160mg（效价）。一个疗程的总剂量为 240mg（效价） 5. 肿瘤消失后，应适当加给药，如每周 1 次 8mg（效价）静注 10 次左右 6. 治疗血管瘤及淋巴管瘤：平阳霉素瘤体内注射治疗淋巴管瘤：每次 4~8mg，溶入注射用水 2~4ml，有囊者尽可能抽尽囊内液后注药，间歇期至少 1 月，5 次为 1 个疗程。3 个月以下新生儿暂不使用或减量使用。治疗血管瘤：每次注射平阳霉素 4~8mg，用生理盐水或利多可因注射液 3ml~5ml 稀释。注入瘤体内，注射 1 次未愈者，间歇 7~10 天重复注射，药物总量一般不超过 70mg（效价） 7. 治疗鼻息肉：取平阳霉素 1 支（含 8mg）用生理盐水 4ml 溶解，用细长针头行息肉内注射，每次息肉注射 2~4ml，即一次注射 1~2 个息肉。观察 15~30 分钟有无过敏反应，每周 1 次，5 次为 1 个疗程，一般 1~2 个疗程
注意事项	1. 发热，给药后如患者出现发热现象，可给予退热药。对出现高热的患者，在以后的治疗中应减少剂量，缩短给药时间，并在给药前后给予解热药或抗过敏药剂 2. 患者出现皮疹等过敏症状时应停止给药，停药后症状可自然消失

续 表

	3. 患者如出现咳嗽、咳痰、呼吸困难等肺炎样症状，同时胸部 X-线片出现异常，应停止给药，并给予甾体激素和适当的抗生素 4. 偶尔出现休克样症状（血压低下，发冷发热、喘鸣、意识模糊等），应立即停止给药，对症处理 5. 局部用药的用法用量供临床医师参考 6. 需按医师处方，指示用药
禁忌	1. 对博来霉素类抗生素有过敏史的患者禁用 2. 对有肺、肝、肾功能障碍的患者慎用
不良反应	平阳霉素的不良反应主要有发热、胃肠道反应（恶心、呕吐、食欲缺乏等）、皮肤反应（色素沉着、角化增厚、皮炎、皮疹等）、脱发，肢端麻痛和口腔炎症等，肺部症状（肺炎样病变或肺纤维化）出现率低于博来霉素
特殊人群用药	肝功能、肾功能不全患者：肝、肾功能障碍的患者慎用 儿童、老年人、妊娠与哺乳期妇女：未进行该项实验且无可靠参考文献
药典	Chin. P.
国家处方集	CNF
其他推荐依据	刘秀华，陶宇，王铁军，等．局部注射平阳霉素治疗尖锐湿疣 87 例临床疗效观察［J］．中国皮肤性病学杂志，2006，20（9）：537-537.
■ 药品名称	胸腺五肽 Thymopentin
适应证	1. 1ml：1mg（注射剂）、1mg（粉针剂）适应证：①用于 18 岁以上的慢性乙型肝炎患者；②各种原发性或继发性 T 细胞缺陷病（如儿童先天性免疫缺陷病）；③某些自身免疫性疾病（如类风湿性关节炎、系统性红斑狼疮）；④各种细胞免疫功能低下的疾病；⑤肿瘤的辅助治疗 2. 1ml：10mg（注射剂）、10mg（粉针剂）适应证：本品适用于恶性肿瘤患者因放疗、化疗所致的免疫功能低下。国内、外文献资料中有胸腺五肽用于下列情况者，但国内尚无 1mg 以上剂量用药安全性和有效性的资料：①用于 18 岁以上的慢性乙型肝炎患者，因 18 岁以后胸腺开始萎缩，细胞免疫功能减退；②各种原发性或继发性 T 细胞缺陷病；③某些自身免疫性疾病（如类风湿性关节炎、系统性红斑狼疮等）；④各种细胞免疫功能低下的疾病；⑤肿瘤的辅助治疗
制剂与规格	胸腺五肽注射液：①1ml：1mg；②1ml：10mg 注射用胸腺五肽：①1mg；②10mg
用法与用量	1. 注射剂 （1）1ml：1mg：肌内注射，或加入 250ml 0.9%氯化钠注射液静脉慢速单独滴注。一次 1 支，一日 1~2 次；15~30 日为 1 个疗程，或遵医嘱 （2）1ml：10mg：肌内注射或皮下注射。参考源自意大利的文献资料，本品每天可以用到 50mg 剂量 2. 粉针剂 （1）1mg：肌内注射，用前加灭菌注射用水 1ml 溶解；或溶于 250ml 0.9%氯化钠注射液静脉慢速单独滴注。一次 1 支，一日 1~2 次；15~30 日为一个疗程，或遵医嘱 （2）10mg：肌内注射或皮下注射。0.5mg/kg，皮下注射，每周 3 次，用药 3~6 周。参考源自意大利的文献资料，本品每天可以用到 50mg 剂量 注：①使用本品请遵医嘱；②国内尚无此大剂量使用本品的安全性和有效性资料

续 表

注意事项	1. 本品是通过增强患者的免疫功能而发挥治疗作用的，故而对正在接受免疫抑制治疗的患者（如器官移植受者）应慎重使用本品，除非治疗带来的裨益明显大于危险性 2. 慢性乙型肝炎患者治疗期间应定期检查肝功能 3. 18 岁以下患者慎用
禁忌	对本品有过敏反应者或器官移植初期需免疫抑制者禁用
不良反应	1. 耐受性良好，个别可见恶心、发热、头晕、胸闷、无力等不良反应，少数患者偶有嗜睡感 2. 慢性乙型肝炎患者使用时可能 ALT 水平短暂上升，如无肝衰竭预兆出现，仍可继续使用本品
特殊人群用药	儿童：18 岁以下患者，本品的安全性和有效性尚未确立 老年人：本品未进行该项实验且无可靠参考文献；必需使用时，遵医嘱 妊娠与哺乳期妇女：目前尚不知道本药是否对胚胎有伤害，或是否影响生育能力。故本药只能在十分必要时才给予孕妇使用。目前尽管未证实本品经人乳排出，但用于哺乳期妇女应特别慎重
药典	Chin. P.
国家处方集	
其他推荐依据	谢婧，张长平，王咏梅．胸腺五肽辅助用药的临床有效性循证评价［J］．中国新药杂志，2015，24（22）：2599-2605.
■ 药品名称	葡萄糖酸钙氯化钠注射液　Calcium Gluconate and Sodium Chloride Injection
适应证	1. 治疗钙缺乏 2. 过敏性疾患 3. 镁中毒时的解救 4. 氟中毒的解救 5. 心脏复苏时应用（如高血钾或低血钙，或钙通道阻滞引起的心功能异常的解救）
制剂与规格	葡萄糖酸钙氯化钠注射液：100ml，葡萄糖酸钙 1g 与氯化钠 0.9g
用法与用量	静脉滴注。成人用于低钙血症，一次 1g（100ml），需要时可重复；用于高镁血症，一次 1~2g；用于氟中毒解救，一次 1g，1 小时后重复，如有搐搦需另外静脉注射
注意事项	1. 静脉注射时如漏出血管外，可致注射部位皮肤发红、皮疹和疼痛，并可随后出现脱皮和组织坏死。若发现药液漏出血管外，应立即停止注射，并用氯化钠注射液作局部冲洗注射，局部给予氢化可的松、1%利多卡因和透明质酸，并抬高局部肢体及热敷 2. 对诊断的干扰：可使血清淀粉酶增高，血清 H-羟基皮质醇浓度短暂升高。长期或大量应用本品，血清磷酸盐浓度降低 3. 不宜用于肾功能不全患者与呼吸性酸中毒患者
禁忌	应用强心苷期间禁止静脉注射本品
不良反应	静脉注射可有全身发热，静注过快可产生心律失常甚至心搏停止、呕吐、恶心。可致高钙血症，早期可表现便秘、倦睡、持续头痛、食欲缺乏、口中有金属味、异常口干等，晚期征象表现为精神错乱、高血压、眼和皮肤对光敏感，恶心、呕吐、心律失常等
特殊人群用药	肝功能、肾功能不全患者：不宜用于肾功能不全患者 儿童：尚不明确 老年人：尚不明确 妊娠与哺乳期妇女：尚不明确

续　表

药典	
国家处方集	
推荐依据	刘进先．复方甘草酸苷联合葡萄糖酸钙治疗慢性荨麻疹临床观察［J］．中国皮肤性病学杂志，2007，21（4）：256-256.

第十一章

抗变态反应药物

第一节　受体阻断药

■ 药品名称	氯苯那敏　Chlorphenamine
适应证	1. 皮肤过敏症如荨麻疹、湿疹、皮炎、药疹、皮肤瘙痒症、神经性皮炎、虫咬症等 2. 过敏性鼻炎（花粉症） 3. 药物和食物过敏
制剂与规格	马来酸氯苯那敏片[基,保(甲)]：4mg。 氯苯那敏注射液[保(乙)]：①1ml：10mg；②2ml：20mg
用法与用量	1. 口服：成人，一次 4mg，一日 1~3 次 2. 肌内注射：一次 5~20mg，一日 1~2 次
注意事项	妊娠及哺乳期妇女、膀胱颈梗阻、幽门十二指肠梗阻、甲状腺功能亢进症、青光眼、消化性溃疡、高血压、前列腺肥大症者慎用
禁忌	对本品过敏者，高空作业者、车辆驾驶人员、机械操作人员工作时间禁用
不良反应	主要有嗜睡、口渴、多尿、咽喉痛、困倦、虚弱感、心悸、皮肤淤斑、出血倾向
特殊人群用药	儿童：新生儿、早产儿不宜使用 老年人：较敏感，应适当减量
药典	USP、BP、Eur. P.、Chin. P.
国家处方集	CNF
其他推荐依据	
■ 药品名称	赛庚啶　Cyproheptadine
适应证	荨麻疹、丘疹性荨麻疹、湿疹、皮肤瘙痒等过敏性疾病
制剂与规格	盐酸赛庚啶片[基,保(甲)]：2mg
用法与用量	口服：成人，一次 2~4mg，一日 2~3 次
注意事项	1. 以下情况慎用：过敏体质者、2 岁以下儿童、老年人 2. 服药期间不得驾驶机、车、船、从事高空作业、机械作业及操作精密仪器 3. 服用本品期间不得饮酒或含有酒精的饮料

续　表

禁忌	妊娠及哺乳期妇女，青光眼、尿潴留和幽门梗阻患者禁用，对本品过敏者
不良反应	嗜睡、口干、乏力、头晕、恶心等
特殊人群用药	儿童、老年人：慎用
药典	USP、BP、Chin. P.
国家处方集	CNF
其他推荐依据	
■ 药品名称	氯雷他定　Loratadine
适应证	缓解过敏性鼻炎的鼻部或非鼻部症状，如喷嚏、流涕、鼻痒、眼痒及眼部烧灼感等。减轻慢性荨麻疹及其他过敏性皮肤病的症状及体征
制剂与规格	氯雷他定片[保(甲)]：①5mg；②10mg[基]
用法与用量	1. 成人及大于 12 岁的儿童，一次 10mg，一日 1 次 2. 2~12 岁儿童，体重> 30kg，一次 10mg，一日 1 次；体重≤30kg，一次 5mg，一日 1 次
注意事项	1. 本品对心脏功能无影响，但偶有心律失常报道，有心律失常病史者应慎用 2. 抗组胺药能清除或减轻皮肤对所有变应原的阳性反应，因此在作皮试前约 48 小时应停止使用氯雷他定
禁忌	具有过敏反应或特异体质的患者禁用
不良反应	常见的不良反应有乏力、头痛、嗜睡、口干、胃肠道不适（包括恶心、胃炎）以及皮疹等
特殊人群用药	肝功能、肾功能不全者：肾功能不全者慎用；肝功能不全者，消除半衰期有所延长，请在医生指导下使用，可按一次 10mg，隔日 1 次服用 儿童、妊娠与哺乳期妇女：慎用
药典	USP、Chin. P.
国家处方集	CNF
其他推荐依据	
■ 药品名称	异丙嗪　Promethazine
适应证	1. 皮肤黏膜过敏：适用于长期的、季节性的过敏性鼻炎，血管运动性鼻炎，过敏性结膜炎，荨麻疹，血管神经性水肿，对血液或血浆制品的过敏反应，皮肤划痕症 2. 晕动病：防治晕车、晕船、晕飞机 3. 用于麻醉和手术前后的辅助治疗，包括镇静、催眠、镇痛、止吐 4. 用于防治放射病性或药源性恶心、呕吐
制剂与规格	盐酸异丙嗪片[基,保(甲)]：①12. 5mg；②25mg 盐酸异丙嗪注射液[基,保(甲)]：2ml：50mg
用法与用量	1. 口服：成人，一次 12. 5mg，一日 4 次，餐后及睡前服用，必要时睡前可增至 25mg。儿童，常用量一次 0. 125mg/kg（按体重）或 3. 75mg/m^2（按体表面积），每 4~6 小时 1 次 2. 肌内注射：成人，一次 25mg，必要时 2 小时后重复；严重过敏时可肌内注射25~50mg，最高量不得超过 100mg。在特殊紧急情况下，可用灭菌注射用水稀释至 0. 25%，缓慢静脉注射

续 表

注意事项	1. 对吩噻嗪类药高度过敏者对本品也过敏 2. 下列情况应慎用：肝功能不全和各类肝脏疾病患者，肾衰竭，急性哮喘，膀胱颈部梗阻，骨髓抑制，心血管疾病，昏迷，闭角型青光眼，高血压，胃溃疡，前列腺肥大症状明显者，幽门或十二指肠梗阻，呼吸系统疾病（尤其是儿童服用本品后痰液黏稠，影响排痰，并可抑制咳嗽反射），癫痫患者（注射给药时可增加抽搐的严重程度），黄疸，Reye 综合征（异丙嗪所致的锥体外系症状易与 Reye 综合征混淆），哺乳期妇女 3. 应用异丙嗪时，应特别注意有无肠梗阻，或药物的逾量、中毒等问题，因其症状体征可被异丙嗪的止吐作用所掩盖
禁忌	早产儿、新生儿应禁用
不良反应	异丙嗪属吩噻类衍生物，小剂量时无明显副作用，但大量和长时间应用时可出现噻嗪类常见的副作用
特殊人群用药	肝功能、肾功能不全者：慎用 儿童：禁用于新生儿、早产儿和婴儿 妊娠与哺乳期妇女：产前 1~2 周妊娠期妇女禁用
药典	USP、Eur. P.、Chin. P.
国家处方集	CNF
其他推荐依据	
■ 药品名称	阿伐斯汀 Acrivastine
适应证	花粉症、慢性自发性荨麻疹、皮肤划痕症、胆碱能性荨麻疹、特发性获得性寒冷性荨麻疹和瘙痒性湿疹
制剂与规格	阿伐斯汀胶囊[保(乙)]：8mg
用法与用量	口服：成人和 12 岁以上儿童，一次 8mg，一日 3 次
注意事项	1. 已知对阿伐斯汀和曲普利啶过敏者禁用 2. 以下情况慎用：从事驾车和操作机器等高警觉性工作的患者
禁忌	已知对阿伐斯汀和曲普利啶过敏，肾衰竭
不良反应	瞌睡、皮疹、罕见过敏症状
特殊人群用药	肝功能、肾功能不全者：肝功能损害者慎用，肾衰竭患者禁用 老年人：慎用 妊娠与哺乳期妇女：慎用
药典	
国家处方集	CNF
其他推荐依据	
■ 药品名称	依巴斯汀 Ebastine
适应证	荨麻疹、过敏性鼻炎、湿疹、皮炎、皮肤瘙痒症等
制剂与规格	依巴斯汀片[保(乙)]：10mg

续　表

用法与用量	口服：成人，一次 10mg，一日 1 次
注意事项	1. 对本品及其辅料过敏者禁用 2. 驾驶或操纵机器期间慎用
禁忌	对本品及其辅料过敏者
不良反应	有时困倦，偶见头痛、头晕、口干、胃部不适、嗜酸性粒细胞增多、ACT、ALP 升高。罕见皮疹、水肿、心动过速
特殊人群用药	肝功能、肾功能不全者：肝功能异常者慎用 老年人：通常生理功能减退，应注意减小剂量，一日 1 次 5mg 开始服药 妊娠与哺乳期妇女：妊娠期和可能怀孕的妇女慎用
药典	Eur. P.
国家处方集	CNF
其他推荐依据	
■ 药品名称	曲普利啶　Triprolidine
适应证	各种过敏性疾患，包括过敏性鼻炎（慢性鼻炎、喷嚏、流涕等）荨麻疹、皮肤瘙痒、支气管哮喘及动植物引起的过敏
制剂与规格	盐酸曲普利啶胶囊[保(乙)]：2. 5mg 盐酸曲普利啶片[保(乙)]：2. 5mg
用法与用量	成人：一次 2. 5~5. 0mg，一日 2 次 儿童：①7~12 岁儿童，一次 1. 25mg，一日 2 次；②2~6 岁儿童，一次 0. 8mg，一日 2 次；③2 岁以下，用量按体重 0. 05mg/kg，一日 2 次
注意事项	下列情况慎用：眼内压增高、闭角型青光眼、甲状腺功能亢进症、血管性疾患及高血压、支气管哮喘、前列腺增生、膀胱颈阻塞、消化性溃疡、12 岁以下儿童
禁忌	已知对本药有过敏反应的患者、急性哮喘发作期内的患者、早产婴儿及新生儿、哺乳期妇女均禁用
不良反应	偶见恶心、轻度口干、倦乏等，减量或停药后可自行消失
特殊人群用药	儿童：早产婴儿及新生儿禁用 妊娠与哺乳期妇女：哺乳期妇女禁用
药典	USP、BP、Chin. P.
国家处方集	CNF
其他推荐依据	
■ 药品名称	去氯羟嗪　Decloxizine
适应证	过敏性疾病，如急、慢性荨麻疹
制剂与规格	盐酸去氯羟嗪片[保(乙)]：①25mg；②50mg
用法与用量	口服：成人，一次 25~50mg，一日 3 次

续 表

注意事项	过敏体质者、妊娠及哺乳期妇女、老年人慎用
禁忌	对本品过敏者、新生儿、早产儿、驾驶车船、从事高空作业、机械作业者工作期间禁用
不良反应	个别患者可有口干、嗜睡
特殊人群用药	老年人：慎用 妊娠与哺乳期妇女：慎用
药典	
国家处方集	CNF
其他推荐依据	
■ 药品名称	西替利嗪　Cetirizine
适应证	1. 季节性或常年性过敏性鼻炎 2. 由过敏引起的荨麻疹及皮肤瘙痒
制剂与规格	盐酸西替利嗪片[保(乙)]：10mg
用法与用量	口服：①成人或 12 岁以上儿童，一次 10mg，一日 1 次；如出现不良反应，可改为早晚各 5mg；②6~11 岁儿童，推荐起始剂量为 5mg 或 10mg，一日 1 次；③2~5 岁儿童，推荐起始剂量为 2.5mg，一日 1 次；最大剂量可增至 5mg，一日 1 次
注意事项	1. 肾功能损害者用量应减半 2. 司机、操作机器或高空作业人员慎用
禁忌	对本品过敏者、酒后、妊娠期及哺乳期妇女禁用
不良反应	不良反应轻微且多为一过性，有困倦、嗜睡、头痛、眩晕、激动、口干及胃肠道不适等；偶有 AST 及 ALT 轻度升高
特殊人群用药	妊娠与哺乳期妇女：禁用
药典	USP、BP、Eur. P.、Chin. P.
国家处方集	CNF
其他推荐依据	
■ 药品名称	特非那定　Terfenadine
适应证	季节性过敏性鼻炎，常年性过敏性鼻炎，急、慢性荨麻疹等
制剂与规格	特非那定分散片：60mg 特非那定胶囊：①30mg；②60mg 特非那定混悬剂：5ml∶30mg
用法与用量	口服：成人及 12 岁以上儿童，一次 60mg，一日 2 次；6~12 岁儿童，一次 30mg，一日 2 次
注意事项	心脏病、电解质异常（如低钙、低钾、低镁血症）及甲状腺功能减退症者慎用
禁忌	明显肝功能损害者、器质性心脏病尤其是房室传导阻滞、先天性心电图 QT 间期延长综合征者、对本品过敏者禁用

续 表

不良反应	头痛、头晕、疲乏、腹部不适、恶心、呕吐、食欲增加、大便习惯改变、口干、鼻干、咽干、皮疹；罕见室性心律失常、尖端扭转性室速、心室颤动、心搏骤停、低血压、心房扑动、晕厥、眩晕、心电图 QT 间期延长等，多由于药物相互作用引起
特殊人群用药	妊娠与哺乳期妇女：慎用
药典	Eur. P. 、Chin. P.
国家处方集	CNF
其他推荐依据	
■ 药品名称	曲吡那敏 Tripelennamine
适应证	荨麻疹、花粉症（枯草热）、过敏性皮炎、湿疹、过敏性鼻炎、哮喘等
制剂与规格	曲吡那敏片剂：①25mg；②50mg
用法与用量	口服：成人，一次 25~50mg，一日 3 次。服下时不宜嚼碎。儿童，每日 5mg/kg，分 4~6 次服用
注意事项	青光眼、孕妇、哺乳期、老年人前列腺肥大患者慎用
禁忌	司机、高空作业等从事危险及精细作业者、过敏患者禁用
不良反应	本品可引起眩晕、嗜睡、口干、头痛、恶心、肌肉震颤、感觉异常、瞳孔放大、皮疹，气喘及咳嗽等反应
特殊人群用药	老年人：前列腺肥大患者慎用 妊娠与哺乳期妇女：慎用
药典	USP、Chin. P.
国家处方集	
其他推荐依据	
■ 药品名称	咪唑斯汀 Mizolastine
适应证	1. 12 岁以上儿童及成人所患的荨麻疹等皮肤过敏症状 2. 季节性过敏性鼻炎（花粉症）及常年性过敏性鼻炎
制剂与规格	咪唑斯汀片：10mg 咪唑斯汀缓释片[保(乙)]：10mg
用法与用量	口服：一次 10mg，一日 1 次
注意事项	下列情况慎用：心脏病、心源性不适或心悸病史
禁忌	对本品任何一种成分过敏者、严重的肝功能损害患者、严重的心脏病或有心律失常（心动过缓、心律不齐或心动过速）病史、晕厥病史、严重心动过缓者；以及明显或可疑 QT 间期延长或电解质失衡，特别是低钾血症患者
不良反应	偶见嗜睡、乏力（通常为一过性）、食欲增加并伴有体重增加
特殊人群用药	老年人：可能对本品的镇静作用和对心脏复极化的潜在作用特别敏感 妊娠与哺乳期妇女：妊娠初 3 个月内及哺乳期妇女不建议使用

续 表

药典	
国家处方集	CNF
其他推荐依据	
■ 药品名称	盐酸司他斯汀片 Setastine Hydrochloride Tablets
适应证	抗组胺药。用于治疗急、慢性荨麻疹、常年性变应性鼻炎和其他急慢性过敏性反应症状
制剂与规格	盐酸司他斯汀片：1mg（按 $C_{22}H_{28}ClNO$ 计）
用法与用量	口服：成人每日 2 次，每次 1mg（1 片）。必要时在医师指导下可增量。日用量最多 6mg（6 片，一日 3 次，一次 2 片），不可超过此量
注意事项	1. 因司他斯汀吸收后广泛地分布于各组织中，患有严重内脏疾病的患者应在医师指导下权衡利弊使用 2. 本品主要经肝、肾代谢，患有显著肝、肾功能障碍的患者应避免服用 3. 用药期间忌服酒类 4. 推荐剂量的司他斯汀对自主运动无影响。服用本药，可对患者工作能力及驾驶安全产生消极影响 5. 若同时服用其他药物，则影响本品效果，须向医师说明
禁忌	妊娠及哺乳期妇女，严重肝、肾疾病者，对本品过敏者禁用
不良反应	用药时，可能出现疲劳、困倦、头痛、头晕、胃部不适、口干、饥饿、恶心、个别出现腹泻、便秘及失眠症状；大剂量用药时，可出现注意力减退、整日发困、反应迟钝、恶心等症状，如有以上反应，请向医生说明
特殊人群用药	肝功能、肾功能不全患者：严重肝、肾疾病者禁用 儿童：三岁以下儿童禁用本品 老年人：老年患者中患有显著肝、肾功能障碍的禁用本品 妊娠与哺乳期妇女：禁用
药典	
国家处方集	
其他推荐依据	赵振宏. 司他斯汀与左西替利嗪治疗慢性特发性荨麻疹的效果比较［J］. 医药：00214-00214.

第二节 过敏介质阻释药

■ 药品名称	酮替芬 Ketotifen
适应证	过敏性鼻炎、过敏性皮炎防治
制剂与规格	富马酸酮替芬片[保(乙)]：1mg 富马酸酮替芬胶囊[保(乙)]：1mg

续　表

用法与用量	口服：每次 1mg，每日 2 次
注意事项	过敏体质慎用
禁忌	对本品过敏、车辆驾驶员、机械操作者以及高空作业者工作时
不良反应	常见嗜睡、倦怠、口干、恶心等胃肠道反应。偶见头痛、头晕、迟钝、体重增加
特殊人群用药	妊娠与哺乳期妇女：慎用
药典	Eur. P. 、Chin. P.
国家处方集	CNF
其他推荐依据	中国中西医结合学会皮肤性病专业委员会环境与职业性皮肤病学组．抗组胺药在皮肤科应用专家共识［J］．中华皮肤科杂志，2017，50（6）：397-399.

第十二章

调节水电解质紊乱和酸碱平衡药

■ 药品名称	葡萄糖 Glucose
适应证	用于补充能量和体液；低血糖症；高钾血症；高渗溶液用作组织脱水剂；配制腹膜透析液
制剂与规格	葡萄糖注射液[保(甲)]：①10ml：0.5g；②20ml：1g[基]；③500ml：25g[基]；④500ml：50g[基]；⑤500ml：125g[基]；⑥20ml：10g[基]；⑦100ml：50g[基]；⑧250ml：125g[基]
用法与用量	静脉滴注：①补充热能，应根据所需热能计算葡萄糖用量，一般可给予10%~25%葡萄糖注射液静脉滴注，并同时补充体液；②静脉营养治疗时，在非蛋白质热能中，葡萄糖供能>脂肪供能，必要时每5~10g葡萄糖加入胰岛素1U。低血糖症重者可予以50%葡萄糖静脉注射
注意事项	1. 应用高渗葡萄糖溶液时选用大静脉滴注 2. 分娩时注射过多葡萄糖，可刺激胎儿胰岛素分泌，发生产后婴儿低血糖 3. 水肿及严重心肾功能不全、肝硬化腹水者，易致水潴留，应控制输注量，心功能不全者尤其应该控制滴速
禁忌	糖尿病酮症酸中毒未控制者；高血糖非酮症性高渗状态
不良反应	静脉炎；高浓度葡萄糖注射液外渗可致局部肿痛；反应性低血糖，高血糖非酮症昏迷，长期单纯补给葡萄糖时易出现低钾、低钠及低磷血症，原有心功能不全者补液过快可致心悸、心律失常，甚至急性左心衰竭；1型糖尿病患者应用高浓度葡萄糖时偶有发生高钾血症
特殊人群用药	儿童：补液过快、过多，可致心悸、心律失常，甚至急性左心衰竭 老年人：补液过快、过多，可致心悸、心律失常，甚至急性左心衰竭 妊娠与哺乳期妇女：分娩时注射过多葡萄糖，可刺激胎儿胰岛素分泌，发生产后婴儿低血糖
药典	USP、Eur. P.、Chin. P.
国家处方集	CNF
其他推荐依据	

■ 药品名称	葡萄糖氯化钠
适应证	补充热能和体液；用于各种原因引起的进食不足或大量体液丢失
制剂与规格	葡萄糖氯化钠注射液（葡萄糖/氯化钠）[保(甲)]：①100ml：5g/0.9g[基]；②100ml：10g/0.9g[基]；③250ml：12.5g/2.25g[基]；④250ml：25g/2.25g[基]；⑤500ml：25g/4.5g[基]；⑥500ml：50g/4.5g[基]；⑦1000ml：50g/9g
用法与用量	同时考虑葡萄糖和氯化钠的用法用量
注意事项	同葡萄糖和氯化钠。5%葡萄糖与0.9%氯化钠混合液或10%葡萄糖与0.9%氯化钠混合液

续　表

禁忌	脑、肾、心脏功能不全者；血浆蛋白过低者；糖尿病及酮症酸中毒未控制患者；高渗性脱水患者；高血糖非酮症性高渗状态
不良反应	参见“葡萄糖”
特殊人群用药	儿童：补液量和速度应严格控制 老年人：补液量和速度应严格控制 妊娠与哺乳期妇女：分娩时注射过多葡萄糖，可刺激胎儿胰岛素分泌，发生产后婴儿低血糖
药典	USP、Eur. P.、Chin. P.
国家处方集	CNF
其他推荐依据	
■ 药品名称	氯化钠　Sodium Chloride
适应证	用于各种原因所致的低渗性、等渗性和高渗性失水，高渗性非酮症糖尿病昏迷，低氯性代谢性碱中毒。外用可冲洗眼部、伤口等。浓氯化钠主要用于各种原因所致的水中毒及严重的低钠血症
制剂与规格	氯化钠注射液[基,保(甲)]：①50ml：0.45g；②100ml：0.9g；③250ml：2.25g；④500ml：4.5g；⑤1000ml：9g 浓氯化钠注射液[基,保(甲)]：10ml：1g
用法与用量	静脉滴注 1. 高渗性失水：所需补液总量（L）=［血钠浓度（mmol/L）-142］/血钠浓度（mmol/L）×0.6×体重（kg），第一日补给半量，余量在以后2～3日内补给，并根据心肺肾功能酌情调节。在治疗开始的48小时内，血钠浓度每小时下降不超过0.5mmol/L。若患者存在休克，应先予氯化钠注射液，并酌情补充胶体，待休克纠正，血钠>155mmol/L，血浆渗透浓度>350mOsm/L，可予低渗氯化钠注射液。待血浆渗透浓度<330mOsm/L，改用0.9%氯化钠注射液 2. 等渗性失水：原则给予等渗溶液，但应注意防止高氯血症出现 3. 低渗性失水：血钠<120mmol/L或出现中枢神经系统症状时，给予3%～5%氯化钠注射液缓慢滴注，在6小时内将血钠浓度提高至120mmol/L以上。待血钠回升至120～125mmol/L，可改用等渗溶液或等渗溶液中酌情加入高渗葡萄糖注射液或10%氯化钠注射液 4. 低氯性碱中毒：给予0.9%氯化钠注射液或复方氯化钠注射液（林格液）500～1 000ml，以后根据碱中毒情况决定用量
注意事项	1. 根据临床需要，检查血清中钠、钾、氯离子浓度；血液中酸碱浓度平衡指标，肾功能及血压和心肺功能 2. 儿童用药及老人用药：补液量和速度应严格控制 3. 浓氯化钠不可直接静脉注射或滴注，应加入液体稀释后应用
禁忌	妊娠高血压者
不良反应	输液容量过多和滴速过快可致水钠潴留，引起水肿、血压升高、心率加快、胸闷、呼吸困难、急性左侧心力衰竭。不适当给予高渗氯化钠可致高钠血症。过多、过快输注低渗氯化钠，可致溶血及脑水肿

续 表

特殊人群用药	儿童：补液量和速度应严格控制 老年人：补液量和速度应严格控制
药典	USP、Eur. P.、Chin. P.
国家处方集	CNF
其他推荐依据	
■ 药品名称	复方氯化钠溶液（林格液） Ringer's Solution
适应证	各种原因所致的失水，包括低渗性、等渗性和高渗性失水；高渗性非酮症糖尿病昏迷；低氯性代谢性碱中毒
制剂与规格	复方氯化钠注射液[保(甲)]：100ml 含氯化钠 0.85g、氯化钾 0.03g、氯化钙 0.003g；①250ml[基]；②500ml[基]；③1000ml
用法与用量	静脉滴注，剂量视病情需要及体重而定。常用剂量，一次 500～1000ml。低氯性碱中毒，根据碱中毒量情况决定用量
注意事项	根据临床需要检查：血清中钠、钾、钙及氯离子的浓度，血液中酸碱浓度平衡指标、肾功能及血压和心肺功能
禁忌	参见"氯化钠"
不良反应	参见"氯化钠"
特殊人群用药	参见"氯化钠"
药典	USP、Eur. P.、Chin. P.
国家处方集	CNF
其他推荐依据	
■ 药品名称	乳酸钠林格液 Solution Ringer's lactated
适应证	调节体液、电解质及酸碱平衡药；用于代谢性酸中毒或有代谢性酸中毒的脱水病例
制剂与规格	注射液[基,保(甲)]：500ml（含氯化钠 1.5g、氯化钾 0.75g、氯化钙 0.05g、乳酸钠 1.55g）
用法与用量	静脉滴注，成人一次 500ml～1000ml，按年龄体重及症状不同可适当增减。给药速度：成人每小时 300～500ml
注意事项	1. 酗酒、水杨酸中毒、Ⅰ型糖原沉积病时有发生乳酸性酸中毒倾向，不宜再用乳酸钠纠正酸碱平衡 2. 糖尿病患者服用双胍类药物（尤其是苯乙双胍），阻碍肝脏对乳酸的利用，易引起乳酸中毒
禁忌	参见"氯化钠"
不良反应	参见"氯化钠"
特殊人群用药	参见"氯化钠"
药典	USP、Eur. P.、Chin. P.

续　表

国家处方集	CNF
其他推荐依据	
■ 药品名称	氯化钾　Potassium Chloride
适应证	用于防治低钾血症，治疗洋地黄中毒引起的频发性、多源性早搏或快速心律失常
制剂与规格	氯化钾注射液[保(甲)]：①10ml：1g；②10ml：1.5g[基]
用法与用量	静脉滴注：①成人，将10%氯化钾注射液10~15ml加入5%葡萄糖注射液500ml中滴注。一般补钾浓度不超过3.4g/L（45mmol/L），速度不超过0.75g/h（10mmol/h），一日补钾量为3.0~4.5g（40~60mmol）；在体内缺钾引起严重快速室性异位心律失常时，钾盐浓度可升高至0.5%~1.0%，滴速可达1.5g/h（20mmol/h），补钾总量可达一日10g或以上；如病情危急，补钾浓度和速度可超过上述规定。但需严密动态观察血钾及心电图等，防止高钾血症发生。②儿童，一日剂量0.22g/kg（3.0mmol/kg）（按体重）或3.0g/m^2（按体表面积）计算
注意事项	1. 本品严禁直接静脉注射 2. 用药期间需作以下随访检查：血钾、血镁、血钠、血钙、酸碱平衡指标、心电图、肾功能和尿量 3. 老年人肾脏清除钾离子功能下降，应用钾盐时较易发生高钾血症
禁忌	高钾血症者，急、慢性肾功能不全者禁用
不良反应	1. 本品可刺激静脉内膜引起疼痛 2. 滴注速度较快、应用过量或原有肾功能损害时，应注意发生高钾血症 3. 口服偶见胃肠道刺激症状，如恶心、呕吐、咽部不适、胸痛（食管刺激）、腹痛、腹泻，甚至消化性溃疡及出血。在空腹、剂量较大及原有胃肠道疾病者更易发生
特殊人群用药	肝功能、肾功能不全者：慢性肾功能不全者慎用 老年人：老年人肾脏清除K^+功能下降，应用钾盐时较易发生高钾血症 妊娠与哺乳期妇女：妊娠期妇女用药资料尚不明确
药典	USP、Eur. P.、Chin. P.
国家处方集	CNF
其他推荐依据	
■ 药品名称	门冬氨酸钾镁　Potassium Aspartate and Magnesium Aspartatse
适应证	用于低钾血症，低钾及洋地黄中毒引起的心律失常，心肌炎后遗症，慢性心功能不全，急、慢性肝炎的辅助治疗
制剂与规格	门冬氨酸钾镁片（钾/镁）[保(乙)]：36mg/11.8mg 门冬氨酸钾镁口服液（钾/镁）：①10ml：103mg/34mg；②5ml：103mg/34mg 门冬氨酸钾镁注射液（钾/镁）[保(乙)]：①10ml：114mg/42mg；②20ml：228mg/82mg
用法与用量	1. 口服：一次1~2片或一次1支口服液，一日3次 2. 静脉滴注：一次10~20ml，一日1次加入5%葡萄糖注射液250ml或500ml中缓慢滴注，或遵医嘱

续 表

注意事项	1. 宜与保钾利尿药合用 2. 妊娠及哺乳期妇女慎用 3. 老年人肾脏清除能力下降，应慎用
禁忌	高血钾、高血镁、严重肾功能损害及三度房室传导阻滞患者禁用，心源性休克（血压低于90mmHg）禁用
不良反应	滴注速度太快可引起高钾血症和高镁血症，还可出现恶心、呕吐、面部潮红、胸闷、血压下降，偶见血管刺激性疼痛，极少数可出现心率减慢，减慢滴速或停药后即可恢复。大剂量应用可能引起腹泻
特殊人群用药	儿童：无可靠数据表明本品对儿童有任何毒害作用 老年人：肾脏清除能力下降，应慎用 妊娠与哺乳期妇女：妊娠及哺乳期妇女慎用
药典	
国家处方集	CNF
其他推荐依据	
■ 药品名称	碳酸氢钠 Sodium Bicarbonate
适应证	用于代谢性酸中毒，碱化尿液以预防尿酸性肾结石，减少磺胺药的肾毒性，急性溶血时防止血红蛋白沉积在肾小管，治疗胃酸过多引起的症状；静脉滴注对巴比妥类、水杨酸类药物及甲醇等药物中毒有非特异性的治疗作用
制剂与规格	碳酸氢钠注射液[保(甲)]：①10ml：0.5g[基]；②100ml：5g；③250ml：12.5g[基]
用法与用量	1. 口服：代谢性酸中毒，成人一次0.5~2.0g，一日3次 2. 静脉滴注：代谢性酸中毒：①成人所需剂量按下式计算，补碱量（mmol）=（-2.3-实际测得的BE值）×0.25×体重（kg），或补碱量（mmol）=正常的CO_2CP-实际测得的CO_2CP（mmol）×0.25×体重（kg）。一般先给计算剂量的1/3~1/2，4~8小时内滴注完毕。心肺复苏抢救时，因存在致命的酸中毒，应快速静脉输注，首次1mmol/kg，以后根据血气分析结果调整用量（每1g碳酸氢钠相当于12mmol碳酸氢根）。②儿童，心肺复苏抢救时，首次静脉输注1mmol/kg（按体重），以后根据血气分析结果调整剂量
注意事项	1. 下列情况不作静脉内用药：碱中毒；各种原因导致的大量胃液丢失；低钙血症时 2. 长期或大量应用可致代谢性碱中毒，并且钠负荷过高引起水肿等，妊娠期妇女应慎用
禁忌	禁用于吞食强酸中毒时的洗胃
不良反应	大量注射、存在肾功能不全或长期应用时可出现心律失常、肌肉痉挛、疼痛、异常疲倦虚弱、呼吸减慢、口内异味、尿频、尿急、持续性头痛、食欲减退、恶心、呕吐等
特殊人群用药	妊娠与哺乳期妇女：妊娠期妇女应慎用；本品可经乳汁分泌，但对婴儿的影响尚无有关资料
药典	USP、Eur. P.、Chin. P.
国家处方集	CNF
其他推荐依据	

续　表

■ 药品名称	混合糖电解质注射液　Carbohydrate and Electrolyte Injection
适应证	不能口服给药或口服给药不能充分摄取时，补充和维持水分和电解质，并补给能量
制剂与规格	混合糖电解质注射液：500ml
用法与用量	缓慢静脉滴注：通常，成人每次 500～1000ml。给药速度（按葡萄糖计），通常成人每小时不得超过 0.5g/kg 体重。根据年龄、症状及体重等不同情况可酌量增减
注意事项	1. 禁忌：①有严重肝功能障碍和肾功能障碍的患者；②电解质代谢异常的患者；③高钾血症（尿液过少、肾上腺皮质功能减退、严重灼伤及氮质血症等）；④高钙血症患者；⑤高磷血症患者；⑥高镁血症患者；⑦遗传性果糖不耐受患者 2. 注意事项，以下患者必须谨慎给药：①肾功能不全的患者；②心功能不全的患者；③因闭塞性尿路疾病引起的尿量减少的患者；④有肝功能障碍和肾功能障碍的患者；⑤糖尿病患者 3. 使用的注意事项：①对于只能通过使用胰岛素控制血糖的患者（胰岛素依赖性糖尿病），建议使用葡萄糖制剂；②配置时，磷酸根离子和碳酸根离子会产生沉淀，所以不能混入含有磷酸盐及碳酸盐的制剂；③给药前：尿液量最好在每天 500ml 或每小时 20ml 以上；寒冷季节应注意保持一定体温后再用药；包装启封后立刻使用，残液绝不能使用 4. 老年患者用药：通常高龄者的生理功能降低，易于引起水分、电解质异常及高血糖，所以应减慢给药速度，并密切观察
禁忌	有严重肝功能障碍和肾功能障碍的患者；电解质代谢异常的患者；高钾血症（尿液过少、肾上腺皮质功能减退、严重灼伤及氮质血症等）；高钙血症患者；高磷血症患者；高镁血症患者；遗传性果糖不耐受者
不良反应	快速大量给药时，可能出现水肿、血压升高、心率加快、胸闷、呼吸困难、甚至急性左心衰竭。静脉滴注浓度较高、速度较快或静脉较细时，易刺激静脉内膜引起疼痛。滴注速度较快或原有肾功能损害时，应注意发生高钾血症
特殊人群用药	肝功能、肾功能不全患者：肾功能不全的患者慎用 儿童：尚不明确 老年人：通常高龄患者的生理功能降低，易于引起水、电解质异常及高血糖，所以应减慢给药速度，并密切观察 妊娠与哺乳期妇女：尚不明确
药典	
国家处方集	
其他推荐依据	

第十三章

皮肤性病科中成药治疗用药

■ 药品名称	复方黄柏液涂剂　Fufang Huangbaiye Tuji
药物组成	连翘、黄柏、金银花、蒲公英、蜈蚣
功能与主治	清热解毒，消肿祛腐。用于疮疡溃后，伤口感染，属阳证者
临床应用	疮疡：由热毒、火毒引起，症见局部红、肿、热、痛，溃后脓液稠厚，或外伤所致溃疡，可伴见发热、口渴、苔黄、脉数；软组织急性化脓性感染溃后见上述症状者 此外，有报道用于宫颈糜烂、溃疡期压疮、急性和亚急性湿疹、接触性皮炎、带状疱疹、脂溢性皮炎、夏季皮炎及多形性日光疹、须疮、霉菌性龟头炎、尖锐湿疣术后伤口、酒渣鼻
制剂与规格	复方黄柏液涂剂[基,保(乙)]：每1ml相当于饮片0.2g
用法与用量	外用。浸泡纱布条外敷于感染伤口内，或破溃的脓肿内。若溃疡较深，可用直径0.5~1.0cm的无菌胶管，插入溃疡深部，以注射器抽取本品进行冲洗。用量一般10~20ml，每日1次。或遵医嘱
注意事项	1. 本品供外用，不可内服 2. 使用本品前应注意按常规换药法清洁或清创病灶 3. 孕妇慎用 4. 过敏体质者慎用 5. 用药期间出现过敏反应者应及时停药，出现严重过敏反应者，应立刻停药并及时就医
禁忌	对本品及所含成分过敏者禁用
不良反应	监测数据显示，本品有局部皮肤出现瘙痒、红肿、疼痛、皮疹灼热刺激感等过敏反应的不良反应报告
特殊人群用药	尚不明确
药典	Chin. P.
其他推荐依据	

■ 药品名称	复方土槿皮酊　Compound Pseudolaricix Tincture
药物组成	土荆皮、水杨酸、苯甲酸
功能与主治	杀菌、止痒
临床应用	趾痒、皮肤滋痒、一般癣疾
制剂与规格	复方土槿皮酊[保(乙)]：每100ml含土槿皮4.2g，水杨酸6.25g，苯甲酸12.5g
用法与用量	外用：涂患处，一日1~2次，用药持续1~2周

续　表

注意事项	有强烈刺激性，勿用于面部，勿使其进入体腔、眼部，严防内服
禁忌	水疱性、糜烂性手、足癣禁用
不良反应	有轻度刺激症状，偶可引起接触性皮炎
特殊人群用药	儿童：禁用 妊娠与哺乳期妇女：孕妇禁用
药典	
其他推荐依据	

第十四章

手术预防用抗菌药物

第一节　抗菌药物预防性应用的基本原则*

一、非手术患者抗菌药物的预防性应用

（一）预防用药目的

预防特定病原菌所致的或特定人群可能发生的感染。

（二）预防用药基本原则

1. 用于尚无细菌感染征象但暴露于致病菌感染的高危人群。
2. 预防用药适应证和抗菌药物选择应基于循证医学证据。
3. 应针对一种或二种最可能细菌的感染进行预防用药，不宜盲目地选用广谱抗菌药或多药联合预防多种细菌多部位感染。
4. 应限于针对某一段特定时间内可能发生的感染，而非任何时间可能发生的感染。
5. 应积极纠正导致感染风险增加的原发疾病或基础状况。可以治愈或纠正者，预防用药价值较大；原发疾病不能治愈或纠正者，药物预防效果有限，应权衡利弊决定是否预防用药。
6. 以下情况原则上不应预防使用抗菌药物：普通感冒、麻疹、水痘等病毒性疾病；昏迷、休克、中毒、心力衰竭、肿瘤、应用肾上腺皮质激素等患者；留置导尿管、留置深静脉导管以及建立人工气道（包括气管插管或气管切口）患者。

（三）对某些细菌性感染的预防用药指征与方案

在某些细菌性感染的高危人群中，有指征的预防性使用抗菌药物，预防对象和推荐预防方案，见附录1：抗菌药物在预防非手术患者某些特定感染中的应用。此外，严重中性粒细胞缺乏（ANC$\leq 0.1\times10^9$/L）持续时间超过7天的高危患者和实体器官移植及造血干细胞移植的患者，在某些情况下也有预防用抗菌药物的指征，但由于涉及患者基础疾病、免疫功能状态、免疫抑制剂等药物治疗史等诸多复杂因素，其预防用药指征及方案需参阅相关专题文献。

二、围手术期抗菌药物的预防性应用

围手术期抗菌药物预防用药，应根据手术切口类别（表1-1）、手术创伤程度、可能的污染细菌种类、手术持续时间、感染发生机会和后果严重程度、抗菌药物预防效果的循证医学证据、对细菌耐药性的影响和经济学评估等因素，综合考虑决定是否预防用抗菌药物。但抗菌药物的预防性应用并不能代替严格的消毒、灭菌技术和精细的无菌操作，也不能代替术中保温和血糖控制等其他预防措施。

---

*内容引自：《关于印发抗菌药物临床应用指导原则（2015年版）的通知》（国卫办医发〔2015〕43号）

1. 清洁手术（Ⅰ类切口）：手术脏器为人体无菌部位，局部无炎症、无损伤，也不涉及呼吸道、消化道、泌尿生殖道等人体与外界相通的器官。手术部位无污染，通常不需预防用抗菌药物。但在下列情况时可考虑预防用药：①手术范围大、手术时间长、污染机会增加；②手术涉及重要脏器，一旦发生感染将造成严重后果者，如头颅手术、心脏手术等；③异物植入手术，如人工心瓣膜植入、永久性心脏起搏器放置、人工关节置换等；④有感染高危因素如高龄、糖尿病、免疫功能低下（尤其是接受器官移植者）、营养不良等患者。

2. 清洁-污染手术（Ⅱ类切口）：手术部位存在大量人体寄殖菌群，手术时可能污染手术部位引致感染，故此类手术通常需预防用抗菌药物。

3. 污染手术（Ⅲ类切口）：已造成手术部位严重污染的手术。此类手术需预防用抗菌药物。

4. 污秽-感染手术（Ⅳ类切口）：在手术前即已开始治疗性应用抗菌药物，术中、术后继续，此不属预防应用范畴。

表 1-1　手术切口类别

切口类别	定义
Ⅰ类切口（清洁手术）	手术不涉及炎症区，不涉及呼吸道、消化道、泌尿生殖道等人体与外界相通的器官
Ⅱ类切口（清洁-污染手术）	上、下呼吸道，上、下消化道，泌尿生殖道手术，或经以上器官的手术，如经口咽部手术、胆道手术、子宫全切除术、经直肠前列腺手术，以及开放性骨折或创伤手术等
Ⅲ类切口（污染手术）	造成手术部位严重污染的手术，包括：手术涉及急性炎症但未化脓区域；胃肠道内容物有明显溢出污染；新鲜开放性创伤但未经及时扩创；无菌技术有明显缺陷如开胸、心脏按压者
Ⅳ类切口（污秽-感染手术）	有失活组织的陈旧创伤手术；已有临床感染或脏器穿孔的手术

注：1. 本指导原则均采用以上分类。而目前我国在病案首页中将手术切口分为Ⅰ、Ⅱ、Ⅲ类，其Ⅰ类与本指导原则中Ⅰ类同，Ⅱ类相当于本指导原则中Ⅱ、Ⅲ类，Ⅲ类相当于本指导原则中Ⅳ类。参考本指导原则时应注意两种分类的区别。

2. 病案首页 0 类系指体表无切口或经人体自然腔道进行的操作以及经皮腔镜操作，其预防用药参考附录 3。

（一）抗菌药物品种选择

1. 根据手术切口类别、可能的污染菌种类及其对抗菌药物敏感性、药物能否在手术部位达到有效浓度等综合考虑。

2. 选用对可能的污染菌针对性强、有充分的预防有效的循证医学证据、安全、使用方便及价格适当的品种。

3. 应尽量选择单一抗菌药物预防用药，避免不必要的联合使用。预防用药应针对手术路径中可能存在的污染菌。如心血管、头颈、胸腹壁、四肢软组织手术和骨科手术等经皮肤的手术，通常选择针对金黄色葡萄球菌的抗菌药物。结肠、直肠和盆腔手术，应选用针对肠道革兰阴性菌和脆弱拟杆菌等厌氧菌的抗菌药物。

4. 头孢菌素过敏者，针对革兰阳性菌可用万古霉素、去甲万古霉素、克林霉素；针对革兰阴性杆菌可用氨曲南、磷霉素或氨基糖苷类。

5. 对某些手术部位感染会引起严重后果者，如心脏人工瓣膜置换术、人工关节置换术等，若术前发现有耐甲氧西林金黄色葡萄球菌（MRSA）定植的可能或者该机构 MRSA 发生率高，可选用万古霉素、去甲万古霉素预防感染，但应严格控制用药持续时间。

6. 不应随意选用广谱抗菌药物作为围手术期预防用药。鉴于国内大肠埃希菌对氟喹诺酮类药物耐药率高，应严格控制氟喹诺酮类药物作为外科围手术期预防用药。

7. 常见围手术期预防用抗菌药物的品种选择，见附录 2：抗菌药物在围手术期预防应用的品种选择。

（二）给药方案

1. 给药方法：给药途径大部分为静脉输注，仅有少数为口服给药。静脉输注应在皮肤、黏膜切开前0.5~1小时内或麻醉开始时给药，在输注完毕后开始手术，保证手术部位暴露时局部组织中抗菌药物已达到足以杀灭手术过程中沾染细菌的药物浓度。万古霉素或氟喹诺酮类等由于需输注较长时间，应在手术前1~2小时开始给药。

2. 预防用药维持时间：抗菌药物的有效覆盖时间应包括整个手术过程。手术时间较短（<2小时）的清洁手术术前给药一次即可。如手术时间超过3小时或超过所用药物半衰期的2倍以上，或成人出血量超过1500ml，术中应追加一次。清洁手术的预防用药时间不超过24小时，心脏手术可视情况延长至48小时。清洁-污染手术和污染手术的预防用药时间亦为24小时，污染手术必要时延长至48小时。过度延长用药时间并不能进一步提高预防效果，且预防用药时间超过48小时，耐药菌感染机会增加。

三、侵入性诊疗操作患者的抗菌药物的预防应用

随着放射介入和内镜诊疗等微创技术的快速发展和普及，我国亟待规范诊疗操作患者的抗菌药物预防应用。根据现有的循证医学证据、国际有关指南推荐和国内专家的意见，对部分常见特殊诊疗操作的预防用药提出了建议，见附录3：特殊诊疗操作抗菌药物预防应用的建议。

第二节　第一代头孢菌素类

■ 药品名称	头孢唑林　Cefazolin
抗菌谱与适应证	本品为第一代头孢菌素。除肠球菌、MRSA外，对其他革兰阳性球菌均有良好抗菌活性；对部分大肠埃希菌、奇异变形杆菌、肺炎克雷伯菌有抗菌活性。也用于外科手术预防用药
制剂与规格	注射用头孢唑林钠[保(甲)]：①0.5g[基]；②1g[基]；③1.5g；④2g
用法与用量	静脉给药，常规单次剂量1~2g
注意事项	青霉素过敏者、有胃肠道疾病史者慎用
禁忌	对头孢菌素过敏者及有青霉素过敏性休克或即刻反应史者禁用
不良反应	不良反应有肝肾功能损害、药物热、药疹等
特殊人群用药	肝功能、肾功能不全患者：肝功能、肾功能不全者慎用；肾功能减退者首剂量0.5g，并应按肌酐清除率调节用量和给药间隔 儿童：不推荐用于新生儿 老年人：老年患者宜适当减量或延长给药间隔 妊娠与哺乳期妇女：孕期、哺乳期用药需权衡利弊
药典	USP、Eur. P.、Chin. P.
国家处方集	CNF
其他推荐依据	

续 表

■ 药品名称	头孢拉定 Cefradine
抗菌谱与适应证	第一代头孢菌素，适用于外科手术预防用药
制剂与规格	注射用头孢拉定：①0.5g；②1.0g
用法与用量	静脉给药，常规单次剂量 1~2g
注意事项	应用头孢拉定的患者以硫酸铜法测定尿糖时可出现假阳性反应
禁忌	对头孢菌素过敏者及有青霉素过敏性休克或即刻反应史者禁用
不良反应	恶心、呕吐、腹泻、上腹部不适等胃肠道反应较为常见
特殊人群用药	肝功能、肾功能不全患者：头孢拉定主要经肾排出，肾功能减退者需减少剂量或延长给药间期 儿童：慎用 老年人：肾功能减退的老年患者应适当减少剂量或延长给药时间 妊娠与哺乳期妇女：孕妇及哺乳期妇女慎用，妊娠安全性分级为 B 级，哺乳期妇女应用时需权衡利弊
药典	USP、Eur. P.、Chin. P.
国家处方集	CNF
其他推荐依据	
■ 药品名称	头孢硫脒 Cefathiamidine
抗菌谱与适应证	第一代头孢菌素，适用于外科手术预防用药
制剂与规格	注射用头孢硫脒[保(乙)]：①0.5g；②1.0g；③2.0g
用法与用量	静脉滴注，一次 2g，一日 2~4 次
注意事项	1. 有胃肠道疾病史者，特别是溃疡性结肠炎、局限性肠炎或抗生素相关性结肠炎者应慎用 2. 应用本品的患者抗球蛋白试验可出现阳性
禁忌	对头孢菌素类抗生素过敏者或对青霉素过敏性休克者禁用
不良反应	偶见荨麻疹、哮喘、瘙痒、寒战、高热、血管神经性水肿、非蛋白氮、ALT 及 AST 升高
特殊人群用药	肝功能、肾功能不全患者：肾功能减退者须适当减量 老年人：老年患者肾功能减退，应用时须适当减量 妊娠与哺乳期妇女：妊娠早期妇女慎用；哺乳妇女使用需权衡利弊
药典	Chin. P.
国家处方集	CNF
其他推荐依据	
■ 药品名称	头孢西酮钠 Cefazedone Sodium
抗菌谱与适应证	第一代头孢菌素，适用于外科手术预防用药。本品对金黄色葡萄球菌、凝固酶阴性葡萄球菌、肺炎链球菌、β-溶血链球菌等革兰阳性菌具有良好的抗菌活性
制剂与规格	注射用头孢西酮钠：①0.5g；②1.0g

续 表

用法与用量	静脉给药。成人，一日1~4g，分2~3次用药。4周以上儿童，一日50mg/kg，分2~3次，静脉注射或静脉滴注
注意事项	青霉素过敏者慎用
禁忌	对本品或其他头孢菌素类抗生素过敏者禁用；早产儿及新生儿禁用
不良反应	发热、皮疹、红斑等过敏反应
特殊人群用药	肝功能、肾功能不全患者：肾功能不全者慎用 儿童：早产儿及新生儿禁用 妊娠与哺乳期妇女：孕妇、哺乳期妇女用药要权衡利弊
药典	
国家处方集	韩国抗生物质医药品基准（韩抗基）
其他推荐依据	
■ 药品名称	头孢替唑钠 Ceftezole Sodium
抗菌谱与适应证	第一代头孢菌素，适用于外科手术预防用药。本品对革兰阳性菌，尤其是球菌，包括产青霉素酶和不产生青霉素酶的金黄色葡萄球菌、化脓性链球菌、肺炎球菌、B组溶血性链球菌、草绿色链球菌、表皮葡萄球菌，以及白喉杆菌、炭疽杆菌皆比较敏感
制剂与规格	注射用头孢替唑钠：①0.5g；②0.75g；③1.0g；④1.5g；⑤2.0g
用法与用量	静脉给药。成人一次0.5~4.0g，一日2次。儿童日用量为20~80mg/kg体重，分1~2次静脉给药
注意事项	青霉素过敏者慎用
禁忌	对本品或其他头孢菌素类抗生素过敏者禁用；对利多卡因或酰基苯胺类局部麻醉剂有过敏史者禁用本品肌注
不良反应	少见过敏反应，如皮疹、荨麻疹、皮肤发红、瘙痒、发热等；偶见血肌酐升高；罕见严重肾功能异常、粒细胞减少、白细胞减少等
特殊人群用药	肝功能、肾功能不全患者：肾功能不全者慎用 妊娠与哺乳期妇女：孕妇、哺乳期妇女用药要权衡利弊
药典	Chin. P.
国家处方集	日本抗生物质医药品基准（日抗基）
其他推荐依据	

第三节 第二代头孢菌素类

■ 药品名称	头孢呋辛钠 Cefuroxime Sodium
抗菌谱与适应证	第二代头孢菌素，适用于颅脑手术，外周血管外科手术，胃十二指肠手术，阑尾手术，结、直肠手术，肝胆系统手术，胸外科手术、心脏大血管手术，泌尿外科手术，应用人工植入物

续　表

	的骨科手术，妇科手术的预防用药
制剂与规格	注射用头孢呋辛钠：①0.25g[基]；②0.5g[基]；③0.75g[基]；④1.0g；⑤1.5g[基]；⑥2.0g；⑦2.25g；⑧2.5g；⑨3.0g
用法与用量	静脉给药，常规单次剂量1.5g
注意事项	1. 对青霉素类药物过敏者，慎用 2. 使用时应注意监测肾功能，特别是对接受高剂量的重症患者 3. 肾功能不全者应减少一日剂量 4. 头孢呋辛能引起抗生素相关性肠炎，应警惕。抗生素相关性肠炎诊断确立后，应给予适宜的治疗。轻度者停药即可，中、重度者应给予液体、电解质、蛋白质补充，并需选用对梭状芽胞杆菌有效的抗生素类药物治疗 5. 有报道少数患儿使用本品时出现轻、中度听力受损
禁忌	对头孢菌素过敏者及有青霉素过敏性休克史者禁用
不良反应	过敏反应（皮疹、瘙痒、荨麻疹等），局部反应（血栓性静脉炎），胃肠道反应（腹泻，恶心、抗生素相关性肠炎等）等
特殊人群用药	肝功能、肾功能不全患者：严重肝功能、肾功能不全者慎用 儿童：5岁以下小儿禁用 老年人：老年患者口服本药，不必根据年龄调整剂量 妊娠与哺乳期妇女：妊娠安全性分级为B级；哺乳妇女用药应权衡利弊，如需使用，应暂停授乳
药典	USP、Eur. P.、Chin. P.
国家处方集	CNF
其他推荐依据	
■ 药品名称	头孢替安　Cefotiam
抗菌谱与适应证	第二代头孢菌素，适用于颅脑手术，外周血管外科手术，胃十二指肠手术，阑尾手术，结、直肠手术，肝胆系统手术，胸外科手术、心脏大血管手术，泌尿外科手术，应用人工植入物的骨科手术，妇科手术的预防用药
制剂与规格	注射用盐酸头孢替安[保(乙)]：①0.5g；②1g
用法与用量	静脉给药，常规单次剂量1~2g
注意事项	1. 有胃肠道疾病史者，特别是溃疡性结肠炎、局限性肠炎或抗生素相关性结肠炎者慎用 2. 本品可引起血象改变，严重时应立即停药
禁忌	对头孢菌素过敏者及有青霉素过敏性休克史者禁用
不良反应	偶见过敏、胃肠道反应、血象改变及一过性AST及ALT升高；可致肠道菌群改变，造成维生素B和K缺乏；偶可致继发感染；大量静脉注射可致血管和血栓性静脉炎
特殊人群用药	肝功能、肾功能不全患者：肾功能不全者应减量并慎用 儿童：早产儿和新生儿使用本药的安全性尚未确定 老年人：老年患者用药剂量应按其肾功能减退情况酌情减量 妊娠与哺乳期妇女：孕妇或可能已妊娠的妇女、哺乳妇女应权衡利弊后用药

续　表

药典	USP、Eur. P.、Chin. P.
国家处方集	CNF
其他推荐依据	
■ 药品名称	头孢西丁　Cefoxitin
抗菌谱与适应证	第二代头孢菌素，适用于颅脑手术，外周血管外科手术，胃十二指肠手术，阑尾手术，结、直肠手术，肝胆系统手术，胸外科手术、心脏大血管手术，泌尿外科手术，应用人工植入物的骨科手术，妇科手术的预防用药
制剂与规格	注射用头孢西丁钠[保(乙)]：①1g；②2g
用法与用量	静脉给药，常规单次剂量 1~2g
注意事项	1. 青霉素过敏者慎用 2. 肾功能损害者及有胃肠疾病史（特别是结肠炎）者慎用 3. 本品与氨基糖苷类抗生素配伍时，会增加肾毒性
禁忌	对头孢菌素过敏者及有青霉素过敏性休克史者禁用
不良反应	最常见的为局部反应，静脉注射后可出现血栓性静脉炎，肌内注射后可有局部硬结压痛；偶见变态反应、低血压、腹泻等
特殊人群用药	儿童：3 个月以内婴儿不宜使用本药 妊娠与哺乳期妇女：妊娠安全性分级为 B 级；哺乳妇女应权衡利弊后用药
药典	USP、Eur. P.、Chin. P.
国家处方集	CNF
其他推荐依据	
■ 药品名称	头孢美唑　Cefmetazole
抗菌谱与适应证	头霉素类、功效类似第二代头孢菌素，适用于颅脑手术，外周血管外科手术，胃十二指肠手术，阑尾手术，结、直肠手术，肝胆系统手术，胸外科手术、心脏大血管手术，泌尿外科手术，应用人工植入物的骨科手术，妇科手术的预防用药
制剂与规格	注射用头孢美唑钠[保(乙)]：①1g；②2g
用法与用量	静脉给药，常规单次剂量 1~2g
注意事项	1. 下述患者慎用：对青霉素类抗生素有过敏史者，或双亲、兄弟姐妹等血缘亲属属于过敏体质者，严重肾损害者（有可能出现血药浓度升高、半衰期延长），经口摄食不足患者或非经口维持营养者、全身状态不良者（通过摄食，可能出现维生素 K 缺乏）等 2. 给药期间及给药后至少 1 周内避免饮酒
禁忌	对本品有过敏性休克史者禁用
不良反应	过敏反应（如皮疹、瘙痒、荨麻疹、红斑、发热），罕见休克、肝功能异常等
特殊人群用药	肝功能、肾功能不全患者：严重肝、肾功能障碍者慎用 儿童：早产儿、新生儿慎用 老年人：慎用

续　表

	妊娠与哺乳期妇女：慎用
药典	USP、Eur. P.、Chin. P.
国家处方集	CNF
其他推荐依据	

第四节　第三代头孢菌素类

■ 药品名称	头孢曲松　Ceftriaxone
抗菌谱与适应证	第三代头孢菌素，适用于颅脑手术，结、直肠手术，有反复感染史患者的肝胆系统手术，胸外科手术，应用人工植入物的骨科手术，妇科手术的预防用药
制剂与规格	注射用头孢曲松钠[保(甲)]：①0.25g；②0.5g；③0.75g；④1.0g；⑤1.5g；⑥2.0g；⑦3.0g；⑧4.0g
用法与用量	静脉给药。成人，每24小时1～2g或每12小时0.5～1.0g，最高剂量一日4g。小儿常用量，一日20～80mg/kg（按体重）
注意事项	1. 对青霉素过敏患者应用本品时应根据患者情况充分权衡利弊后决定。有青霉素过敏性休克或即刻反应者，不宜再选用头孢菌素类 2. 有胃肠道疾病史者，特别是溃疡性结肠炎、局限性肠炎或抗生素相关性结肠炎（头孢菌素类很少产生抗生素相关性肠炎）者应慎用
禁忌	1. 禁用于对本品及其他头孢菌素抗生素过敏的患者。有青霉素过敏性休克史的患者避免应用本品 2. 头孢曲松不得用于高胆红素血症的新生儿和早产儿的治疗。体外研究显示头孢曲松可从血清蛋白结合部位取代胆红素，从而引起这些患者的胆红素脑病 3. 在新生儿中，不得与补钙治疗同时进行，否则可能导致头孢曲松的钙盐沉降的危险
不良反应	胃肠道反应、过敏反应等
特殊人群用药	儿童：出生体重<2kg的新生儿使用本药的安全性尚未确定。本药可将胆红素从血清白蛋白上置换下来，患有高胆红素血症的新生儿（尤其是早产儿），应避免使用本药 老年人：除非患者虚弱、营养不良或有重度肾功能损害时，老年人应用头孢曲松一般不需调整剂量 妊娠与哺乳期妇女：妊娠安全性分级为B级；哺乳期妇女权衡利弊后应用
药典	USP、Eur. P.、Chin. P.
国家处方集	CNF
其他推荐依据	
■ 药品名称	**头孢噻肟　Cefotaxime**
抗菌谱与适应证	第三代头孢菌素，适用于颅脑手术，结、直肠手术，有反复感染史患者的肝胆系统手术，胸外科手术，应用人工植入物的骨科手术，妇科手术的预防用药

续 表

制剂与规格	注射用头孢噻肟钠[保(甲)]：①0.5g；②1g；③2g
用法与用量	静脉给药 成人：一日 2~6g，分 2~3 次给药 儿童：新生儿一次 50mg/kg；7 日内新生儿每 12 小时 1 次；7~28 日新生儿每 8 小时 1 次
注意事项	1. 有胃肠道疾病者慎用 2. 用药前须确定是否需进行过敏试验 3. 本品与氨基糖苷类抗生素不可同瓶滴注
禁忌	对头孢菌素过敏者及有青霉素过敏性休克史者禁用
不良反应	不良反应发生率低（3%~5%），包括皮疹和药物热、静脉炎、腹泻、恶心、呕吐、食欲缺乏等
特殊人群用药	肝功能、肾功能不全患者：严重肾功能减退患者应用本药时须根据肌酐清除率调整剂量 儿童：婴幼儿不宜做肌内注射 老年人：老年患者应根据肾功能适当减量 妊娠与哺乳期妇女：妊娠安全性分级为 B 级；哺乳期妇女用药时宜暂停授乳
药典	USP、Eur. P.、Chin. P.
国家处方集	CNF
其他推荐依据	
■ 药品名称	头孢哌酮 Cefoperazone
抗菌谱与适应证	第三代头孢菌素，适用于有反复感染史患者的肝胆系统手术的预防用药
制剂与规格	注射用头孢哌酮钠：①0.5g；②1.0g；③1.5g；④2.0g
用法与用量	成人：一次 1~2g，每 12 小时 1 次 儿童：一日 50~200mg/kg，分 2~3 次给药
注意事项	1. 肝病、胆道梗阻严重或同时有肾功能减退者，用药剂量应予以适当调整 2. 部分患者可引起维生素 K 缺乏和低凝血酶原血症，用药期间应进行出血时间、凝血酶原时间监测
禁忌	对头孢菌素过敏者及有青霉素过敏性休克史者禁用
不良反应	皮疹较为多见；少数患者尚可发生腹泻、腹痛；嗜酸性粒细胞增多，轻度中性粒细胞减少；暂时导性 AST 及 ALT、碱性磷酸酶、尿素氮或血肌酐升高等
特殊人群用药	儿童：新生儿和早产儿用药须权衡利弊 妊娠与哺乳期妇女：妊娠安全性分级为 B 级；哺乳期妇女用药时宜暂停授乳
药典	USP、Eur. P.、Chin. P.
国家处方集	CNF
其他推荐依据	
■ 药品名称	头孢哌酮舒巴坦
抗菌谱与适应证	第三代头孢菌与含 β-内酰胺酶抑制剂适用于有反复感染史患者的肝胆系统手术的预防用药

续　表

制剂与规格	注射用头孢哌酮钠舒巴坦钠（1∶1）[保(乙)]：①1.0g；②2.0g
用法与用量	成人：一次 2~4g，每 12 小时 1 次
注意事项	接受 β-内酰胺类或头孢菌素类抗生素治疗的患者可发生严重的及偶可发生的致死性过敏反应。一旦发生过敏反应，应立即停药并给予适当的治疗
禁忌	对头孢菌素过敏者及有青霉素过敏性休克史者禁用
不良反应	皮疹较为多见；少数患者尚可发生腹泻、腹痛；嗜酸性粒细胞增多，轻度中性粒细胞减少；暂时性 AST 及 ALT、碱性磷酸酶、尿素氮或血肌酐升高等
特殊人群用药	肝功能、肾功能不全患者：根据患者情况调整用药剂量 儿童：新生儿和早产儿用药须权衡利弊 老年人：老年人呈生理性的肝、肾功能减退，因此应慎用本药并需调整剂量 妊娠与哺乳期妇女：妊娠安全性分级为 B 级；哺乳期妇女用药时宜暂停授乳
药典	USP、Eur. P.、Chin. P.
国家处方集	CNF
其他推荐依据	

第五节　其他类别抗菌药

■ 药品名称	环丙沙星　Ciprofloxacin
抗菌谱与适应证	适用于泌尿外科手术预防用药
制剂与规格	环丙沙星注射液[保(甲)]：100ml∶0.2g 环丙沙星葡萄糖注射液[保(乙)]：100ml∶0.2g 乳酸环丙沙星注射液：①100ml∶0.1g；②100ml∶0.2g；③250ml∶0.25g 乳酸环丙沙星 0.9%氯化钠注射液：①100ml∶0.2g；②200ml∶0.4g 注射用乳酸环丙沙星：①0.2g；②0.4g
用法与用量	一次 0.1~0.2g，每 12 小时 1 次
注意事项	患中枢神经系统疾病者（如癫痫、脑动脉硬化患者）慎用
禁忌	对环丙沙星及任何一种氟喹诺酮类药过敏的患者禁用；孕妇、哺乳期妇女及 18 岁以下者禁用
不良反应	胃肠道反应较为常见，可表现为腹部不适或疼痛、腹泻、恶心或呕吐；中枢神经系统反应可有头晕、头痛、嗜睡或失眠；过敏反应有皮疹、皮肤瘙痒、面部潮红、胸闷等
特殊人群用药	肝功能、肾功能不全患者：慎用 儿童：18 岁以下患者禁用 老年人：应减量给药 妊娠与哺乳期妇女：禁用
药典	USP、Eur. P.、Chin. P.

续 表

国家处方集	CNF
其他推荐依据	
■ 药品名称	甲硝唑 Metronidazole
抗菌谱与适应证	适用于经口咽部黏膜切口的大手术，阑尾手术，结、直肠手术，涉及阴道的妇科手术
制剂与规格	甲硝唑注射液[保(甲)]：①20ml：100mg；②100ml：0.2g；③100ml：0.5g；④250ml：0.5g；⑤250ml：1.25g 甲硝唑葡萄糖注射液[保(乙)]：250ml，内含甲硝唑0.5g、葡萄糖12.5g 注射用甲硝唑磷酸二钠：0.915g
用法与用量	静脉给药，常规单次剂量0.5g
注意事项	1. 出现运动失调或其他中枢神经系统症状时应停药 2. 用药期间应戒酒，饮酒后出现腹痛、呕吐、头痛等症状
禁忌	对本药或其他硝基咪唑类药物过敏或有过敏史者、活动性中枢神经系统疾病者、血液病者、妊娠及哺乳期妇女禁用
不良反应	1. 消化系统：恶心、呕吐、食欲缺乏、腹部绞痛，一般不影响治疗 2. 神经系统：头痛、眩晕，偶有感觉异常、肢体麻木、共济失调、多发性神经炎等，大剂量可致抽搐 3. 少数病例发生荨麻疹、面部潮红、瘙痒、膀胱炎、排尿困难、口中金属味及白细胞减少等，均属可逆性，停药后自行恢复
特殊人群用药	肝功能、肾功能不全患者：肝功能不全患者慎用 老年人：老年患者应注意监测血药浓度并调整剂量 妊娠与哺乳期妇女：孕妇及哺乳期妇女禁用，妊娠安全性分级为B级
药典	USP、Eur. P.、Chin. P.
国家处方集	CNF
其他推荐依据	
■ 药品名称	克林霉素 Clindamycin
抗菌谱与适应证	适用于对β-内酰胺类抗菌药物过敏者，预防葡萄球菌、链球菌感染的外科手术
制剂与规格	盐酸克林霉素注射液[保(甲)]：①4ml：0.3g；②8ml：0.6g；③2ml：0.3g 注射用盐酸克林霉素[保(甲)]：0.5g 克林霉素磷酸酯注射液[保(甲)]：①2ml：0.3g；②4ml：0.6g 注射用克林霉素磷酸酯[保(甲)]：①0.3g；②0.6g；③1.2g
用法与用量	静脉给药，常规单次剂量0.6~0.9g
注意事项	1. 有胃肠疾病或病史者，特别是溃疡性结肠炎、克罗恩病或假膜性肠炎患者、有哮喘或其他过敏史者慎用 2. 本品不能通过血-脑脊液屏障，故不能用于脑膜炎 3. 不同细菌对本品的敏感性可有相当大的差异，故药敏试验有重要意义
禁忌	本品与林可霉素有交叉耐药性，对克林霉素或林可霉素有过敏史者禁用

续　表

不良反应	1. 消化系统：恶心、呕吐、食欲缺乏、腹部绞痛，一般不影响治疗 2. 血液系统：偶可发生白细胞减少、中性粒细胞减少、嗜酸性粒细胞增多和血小板减少等 3. 少数病例发生荨麻疹、潮红、瘙痒、膀胱炎、排尿困难、口中金属味及白细胞减少等，均属可逆性，停药后自行恢复
特殊人群用药	肝功能、肾功能不全患者：肝功能不全者、严重肾功能障碍者慎用 儿童：新生儿禁用，4 岁以内儿童慎用，16 岁以内儿童应用应注意重要器官功能监测 老年人：老年患者用药时需密切观察 妊娠与哺乳期妇女：孕妇应用需充分权衡利弊，FDA 妊娠安全性分级为 B 级；哺乳期妇女慎用，用药时宜暂停授乳
药典	USP、Eur. P.、Chin. P.
国家处方集	CNF
其他推荐依据	
■ 药品名称	氨曲南　Aztreonam
抗菌谱与适应证	适用于对 β-内酰胺类抗菌药物过敏者，预防革兰阴性杆菌感染的外科手术
制剂与规格	注射用氨曲南[保(乙)]：①0.5g；②1.0g；③2.0g
用法与用量	静脉给药，常规单次剂量 1~2g
注意事项	1. 氨曲南与青霉素之间无交叉过敏反应，但对青霉素、头孢菌素过敏及过敏体质者仍需慎用 2. 有不同程度的抗生素相关性肠炎
禁忌	对氨曲南有过敏史者禁用
不良反应	常见为恶心、呕吐、腹泻及皮肤过敏反应等
特殊人群用药	老年人：老年人用药剂量应按其肾功能减退情况酌情减量 妊娠与哺乳期妇女：妊娠安全性分级为 B 级，哺乳期妇女使用时应暂停授乳
药典	USP、Eur. P.、Chin. P.
国家处方集	CNF
其他推荐依据	
■ 药品名称	万古霉素　Vancomycin
抗菌谱与适应证	适用于耐甲氧西林葡萄球菌检出率高的医疗机构进行工人材料植入手术（如人工心脏瓣膜置换、永久性心脏起搏器置入、人工关节置换等）预防感染
制剂与规格	注射用盐酸万古霉素[保(乙)]：①0.5g（50 万 U）；②1.0g（100 万 U）
用法与用量	静脉给药，一次 1g，每 12 小时给药 1 次
注意事项	1. 听力减退或有耳聋病史者慎用 2. 不宜肌内注射，静脉滴注时尽量避免药液外漏，且应经常更换注射部位，滴速不宜过快 3. 在治疗过程中应监测血药浓度
禁忌	对万古霉素过敏者，严重肝功能、肾功能不全者，孕妇及哺乳期妇女禁用

续 表

不良反应	休克、过敏样症状、急性肾功能不全等
特殊人群用药	肝功能、肾功能不全患者：严重肝功能、肾功能不全者禁用 儿童：儿童（尤其是低体重出生儿、新生儿）应监测血药浓度，慎重给药 老年人：老年患者确有指征使用时必须调整剂量或调整用药间隔 妊娠与哺乳期妇女：禁用
药典	USP、Eur. P.、Chin. P.
国家处方集	CNF
其他推荐依据	
■ 药品名称	去甲万古霉素 Norvancomycin
抗菌谱与适应证	适用于耐甲氧西林葡萄球菌检出率高的医疗机构进行工人材料植入手术（如人工心脏瓣膜置换、永久性心脏起搏器置入、人工关节置换等）预防感染
制剂与规格	注射用盐酸去甲万古霉素[保(乙)]：①0.4g（40 万 U）；②0.8g（80 万 U）
用法与用量	静脉给药，一次 400~800mg，每 12 小时给药 1 次
注意事项	1. 听力减退或有耳聋病史者慎用 2. 不可肌内注射或静脉注射 3. 治疗期间应定期检查听力，检查尿液中蛋白、管型、细胞数及测定尿相对密度等
禁忌	对本药或万古霉素类抗生素过敏者禁用
不良反应	可出现皮疹、恶心、静脉炎等；可引致耳鸣、听力减退、肾功能损害等
特殊人群用药	肝功能、肾功能不全患者：肾功能不全患者慎用，如有应用指征时需在治疗药物浓度监测下，根据肾功能减退程度减量应用 儿童：新生儿、婴幼儿用药必须充分权衡利弊 老年人：用于老年患者有引起耳毒性与肾毒性的危险（听力减退或丧失）。老年患者即使肾功能测定在正常范围内，使用时应采用较小治疗剂量 妊娠与哺乳期妇女：妊娠期患者避免应用；哺乳期妇女慎用
药典	Chin. P.
国家处方集	CNF
其他推荐依据	

注：1. Ⅰ 类切口手术常用预防抗菌药物为第一代头孢菌素：头孢唑林或头孢拉定等。

2. Ⅰ 类切口手术常用预防抗菌药物单次使用剂量：头孢唑林 1~2g；头孢拉定 1~2g；头孢呋辛 1.5g；头孢曲松 1~2g；甲硝唑 0.5g；其他详见具体药品表单。头孢菌素应在 30 分钟内滴完。

3. 对 β-内酰胺类抗菌药物过敏者，可选用克林霉素预防葡萄球菌、链球菌感染，可选用氨曲南预防革兰阴性杆菌感染。必要时可联合使用。

4. 耐甲氧西林葡萄球菌检出率高的医疗机构，如进行人工材料植入手术（如人工心脏瓣膜置换、永久性心脏起搏器置入、人工关节置换等），也可选用万古霉素或去甲万古霉素预防感染。

第十五章

治疗用抗感染药物

第一节　青霉素类

■ 药品名称	青霉素　Benzylpenicillin
抗菌谱与适应证	适用于溶血性链球菌、肺炎链球菌、不产青霉素酶葡萄球菌的感染；炭疽、破伤风、气性坏疽等梭状芽胞杆菌感染及梅毒、钩端螺旋体病、回归热、白喉。与氨基糖苷类药物联合用于治疗草绿色链球菌心内膜炎。亦可用于流行性脑脊髓膜炎、放线菌病、淋病、樊尚咽峡炎、莱姆病、鼠咬热、李斯特菌病、除脆弱拟杆菌以外的厌氧菌感染。风湿性心脏病或先天性心脏病患者手术前预防用药
制剂与规格	注射用青霉素钠[保(甲)]：①0.12g（2 万 U）；②0.24g（40 万 U）[基]；③0.48g（80 万 U）[基]；④0.6g（100 万 U）；⑤0.96g（160 万 U）[基]；⑥2.4g（400 万 U） 注射用青霉素钾[保(甲)]：①0.125g（20 万 U）；②0.25g（40 万 U）[基]；③0.5g（80 万 U）[基]；④0.625g（100 万 U）
用法与用量	1. 肌内注射：成人，一日（80~200）万 U，分 3~4 次给药；小儿，2.5 万 U/kg（按体重），每 12 小时给药 1 次 2. 静脉滴注：成人，一日（200~2000）万 U，分 2~4 次给药；小儿，每日（5~20）万 U/kg（按体重），分 2~4 次给药
注意事项	1. 应用前询问药物过敏史并进行青霉素皮肤试验 2. 对一种青霉素过敏者可能对其他青霉素类药物、青霉胺过敏，有哮喘、湿疹、花粉症、荨麻疹等过敏性疾病患者应慎用 3. 大剂量使用时应定期检测电解质
禁忌	有青霉素类药物过敏史或青霉素皮肤试验阳性患者禁用
不良反应	青霉素过敏反应较常见，包括荨麻疹等各类皮疹、白细胞减少、间质性肾炎、哮喘发作等和血清病样反应
特殊人群用药	肝功能、肾功能不全患者：轻、中度肾功能损害者使用常规剂量不需减量，严重肾功能损害者应延长给药间隔或调整剂量 妊娠与哺乳期妇女：妊娠期妇女给药属 FDA 妊娠风险 B 级；哺乳期妇女用药时宜暂停授乳
药典	USP、Eur. P.、Chin. P.
国家处方集	CNF
其他推荐依据	

续　表

■ 药品名称	青霉素 V　Phenoxymethylpenicillin
抗菌谱与适应证	1. 青霉素敏感菌株所致的轻、中度感染，包括链球菌所致的扁桃体炎、咽喉炎、猩红热、丹毒等 2. 肺炎球菌所致的支气管炎、肺炎、中耳炎、鼻窦炎及敏感葡萄球菌所致的皮肤软组织感染等 3. 螺旋体感染和作为风湿热复发和感染性心内膜炎的预防用药
制剂与规格	青霉素 V 钾片[保(甲)]：①100 万 U；②60 万 U；③0. 25g（40 万 U）；④0. 5g（80 万 U）
用法与用量	口服 成人：链球菌感染，一次 125~250mg，每 6~8 小时 1 次，疗程 10 日。肺炎球菌感染，一次 250~500mg，每 6 小时 1 次，疗程至退热后至少 2 日。葡萄球菌感染、螺旋体感染，一次 250~500mg，每6~8 小时 1 次。预防风湿热复发，一次 250mg，一日 2 次。预防心内膜炎，在拔牙或上呼吸道手术前 1 小时口服 2g，6 小时后再加服 1g（27kg 以下小儿剂量减半） 小儿：一次 2. 5~9. 3mg/kg（按体重），每 4 小时 1 次；或一次 3. 75~14mg/kg，每 6 小时 1 次；或一次 5~18. 7mg/kg，每 8 小时 1 次
注意事项	1. 对头孢菌素类药物过敏者及有哮喘、湿疹、花粉症、荨麻疹等过敏性疾病患者应慎用 2. 患者一次开始服用前，必须先进行青霉素皮试 3. 长期或大剂量服用者，应定期检查肝、肾、造血系统功能和检测血清钾或钠
禁忌	青霉素皮试阳性反应者、对青霉素类药物过敏者及传染性单核细胞增多症患者禁用
不良反应	常见恶心、呕吐、上腹部不适、腹泻等胃肠道反应及黑毛舌；皮疹、荨麻疹等过敏反应
特殊人群用药	肝功能、肾功能不全患者：肾功能减退者应根据血浆肌酐清除率调整剂量或给药间期 老年人：老年患者应根据肾功能情况调整用药剂量或用药间期 妊娠与哺乳期妇女：妊娠期妇女给药属 FDA 妊娠风险 B 级；哺乳期妇女慎用或用药时暂停授乳
药典	USP、Eur. P.
国家处方集	CNF
其他推荐依据	
■ 药品名称	普鲁卡因青霉素　Procaine Benzylpenicillin
抗菌谱与适应证	1. 与青霉素相仿，但由于血药浓度较低，故仅限于青霉素高度敏感病原体所致的轻、中度感染，如 A 组链球菌所致的扁桃体炎、猩红热、肺炎链球菌肺炎、青霉素敏感金黄色葡萄球菌所致皮肤软组织感染、樊尚咽峡炎等 2. 可用于治疗钩端螺旋体病、回归热和早期梅毒等
制剂与规格	注射用普鲁卡因青霉素[保(乙)]：①40 万 U［普鲁卡因青霉素 30 万 U，青霉素钠（钾）10 万 U］；②80 万 U［普鲁卡因青霉素 60 万 U，青霉素钠（钾）20 万 U］
用法与用量	肌内注射，每次（40~80）万 U，每日 1~2 次
注意事项	1. 哮喘、湿疹、花粉症、荨麻疹等过敏性疾病患者应慎用本品 2. 应用前需详细询问药物过敏史并进行青霉素、普鲁卡因皮肤试验
禁忌	有青霉素类药物或普鲁卡因过敏史者禁用；青霉素或普鲁卡因皮肤试验阳性患者禁用

续　表

不良反应	过敏反应（如荨麻疹、间质性肾炎、白细胞减少等）；赫氏反应和治疗矛盾；二重感染等
特殊人群用药	妊娠与哺乳期妇女：妊娠期妇女给药属 FDA 妊娠风险 B 级；哺乳期妇女用药时宜暂停哺乳
药典	USP、Eur. P.、Chin. P.
国家处方集	CNF
其他推荐依据	
■ 药品名称	苄星青霉素　Benzathine Benzylpenicillin
抗菌谱与适应证	用于预防风湿热、治疗各期梅毒也可用于控制链球菌感染的流行
制剂与规格	注射用苄星青霉素[基,保(甲)]：①30 万 U；②60 万 U；③120 万 U
用法与用量	肌内注射：成人，一次（60~120）万 U，2~4 周 1 次；小儿，一次（30~60）万 U，2~4 周 1 次
注意事项	同青霉素
禁忌	有青霉素类药物过敏史者或青霉素皮肤试验阳性患者禁用
不良反应	过敏反应（同青霉素）；二重感染等
特殊人群用药	妊娠与哺乳期妇女：妊娠期妇女给药属 FDA 妊娠风险 B 级；哺乳期妇女用药时宜暂停授乳
药典	USP、Eur. P.、Chin. P.
国家处方集	CNF
其他推荐依据	
■ 药品名称	阿莫西林　Amoxicillin
抗菌谱与适应证	适用于治疗敏感菌所致的下列感染：①中耳炎、鼻窦炎、咽炎、扁桃体炎等上呼吸道感染；②急性支气管炎、肺炎等下呼吸道感染；③泌尿、生殖道感染；④皮肤、软组织感染；⑤适用于治疗急性单纯性淋病；⑥尚可用于治疗伤寒、伤寒带菌者及钩端螺旋体病；⑦亦可与克拉霉素、兰索拉唑联合治疗幽门螺杆菌感染
制剂与规格	阿莫西林片[基,保(甲)]：①0.125g；②0.25g 阿莫西林胶囊[基,保(甲)]：①0.125g；②0.25g 阿莫西林干混悬剂[基,保(甲)]：袋装，①0.125g；②0.25g。瓶装，①1.25g；②2.5g 阿莫西林颗粒[保(甲)]：125mg 注射用阿莫西林钠：①0.5g；②2g
用法与用量	1. 口服：成人，一次 0.5g，每 6~8 小时 1 次，日剂量不超过 4g；小儿，每日 20~40mg/kg（按体重），每 8 小时 1 次；3 个月以下婴儿：一日 30mg/kg，每 12 小时 1 次 2. 肌内注射或稀释后静脉滴注：成人，一次 0.5~1.0g，每 6~8 小时 1 次；小儿，一日 50~100mg/kg，分3~4 次给药 肾功能不全时剂量：肌酐清除率为 10~30ml/min 者，一次 0.25~0.50g，每 12 小时 1 次；肌酐清除率< 10ml/min 者，一次 0.25~0.50g，每 24 小时 1 次 透析时剂量：每次血液透析后应补充给予 1g 剂量

续 表

注意事项	1. 巨细胞病毒感染、淋巴细胞白血病、淋巴瘤等患者不宜使用 2. 传染性单核细胞增多症患者应避免使用 3. 哮喘、湿疹、花粉症、荨麻疹等过敏性疾病史者慎用
禁忌	有青霉素类药物过敏史者或青霉素皮肤试验阳性患者禁用
不良反应	恶心、呕吐、腹泻及抗生素相关性肠炎等胃肠道反应；皮疹、药物热和哮喘等过敏反应；贫血、血小板减少、嗜酸性粒细胞增多等
特殊人群用药	肝功能、肾功能不全患者：肾功能严重损害者慎用 老年人：老年人用药时可能需要调整剂量 妊娠与哺乳期妇女：妊娠期妇女应仅在确有必要时应用本品；由于乳汁中可分泌少量阿莫西林，哺乳期妇女服用后可能导致婴儿过敏
药典	Eur. P、Chin. P.
国家处方集	CNF
其他推荐依据	
■ 药品名称	磺苄西林　Sulbenicillin
抗菌谱与适应证	适用于敏感的铜绿假单胞菌、某些变形杆菌属以及其他敏感革兰阴性菌所致肺炎、尿路感染、复杂性皮肤软组织感染和败血症等。对本品敏感菌所致腹腔感染、盆腔感染宜与抗厌氧菌药物联合应用
制剂与规格	注射用磺苄西林钠：1.0g：100 万 U
用法与用量	静脉滴注或静脉注射；中度感染，成人一日剂量 8g，重症感染或铜绿假单胞菌感染时剂量需增至一日 20g，分 4 次静脉给药；儿童，根据病情每日剂量 80~300mg/kg（按体重），分 4 次给药
注意事项	1. 使用本品前需详细询问药物过敏史并进行青霉素皮肤试验，呈阳性反应者禁用 2. 对一种青霉素过敏者可能对其他青霉素类药物、青霉胺过敏
禁忌	有青霉素类药物过敏史者或青霉素皮肤试验阳性患者禁用
不良反应	过敏反应较常见，包括皮疹、发热等，偶见过敏性休克，一旦发生须就地抢救，保持气道畅通、吸氧并给予肾上腺素、糖皮质激素等治疗措施；恶心、呕吐等胃肠道反应；实验室检查异常包括白细胞或中性粒细胞减少，ALT 及 AST 一过性增高等
特殊人群用药	肝功能、肾功能不全患者：严重肝功能、肾功能不全者慎用 妊娠与哺乳期妇女：妊娠期妇女应仅在确有必要时应用本品
药典	Chin. P.
国家处方集	CNF
其他推荐依据	
■ 药品名称	替卡西林　Ticarcillin
抗菌谱与适应证	对大肠埃希菌、奇异变形杆菌、普通变形杆菌等肠杆菌属、流感嗜血杆菌、沙门菌属、铜绿假单胞菌等具有良好的抗菌活性。①适用于治疗敏感菌所致的下呼吸道感染、骨和骨关节感染、皮肤及软组织感染、尿路感染及败血症等；②与氨基糖苷类、喹诺酮类等抗菌药联用，可用于治疗铜绿假单胞菌所致感染

续　表

制剂与规格	注射用替卡西林钠：①0.5g；②1g；③3g；④6g
用法与用量	成人：肌内注射：泌尿系统感染，一次1g，一日4次；静脉给药：一日200~300mg/kg，分次给药 儿童：静脉给药，一日200~300mg/kg，分次给药。婴儿，一日225mg/kg，分次给药；对7日龄以下新生儿，一日150mg/kg，分次给药
注意事项	对头孢菌素过敏者、凝血功能异常者慎用
禁忌	对本品或其他青霉素类过敏者禁用
不良反应	低钾血症及出血时间延长；皮疹、瘙痒、药物热等过敏反应较多见
特殊人群用药	肝功能、肾功能不全患者：严重肝功能、肾功能不全者慎用 妊娠与哺乳期妇女：妊娠期妇女慎用，妊娠安全性分级为B级；哺乳期妇女慎用
药典	USP、Eur. P.
国家处方集	CNF
其他推荐依据	
■ 药品名称	注射用哌拉西林　Piperacillin for Injection
抗菌谱与适应证	1. 治疗铜绿假单胞菌和敏感革兰阴性杆菌所致的各种感染，如败血症、尿路感染、呼吸道感染、胆道感染、腹腔感染、盆腔感染以及皮肤、软组织感染等 2. 与氨基糖苷类药联用治疗粒细胞减少症免疫缺陷患者的感染
制剂与规格	注射用哌拉西林钠（按哌拉西林计）[基,保(甲)]：①0.5g；②1g；③2g
用法与用量	成人：中度感染，一日8g，分2次给药；严重感染，一次3~4g，每6小时1次。一日最大剂量不可超过24g 儿童：①婴幼儿和12岁以下儿童，一日100~200mg/kg；②新生儿：体重<2kg者：出生后第1周内，一次50mg/kg，每12小时1次；1周以上，一次50mg/kg，每8小时1次；体重2kg以上者：出生后第1周内，一次50mg/kg，每8小时1次；1周以上，一次50mg/kg，每6小时1次
注意事项	1. 有出血史者，溃疡性结肠炎、克罗恩病或假膜性肠炎者，体弱者慎用 2. 哌拉西林不可加入碳酸氢钠溶液中静脉滴注
禁忌	对青霉素、头孢菌素或其他β-内酰胺类抗生素过敏或有过敏史者禁用
不良反应	青霉素类药物过敏反应较常见；局部注射部位疼痛、血栓性静脉炎等；腹泻、稀便、恶心、呕吐等
特殊人群用药	肝功能、肾功能不全患者：慎用 儿童：12岁以下儿童的用药安全性剂量尚未正式确定，应慎用 老年人：慎用 妊娠与哺乳期妇女：妊娠期妇女应仅在确有必要时才能使用本药，妊娠安全性分级为B级；哺乳期妇女用药应权衡利弊或暂停授乳
药典	USP、Eur. P.、Chin. P.
国家处方集	CNF

续 表

其他推荐依据	
■ 药品名称	注射用阿洛西林 Azlocillin for Injection
抗菌谱与适应证	敏感的革兰阳性及革兰阴性菌（包括铜绿假单胞菌）所致的呼吸道、泌尿道、生殖器官、胆道、胃肠道、败血症、脑膜炎、心内膜炎等严重感染，手术、烧伤后感染，骨、皮肤及软组织感染
制剂与规格	注射用阿洛西林钠[保(乙)]：①0.5g；②1g；③2g；④3g
用法与用量	成人：一日 6~10g，严重病例可增至 10~16g，分 2~4 次滴注 儿童：一次 75mg/kg，一日2~4 次。婴儿及新生儿，一次 100mg/kg，一日 2~4 次
注意事项	参见药品说明书
禁忌	对青霉素类抗生素过敏者禁用
不良反应	恶心、呕吐、腹泻及抗生素相关性肠炎等胃肠道反应；皮疹，药物热和哮喘等过敏反应
特殊人群用药	肝功能、肾功能不全患者：肾功能减退患者应适当降低用量 老年人：老年患者肾功能减退，须调整剂量 妊娠与哺乳期妇女：妊娠安全性分级为 B 级；哺乳期妇女应权衡利弊用药
药典	Pol. P.
国家处方集	CNF
其他推荐依据	

第二节 头孢菌素类

一、第一代头孢菌素类

■ 药品名称	注射用头孢唑林钠 Cefazolin Sodium for Injection
抗菌谱与适应证	第一代头孢菌素。除肠球菌、MRSA 外，对其他革兰阳性球菌均有良好抗菌活性；对部分大肠埃希菌、奇异变形杆菌、肺炎克雷伯菌有抗菌活性。临床用于敏感菌所致的呼吸道、尿路感染，皮肤软组织、骨和关节、肝胆系统感染，心内膜炎、败血症，眼、耳、鼻、咽喉部感染；也用于外科手术预防用药
制剂与规格	注射用头孢唑林钠：①0.5g；②1g；③1.5g；④2g
用法与用量	1. 肌内注射、静脉注射、静脉滴注：一次 0.5~1.0g，一日 2~4 次。严重感染可增至一日 6g，分2~4 次静脉给予。儿童，一日量为 50~100mg/kg，分 2~3 次给予 2. 外科手术预防用药：术前 0.5~1 小时给药 1g，手术超过 6 小时者术中加用 0.5~1.0g，术后每 6~8 小时给药 0.5~1.0g 致术后 24 小时

续　表

注意事项	1. 对青霉素过敏或过敏体质者慎用 2. 交叉过敏反应：患者对一种头孢菌素或头霉素过敏者对其他头孢菌素或头霉素也可能过敏。患者对青霉素、青霉素衍生物或青霉胺过敏者也可能对头孢菌素或头霉素过敏 3. 头孢唑林与庆大霉素或其他肾毒性抗生素合用有增加肾损害的危险性 4. 静脉滴注：将本品用灭菌注射用水、氯化钠注射用水或葡萄糖注射液溶解后使用，当静脉滴注体积超过 100ml 时不用注射用水 5. 配置后的溶液应避光保存。室温保存不得超过 48 小时
禁忌	对头孢菌素过敏者及有青霉素过敏性休克或即刻反应者禁用
不良反应	1. 静脉注射发生的血栓性静脉炎和肌内注射区疼痛均较头孢噻吩少而轻 2. 药疹发生率为 1.1%，嗜酸性粒细胞增多的发生率为 1.7%，偶有药物热
特殊人群用药	肝功能、肾功能不全患者：肝功能、肾功能不全者慎用。肾功能减退者首剂量 0.5g，并应按肌酐清除率调节用量和给药间隔 儿童：不推荐用于新生儿 老年人：老年患者宜适当减量或延长给药间隔 妊娠与哺乳期妇女：用药需权衡利弊
药典	USP、Eur. P.、Chin. P.
国家处方集	CNF
其他推荐依据	
■ 药品名称	头孢拉定　Cefradine
抗菌谱与适应证	第一代头孢菌素。适用于治疗敏感菌所致的轻、中度感染，如急性咽炎、扁桃体炎、中耳炎、支气管炎急性发作、肺炎等呼吸道感染、泌尿生殖道感染及皮肤软组织感染等
制剂与规格	头孢拉定胶囊[基,保(甲)]：①0.25g；②0.5g 头孢拉定片[基,保(甲)]：①0.25g；②0.5g 头孢拉定颗粒[保(乙)]：①0.125g；②0.25g 头孢拉定干混悬剂：①0.125g；②0.25g；③1.5g；④3g 注射用头孢拉定[保(乙)]：①0.5g；②1g
用法与用量	成人：口服给药，一次 0.25~0.5g，每 6 小时 1 次；严重感染时可增至一次 1g，一日最高剂量为 4g。肌内注射及静脉给药，一次0.5~1.0g，每 6 小时 1 次。一日最高剂量为 8g 儿童：口服给药，一次 6.25~12.5mg/kg，每 6 小时 1 次。肌内注射及静脉给药，1 周岁以上小儿，一次 12.5~25.0mg/kg，每 6 小时 1 次 肌酐清除率> 20ml/min 时，其推荐剂量为每 6 小时 0.5g；肌酐清除率为 5~20ml/min 时，其剂量为每 6 小时 0.25g；肌酐清除率< 5ml/min 时，其剂量为每 12 小时 0.25g
注意事项	应用头孢拉定的患者以硫酸铜法测定尿糖时可出现假阳性反应
禁忌	对头孢菌素过敏者及有青霉素过敏性休克或即刻反应史者禁用
不良反应	恶心、呕吐、腹泻、上腹部不适等胃肠道反应较为常见
特殊人群用药	肝功能、肾功能不全患者：头孢拉定主要经肾排出，肾功能减退者需减少剂量或延长给药间期

续 表

	儿童：慎用 老年人：肾功能减退的老年患者应适当减少剂量或延长给药时间 妊娠与哺乳期妇女：慎用。妊娠安全性分级为 B 级，哺乳期妇女应用时需权衡利弊
药典	USP、Eur. P.、Chin. P.
国家处方集	CNF
其他推荐依据	
■ 药品名称	**注射用头孢硫脒　Cefathiamidine for Injection**
抗菌谱与适应证	第一代头孢菌素。用于敏感菌所引起呼吸系统、肝胆系统、五官、尿路感染及心内膜炎、败血症
制剂与规格	注射用头孢硫脒[保(乙)]：①0.5g；②1g；③2g
用法与用量	成人：肌内注射，一次 1.5~1g，一日 4 次；静脉滴注，一次 2g，一日 2~4 次 儿童：肌内注射，一日 50~150mg/kg，分 3~4 次给药；静脉滴注，一日 50~100mg/kg，分 2~4次给药
注意事项	1. 有胃肠道疾病史者，特别是溃疡性结肠炎、局限性肠炎或抗生素相关性结肠炎者应慎用 2. 应用本品的患者抗球蛋白试验可出现阳性
禁忌	对头孢菌素类抗生素过敏者或对青霉素过敏性休克者禁用
不良反应	偶见荨麻疹、哮喘、瘙痒、寒战、高热、血管神经性水肿、非蛋白氮、ALT 及 AST 升高
特殊人群用药	肝功能、肾功能不全患者：肾功能减退者须适当减量 老年人：老年患者肾功能减退，应用时须适当减量 妊娠与哺乳期妇女：妊娠早期妇女慎用；哺乳期妇女慎用，用药需权衡利弊
药典	
国家处方集	CNF
其他推荐依据	
■ 药品名称	**头孢氨苄　Cefalexin**
抗菌谱与适应证	第一代口服头孢菌素。用于金黄色葡萄球菌、大肠埃希菌、肺炎杆菌、流感杆菌等敏感菌所致的下列感染： 1. 扁桃体炎、扁桃体周炎、咽喉炎、支气管炎、肺炎、支气管扩张感染以及手术后胸腔感染 2. 急性及慢性肾盂肾炎、膀胱炎、前列腺炎及泌尿生殖系感染 3. 中耳炎、外耳炎、鼻窦炎 4. 上颌骨周炎、上颌骨骨膜炎、上颌骨骨髓炎、急性腭炎、牙槽脓肿、根尖性牙周炎、智齿外周炎、拔牙后感染 5. 睑腺炎、睑炎、急性泪囊炎 6. 毛囊炎、疖、丹毒、蜂窝织炎、脓疱、痈、痤疮感染、皮下脓肿、创伤感染、乳腺炎、淋巴管炎等

续 表

制剂与规格	头孢氨苄胶囊[基,保(甲)]：①125mg；②250mg 头孢氨苄片[基,保(甲)]：①125mg；②250mg 头孢氨苄颗粒[基,保(甲)]：①50mg；②125mg 头孢氨苄干混悬剂：1.5g 头孢氨苄泡腾片：125mg
用法与用量	成人：口服，一般剂量一次250~500mg，每6小时1次。一日最高剂量为4g。单纯性膀胱炎、单纯皮肤软组织感染以及链球菌咽峡炎，一次500mg，每12小时1次 儿童：口服，一日25~50mg/kg，一日4次。皮肤软组织感染及链球菌咽峡炎，一次12.5~50mg/kg，每12小时1次
注意事项	有胃肠道疾病史者，特别是溃疡性结肠炎、局限性肠炎或抗生素相关性结肠炎者应慎用
禁忌	对头孢菌素过敏者及有青霉素过敏性休克或即刻反应史者禁用
不良反应	恶心、呕吐、腹泻和腹部不适较为多见；皮疹、药物热等过敏反应
特殊人群用药	肝功能、肾功能不全患者：慎用 儿童：6岁以下小儿慎用 老年人：老年患者应根据肾功能情况调整用药剂量或用药间期 妊娠与哺乳期妇女：妊娠早期妇女慎用；哺乳妇女慎用，用药需权衡利弊
药典	USP、Eur. P.、Chin. P.
国家处方集	CNF
其他推荐依据	
■ 药品名称	头孢羟氨苄 Cefadroxil
抗菌谱与适应证	第一代口服头孢菌素。主要用于敏感菌所致的尿路感染，呼吸道感染，皮肤软组织感染，骨关节感染
制剂与规格	头孢羟氨苄胶囊[保(乙)]：①0.125g；②0.25g；③0.5g 头孢羟氨苄片[保(乙)]：①0.125g；②0.25g 头孢羟氨苄颗粒[保(乙)]：①0.125g；②0.25g
用法与用量	成人：口服，一次0.5~1.0g，一日2次。肾功能不全者首次给予1g负荷剂量，然后根据肌酐清除率（Ccr）调整剂量。Ccr为25~50ml/min者，一次0.5g，每12小时1次；Ccr为10~25ml/min者，一次0.5g，每24小时1次；Ccr为0~10ml/min者，一次0.5g，每36小时1次 儿童：口服，一次15~20mg/kg，一日2次。A组溶血性链球菌咽炎或扁桃体炎：一次15mg/kg，每12小时1次，共10日
注意事项	有胃肠道疾病史者，特别是溃疡性结肠炎、局限性肠炎或抗生素相关性结肠炎者应慎用
禁忌	对头孢菌素过敏者及有青霉素过敏性休克或即刻反应史者禁用
不良反应	以恶心、上腹部不适等胃肠道反应为主；少数患者尚可发生皮疹等过敏反应
特殊人群用药	肝功能、肾功能不全患者：慎用 老年人：老年患者肾功能减退，用药时需调整剂量 妊娠与哺乳期妇女：妊娠安全性分级为B级；哺乳期妇女须权衡利弊后应用

续 表

药典	USP
国家处方集	CNF
其他推荐依据	

二、第二代头孢菌素类

■ 药品名称	头孢呋辛 Cefuroxim
抗菌谱与适应证	第二代注射用头孢菌素。对革兰阳性球菌的活性与第一代头孢菌素相似或略差，但对葡萄球菌和革兰阴性杆菌产生的β-内酰胺酶显得相当稳定。适用于治疗敏感菌或敏感病原体所致的下列感染：①呼吸系统感染；②泌尿生殖系统感染；③骨和关节感染；④皮肤软组织感染；⑤预防手术感染；⑥其他，如败血症、脑膜炎等严重感染
制剂与规格	注射用头孢呋辛钠：①0. 25g[基]；②0. 5g[基]；③0. 75g[基]；④1. 0g；⑤1. 5g[基]；⑥2. 0g；⑦2. 25g；⑧2. 5g；⑨3. 0g
用法与用量	深部肌内注射，静脉注射或滴注 成人：为每 8 小时 0. 75~1. 5g，疗程 5~10 日。对于生命受到威胁的感染或罕见敏感菌所引起的感染，每 6 小时 1. 5g。预防手术感染：术前 0. 5~1 小时静脉注射 1. 5g，若手术时间过长，则每隔 8 小时静脉或肌内注射 0. 75g 儿童：3 个月以上患儿，一日 50~100mg/kg（按体重），分 3~4 次给药。重症感染，一日用量不低于 0. 1g/kg（按体重），但不能超过成人使用的最高剂量 肾功能不全患者应根据肌酐清除率调整
注意事项	1. 对青霉素药物过敏者慎用 2. 使用时应注意监测肾功能，特别是对接受高剂量的重症患者
禁忌	对头孢菌素过敏者及有青霉素过敏性休克史者禁用
不良反应	过敏反应（皮疹、瘙痒、荨麻疹等），局部反应（血栓性静脉炎），胃肠道反应（腹泻、恶心、抗生素相关性肠炎等）等
特殊人群用药	肝功能、肾功能不全患者：严重肝功能、肾功能不全者慎用 儿童：5 岁以下小儿禁用 老年人：老年患者口服本药，不必根据年龄调整剂量 妊娠与哺乳期妇女：妊娠安全性分级为 B 级；哺乳妇女用药应权衡利弊，如需使用，应暂停授乳
药典	USP、Eur. P. 、Chin. P.
国家处方集	CNF
其他推荐依据	
■ 药品名称	注射用头孢替安 Cefotiam for Injection
抗菌谱与适应证	第二代注射用头孢菌素。用于敏感菌所致的肺炎、支气管炎、胆道感染、腹膜炎、尿路感染以及手术和外伤所致的感染和败血症
制剂与规格	注射用盐酸头孢替安[保(乙)]：①0. 5g；②1g

续 表

用法与用量	肌内注射或静脉给药 成人：一日 1~2g，分 2~4 次给予；败血症时可增至一日 4g 儿童：一日 40~80mg/kg，分 3~4 次给予，重症感染时可增至一日 160mg/kg 肌酐清除率≥16.6ml/min 者，不需调整剂量；肌酐清除率< 16.6ml/min 者，每 6~8 小时用量应减为常用剂量的 75%
注意事项	1. 有胃肠道疾病史者，特别是溃疡性结肠炎、局限性肠炎或抗生素相关性结肠炎者慎用 2. 本品可引起血象改变，严重时应立即停药
禁忌	对头孢菌素过敏者及有青霉素过敏性休克史者禁用
不良反应	偶见过敏、胃肠道反应、血象改变及一过性 AST 及 ALT 升高；可致肠道菌群改变，造成维生素 B 和 K 缺乏；偶可致继发感染；大量静脉注射可致血管和血栓性静脉炎
特殊人群用药	肝功能、肾功能不全患者：肾功能不全者应减量并慎用 儿童：早产儿和新生儿使用本药的安全性尚未确定 老年人：老年患者用药剂量应按其肾功能减退情况酌情减量 妊娠与哺乳期妇女：孕妇或可能妊娠的妇女、哺乳妇女应权衡利弊后用药
药典	USP、Jpn. P.
国家处方集	CNF
其他推荐依据	
■ 药品名称	头孢丙烯 Cefprozil
抗菌谱与适应证	第二代口服头孢菌素。用于敏感菌所致的下列轻、中度感染： 1. 呼吸道感染，如化脓性链球菌性咽炎或扁桃体炎；肺炎链球菌、流感嗜血杆菌和卡他莫拉菌引起的中耳炎或急性鼻窦炎、急性支气管炎继发细菌感染和慢性支气管炎急性发作 2. 金黄色葡萄球菌（包括产青霉素酶菌株）和化脓性链球菌等引起的非复杂性皮肤和皮肤软组织感染
制剂与规格	头孢丙烯片[保(乙)]：①0.25；②0.5g 头孢丙烯分散片[保(乙)]：0.25g 头孢丙烯咀嚼片[保(乙)]：0.25g 头孢丙烯胶囊[保(乙)]：①0.125g；②0.25g 头孢丙烯颗粒[保(乙)]：0.125g 头孢丙烯干混悬剂：①0.125g；②0.75g；③1.5g；④3.0g
用法与用量	口服 成人：呼吸道感染，一次 0.5g，一日 1~2 次；皮肤或皮肤软组织感染，一日 0.5g，分 1~2 次给药；严重病例，一次 0.5g，一日 2 次 儿童：①对 0.5~12 岁患儿：中耳炎，一次 15mg/kg，一日 2 次；急性鼻窦炎，一次 7.5mg/kg，一日 2 次；严重感染，一次 15mg/kg，一日 2 次。②对2~12 岁患儿：急性扁桃体炎、咽炎，一次 7.5mg/kg，一日 2 次；皮肤或皮肤软组织感染，一次 20mg/kg，一日 1 次 肾功能不全时，根据肌酐清除率进行剂量调整。肝功能不全患者无需调整剂量
注意事项	1. 有青霉素过敏史者慎用。对青霉素类药物所致过敏性休克或其他严重过敏反应者不宜使用 2. 如发生过敏反应，应停止用药

续 表

	3. 长期使用可诱发二重感染，尤其是抗生素相关性肠炎 4. 同时服用强利尿药治疗的患者使用头孢菌素应谨慎，因这些药物可能会对肾功能产生有害影响 5. 患有胃肠道疾病，尤其是肠炎患者慎用
禁忌	对头孢丙烯及其头孢菌素类过敏患者禁用
不良反应	1. 胃肠道反应：软便、腹泻、胃部不适、食欲减退、恶心、呕吐、嗳气等 2. 过敏反应，常见为皮疹、荨麻疹、嗜酸性粒细胞增多、药物热等。儿童发生过敏反应较成人多见，多在开始治疗后几天内出现，停药后几天内消失
特殊人群用药	儿童：慎用 老年人：65 岁以上老人使用本药，与健康成人志愿者对比，药物浓度-时间曲线下面积增高 35%～60%，肌酐清除率下降 40% 妊娠与哺乳期妇女：妊娠安全性分级为 B 级。哺乳妇女应慎用或暂停授乳
药典	USP
国家处方集	CNF
其他推荐依据	
■ 药品名称	注射用头孢尼西　Cefonicid for Injection
抗菌谱与适应证	适用于敏感菌引起的下列感染：下呼吸道感染、尿路感染、败血症、皮肤软组织感染、骨和关节感染，也可用于手术预防感染。在外科手术前单剂量注射 1g 头孢尼西可以减少由于手术过程中污染或潜在污染而导致的术后感染发生率。在剖宫产手术中使用头孢尼西（剪断脐带后）可以减少某些术后感染发生率
制剂与规格	注射用头孢尼西钠：①0.5g；②1.0g
用法与用量	肾功能正常患者： 1. 一般轻度至中度感染：成人每日剂量为 1g，每 24 小时 1 次；在严重感染或危及生命的感染中，可每日 2g，每 24 小时给药 1 次 2. 无并发症的尿路感染：每日 0.5g，每 24 小时 1 次 3. 手术预防感染：手术前 1 小时单剂量给药 1g，术中和术后没有必要再用。必要时如关节成形手术或开胸手术可重复给药 2 天；剖宫产手术中，应脐带结扎后才给予本品。疗程依病情而定 肾功能不全患者：对于肾功能损害患者使用本品必须严格依据患者的肾功能损害程度调整剂量。初始剂量为 7.5mg/kg，维持剂量应根据肌酐清除率进行调整，患者在进行透析之后，无需再追加剂量
注意事项	1. 有青霉素过敏史或其他药物过敏病史者应慎用。对麻醉药过敏患者禁止使用利多卡因作为溶剂 2. 本品治疗开始和治疗中可引起肠道紊乱，严重的导致假膜性肠炎，出现腹泻时应引起警惕。一旦出现，轻度停药即可，中、重度患者应给予补充电解质、蛋白质以及适当的抗生素（如万古霉素）治疗 3. 重症患者在大剂量给药或合用氨基糖苷类抗生素治疗时，必须经常注意肾功能情况
禁忌	对头孢菌素类抗生素过敏者禁用

续 表

不良反应	1. 对青霉素过敏患者也可能对本品过敏 2. 长期使用任何广谱抗生素都可能导致其他非敏感菌过度生长，可诱发二重感染
特殊人群用药	肝功能、肾功能不全患者：肾脏或肝脏损害患者在使用该药物时，应加倍小心
药典	USP、Eur. P.、Chin. P.
国家处方集	
其他推荐依据	
■ 药品名称	头孢克洛 Cefaclor
抗菌谱与适应证	第二代口服头孢菌素。适用于敏感菌所致下列部位的轻、中度感染： 1. 呼吸系统感染 2. 泌尿生殖系统感染 3. 皮肤软组织感染 4. 口腔科感染 5. 眼科感染
制剂与规格	头孢克洛胶囊[保(乙)]：125mg；250mg 头孢克洛缓释胶囊[保(乙)]：187.5mg 头孢克洛片[保(乙)]：250mg 头孢克洛缓释片[保(乙)]：375mg 头孢克洛分散片[保(乙)]：①125mg；②375mg 头孢克洛颗粒[保(乙)]：①100mg；②125mg；③250mg 头孢克洛混悬液[保(乙)]：①30ml：0.75g；②60ml：1.5g
用法与用量	成人：口服，一次 250mg，每 8 小时 1 次；较重的感染或敏感性较差的细菌引起的感染，剂量可加倍，但一日总量不超过 4g 儿童：口服，一日 20mg/kg，分 3 次（每 8 小时 1 次）给药，宜空腹服用；重症感染可增至一日 40mg/kg，但一日总量不超过 1g
注意事项	1. 对于有胃肠道病史（特别是结肠炎）的患者、使用抗生素（包括头孢菌素）要慎重 2. 长期使用的患者应细心观察，如发生二重感染，必须采取适当措施
禁忌	禁用于已知对头孢菌素类过敏者
不良反应	过敏反应（皮疹、瘙痒、荨麻疹等）；腹泻等胃肠道反应
特殊人群用药	肝功能、肾功能不全患者：肾功能轻度不全者可不减量；肾功能中度和重度减退者的剂量应分别减为正常剂量的 1/2 和 1/4 儿童：新生儿用药的安全性尚未确定 老年人：老年患者除虚弱、营养不良或严重肾功能损害外，一般不需要调整剂量 妊娠与哺乳期妇女：妊娠安全性分级为 B 级；哺乳期妇女应慎用或用药时暂停授乳
药典	USP、Eur. P.、Chin. P.
国家处方集	CNF
其他推荐依据	

续 表

■ 药品名称	头孢呋辛酯 Cefuroxime Axetil
抗菌谱与适应证	第二代口服头孢菌素。适用于溶血性链球菌、金黄色葡萄球菌（耐甲氧西林株除外）及流感嗜血杆菌、大肠埃希菌、肺炎克雷伯菌、奇异变形杆菌等肠杆菌科细菌敏感菌株所致成人急性咽炎或扁桃体炎、急性中耳炎、上颌窦炎、慢性支气管炎急性发作、急性支气管炎、单纯性尿路感染、皮肤软组织感染及无并发症淋病奈瑟菌性尿道炎和宫颈炎。儿童咽炎或扁桃体炎、急性中耳炎及脓疱病等
制剂与规格	头孢呋辛酯片[基,保(甲)]：①0.125g；②0.25g
用法与用量	口服。①成人：一般一日0.5g；下呼吸道感染患者一日1g；单纯性下尿路感染患者一日0.25g。均分2次服用。单纯性淋病奈瑟菌尿道炎单剂疗法剂量为1g；②5~12岁小儿：急性咽炎或急性扁桃体炎，一日20mg/kg（按体重），分2次服用，一日不超过0.5g；急性中耳炎、脓疱病，一日30mg/kg（按体重），分2次服用，一日不超过1g
注意事项	1. 有胃肠道疾病史者，特别是溃疡性结肠炎、局限性肠炎或抗生素相关性结肠炎者慎用 2. 应于餐后服用，以增加吸收，提高血药浓度，并减少胃肠道反应
禁忌	对本品及其他头孢菌素类过敏者、有青霉素过敏性休克或即刻反应史者及胃肠道吸收障碍者禁用
不良反应	常见腹泻、恶心和呕吐等胃肠反应；少见皮疹、药物热等过敏反应
特殊人群用药	肝功能、肾功能不全患者：肾功能减退及肝功能损害者慎用 儿童：5岁以下小儿禁用胶囊剂、片剂，宜服用头孢呋辛酯干混悬液 老年人：85岁以上的老年患者的血浆消除半衰期可延至约3.5小时，因此应在医师指导下根据肾功能情况调整用药剂量或用药间期 妊娠与哺乳期妇女：仅在有明确指征时，孕妇方可慎用；哺乳期妇女应慎用或暂停授乳
药典	USP、Eur. P.、Chin. P.、Jpn. P.
国家处方集	CNF
其他推荐依据	

三、第三代头孢菌素类

■ 药品名称	注射用头孢唑肟 Ceftizoxime for Injection
抗菌谱与适应证	第三代注射用头孢菌素。用于治疗由敏感菌引起的下呼吸道感染、胆道感染、腹腔感染、盆腔感染。尿路感染、脑膜炎、皮肤软组织感染、骨和关节感染、败血症、感染性心内膜炎及创伤、烧伤、烫伤后的严重感染
制剂与规格	注射用头孢唑肟钠[保(乙)]：①0.5g；②1g；③2g
用法与用量	静脉滴注 成人：一次1~2g，每8~12小时1次；严重感染，剂量可增至一次3~4g，每8小时1次。治疗非复杂性尿路感染，一次0.5g，每12小时1次 儿童：6个月及6个月以上的婴儿和儿童常用量，一次50mg/kg（按体重），每6~8小时1次 肾功能损害的患者在给予0.5~1.0g的首次负荷剂量后，需根据其损害程度调整剂量

续　表

注意事项	1. 青霉素类过敏史患者，有指征应用本品时，必须充分权衡利弊后在严密观察下慎用 2. 有胃肠道疾病病史者，特别是结肠炎患者慎用
禁忌	对本品及其他头孢菌素过敏者禁用
不良反应	皮疹、瘙痒和药物热等变态反应、腹泻、恶心、呕吐、食欲缺乏等
特殊人群用药	儿童：6个月以下小儿使用本药的安全性和有效性尚未确定 老年人：老年患者常伴有肾功能减退，应适当减少剂量或延长给药时间 妊娠与哺乳期妇女：妊娠期妇女仅在有明确指征时应用，妊娠安全性分级为B级；哺乳期妇女应用本药时应暂停授乳
药典	USP
国家处方集	CNF
其他推荐依据	
■ 药品名称	注射用头孢噻肟　Cefotaxime for Injection
抗菌谱与适应证	第三代注射用头孢菌素。用于敏感细菌所致的肺炎及其他下呼吸道感染、尿路感染、脑膜炎、败血症、腹腔感染、盆腔感染、皮肤软组织感染、生殖道感染、骨和关节感染等。头孢噻肟可以作为小儿脑膜炎的选用药物
制剂与规格	注射用头孢噻肟钠[保(甲)]：①0.5g；②1g；③2g
用法与用量	肌内注射或静脉给药 成人：肌内注射0.5~2.0g，每8~12小时1次。静脉给药一日2~6g，分2~3次给药；严重感染者，每6~8小时2~3g，一日最高剂量为12g。无并发症的肺炎链球菌肺炎或急性尿路感染：每12小时1g 儿童：静脉给药，新生儿一次50mg/kg，7日内新生儿每12小时1次，7~28日新生儿每8小时1次
注意事项	1. 有胃肠道疾病者慎用 2. 用药前须确定是否需进行过敏试验 3. 本品与氨基糖苷类抗生素不可同瓶滴注
禁忌	对头孢菌素过敏者及有青霉素过敏性休克或即刻反应史者禁用
不良反应	不良反应发生率低，3%~5%。有皮疹和药物热、静脉炎、腹泻、恶心、呕吐、食欲缺乏等
特殊人群用药	肝功能、肾功能不全患者：严重肾功能减退患者应用本药时须根据肌酐清除率调整减量 儿童：婴幼儿不宜做肌内注射 老年人：老年患者应根据肾功能适当减量 妊娠与哺乳期妇女：妊娠安全性分级为B级；哺乳期妇女用药时宜暂停授乳
药典	USP、Eur. P.、Chin. P.
国家处方集	CNF
其他推荐依据	

续 表

■ 药品名称	注射用头孢曲松 Ceftriaxone for Injection
抗菌谱与适应证	第三代注射用头孢菌素。用于敏感致病菌所致的下呼吸道感染、尿路、胆道感染，以及腹腔感染、盆腔感染、皮肤软组织感染、骨和关节感染、败血症、脑膜炎等及手术期感染预防。本品单剂可治疗单纯性淋病
制剂与规格	注射用头孢曲松钠：①0.25g；②0.5g；③0.75g；④1g；⑤1.5g；⑥2g；⑦3g；⑧4g
用法与用量	成人：肌内注射或静脉给药，每 24 小时 1~2g 或每 12 小时 0.5~1.0g。最高剂量一日 4g 小儿：常用量静脉给药，一日 20~80mg/kg（按体重）
注意事项	1. 对青霉素过敏患者应用本品时应根据患者情况充分权衡利弊后决定。有青霉素过敏性休克或即刻反应者，不宜再选用头孢菌素类 2. 有胃肠道疾病史者，特别是溃疡性结肠炎、局限性肠炎或抗生素相关性结肠炎（头孢菌素类很少产生抗生素相关性肠炎）者应慎用
禁忌	1. 禁用于对本品及其他头孢菌素抗生素过敏的患者。有青霉素过敏性休克史的患者避免应用本品 2. 头孢曲松不得用于高胆红素血症的新生儿和早产儿的治疗。体外研究显示头孢曲松可从血清蛋白结合部位取代胆红素，从而引起这些患者的胆红素脑病 3. 在新生儿中，不得与补钙治疗同时进行，否则可能导致头孢曲松的钙盐沉降的危险
不良反应	胃肠道反应、过敏反应等
特殊人群用药	儿童：出生体重<2kg 的新生儿使用本药的安全性尚未确定。本药可将胆红素从血清白蛋白上置换下来，患有高胆红素血症的新生儿（尤其是早产儿），应避免使用本药 老年人：除非患者虚弱、营养不良或有重度肾功能损害时，老年人应用头孢曲松一般不需调整剂量 妊娠与哺乳期妇女：妊娠安全性分级为 B 级；哺乳期妇女应权衡利弊后应用
药典	USP、Eur. P.、Chin. P.
国家处方集	CNF
其他推荐依据	
■ 药品名称	注射用头孢哌酮 Cefoperazone for Injection
抗菌谱与适应证	第三代注射用头孢菌素。用于治疗敏感菌所致的呼吸道感染、泌尿道感染、胆道感染、皮肤软组织感染、败血症、脑膜炎、创伤及手术后感染。与抗厌氧菌药联用，用于治疗敏感菌所致的腹膜炎、盆腔感染
制剂与规格	注射用头孢哌酮钠：①0.5g；②1g；③1.5g；④2g
用法与用量	肌内注射或静脉给药 成人：一般感染，一次 1~2g，每 12 小时 1 次；严重感染，一次 2~3g，每 8 小时 1 次。一日剂量不宜超过 9g，但免疫缺陷患者伴严重感染时剂量可增至一日 12g 儿童：一日 50~200mg/kg，分 2~3 次给药
注意事项	1. 肝病、胆道梗阻严重或同时有肾功能减退者，用药剂量应予以适当调整 2. 部分患者可引起维生素 K 缺乏和低凝血酶原血症，用药期间应进行出血时间、凝血酶原时间监测

续　表

禁忌	对头孢菌素过敏者及有青霉素过敏性休克史者禁用
不良反应	皮疹较为多见；少数患者尚可发生腹泻、腹痛；嗜酸性粒细胞增多，轻度中性粒细胞减少；暂时性 AST 及 ALT、碱性磷酸酶、尿素氮或血肌酐升高等
特殊人群用药	儿童：新生儿和早产儿用药须权衡利弊 妊娠与哺乳期妇女：妊娠安全性分级为 B 级；哺乳期妇女用药时宜暂停授乳
药典	USP、Eur. P.、Chin. P.
国家处方集	CNF
其他推荐依据	
■ 药品名称	注射用头孢他啶　Ceftazidime for Injection
抗菌谱与适应证	第三代注射用头孢菌素。用于敏感革兰阴性杆菌所致的败血症、下呼吸道感染、腹腔和胆道感染、复杂性尿路感染和严重皮肤软组织感染等。对于由多种耐药革兰阴性杆菌引起的免疫缺陷者感染、医院内感染以及革兰阴性杆菌或铜绿假单胞菌所致中枢神经系统感染尤为适用
制剂与规格	注射用头孢他啶[保(乙)]：①0.25g；②0.5g[基]；③1g[基]；④2g
用法与用量	静脉注射或静脉滴注。①败血症、下呼吸道感染、胆道感染等，一日 4~6g，分 2~3 次静脉滴注或静脉注射；②泌尿系统感染和重度皮肤软组织感染等，一日 2~4g，分 2 次静脉滴注或静脉注射；③对于某些危及生命的感染、严重铜绿假单胞菌感染和中枢神经系统感染，可酌情增量至一日 0.15~0.2g/kg，分 3 次静脉滴注或静脉注射；④婴幼儿常用剂量为一日 30~100mg/kg，分 2~3 次静脉滴注
注意事项	在应用头孢他啶治疗前应仔细询问对头孢菌素类、青霉素类或其他药物的过敏反应史
禁忌	禁用于对本品及其他头孢菌素过敏的患者
不良反应	感染和侵袭性疾病，血液和淋巴系统紊乱，免疫系统紊乱等
特殊人群用药	肝功能、肾功能不全患者：肾功能不全患者用药时，剂量需根据肾功能的降低程度而相应减少 儿童：早产儿及 2 个月以内新生儿慎用 妊娠与哺乳期妇女：妊娠初期和妊娠早期 3 个月妇女应慎用，妊娠安全性分级为 B 级；哺乳期妇女须权衡利弊后用药
药典	USP、Eur. P.、Chin. P.
国家处方集	CNF
其他推荐依据	
■ 药品名称	头孢地尼　Cefdinir
抗菌谱与适应证	第三代口服头孢菌素。用于对本品敏感的葡萄球菌、大肠埃希菌、克雷伯菌、奇异变形杆菌等引起的下列感染： 1. 咽喉炎、扁桃体炎、支气管炎急性发作、肺炎 2. 中耳炎、鼻窦炎 3. 肾盂肾炎、膀胱炎、淋菌性尿道炎 4. 附件炎、宫内感染、前庭大腺炎

续 表

	5. 乳腺炎、肛门外周脓肿、外伤或手术伤口的继发感染 6. 皮肤软组织感染 7. 眼睑炎、睑板腺炎、猩红热
制剂与规格	头孢地尼胶囊[保(乙)]：①50mg；②100mg 头孢地尼分散片[保(乙)]：①50mg；②100mg
用法与用量	口服：成人，一次 100mg，一日 3 次。儿童 9~18mg/kg，分 3 次服用。严重肾功能障碍者应酌减剂量及延长给药间隔时间。血液透析患者，建议剂量为一次 100mg，一日 1 次
注意事项	1. 因有出现休克等过敏反应的可能，应详细询问过敏史 2. 下列患者应慎重使用：对青霉素类抗生素有过敏史者；本人或亲属中有易发生支气管哮喘、皮疹、荨麻疹等过敏症状体质者；患有严重基础疾病、不能很好进食或非经口摄取营养者、恶病质等患者
禁忌	对本品有休克史者禁用；对青霉素或头孢菌素有过敏史者慎用
不良反应	常见腹泻、腹痛、皮疹、瘙痒、AST 及 ALT 升高等
特殊人群用药	肝功能、肾功能不全患者：严重的肾功能障碍者慎用 儿童：新生儿和小于 6 个月婴儿的安全性和疗效尚未确定；可用于儿童急性上颌鼻窦炎 老年人：高龄者慎用；老年患者可能会有出血倾向，应根据对患者的临床观察调整剂量和给药间隔 妊娠与哺乳期妇女：妊娠安全性分级为 B 级；哺乳期妇女仅在利大于弊时，才能使用
药典	Chin. P.
国家处方集	CNF
其他推荐依据	
■ 药品名称	**头孢克肟 Cefixime**
抗菌谱与适应证	第三代口服头孢菌素。用于敏感菌所致的咽炎、扁桃体炎、急性支气管炎和慢性支气管炎急性发作、中耳炎、尿路感染、单纯性淋病等
制剂与规格	头孢克肟片[保(乙)]：①0. 05g；②0. 1g 头孢克肟分散片[保(乙)]：0. 1g 头孢克肟咀嚼片[保(乙)]：①0. 05g；②0. 1g 头孢克肟胶囊[保(乙)]：①0. 05g；②0. 1g 头孢克肟颗粒[保(乙)]：0. 05g
用法与用量	口服 成人：一次 50~100mg，一日 2 次；严重感染时，可增加至一次 200mg，一日 2 次 儿童：体重 30kg 以下，一次 1. 5~3. 0mg/kg，一日 2 次；严重感染时，一次 6mg/kg，一日 2 次
注意事项	1. 因有出现休克等过敏反应的可能，应详细询问过敏史 2. 下列患者应慎重使用：对青霉素类抗生素有过敏史者；本人或亲属中有易发生支气管哮喘、皮疹、荨麻疹等过敏症状体质者；经口给药困难或非经口摄取营养者、恶病质等患者
禁忌	对头孢克肟及其成分或其他头孢菌素类药物过敏者禁用

续　表

不良反应	主要不良反应有腹泻等消化道反应、皮疹等皮肤症状、临床检查值异常，包括肝功能指标升高、嗜酸性粒细胞增多等
特殊人群用药	肝功能、肾功能不全患者：严重的肾功能障碍者应根据肾功能状况适当减量，给药间隔应适当增大 儿童：6个月以下儿童使用本药的安全性和有效性尚未确定 老年人：老年人使用本药的血药浓度峰值和AUC可较年轻人分别高26%和20%，老年患者可以使用本品 妊娠与哺乳期妇女：妊娠安全性分级为B级；哺乳期妇女使用时应暂停授乳
药典	USP、Eur. P.
国家处方集	CNF
其他推荐依据	
■ 药品名称	头孢泊肟酯　Cefpodoxime Proxetil
抗菌谱与适应证	第三代口服头孢菌素。适用于敏感菌引起的下列轻至中度感染：①呼吸系统感染；②泌尿、生殖系统感染；③皮肤及皮肤附件感染：如毛囊炎、疖、痈、丹毒、蜂窝织炎、淋巴管（结）炎、化脓性甲沟（周）炎、皮下脓肿、汗腺炎、感染性粉瘤、肛周脓肿等；④耳鼻喉感染：中耳炎、鼻窦炎等；⑤其他：乳腺炎等
制剂与规格	头孢泊肟酯片：①100mg；②200mg 头孢泊肟酯分散片：100mg 头孢泊肟酯胶囊：100mg 头孢泊肟酯颗粒：40mg 头孢泊肟酯干混悬剂：①50mg；②100mg
用法与用量	餐后口服 成人：上呼吸道感染，一次0.1g，一日2次，疗程5~10天；下呼吸道感染：慢性支气管炎急性发作：一次0.2g，一日2次，疗程10天；急性社区获得性肺炎：一次0.2g，一日2次，疗程14天；单纯性泌尿道感染：一次0.1g，一日2次，疗程7天；急性单纯性淋病：单剂0.2g；皮肤和皮肤软组织感染：一次0.4g，一日2次，疗程7~14天 儿童：急性中耳炎，每日剂量10mg/kg，一次5mg/kg，每12小时1次，疗程10天。每日最大剂量不超过0.4g。扁桃体炎、鼻窦炎，每日剂量10mg/kg，一次5mg/kg，每12小时1次，疗程5~10天。每日最大剂量不超过0.2g
注意事项	1. 避免与抗酸药、H_2受体阻断药、质子泵抑制药同时服用 2. 下列患者应慎重使用：易引起支气管哮喘、荨麻疹、湿疹等过敏症状体质的患者，全身营养状态不佳者
禁忌	对头孢菌素过敏者及有青霉素过敏性休克或即刻反应史者禁用
不良反应	严重不良反应包括休克、严重肠炎等，其他不良反应包括腹泻等消化道反应、皮疹等过敏反应等
特殊人群用药	肝功能、肾功能不全患者：严重的肾功能损害者应慎用，如必须使用时，应调节给药剂量和给药间隔 老年人：老年患者多见生理功能降低，易出现不良反应及维生素K缺乏引起的出血倾向，应慎用

续　表

	妊娠与哺乳期妇女：妊娠安全性分级为B级；哺乳期妇女使用时应停止授乳或换用其他药物
药典	USP、Jpn. P.
国家处方集	CNF
其他推荐依据	

四、第四代头孢菌素类

■ 药品名称	注射用头孢吡肟　Cefepime for Injection
抗菌谱与适应证	第四代头孢菌素。用于治疗敏感菌所致的下列中、重度感染： 1. 下呼吸道感染，如肺炎、支气管炎等 2. 泌尿系统感染 3. 非复杂性皮肤或皮肤软组织感染 4. 复杂性腹腔内感染 5. 妇产科感染 6. 其他，如败血症、儿童脑脊髓膜炎及中性粒细胞减少性发热患者的经验治疗
制剂与规格	注射用盐酸头孢吡肟[保(乙)]：①0.5g；②1g
用法与用量	肌内注射或静脉滴注 成人：一次1~2g，每12小时1次；轻、中度感染：一次0.5~1g，每12小时1次；重度泌尿道感染：一次2g，每12小时1次；严重感染、中性粒细胞减少性发热的经验治疗：一次2g，每8小时1次 儿童：对2月龄至12岁儿童或体重<40kg的患儿，最大剂量不可超过成人剂量，一次40mg/kg（按体重），每12小时1次，疗程7~14日
注意事项	1. 可诱发抗生素相关性肠炎 2. 有胃肠道疾患，尤其是肠炎患者慎用
禁忌	禁用于对头孢吡肟或*L*-精氨酸，头孢菌素类药物，青霉素或其他β-内酰胺类抗生素有过敏反应的患者
不良反应	常见腹泻，皮疹和注射局部反应，如静脉炎，注射部位疼痛和炎症；其他可见呕吐、恶心、过敏、瘙痒等
特殊人群用药	肝功能、肾功能不全患者：肝功能、肾功能不全患者应监测凝血酶原时间；对肾功能不全的患者，用量应根据肾功能调整 儿童：对13岁以下儿童的疗效尚不明确，须慎用 老年人：老年患者使用本药的半衰期延长，且65岁及以上老年患者的药物总清除率下降 妊娠与哺乳期妇女：妊娠安全性分级为B级；哺乳期妇女应慎用或用药时暂停授乳
药典	USP、Jpn. P.
国家处方集	CNF
其他推荐依据	

续 表

■ 药品名称	注射用头孢匹罗 Cefpirome for Injection
抗菌谱与适应证	第四代头孢菌素。适用于治疗敏感菌引起的下列严重感染： 1. 严重的下呼吸道感染（如大叶性肺炎、肺脓肿、支气管扩张合并感染等） 2. 严重的泌尿道感染（如复杂性尿路感染） 3. 严重的皮肤及软组织感染 4. 中性粒细胞减少患者所患严重感染 5. 败血症、化脓性脑膜炎、腹腔内感染、肝胆系统感染、盆腔内感染
制剂与规格	注射用头孢匹罗[保(乙)]：①0. 25g；②0. 5g；③1g；④2. 0g
用法与用量	静脉给药。成人：上、下泌尿道合并感染，严重皮肤及软组织感染：一次 1g，每 12 小时 1 次；严重下呼吸道感染：一次 1~2g，每 12 小时 1 次；败血症：一次 2g，每 12 小时 1 次；中性粒细胞减少患者所患严重感染：一次 2g，每 12 小时 1 次。肾功能不全时剂量：先给予 1~2g 负荷剂量，再根据肌酐清除率进行剂量调整。血液透析患者（肌酐清除率< 5ml/min），一次 0. 5~1. 0g，一日 1 次，透析后再给予 0. 25~0. 5g 的补充剂量
注意事项	1. 本品与氨基糖苷类或袢利尿药合用时应监测肾功能 2. 一旦发生假膜性结肠炎，应立即停止用药并开始特异性的抗生素治疗 3. 应事先询问患者是否有 β-内酰胺抗生素过敏史 4. 疗程超过 10 日，应监测血象
禁忌	对头孢菌素过敏者、儿童、妊娠及哺乳期妇女禁用
不良反应	1. 超敏反应：过敏性皮肤反应如皮疹、荨麻疹、瘙痒、药物热；有可能发生严重的急性过敏反应；血管性水肿、支气管痉挛 2. 胃肠道反应：恶心、呕吐、腹泻 3. 局部反应：静脉壁炎性刺激及注射部位疼痛
特殊人群用药	儿童：小于 12 岁儿童用药的有效性及安全性尚未确定。不推荐在该年龄组使用本药 妊娠与哺乳期妇女：妊娠期间用药应权衡利弊。哺乳妇女用药应权衡利弊
药典	Jpn. P.
国家处方集	CNF
其他推荐依据	

第三节 其他 β-内酰胺类

■ 药品名称	注射用头孢美唑 Cefmetazole for Injection
抗菌谱与适应证	第二代注射用头霉素类，抗菌活性与第二代头孢菌素相近。适用于葡萄球菌、大肠埃希菌、克雷伯菌、变形杆菌、脆弱拟杆菌、消化球菌等所致的下列感染：①呼吸道感染；②尿路感染；③胆管炎、胆囊炎；④腹膜炎；⑤女性生殖系统感染；⑥败血症；⑦颌骨外周蜂窝织炎、颌炎
制剂与规格	注射用头孢美唑钠[保(乙)]：①1g；②2g

续 表

用法与用量	静脉给药 成人：一日 1~2g，分 2 次给药；重度感染剂量可至一日 4g，分 2~4 次静脉滴注 儿童：一日 25~100mg/kg，分 2~4 次给药；重度感染一日 150mg/kg，分 2~4 次静脉滴注 肾功能不全者本药血药浓度升高，半衰期延长，应调整用量
注意事项	1. 下述患者慎用：对青霉素类抗生素有过敏史者，或双亲、兄弟姐妹等血缘亲属属于过敏体质者，严重肾损害者（有可能出现血药浓度升高、半衰期延长），经口摄食不足患者或非经口维持营养者、全身状态不良者（通过摄食，可能出现维生素 K 缺乏）等 2. 给药期间及给药后至少 1 周内避免饮酒
禁忌	对本品有过敏性休克史者禁用
不良反应	过敏反应（如皮疹、瘙痒、荨麻疹、红斑、发热），罕见休克，肝功能异常等
特殊人群用药	儿童：早产儿、新生儿慎用 老年人：慎用 妊娠与哺乳期妇女：妊娠安全性分级为 B 级。哺乳期妇女慎用
药典	USP
国家处方集	CNF
其他推荐依据	
■ 药品名称	**注射用头孢西丁　Cefoxitin for Injection**
抗菌谱与适应证	第二代注射用头霉素类。适用于治疗敏感菌所致的下呼吸道、泌尿生殖系统、骨、关节、皮肤软组织、心内膜感染以及败血症。尤适用于需氧菌和厌氧菌混合感染导致的吸入性肺炎、糖尿病患者下肢感染及腹腔或盆腔感染
制剂与规格	注射用头孢西丁钠[保(乙)]：①1g；②2g
用法与用量	肌内注射或静脉给药。成人，一次 1~2g，每 6~8 小时 1 次。①单纯感染：每 6~8 小时 1g，一日总量3~4g；②中、重度感染：每 4 小时 1g 或每 6~8 小时 2g，一日总量 6~8g；③严重感染：每 4 小时 2g 或每 6 小时 3g，一日总量 12g。肾功能不全者首次剂量为 1~2g，此后按其肌酐清除率制订给药方案
注意事项	1. 青霉素过敏者慎用 2. 有胃肠疾病史（特别是结肠炎）者慎用 3. 本品与氨基糖苷类抗生素配伍时，会增加肾毒性
禁忌	对本品及头孢菌素类抗生素过敏者禁用
不良反应	最常见的为局部反应，静脉注射后可出现血栓性静脉炎，肌内注射后可有局部硬结压痛；偶见变态反应、低血压、腹泻等
特殊人群用药	肝功能、肾功能不全患者：肾功能损害者慎用 儿童：3 个月以内婴儿不宜使用本药 妊娠与哺乳期妇女：妊娠安全性分级为 B 级；哺乳妇女应权衡利弊后用药
药典	USP、Eur. P.
国家处方集	CNF
其他推荐依据	

续 表

■ 药品名称	注射用头孢米诺 Cefminox for Injection
抗菌谱与适应证	第三代头霉素类，抗菌活性与第三代头孢菌素相近。用于治疗敏感菌所致的下列感染：①呼吸系统感染；②腹腔感染；③泌尿生殖系统感染：肾盂肾炎、膀胱炎、盆腔腹膜炎、子宫附件炎、子宫内感染、子宫旁组织炎；④其他：败血症等
制剂与规格	注射用头孢米诺钠[保(乙)]：①0.5g；②1g；③1.5g；④2g
用法与用量	静脉给药 成人：一次 1g，一日 2 次。败血症和重症感染，一日 6g，分 3~4 次给药 儿童：一次 20mg/kg，一日 3~4 次
注意事项	1. 对 β-内酰胺类抗生素有过敏史的患者慎用 2. 本人或双亲、兄弟为支气管哮喘、皮疹、荨麻疹等过敏体质者慎用 3. 用药期间及用药后至少 1 周避免饮酒
禁忌	对头孢米诺或头孢烯类抗生素过敏的患者禁用
不良反应	严重不良反应包括休克、全血细胞减少症、假膜性肠炎、史-约综合征、中毒性表皮坏死症、急性肾衰竭、溶血性贫血、间质性肺炎、肺嗜酸性粒细胞浸润症、变态反应（如皮疹、发红、瘙痒、发热等）等
特殊人群用药	肝功能、肾功能不全患者：肾功能不全者可调整剂量使用，严重肾功能损害患者慎用 儿童：新生儿、早产儿的用药安全尚未确定，满月后的小儿可参照体重用药 老年人：老年患者有可能出现维生素 K 缺乏引起的出血倾向 妊娠与哺乳期妇女：孕妇、哺乳期妇女用药应权衡利弊
药典	Jpn. P.
国家处方集	CNF
其他推荐依据	
■ 药品名称	注射用拉氧头孢 Latamoxef for Injection
抗菌谱与适应证	第三代注射用头霉素类，抗菌性能与第三代头孢菌素相近。适用于治疗敏感菌所致的下列感染： 1. 呼吸系统感染，如肺炎、支气管炎、支气管扩张症继发感染、肺脓肿、脓胸等 2. 消化系统感染，如胆囊炎、胆管炎等 3. 腹腔内感染，如肝脓肿、腹膜炎等 4. 泌尿生殖系统感染 5. 骨、关节、皮肤和软组织感染等 6. 其他严重感染，如败血症、脑膜炎等
制剂与规格	注射用拉氧头孢钠[保(乙)]：①1g；②2g
用法与用量	静脉给药 成人：一次 0.5~1.0g，一日 2 次。重度感染，一日剂量可增加至 4g 儿童：一日 60~80mg/kg，分 3~4 次给药。危重病例剂量可递增至一日 150mg/kg
注意事项	1. 对青霉素有过敏史者、胆道阻塞患者慎用 2. 大量静脉注射应选择合适部位，缓慢注射，以减轻对管壁的刺激及减少静脉炎的发生

续 表

禁忌	对本品过敏者禁用
不良反应	常见皮疹、荨麻疹、瘙痒、恶心、呕吐、腹泻、腹痛等；少见过敏性休克，偶见 AST 及 ALT 升高，停药后均可自行消失
特殊人群用药	肝功能、肾功能不全患者：严重肾功能不全者慎用 儿童：新生儿、早产儿慎用 妊娠与哺乳期妇女：妊娠安全性分级为 C 级；哺乳期妇女慎用
药典	Jpn. P.
国家处方集	CNF
其他推荐依据	
■ 药品名称	注射用舒巴坦　Sulbactam for Injection
抗菌谱与适应证	β-内酰胺酶抑制剂，与青霉素类或头孢菌素类药合用，治疗敏感菌所致的尿路感染、肺部感染、支气管感染、胆道感染、腹腔和盆腔感染、耳鼻喉科感染、皮肤软组织感染、骨和关节感染、外周感染、败血症等
制剂与规格	注射用舒巴坦[保(乙)]：①0. 25g；②0. 5g；③1. 0g
用法与用量	舒巴坦与氨苄青霉素以 1：2 剂量比应用。一般感染，成人剂量为舒巴坦每日 1~2g，氨苄西林每日 2~4g，一日量分 2~3 次，静脉滴注或肌注；轻度感染可舒巴坦每日 0. 5g，氨苄青霉素 1g，分 2 次，静脉滴注或肌注；重度感染可增大剂量至每日舒巴坦 3~4g，氨苄青霉素 6~8g，一日量分 3~4 次，静脉滴注
注意事项	1. 本品必须和 β-内酰胺类抗生素联合使用，单独使用无效 2. 本品配成溶液后必须及时使用，不宜久置 3. 当与青霉素类药物合用时，用药前须做青霉素皮肤试验，阳性者禁用
禁忌	对青霉素类药物过敏者禁用
不良反应	注射部位疼痛、皮疹，静脉炎、腹泻、恶心等反应偶有发生。偶见一过性嗜酸性粒细胞增多，血清 ALT、AST 升高等。极个别患者发生剥脱性皮炎、过敏性休克
特殊人群用药	肝功能、肾功能不全患者：肾功能减退者，根据血浆肌酐清除率调整用药 老年人：老年患者肾功能减退，须调整剂量 妊娠与哺乳期妇女：妊娠及哺乳期妇女应用仍须权衡利弊
药典	USP、Eur. P. 、Chin. P. 、Jpn. P.
国家处方集	CNF
其他推荐依据	
■ 药品名称	注射用氨曲南　Aztreonam for Injection
抗菌谱与适应证	单环 β-内酰胺类，适用于治疗敏感需氧革兰阴性菌所致的多种感染，如败血症、下呼吸道感染、尿路感染、腹腔内感染、子宫内膜炎、盆腔炎、术后伤口及烧伤、溃疡等皮肤软组织感染等
制剂与规格	注射用氨曲南[保(乙)]：①0. 5g；②1. 0g；③2. 0g

续　表

用法与用量	肌内注射或静脉给药。成人：泌尿道感染，一次0.5～1.0g，每8～12小时1次；中度感染，一次1～2g，每8～12小时1次；危重患者或由铜绿假单胞菌所致的严重感染，一次2g，每6～8小时1次，一日最大剂量不宜超过8g。肾功能不全时剂量：应根据肌酐清除率调整剂量；每次血液透析后，除维持量外，应另给予起始量的1/8
注意事项	1. 氨曲南与青霉素之间无交叉过敏反应，但对青霉素、头孢菌素过敏及过敏体质者仍需慎用 2. 有不同程度的抗生素相关性肠炎
禁忌	对氨曲南有过敏史者禁用
不良反应	常见为恶心、呕吐、腹泻及皮肤过敏反应等
特殊人群用药	儿童：婴幼儿的安全性尚未确立应慎用 老年人：老年人用药剂量应按其肾功能减退情况酌情减量 妊娠与哺乳期妇女：妊娠安全性分级为B级，哺乳期妇女使用时应暂停授乳
药典	USP、Jpn. P.
国家处方集	CNF
其他推荐依据	

第四节　碳青霉烯类

■ 药品名称	注射用亚胺培南西司他丁　Imipenem and Cilastatin for Injection
抗菌谱与适应证	对大多数革兰阳性、革兰阴性的需氧菌和厌氧菌有抗菌作用。适用于治疗敏感革兰阳性菌及革兰阴性杆菌所致的严重感染（如败血症、感染性心内膜炎、下呼吸道感染、腹腔感染、盆腔感染、皮肤软组织感染、骨和关节感染、尿路感染）以及多种细菌引起的混合感染
制剂与规格	注射用亚胺培南西司他丁钠（1∶1）[保(乙)]：①0.5g；②1g；③2g
用法与用量	静脉滴注 成人：轻度感染，每6小时0.25g；中度感染，一次1g，一日2次；严重感染，每8小时1g。日最高剂量不超过4g 儿童：体重＜40kg，一次15mg/kg，每6小时1次。一日总剂量不超过2g 肾功能不全时剂量：肌酐清除率为30～70ml/min者，每6～8小时用0.5g；肌酐清除率为20～30ml/min者，每8～12小时用0.25～0.50g；肌酐清除率＜20ml/min者，每12小时用0.25g。透析时建议血液透析后补充1次用量
注意事项	1. 患过胃肠道疾病尤其是结肠炎的患者，需慎用 2. 有癫痫史或中枢神经系统功能障碍者发生痉挛、意识障碍等不良反应增加
禁忌	本品禁用于对本品任何成分过敏的患者
不良反应	局部反应（红斑、局部疼痛和硬结、血栓性静脉炎）；过敏反应/皮肤（皮疹、瘙痒、荨麻疹、多形性红斑、史-约综合征等）；胃肠道反应（恶心、呕吐、腹泻等）等

续　表

特殊人群用药	肝功能、肾功能不全患者：严重肾功能不全患者应根据肌酐清除率调节用量 儿童：婴儿及肾功能不全的儿童使用本药须权衡利弊 妊娠与哺乳期妇女：妊娠安全性分级为 C 级，哺乳期妇女使用时应暂停授乳
药典	USP、Eur. P. 、Jpn. P.
国家处方集	CNF
其他推荐依据	
■ 药品名称	注射用比阿培南　Biapenem for Injection
抗菌谱与适应证	用于治疗由敏感细菌所引起的败血症、肺炎、肺部脓肿、慢性呼吸道疾病引起的二次感染、难治性膀胱炎、肾盂肾炎、腹膜炎、妇科附件炎等
制剂与规格	注射用比阿培南[保(乙)]：0. 3g
用法与用量	静脉滴注。成人，一次 0. 3g，滴注 30～60 分钟，一日 2 次。一日的最大给药量不得超过 1. 2g。缩短给药间隔时间至每 8 小时一次或延长静脉滴注时间至 1～3 小时可以增加疗效。由于老年患者生理功能下降，需注意调整用药剂量及用药间隔时间
注意事项	1. 对青霉素、碳青霉烯类及头孢类抗菌药物过敏者慎用 2. 本人或直系亲属有易诱发支气管哮喘、皮疹、荨麻疹等症状的过敏性体质者慎用 3. 有癫痫史者及中枢神经系统疾病患者慎用
禁忌	对本品过敏者禁用
不良反应	常见皮疹、瘙痒、恶心、呕吐及腹泻等
特殊人群用药	肝功能、肾功能不全患者：严重肾功能不全的患者应根据肌酐清除率调节用量 儿童：用药的安全性尚不明确 老年人：慎用 妊娠与哺乳期妇女：用药安全性尚不明确
药典	USP、Eur. P. 、Jpn. P.
国家处方集	CNF
其他推荐依据	
■ 药品名称	注射用帕尼培南倍他米隆　Panipenem Betamipron for Injection
抗菌谱与适应证	用于敏感的金黄色葡萄球菌、表皮葡萄球菌、大肠埃希菌、肺炎杆菌、流感杆菌、阴沟杆菌、变形杆菌、枸橼酸杆菌、类杆菌属、铜绿假单胞菌等所致的下列感染：①呼吸系统感染；②腹腔感染；③泌尿、生殖系统感染；④眼科感染、皮肤、软组织感染；⑤耳、鼻、喉感染；⑥骨、关节感染；⑦其他严重感染，如败血症、感染性心内膜炎等
制剂与规格	注射用帕尼培南倍他米隆（1∶1）：①250mg（以帕尼培南计）；②500mg（以帕尼培南计）
用法与用量	静脉滴注 成人：一日 1g，分 2 次给药；重症或顽固性感染疾病，剂量可增至一日 2g，分 2 次静滴 儿童：一日 30～60mg/kg，分 3 次静脉滴注；重症或顽固性感染疾病，剂量可增至一日 100mg/kg，分 3～4 次静脉滴注。一日总量不超过 2g

续　表

注意事项	1. 既往对碳青霉烯类、青霉素类及头孢菌素类等抗生素有过敏体质者，经口摄食品不足患者或非经口维持营养患者，全身状态不良者需慎用 2. 推荐使用前需进行皮试 3. 本品禁止与丙戊酸钠合并使用
禁忌	既往对本品的成分发生过休克反应或正在使用丙戊酸钠的患者
不良反应	腹泻、恶心、呕吐，肝功能损害，皮疹，抽搐等；临床检验值异常，如 ALT 及 AST 上升，嗜酸性粒细胞增多等
特殊人群用药	肝功能、肾功能不全患者：严重肾功能损害患者慎用 儿童：用药的安全性尚未确定，早产儿、新生儿不宜使用 老年人：慎用 妊娠与哺乳期妇女：孕妇用药的安全性尚未确定，用药应权衡利弊；对哺乳的影响尚不明确
药典	Jpn. P.
国家处方集	CNF
其他推荐依据	
■ 药品名称	注射用厄他培南　Ertapenem for Injection
抗菌谱与适应证	用于敏感菌引起的下列感染： 1. 社区获得性肺炎 2. 复杂性皮肤和/或皮下组织感染 3. 复杂性腹部感染 4. 复杂性泌尿道感染 5. 急性盆腔感染
制剂与规格	注射用厄他培南[保(乙)]：1g
用法与用量	13 岁及以上患者中的常用剂量为 1g，每日 1 次。3 个月至 12 岁患者中的剂量是 15mg/kg，每日 2 次（每天不超过 1g）。静脉输注给药，最长可使用 14 天；肌内注射给药，最长可使用 7 天
注意事项	1. 治疗以前必须向患者仔细询问有关对青霉素、头孢菌素、其他 β-内酰胺类抗生素及其他过敏原的过敏情况 2. 肌内注射本品时应避免误将药物注入血管 3. 已知或怀疑中枢神经系统障碍（包括）癫痫病史者慎用
禁忌	1. 对本品中任何成分或对同类的其他药物过敏者 2. 由于使用盐酸利多卡因作为稀释剂，所以对酰胺类局麻药过敏的患者、伴有严重休克或心脏传导阻滞的患者禁止肌内注射本品
不良反应	最常见的有腹泻、输药静脉的并发症、恶心和头痛；常见的有头痛、静脉炎、血栓性静脉炎、腹泻、恶心、呕吐、皮疹、阴道炎；偶见的有头晕、嗜睡、失眠、癫痫发作等
特殊人群用药	儿童：不推荐用于儿童脑膜炎患者 妊娠与哺乳期妇女：妊娠安全性分级为 B 级；哺乳期妇女使用时应权衡利弊
药典	USP、Eur. P.、Jpn. P.

续　表

国家处方集	CNF
其他推荐依据	
■ 药品名称	法罗培南　Faropenem
抗菌谱与适应证	用于由葡萄球菌、链球菌、肺炎球菌、肠球菌、柠檬酸杆菌、肠杆菌、消化链球菌、拟杆菌等所致的下列感染：①泌尿系统感染；②呼吸系统感染；③子宫附件炎、子宫内感染、前庭大腺炎；④浅表性皮肤感染症、深层皮肤感染症、痤疮；⑤淋巴管炎、淋巴结炎、乳腺炎、肛周脓肿、外伤、烫伤和手术创伤等继发性感染
制剂与规格	法罗培南钠片[保(乙)]：①0.15g；②0.2g 法罗培南钠胶囊[保(乙)]：0.1g
用法与用量	口服。成人：①浅表性皮肤感染症、深层皮肤感染症等轻度感染，一次150~200mg，一日3次。②肺炎、肺脓肿、肾盂肾炎、膀胱炎、前列腺炎、睾丸炎、中耳炎、鼻窦炎，一次200~300mg，一日3次。老年人剂量：老年患者应从一次150mg开始用药
注意事项	1. 对青霉素类、头孢菌素类或碳青霉烯类药有过敏史者慎用 2. 本人或亲属为易于发生支气管哮喘、皮疹、荨麻疹等过敏反应体质者慎用 3. 经口摄取不良的患者或正接受非口服营养疗法患者、全身状态不良患者（有时会出现维生素K缺乏症）慎用
禁忌	对本品过敏者禁用
不良反应	常见腹泻、腹痛、稀便、皮疹、恶心、ALT及AST升高、嗜酸性粒细胞增多；偶见休克、过敏样症状、急性肾功能不全、假膜性肠炎、史-约综合征、中毒性表皮坏死症、间质性肺炎、肝功能不全、黄疸、粒细胞缺乏症、横纹肌溶解症
特殊人群用药	儿童：儿童的安全性尚未确立 老年人：老年患者用药可能因维生素K缺乏而发生出血倾向，应慎用 妊娠与哺乳期妇女：孕妇用药应权衡利弊；哺乳期用药应避免授乳
药典	Jpn. P.
国家处方集	CNF
其他推荐依据	

第五节　β-内酰胺类复方制剂

■ 药品名称	阿莫西林克拉维酸钾　Amoxicillin and Clavulanate Potassium
抗菌谱与适应证	1. 上呼吸道感染：鼻窦炎、扁桃体炎、咽炎等 2. 下呼吸道感染：急性支气管炎、慢性支气管炎急性发作、肺炎、肺脓肿和支气管合并感染等 3. 泌尿系统感染：膀胱炎、尿道炎、肾盂肾炎、前列腺炎、盆腔炎、淋病奈瑟菌尿路感染 4. 皮肤和软组织感染：疖、脓肿、蜂窝织炎、伤口感染、腹内脓毒症等 5. 其他感染：中耳炎、骨髓炎、败血症、腹膜炎和手术后感染等

续 表

制剂与规格	阿莫西林克拉维酸钾片[保(甲)]：①375mg；②1g 阿莫西林克拉维酸钾分散片[保(甲)]：①156.25 mg；②228.5mg 阿莫西林克拉维酸钾咀嚼片[保(甲)]：228.5mg 阿莫西林克拉维酸钾颗粒[保(甲)]：①156.25 mg；②187.5mg；③228.5 mg 阿莫西林克拉维酸钾干混悬剂[保(甲)]：①1g∶156.25mg；②1.5g∶228.5mg；③2g∶156.25mg 阿莫西林克拉维酸钾混悬液[保(甲)]：①5ml∶228mg；②5ml∶312.5mg 注射用阿莫西林钠克拉维酸钾[保(乙)]：①0.6g；②1.2g
用法与用量	1. 口服。成人：轻至中度感染，一次375mg，每8小时1次，疗程7~10日；肺炎及其他中度严重感染，一次625mg，每8小时1次，疗程7~10日。3个月以下婴儿：每12小时15mg/kg。儿童（40kg以下）：一般感染，每12小时25mg/kg，或每8小时20mg/kg；严重感染，每12小时45mg/kg，或每8小时40mg/kg，疗程7~10日。儿童（40kg以上）：可按成人剂量给药 2. 静脉滴注。成人及12岁以上儿童：一次1.2g，一日2~3次，疗程7~14日；严重感染者可增加至一日4次。3个月以下婴儿：一次30mg/kg，每12小时1次，随后加至每8小时1次。3个月至12岁儿童：一次30mg/kg，一日2~3次，疗程7~14日
注意事项	1. 对头孢菌素类药物过敏者及有哮喘、湿疹、花粉症、荨麻疹等过敏性疾病史者慎用 2. 长期使用本品，应定期检查肝、肾、造血系统功能和检测血清钾或钠
禁忌	青霉素皮试阳性反应者、对本品及其他青霉素类药物过敏者及传染性单核细胞增多症患者禁用；孕妇禁用
不良反应	少数患者可见恶心、呕吐、腹泻等胃肠道反应；偶见荨麻疹、皮疹；可见过敏性休克、药物热和哮喘等
特殊人群用药	肝功能、肾功能不全患者：严重肝功能障碍者、中度或中度肾功能障碍者慎用，肾功能减退者应根据肌酐清除率调整剂量 老年人：老年患者应根据肾功能情况调整剂量 妊娠与哺乳期妇女：孕妇禁用；哺乳期妇女慎用或用药期间暂停授乳
药典	USP、Eur. P.、Chin. P.、Jpn. P.
国家处方集	CNF
其他推荐依据	
■ 药品名称	注射用氨苄西林钠舒巴坦钠 Ampicillin Sodium and Sulbactam Sodium for Injection
抗菌谱与适应证	1. 用于治疗敏感菌（包括产β-内酰胺酶菌株）所致的呼吸道感染、肝胆系统感染、泌尿系统感染、皮肤软组织感染 2. 用于治疗需氧菌与厌氧菌混合感染（特别是腹腔感染和盆腔感染）
制剂与规格	注射用氨苄西林钠舒巴坦钠[保(乙)]：①0.75g（氨苄西林钠0.5g、舒巴坦钠0.25g）；②1.5g（氨苄西林钠1g、舒巴坦钠0.5g）；③2.25g（氨苄西林1.5g、舒巴坦0.75g）；④3g（氨苄西林钠2g、舒巴坦钠1g）
用法与用量	深部肌内注射、静脉注射或静脉滴注。成人，一次1.5~3.0g，每6小时1次。肌内注射一日剂量不超过6g，静脉用药一日剂量不超过12g（舒巴坦一日剂量最高不超过4g）。儿童，一日100~200mg/kg（按体重），分次给药
注意事项	1. 传染性单核细胞增多症、巨细胞病毒感染、淋巴细胞白血病、淋巴瘤等患者不宜应用 2. 下列患者应慎用：有哮喘、湿疹、花粉症、荨麻疹等过敏性疾病史者

续 表

禁忌	禁用于对任何青霉素类抗生素有过敏反应史的患者
不良反应	注射部位疼痛，过敏性反应和过敏性休克，胃肠道反应（恶心、呕吐、腹泻等），皮肤反应（瘙痒、皮疹）等
特殊人群用药	肝功能、肾功能不全患者：肾功能减退者应根据血浆肌酐清除率调整剂量 老年人：老年患者肾功能减退，须调整剂量 妊娠与哺乳期妇女：孕妇及哺乳期妇女应用仍须权衡利弊
药典	USP、Eur. P. 、Chin. P. 、Jpn. P.
国家处方集	CNF
其他推荐依据	
■ 药品名称	注射用替卡西林钠克拉维酸钾　Ticarcillin Disodium and Clavulanate Potassium for Injection
抗菌谱与适应证	适用于治疗敏感菌所致的败血症、腹膜炎、呼吸道感染、胆道感染、泌尿系统感染、骨和关节感染、术后感染、皮肤和软组织感染、耳鼻喉感染等
制剂与规格	注射用替卡西林钠克拉维酸钾[保(乙)]：①1. 6g（替卡西林钠 1. 5g、克拉维酸钾 0. 1g）；②3. 2g（替卡西林钠 3g、克拉维酸钾 0. 2g）
用法与用量	1. 成人：静脉滴注，一次 1. 6~3. 2g，每 6~8 小时 1 次；最大剂量，一次 3. 2g，每 4 小时 1 次 2. 肾功能不全时剂量：肌酐清除率> 30ml/min 者，每 8 小时 3. 2g；肌酐清除率为 10~30ml/min 者，每 8 小时 1. 6g；肌酐清除率< 10ml/min 者，每 16 小时 1. 6g 3. 儿童：小儿用量，一次 80mg/kg，每 6~8 小时 1 次 4. 早产儿及足月新生儿：一次 80mg/kg，每 12 小时 1 次
注意事项	1. 对头孢菌素过敏者、凝血功能异常者慎用 2. 注射用溶液应随用随配，配制好的注射液应立即使用 3. 与氨基糖苷类抗生素合用治疗，两种药物应分别给药
禁忌	对 β-内酰胺类抗生素过敏者禁用
不良反应	低钾血症及出血时间延长；皮疹、瘙痒、药物热等过敏反应较多见；可发生胃肠道反应
特殊人群用药	肝功能、肾功能不全患者：严重肝功能、肾功能不全患者慎用 老年人：老年患者肾功能减退，须调整剂量 妊娠与哺乳期妇女：孕妇用药应权衡利弊；可用于哺乳期妇女
药典	USP、Eur. P. 、Jpn. P.
国家处方集	CNF
其他推荐依据	
■ 药品名称	注射用哌拉西林舒巴坦　Piperacillinand Sulbactam for Injection
抗菌谱与适应证	用于对哌拉西林耐药对本品敏感的产 β-内酰胺酶致病菌引起的感染： 1. 呼吸系统感染（如急性支气管炎、肺炎、慢性支气管炎急性发作、支气管扩张伴感染等） 2. 泌尿生殖系统感染（如单纯型泌尿系感染、复杂型泌尿系感染等）
制剂与规格	注射用哌拉西林钠舒巴坦钠[保(乙)]：①1. 25g；②2. 5g

续　表

用法与用量	静脉滴注。成人：一次 2.5~5.0g，每 12 小时 1 次；严重或难治性感染时，每 8 小时 1 次。一日最大用量不得超过 20g（舒巴坦最大剂量为一日 4g）。疗程通常为 7~14 日。肾功能不全时应酌情调整剂量。老年患者剂量酌减
注意事项	1. 用前需做青霉素皮肤试验 2. 哌拉西林可能引起出血，有出血倾向的患者应检查凝血时间、血小板聚集时间和凝血酶原时间 3. 哌拉西林钠与溶栓药合用时可能发生严重出血，不宜同时使用
禁忌	对青霉素类、头孢菌素类或 β-内酰胺酶抑制药过敏或对上述药物有过敏史者禁用
不良反应	仅少数患者可能发生，包括胃肠道反应、皮肤反应、变态反应等
特殊人群用药	肝功能、肾功能不全患者：肾功能不全者慎用 老年人：老年患者（>65 岁）由于肾功能减退，用药剂量宜酌减 妊娠与哺乳期妇女：用药应权衡利弊
药典	USP、Eur. P. 、Chin. P.
国家处方集	CNF
其他推荐依据	
■ 药品名称	注射用哌拉西林钠他唑巴坦钠　Piperacillin Sodium and Tazobactam Sodium for Injection
抗菌谱与适应证	用于对哌拉西林耐药，但对哌拉西林他唑巴坦敏感的产 β-内酰胺酶的细菌引起的中、重度感染： 1. 大肠埃希菌和拟杆菌属所致的阑尾炎、腹膜炎 2. 金黄色葡萄球菌所致的中、重度医院获得性肺炎、非复杂性和复杂性皮肤软组织感染 3. 大肠埃希菌所致的产后子宫内膜炎或盆腔炎性疾病 4. 流感嗜血杆菌所致的社区获得性肺炎
制剂与规格	注射用哌拉西林钠他唑巴坦钠：①1.125g（哌拉西林钠 1g、他唑巴坦钠 0.125g）；②2.25g（哌拉西林钠 2g、他唑巴坦钠 0.25g）[基]；③3.375g（哌拉西林钠 3g、他唑巴坦钠 0.375g）；④4.5g（哌拉西林钠 4g、他唑巴坦钠 0.5g）[基]
用法与用量	静脉滴注。成人：一般感染，一次 3.375g，每 6 小时 1 次，或 4.5g，每 8 小时 1 次，疗程 7~10日。医院获得性肺炎，起始量 3.375g，每 4 小时 1 次，疗程 7~14 日，也可根据病情及细菌学检查结果进行调整。肾功能不全者应根据肌酐清除率调整剂量。血液透析者，一次最大剂量为 2.25g，每 8 小时 1 次，并在每次血液透析后可追加 0.75g
注意事项	1. 有出血史，溃疡性结肠炎、克罗恩病或假膜性肠炎慎用 2. 用药期间应定期检查血清电解质水平、造血功能等
禁忌	对青霉素类、头孢菌素类抗生素或 β-内酰胺酶抑制药过敏者禁用
不良反应	皮肤反应（皮疹、瘙痒等）；消化道反应（腹泻、恶心、呕吐等）；过敏反应；局部反应（注射局部刺激反应、疼痛等）
特殊人群用药	肝功能、肾功能不全患者：严重肝、肾功能障碍者慎用 妊娠与哺乳期妇女：妊娠安全性分级为 B 级；哺乳期妇女慎用
药典	USP、Eur. P. 、Chin. P.
国家处方集	CNF

续 表

其他推荐依据	
■ 药品名称	注射用头孢哌酮舒巴坦 Cefoperazone and Sulbactam for Injection
抗菌谱与适应证	用于治疗敏感细菌所致的下列感染： 1. 呼吸系统感染 2. 腹内感染，如腹膜炎、胆囊炎、胆管炎 3. 泌尿、生殖系统感染，如尿路感染、盆腔炎、子宫内膜炎、淋病等 4. 皮肤、软组织感染 5. 骨、关节感染 6. 其他严重感染，如败血症、脑膜炎等
制剂与规格	注射用头孢哌酮钠舒巴坦钠（1：1）[保(乙)]：①1g（头孢哌酮钠 0.5g、舒巴坦钠 0.5g）；②2g（头孢哌酮钠 1g、舒巴坦钠 1g） 注射用头孢哌酮钠舒巴坦钠（2：1）[保(乙)]：①1.5g（头孢哌酮钠 1g、舒巴坦钠 0.5g）；②3g（头孢哌酮钠 2g、舒巴坦钠 1g）
用法与用量	静脉滴注 成人：一日2~4g，严重或难治性感染可增至一日 8g。分等量每 12 小时静脉滴注 1 次。舒巴坦每日最高剂量不超过 4g 儿童：常用量一日 40~80mg/kg，等分 2~4 次滴注。严重或难治性感染可增至一日 160mg/kg。等分 2~4 次滴注。新生儿出生第一周内，应每隔 12 小时给药 1 次。舒巴坦每日最高剂量不超过 80mg/kg
注意事项	接受 β-内酰胺类或头孢菌素类抗生素治疗的患者可发生严重的及偶可发生的致死性过敏反应。一旦发生过敏反应，应立即停药并给予适当的治疗
禁忌	已知对青霉素类，舒巴坦、头孢哌酮及其他头孢菌素类抗生素过敏者禁用
不良反应	皮疹较为多见；少数患者尚可发生腹泻、腹痛；一过性嗜酸性粒细胞增多，轻度中性粒细胞减少；暂时性 AST 及 ALT、碱性磷酸酶、尿素氮或血肌酐升高等
特殊人群用药	肝功能、肾功能不全患者：根据患者情况调整用药剂量 儿童：新生儿和早产儿用药须权衡利弊 老年人：老年人一般有生理性的肝、肾功能减退，因此应慎用本药并需调整剂量 妊娠与哺乳期妇女：妊娠安全性分级为 B 级；哺乳期妇女用药时宜暂停授乳
药典	USP、Eur. P.、Chin. P.
国家处方集	CNF
其他推荐依据	

第六节 氨基糖苷类

■ 药品名称	注射用链霉素 Streptomycin for Injection
抗菌谱与适应证	1. 与其他抗结核药联合用于治疗结核分枝杆菌所致的各种结核病或其他分枝杆菌感染

续　表

	2. 用于治疗土拉菌病，或与其他抗菌药联合用于治疗鼠疫、腹股沟肉芽肿、布鲁菌病、鼠咬热 3. 与青霉素联合用于预防或治疗草绿色链球菌或肠球菌所致的心内膜炎
制剂与规格	注射用硫酸链霉素[保(甲)]：①0.75g（75万U）[基]；②1g（100万U）[基]；③2g（200万U）；④5g（500万U）
用法与用量	肌内注射。成人：①结核病：一次0.5g，每12小时1次；或一次0.75g，一日1次；②草绿色链球菌心内膜炎：一次1g，每12小时1次，连续用药1周；然后一次0.5g，每12小时1次，连续用药1周；③肠球菌心内膜炎：一次1g，每12小时1次，连续用药2周；然后一次0.5g，每12小时1次，连续用药4周；④土拉菌病、鼠疫：一次0.5~1.0g，每12小时1次；⑤布鲁菌病：一日1~2g，分2次给药
注意事项	下列情况应慎用链霉素：①脱水，可使血药浓度增高，易产生毒性反应；②第Ⅷ对脑神经损害，因本品可导致前庭神经和听神经损害；③重症肌无力或帕金森病，因本品可引起神经肌肉阻滞作用，导致骨骼肌软弱；④肾功能损害，因本品具有肾毒性
禁忌	对链霉素或其他氨基糖苷类过敏的患者禁用
不良反应	血尿、排尿次数减少或尿量减少、食欲减退、口渴等肾毒性症状，少数可产生血液中尿素氮及肌酐值增高。影响前庭功能时可有步履不稳、眩晕等症状；影响听神经出现听力减退、耳鸣、耳部饱满感
特殊人群用药	肝功能、肾功能不全患者：肾功能不全患者慎用 儿童：慎用 老年人：老年患者应采用较小治疗量，并且尽可能在疗程中监测血药浓度 妊娠与哺乳期妇女：妊娠安全性分级为D级；哺乳期妇女用药期间暂停授乳
药典	USP、Eur. P.、Chin. P.、Jpn. P.
国家处方集	CNF
其他推荐依据	
■ 药品名称	**庆大霉素　Gentamicin**
抗菌谱与适应证	1. 适用于治疗敏感革兰阴性杆菌，如大肠埃希菌、克雷伯菌属、肠杆菌属、铜绿假单胞菌以及甲氧西林敏感的葡萄球菌所致的严重感染，如败血症、下呼吸道感染、肠道感染、盆腔感染、腹腔感染、皮肤软组织感染、复杂性尿路感染等。治疗腹腔感染及盆腔感染应与抗厌氧菌药物合用。与青霉素（或氨苄西林）合用治疗肠球菌属感染 2. 用于敏感细菌所致中枢神经系统感染，可鞘内注射作为辅助治疗
制剂与规格	硫酸庆大霉素片（每10mg相当于1万U）[保(乙)]：①20mg；②40mg 硫酸庆大霉素注射液[保(甲)]：①1ml∶20mg；②1ml∶40mg[基]；③2ml∶80mg[基] 硫酸庆大霉素颗粒：10mg
用法与用量	1. 肌内注射、静脉滴注：①成人，一次80mg，或按体重一次1.0~1.7mg/kg，每8小时1次；体重<60kg者，一日1次给药3mg/kg；体重>60kg者，总量不超过160mg，每24小时1次。疗程为7~10日。②小儿，一次2.5mg/kg，每12小时1次；或一次1.7mg/kg，每8小时1次。疗程为7~10日 2. 鞘内及脑室内给药：成人，一次4~8mg；小儿（3个月以上），一次1~2mg。每2~3日1次 肾功能减退患者根据肌酐清除率调整剂量

续 表

注意事项	1. 下列情况应慎用：①脱水，可使血药浓度增高，易产生毒性反应；②第Ⅷ对脑神经损害，因本品可导致前庭神经和听神经损害；③重症肌无力或帕金森病，因本品可引起神经肌肉阻滞作用，导致骨骼肌软弱；④肾功能损害，因本品具有肾毒性 2. 长期应用可能导致耐药菌过度生长 3. 不宜用于皮下注射；本品有抑制呼吸作用，不得静脉注射
禁忌	对本品或其他氨基糖苷类过敏者禁用
不良反应	用药过程中可能引起听力减退、耳鸣或耳部饱满感等耳毒性反应，影响前庭功能时可发生步态不稳、眩晕。也可能发生血尿、排尿次数显著减少或尿量减少、食欲减退、极度口渴等肾毒性反应。发生率较低者有因神经肌肉阻滞或肾毒性引起的呼吸困难、嗜睡、软弱无力等。偶有皮疹、恶心、呕吐、肝功能减退、白细胞减少、粒细胞减少、贫血、低血压等
特殊人群用药	肝功能、肾功能不全患者：肾功能不全患者慎用 儿童：慎用 老年人：应采用较小治疗量且尽可能在疗程中监测血药浓度 妊娠与哺乳期妇女：妊娠安全性分级为 D 级；哺乳期妇女用药期间暂停授乳
药典	USP、Eur. P.
国家处方集	CNF
其他推荐依据	
■ 药品名称	妥布霉素　Tobramycin
抗菌谱与适应证	1. 适用于铜绿假单胞菌、大肠埃希菌、克雷伯菌属、沙雷菌属所致的新生儿脓毒血症、败血症、中枢神经系统感染、泌尿生殖系统感染、肺部感染、胆道感染、腹腔感染及腹膜炎、骨骼感染、烧伤感染、皮肤软组织感染、急性及慢性中耳炎、鼻窦炎等 2. 与其他抗菌药物联合用于治疗葡萄球菌所致感染（耐甲氧西林菌株感染除外）
制剂与规格	硫酸妥布霉素注射液（每 10mg 相当于 1 万 U）[保(乙)]：2ml：80mg
用法与用量	肌内注射或静脉滴注 成人：一次 1.0~1.7mg/kg，每 8 小时 1 次，疗程 7~14 日 儿童：早产儿或 0~7 日小儿，一次 2mg/kg，每 12~24 小时 1 次；大于 7 日小儿，一次 2mg/kg，每 8 小时 1 次
注意事项	1. 前庭功能或听力减退者、脱水、重症肌无力或帕金森病慎用 2. 本品不宜皮下注射；不能静脉注射
禁忌	对本品或其他氨基糖苷类过敏者、本人或家族中有人因使用链霉素引起耳聋或其他耳聋者禁用；肾衰竭者禁用；孕妇禁用
不良反应	发生率较多者有听力减退、耳鸣或耳部饱满感（耳毒性）、血尿、排尿次数显著减少或尿量减少、食欲减退、极度口渴（肾毒性）、步态不稳、眩晕（耳毒性、影响前庭、肾毒性）。发生率较低者有呼吸困难、嗜睡、极度软弱无力（神经肌肉阻滞或肾毒性）。本品引起肾功能减退的发生率较庆大霉素低
特殊人群用药	肝功能、肾功能不全患者：肾功能不全、肝功能异常患者慎用 儿童：儿童慎用 老年人：慎用，老年患者应采用较小治疗量且尽可能在疗程中监测血药浓度 妊娠与哺乳期妇女：孕妇禁用；哺乳期妇女慎用或用药期间暂停授乳

续　表

药典	USP
国家处方集	CNF
其他推荐依据	
■ 药品名称	阿米卡星　Amikacin
抗菌谱与适应证	1. 对大肠埃希菌、铜绿假单胞菌及其他假单胞菌、变形杆菌、克雷伯杆菌、不动杆菌、沙雷杆菌和肠杆菌等敏感革兰阴性杆菌与葡萄球菌属所致严重感染，如下呼吸道感染，腹腔感染，胆道感染，骨、关节、皮肤及软组织感染，泌尿系统感染，细菌性心内膜炎，菌血症或败血症等 2. 对庆大霉素、妥布霉素和卡那霉素耐药菌株所致的严重感染
制剂与规格	硫酸阿米卡星注射液[基,保(甲)]：①1ml：100mg（10 万 U）；②2ml：200mg（20 万 U） 注射用硫酸阿米卡星[保(甲)]：200mg
用法与用量	肌内注射或静脉滴注 成人：单纯性尿路感染：每 12 小时 200mg；其他全身感染：每 8 小时 5mg/kg，或每 12 小时 7.5mg/kg，一日不超过 1.5g；烧伤合并感染：一次 5.0~7.5mg/kg，每 6 小时 1 次。肾功能不全者根据肌酐清除率调整剂量 儿童：首剂 10mg/kg，然后每 12 小时 7.5mg/kg
注意事项	脱水患者、重症肌无力或帕金森患者慎用。其他见链霉素
禁忌	对阿米卡星或其他氨基糖苷类过敏的患者禁用
不良反应	患者可发生听力减退、耳鸣或耳部饱满感，少数患者亦可发生眩晕、步态不稳等症状。听力减退一般于停药后症状不再加重，但个别在停药后可能继续发展至耳聋
特殊人群用药	肝功能、肾功能不全患者：肾功能损害患者慎用 儿童：慎用 老年人：老年患者应用本药后较易产生各种毒性反应 妊娠与哺乳期妇女：孕妇使用前应充分权衡利弊，妊娠安全性分级为 D 级；哺乳期妇女在用药期间暂停授乳
药典	USP、Eur. P.、Chin. P.
国家处方集	CNF
其他推荐依据	
■ 药品名称	注射用奈替米星　Netilmicin for Injection
抗菌谱与适应证	1. 主要适用于治疗敏感革兰阴性杆菌所致的严重感染。如大肠埃希菌、肠杆菌属、变形杆菌、铜绿假单胞菌等所致的下呼吸道感染、复杂性尿路感染、腹腔感染、胃肠感染、骨及关节感染、皮肤软组织感染、烧伤或创伤感染、手术感染、败血症等 2. 与其他抗菌药物联合用于治疗葡萄球菌感染（耐甲氧西林葡萄球菌除外） 3. 某些耐庆大霉素菌株所致严重感染
制剂与规格	注射用硫酸奈替米星[保(乙)]：①1ml（5 万 U）；②2ml（10 万 U）

续 表

用法与用量	肌内注射或静脉滴注。成人 1.3~2.2mg/(kg·8h) 或 2.00~3.25mg/(kg·12h)，疗程 7~14 日。一日最高剂量不超过 7.5mg/kg；复杂性尿路感染：一次 1.5~2.0mg/kg，每 12 小时 1 次，疗程 7~14 日。一日最高剂量不超过 7.5mg/kg；肾功能不全者，按照血药浓度进行调整，或根据肌酐清除率计算调整剂量
注意事项	脱水、第Ⅷ对脑神经损害、重症肌无力或帕金森病患者慎用
禁忌	对奈替米星或任何一种氨基糖苷类抗生素过敏或有严重毒性反应者禁用；孕妇和新生儿禁用
不良反应	1. 肾毒性轻微并较少见。常发生于原有肾功能损害者，或应用剂量超过一般常用剂量的感染患者 2. 神经系统毒性：可发生第Ⅷ对脑神经的毒性反应，但本品的毒性发生率较低，程度亦较轻，易发生在原有肾功能损害者，或治疗剂量过高、疗程过长的感染患者，表现为前庭及听力受损的症状，如出现头晕、眩晕、听觉异常等 3. 其他：偶可出现头痛、全身不适、视觉障碍、心悸、皮疹、发热、呕吐及腹泻等
特殊人群用药	肝功能、肾功能不全患者：肝、肾功能损害者慎用 儿童：儿童（尤其是早产儿及新生儿）慎用。新生儿禁用 老年人：老年患者使用时按轻度肾功能减退者减量用药，且尽可能在疗程中监测血药浓度 妊娠与哺乳期妇女：妊娠安全性分级为 D 级，孕妇禁用；哺乳期妇女在用药期间暂停授乳
药典	USP、Eur. P.、Chin. P.
国家处方集	CNF
其他推荐依据	
■ 药品名称	注射用依替米星 Etimicin for Injection
抗菌谱与适应证	用于敏感菌所致的感染： 1. 呼吸系统感染：如急性支气管炎、慢性支气管炎急性发作、社区肺部感染、支气管扩张并发肺部感染等 2. 泌尿生殖系统感染：如急性肾盂肾炎、膀胱炎、前列腺炎、慢性肾盂肾炎或慢性膀胱炎急性发作等 3. 皮肤软组织感染 4. 创伤和手术后感染
制剂与规格	注射用硫酸依替米星[保(乙)]：①50mg（5 万 U）；②100mg（10 万 U）
用法与用量	静脉滴注：一次 100~150mg，每 12 小时 1 次，疗程为 5~10 日；肾功能不全者，应调整剂量，并应监测本药血药浓度
注意事项	1. 在用本品治疗过程中应密切观察肾功能和第Ⅷ对脑神经功能的变化，并尽可能进行血药浓度检测 2. 本品可能发生神经肌肉阻滞现象 3. 大面积烧伤患者、脱水患者慎用
禁忌	对本品及其他氨基糖苷类抗生素过敏者禁用
不良反应	不良反应为耳、肾的毒性，发生率和严重程度与奈替米星相似

续　表

特殊人群用药	肝功能、肾功能不全患者：肾功能不全患者慎用 儿童：用药须权衡利弊 老年人：老人需调整给药剂量与用药间期 妊娠与哺乳期妇女：孕妇用药须权衡利弊；哺乳期妇女在用药期间暂停授乳
药典	
国家处方集	CNF
其他推荐依据	
■ 药品名称	新霉素　Neomycin
抗菌谱与适应证	1. 敏感菌所致肠道感染 2. 用于肠道感染和结肠手术前准备
制剂与规格	硫酸新霉素片（以新霉素计）[保(乙)]：①100mg（10 万 U）；②250mg（25 万 U）
用法与用量	口服 成人：常用剂量一次 250～500mg，一日 4 次；感染性腹泻，一次 8.75mg/kg，每 6 小时 1 次，疗程 2～3 日；结肠手术前准备，每小时 700mg，用药 4 小时；继以每 4 小时 700mg，共 24 小时；肝性脑病的辅助治疗，一次 500～1000mg，每 6 小时 1 次，疗程 5～6 日 儿童：一日 25～50mg/kg，分 4 次服用
注意事项	下列情况应慎用：脱水、第Ⅷ对脑神经损害、重症肌无力、帕金森病、溃疡性结肠炎及有口腔牙病患者（新霉素可引起口腔刺激或疼痛）
禁忌	对本品及其他氨基糖苷类抗生素过敏者、肠梗阻者禁用
不良反应	1. 可引起食欲减退、恶心、腹泻等 2. 较少发现听力缺乏、耳鸣或耳部饱满感；头晕或步态不稳；尿量或排尿次数显著减少或极度口渴 3. 偶可引起肠黏膜萎缩而导致吸收不良综合征及脂肪性腹泻，甚至抗生素相关性肠炎
特殊人群用药	肝功能、肾功能不全患者：肾功能损害患者慎用 儿童：慎用 老年人：应采用较小治疗量且尽可能在疗程中监测血药浓度 妊娠与哺乳期妇女：妊娠安全性分级为 D 级；哺乳期妇女用药期间暂停授乳
药典	USP、Eur. P.、Chin. P.、Jpn. P.
国家处方集	CNF
其他推荐依据	
■ 药品名称	异帕米星　Isepamicin
抗菌谱与适应证	用于治疗敏感菌所致肺炎、支气管炎、肾盂肾炎、膀胱炎、腹膜炎、败血症、外伤或烧伤创口感染
制剂与规格	硫酸异帕米星注射液[保(乙)]：①2ml：200mg（20 万 U）；②2ml：400mg（40 万 U）
用法与用量	肌内注射或静脉滴注。成人，一日 400mg，分 1～2 次注射。静脉滴注时，一日 400mg，分 1～2次滴注

续 表

注意事项	1. 前庭功能或听力减退者、脱水、依靠静脉高营养维持生命的体质衰弱者、重症肌无力或帕金森病患者慎用 2. 本品不能静脉注射
禁忌	对本品或其他氨基糖苷类及杆菌肽过敏者、本人或家族中有人因使用其他氨基糖苷类抗生素引起耳聋者禁用；肾衰竭者及妊娠期妇女禁用；早产儿、新生儿和婴幼儿禁用
不良反应	常见听力减退、耳鸣或耳部饱满感（耳毒性）、血尿、排尿次数显著减少或尿量减少、食欲减退、极度口渴（肾毒性）、步态不稳、眩晕（耳毒性，影响前庭）、恶心或呕吐（耳毒性，影响前庭；肾毒性）
特殊人群用药	肝功能、肾功能不全患者：严重肝功能、肾功能不全者慎用，肾衰竭者禁用 儿童：儿童慎用。早产儿、新生儿和婴幼儿禁用 老年人：年老体弱者慎用 妊娠与哺乳期妇女：孕妇禁用；哺乳期妇女应慎用或暂停授乳
药典	Jpn. P.
国家处方集	CNF
其他推荐依据	

第七节　四环素类

■ 药品名称	四环素　Tetracycline
抗菌谱与适应证	1. 立克次体病，包括流行性斑疹伤寒、地方性斑疹伤寒、落基山斑疹热、恙虫病和 Q 热 2. 支原体属感染 3. 回归热 4. 布鲁菌病（与氨基糖苷类联合应用） 5. 霍乱 6. 鼠疫（与氨基糖苷类联合应用） 7. 兔热病
制剂与规格	盐酸四环素片：①0.125g；②0.25g 盐酸四环素胶囊：0.25g 注射用盐酸四环素：①0.125g；②0.25g；③0.5g
用法与用量	1. 口服给药：成人，一次 0.25～0.5g，每 6 小时 1 次；8 岁以上小儿，一日 25～50mg/kg，分 4 次服用，疗程一般为 7～14 日 2. 静脉滴注：成人，一日 1.0～1.5g，分 2～3 次给药；8 岁以上小儿，一日 10～20mg/kg，分 2 次给药，一日剂量不超过 1g。支原体肺炎、布鲁菌病需 3 周左右
注意事项	长期用药期间应定期随访检查血常规及肾功能
禁忌	有四环素类药物过敏史者禁用

续　表

不良反应	胃肠道症状如恶心、呕吐、上腹不适、腹胀、腹泻等，偶可发生胰腺炎等；可致肝毒性；变态反应，多为斑丘疹和红斑等
特殊人群用药	肝功能、肾功能不全患者：肝功能、肾功能不全者慎用 儿童：8 岁以下儿童不宜使用 老年人：慎用 妊娠与哺乳期妇女：孕妇应避免使用本药，如确有指征应用时每日静滴剂量以 1g 为宜，不应超过 1.5g，其血药浓度应保持在 15μg/ml 以下；妊娠安全性分级为 D 级。哺乳期妇女用药须权衡利弊或暂停授乳
药典	USP、Eur. P.
国家处方集	CNF
其他推荐依据	
■ 药品名称	土霉素　Oxytetracycline
抗菌谱与适应证	1. 立克次体病，包括流行性斑疹伤寒、地方性斑疹伤寒、落基山斑疹热、恙虫病和 Q 热 2. 支原体属感染 3. 衣原体属感染，包括鹦鹉热、性病淋巴肉芽肿、非特异性尿道炎、输卵管炎、宫颈炎及沙眼 4. 回归热 5. 布鲁菌病（与氨基糖苷类药联用） 6. 霍乱 7. 鼠疫（与氨基糖苷类药联用） 8. 兔热病 9. 软下疳
制剂与规格	土霉素片：0.25g
用法与用量	口服 成人：一次 250~500mg，每 6 小时 1 次 儿童：8 岁以上患儿，一次 6.25~12.5mg/kg，每 6 小时 1 次
注意事项	1. 长期用药期间应定期随访检查血常规及肝肾功能 2. 口服本品时，宜饮用足量水（约 240ml） 3. 本品宜空腹口服，即餐前 1 小时或餐后 2 小时服用
禁忌	有四环素类药物过敏史者禁用；本品可导致恒牙黄染，牙釉质发育不良和骨生长抑制，8 岁以下小儿禁用；妊娠及哺乳期妇女禁用
不良反应	胃肠道症状如恶心、呕吐、上腹不适、腹胀、腹泻等，偶可发生胰腺炎等；可致肝毒性；变态反应，多为斑丘疹和红斑等；偶可引起溶血性贫血、血小板减少等
特殊人群用药	肝功能、肾功能不全患者：慎用 儿童：8 岁以下小儿禁用 老年人：慎用 妊娠与哺乳期妇女：孕妇应避免使用本药，妊娠安全性分级为 D 级；哺乳期妇女禁用
药典	USP、Eur. P.
国家处方集	CNF

续 表

其他推荐依据	
■ 药品名称	多西环素 Doxycycline
抗菌谱与适应证	1. 首选药用于：立克次体病、支原体属感染、衣原体属感染、回归热、布鲁菌病（与氨基糖苷类药联用）、霍乱、鼠疫（与氨基糖苷类药联用）、兔热病、软下疳 2. 可用于治疗对青霉素类过敏患者的破伤风、气性坏疽、梅毒、淋病和钩端螺旋体病 3. 中、重度痤疮患者的辅助治疗
制剂与规格	盐酸多西环素片[基,保(甲)]：①50mg；②100mg 盐酸多西环素胶囊[保(甲)]：①250mg；②100mg
用法与用量	口服。成人：一般感染，首次 200mg，以后一次 100mg，一日 1~2 次，疗程为 3~7 日；抗寄生虫感染，第 1 日，一次 100mg，每 12 小时 1 次；以后一次 100~200mg，一日 1 次（或一次 50~100mg，每 12 小时 1 次）；淋病奈瑟菌性尿道炎和宫颈炎、沙眼衣原体所致的单纯性尿道炎、宫颈炎或直肠感染，一次 100mg，一日 2 次，疗程至少 7 日；梅毒，一次 150mg，每 12 小时 1 次，疗程至少 10 日
注意事项	1. 应用本品时可能发生耐药菌的过度繁殖。一旦发生二重感染，即停用本品并予以相应治疗 2. 长期用药时应定期随访检查血常规及肝功能
禁忌	有四环素类药物过敏史者禁用
不良反应	胃肠道症状如恶心、呕吐、上腹不适、腹胀、腹泻等，偶可发生胰腺炎等；可致肝毒性；变态反应，多为斑丘疹和红斑等；偶可引起溶血性贫血、血小板减少等
特殊人群用药	肝功能、肾功能不全患者：原有肝病患者慎用；肾功能减退患者可以应用，不必调整剂量，应用时通常亦不引起血尿素氮的升高 儿童：8 岁以下小儿禁用 妊娠与哺乳期妇女：孕妇不宜使用本药，妊娠安全性分级为 D 级；本药可分泌入乳汁，哺乳期妇女应用时应暂停授乳
药典	USP、Eur. P.
国家处方集	CNF
其他推荐依据	
■ 药品名称	米诺环素 Minocycline
抗菌谱与适应证	用于对本品敏感的葡萄球菌、链球菌、肺炎球菌、淋病奈瑟菌、大肠埃希菌、克雷伯菌、变形杆菌、衣原体、梅毒螺旋体等引起的感染： 1. 浅表性化脓性感染 2. 深部化脓性疾病：乳腺炎、淋巴管（结）炎、骨髓炎、骨炎等 3. 呼吸道感染 4. 痢疾、肠炎、感染性食物中毒、胆管炎、胆囊炎等 5. 泌尿生殖道感染等 6. 败血症、菌血症
制剂与规格	盐酸米诺环素片[保(乙)]：①50mg（5 万 U）[基]；②100mg（10 万 U） 盐酸米诺环素胶囊[基,保(乙)]：①50mg（5 万 U）；②100mg（10 万 U）

续　表

用法与用量	口服 成人：每 12 小时 100mg；或每 6 小时 50mg 儿童：8 岁以上儿童，每日 2~4mg/kg，分 1~2 次口服，首剂量 4mg/kg
注意事项	1. 食管通过障碍者、口服吸收不良或不能进食者及全身状态恶化患者（因易引发维生素 K 缺乏症）慎用 2. 用药期间应定期检查肝、肾功能
禁忌	对本品及其他四环素类药物过敏者禁用
不良反应	米诺环素引起菌群失调较为多见；消化道反应如食欲减退、恶心、呕吐、腹痛、腹泻、口腔炎、舌炎、肛门外周炎等；影响牙齿和骨发育等
特殊人群用药	肝功能、肾功能不全患者：肝功能、肾功能不全者慎用 儿童：8 岁以下小儿禁用 老年人：老年患者慎用本药，对有肾功能障碍者，推荐减少给药剂量 妊娠与哺乳期妇女：妊娠安全性分级为 D 级；哺乳期妇女须权衡利弊后用药或暂停授乳
药典	USP、Eur. P. 、Jpn. P.
国家处方集	CNF
其他推荐依据	

第八节　大环内酯类

■ 药品名称	红霉素　Erythromycin
抗菌谱与适应证	1. 作为青霉素过敏患者治疗下列感染的替代用药：溶血性链球菌、肺炎链球菌所致的急性扁桃体炎、急性咽炎、鼻窦炎；溶血性链球菌所致的猩红热、蜂窝织炎；白喉及白喉带菌者；气性坏疽、炭疽、破伤风；放线菌病；梅毒；李斯特菌病等 2. 肺炎支原体肺炎、肺炎衣原体肺炎 3. 军团菌病 4. 百日咳 5. 泌尿生殖系统感染 6. 沙眼衣原体结膜炎 7. 空肠弯曲菌肠炎 8. 厌氧菌所致口腔感染
制剂与规格	红霉素片[基,保(甲)]：①0. 125g；②0. 25g 红霉素软膏[保(甲)]：①1%[基]；②0. 5% 红霉素栓剂：①0. 1g；②0. 2g 红霉素硬脂酸红霉素片[保(甲)]：①0. 05g；②0. 125g；③0. 25g 红霉素硬脂酸红霉素胶囊[保(甲)]：①0. 1g；②0. 125g 红霉素硬脂酸红霉素颗粒：50mg 注射用乳糖酸红霉素：①0. 25g；②0. 3g

续 表

用法与用量	1. 口服 成人：一日 0.75~2.00g，分 3~4 次；军团菌病，一日 1~4g，分 3 次服用；风湿热复发的预防，一次 250mg，一日 2 次；感染性心内膜炎的预防，术前 1 小时口服 1g，术后 6 小时再服用 500mg 儿童：一日 20~40mg/kg，分 3~4 次服用 2. 静脉滴注 成人：一次 0.5~1.0g，一日 2~3 次。军团菌病，一日 3~4g，分 4 次 儿童：一日 20~30mg/kg，分 2~3 次 3. 栓剂，直肠给药：成人，一次 0.1g，一日 2 次；儿童，一日 20~30mg/kg
注意事项	用药期间定期随访肝功能
禁忌	对红霉素类药物过敏者禁用
不良反应	胃肠道反应多见，有腹泻、恶心、呕吐、中上腹痛、口舌疼痛等；肝毒性少见，偶见黄疸；过敏性反应表现为药物热、皮疹等
特殊人群用药	肝功能、肾功能不全患者：慎用 妊娠与哺乳期妇女：孕妇用药应权衡利弊，妊娠安全性分级为 B 级；哺乳期妇女应慎用
药典	USP、Eur. P.、Chin. P.、Jpn. P.
国家处方集	CNF
其他推荐依据	
■ 药品名称	**阿奇霉素 Azithromycin**
抗菌谱与适应证	1. 用于化脓性链球菌引起的急性咽炎、急性扁桃体炎以及敏感细菌引起的鼻窦炎、急性中耳炎、急性支气管炎、慢性支气管炎急性发作 2. 用于肺炎链球菌、流感杆菌以及肺炎支原体所致的肺炎 3. 用于衣原体及非多种耐药淋病奈瑟菌所致的尿道炎、宫颈炎及盆腔炎 4. 用于敏感菌所致的皮肤软组织感染
制剂与规格	阿奇霉素片（每 100mg 相当于 10 万 U）[保(甲)]：①250mg[基]；②500mg 阿奇霉素分散片[保(甲)]：①125mg；②250mg[基] 阿奇霉素胶囊[保(甲)]：①125mg；②250mg[基] 阿奇霉素颗粒[保(甲)]：①100mg[基]；②250mg；③500mg 阿奇霉素干混悬剂：2g：0.1g 阿奇霉素混悬剂：①0.125g；②0.25g 阿奇霉素糖浆[保(乙)]：25ml：500mg 注射用乳糖酸阿奇霉素（以阿奇霉素计）[保(乙)]：①125mg；②250mg；③500mg 阿奇霉素注射液[保(乙)]：①2ml：125mg；②2ml：250mg；③5ml：500mg 阿奇霉素葡萄糖注射液[保(乙)]：①100ml（阿奇霉素 125mg、葡萄糖 5g）；②100ml（阿奇霉素 200mg、葡萄糖 5g）
用法与用量	1. 口服：饭前 1 小时或餐后 2 小时服用 成人：沙眼衣原体、杜克嗜血杆菌或敏感淋病奈瑟菌所致的性传播疾病，仅需单次口服 1g；其他感染的治疗，第一日，0.5g 顿服，第 2~5 日，一日 0.25g 顿服；或一日 0.5g 顿服，连服 3 日

续　表

	儿童：中耳炎、肺炎，第 1 日 10mg/kg 顿服，一日最大量不超过 500mg；第 2~5 日，一日 5mg/kg 顿服，一日最大量不超过 250mg；咽炎、扁桃体炎，一日 12mg/kg 顿服（一日最大量不超过 0.5g），连用 5 日 2. 静脉滴注 成人：社区获得性肺炎，静脉滴注至少 2 日后转为口服给药，一次 500mg，一日 1 次，7~10 日为一疗程；盆腔炎，静脉滴注 1~2 日后转为口服给药，一次 250mg，一日 1 次，7 日为一疗程
注意事项	1. 用药期间如果发生过敏反应（如血管神经性水肿、皮肤反应、Stevens-Johnson 综合征及中毒性表皮坏死松解症等），应立即停药，并采取适当措施 2. 进食可影响阿奇霉素的吸收，口服用药需在饭前 1 小时或餐后 2 小时服用
禁忌	对阿奇霉素、红霉素或其他任何一种大环内酯类药物过敏者禁用
不良反应	常见反应为胃肠道反应如腹泻、腹痛、稀便、恶心、呕吐等；局部反应如注射部位疼痛、局部炎症等；皮肤反应如皮疹、瘙痒；其他反应如畏食、头晕或呼吸困难等
特殊人群用药	肝功能、肾功能不全患者：严重肝功能不全者、严重肾功能不全者不应使用 儿童：用于 6 个月以下幼儿中耳炎或社区获得性肺炎及 2 岁以下小儿咽炎或扁桃体炎的疗效与安全性尚未确定 妊娠与哺乳期妇女：孕妇须充分权衡利弊后用药，妊娠安全性分级为 B 级；哺乳期妇女须充分权衡利弊后用药
药典	USP、Eur. P.、Chin. P.
国家处方集	CNF
其他推荐依据	
■ 药品名称	**地红霉素　Dirithromycin**
抗菌谱与适应证	用于 12 岁以上患者，对本品敏感菌所致的轻、中度感染：慢性阻塞性肺疾病急性加重或慢性支气管炎急性发作、急性支气管炎、社区获得性肺炎、咽炎和扁桃体炎、单纯性皮肤和软组织感染
制剂与规格	地红霉素肠溶胶囊：250mg
用法与用量	口服 1. 慢性支气管炎急性发作：一次 500mg，一日 1 次，疗程5~7 日 2. 急性支气管炎：一次 500mg，一日 1 次，疗程 7 日 3. 社区获得性肺炎：一次 500mg，一日 1 次，疗程 14 日 4. 咽炎和扁桃体炎：一次 500mg，一日 1 次，疗程 10 日 5. 单纯性皮肤和软组织感染：一次 500mg，一日 1 次，疗程5~7 日
注意事项	可能产生假膜性结肠炎。轻度者停药即能奏效，对于中度至严重病例，应采取适当的治疗措施
禁忌	对地红霉素、红霉素和其他大环内酯类抗生素严重过敏的患者禁用；可疑或潜在菌血症患者禁用
不良反应	常见的有头痛、腹痛、腹泻、恶心、消化不良、眩晕/头晕、皮疹、呕吐等
特殊人群用药	肝功能、肾功能不全患者：轻度肝损伤、肾功能不全者，不必调整剂量。肝功能不全者慎用 妊娠与哺乳期妇女：孕妇慎用，妊娠安全性分级为 C 级；哺乳期妇女用药应权衡利弊后

续 表

药典	USP、Eur. P.
国家处方集	CNF
其他推荐依据	
■ 药品名称	琥乙红霉素 Erythromycin Ethylsuccinate
抗菌谱与适应证	适用于治疗敏感菌或敏感病原体引起的下列感染性疾病： 1. 呼吸系统感染：轻、中度呼吸道感染；肺炎支原体及肺炎衣原体所致的肺炎；白喉（辅助抗毒素作用）；军团菌病；李斯特菌病；百日咳 2. 泌尿生殖系统感染：淋病奈瑟菌引起的急性盆腔炎；梅毒；沙眼衣原体、衣原体引起的孕期泌尿生殖器感染及成人无并发症的尿道、宫颈或直肠感染等 3. 轻、中度皮肤和软组织感染 4. 其他：肠阿米巴病；空肠弯曲菌肠炎；厌氧菌所致口腔感染；沙眼衣原体结膜炎；放线菌病；猩红热；气性坏疽、炭疽；破伤风。预防风湿热初发或复发；细菌性心内膜炎
制剂与规格	琥乙红霉素片[保(乙)]：①200mg；②400mg
用法与用量	口服 成人：一般用量，每6小时400mg；预防链球菌感染，一次400mg，一日2次；军团菌，一次400~1000mg，一日4次；沙眼衣原体和解脲脲原体引起的尿道炎，一次800mg，一日3次，连服7日 儿童：一般感染，一日30~50mg/kg，分4次服用，每6小时服1次；可每12小时服药1次，一次服日剂量的一半；也可每8小时服药1次，一次服日剂量的1/3；对于更严重的感染，剂量可加倍；百日咳，一次10.0~12.5mg/kg，一日4次，疗程14日；肠阿米巴，一日40~50mg/kg，分4次服，连服5~14日
注意事项	用药期间定期检查肝功能
禁忌	对本品或其他红霉素制剂过敏者、慢性肝病患者、肝功能损害者及孕妇禁用
不良反应	服药数日或1~2周后患者可出现乏力、恶心、呕吐、腹痛、皮疹、发热等，有时出现黄疸，停药后常可恢复；胃肠道反应有腹泻、恶心、呕吐、中上腹痛、口舌疼痛、胃纳减退等
特殊人群用药	肝功能、肾功能不全患者：轻度肝功能不全者慎用，严重肝功能不全者禁用 妊娠与哺乳期妇女：孕妇用药应权衡利弊，妊娠安全性分级为B级；哺乳期妇女慎用或暂停授乳
药典	USP、Eur. P.、Chin. P.、Jpn. P.
国家处方集	CNF
其他推荐依据	
■ 药品名称	罗红霉素 Roxithromycin
抗菌谱与适应证	1. 呼吸道感染：化脓性链球菌引起的咽炎及扁桃体炎；敏感菌所致的鼻窦炎、中耳炎、急性支气管炎、慢性支气管炎急性发作；肺炎支原体或肺炎衣原体所致的肺炎 2. 泌尿生殖系统感染：沙眼衣原体引起的尿道炎和宫颈炎 3. 皮肤软组织感染

续　表

制剂与规格	罗红霉素片[保(乙)]：150mg 罗红霉素胶囊[保(乙)]：①50mg；②150mg 罗红霉素细粒剂[保(乙)]：50mg
用法与用量	口服 成人：一次 150mg，一日 2 次；或一次 300mg，一日 1 次。疗程一般为 5~12 日。肾功能不全者可发生累计效应，肾功能轻度减退者不需调整剂量，严重肾功能不全者给药时间延长 1 倍（一次 150mg，一日 1 次）。严重肝硬化者的半衰期延长至正常水平 2 倍以上，如确实需要使用，则 150mg 一日 1 次给药 儿童：一次 2.5~5.0mg/kg，一日 2 次
注意事项	1. 进食后服药会减少吸收，与牛奶同服可增加吸收 2. 服用本品后可影响驾驶及机械操作
禁忌	对本药过敏者禁用
不良反应	常见腹痛、腹泻、呕吐等胃肠道反应；偶见皮疹、头晕、头痛等
特殊人群用药	肝功能、肾功能不全患者：慎用 妊娠与哺乳期妇女：慎用
药典	Eur. P. 、Chin. P. 、Jpn. P.
国家处方集	CNF
其他推荐依据	
■ 药品名称	乙酰螺旋霉素　Acetylspiramycin
抗菌谱与适应证	1. 适用于治疗敏感菌所致的呼吸系统感染和皮肤软组织感染，包括：咽炎、扁桃体炎、急性支气管炎、慢性支气管炎急性发作、肺炎、脓皮病、丹毒和猩红热等 2. 适用于治疗敏感菌所致的口腔及耳鼻咽喉科感染，如中耳炎、牙周炎、急性鼻窦炎等 3. 可作为治疗隐孢子虫病以及弓形虫病的选用药物
制剂与规格	乙酰螺旋霉素片：100mg（10 万 U）
用法与用量	口服 成人：一日 800~1200mg，分 3~4 次服；重症一日可用至 1600~2000mg 儿童：一日量为 20~30mg/kg，分 2~4 次给药
注意事项	如有变态反应，立即停药
禁忌	对本品、红霉素及其他大环内酯类药物过敏的患者禁用
不良反应	腹痛、恶心、呕吐等胃肠道反应，常发生于大剂量用药时，程度大多轻微，停药后可自行消失。变态反应极少，主要为药疹
特殊人群用药	肝功能、肾功能不全患者：严重肝功能、肾功能不全者慎用 妊娠与哺乳期妇女：本品可通过胎盘屏障，故孕妇慎用，妊娠安全性分级为 C 级；哺乳期妇女应用时应暂停授乳
药典	Eur. P. 、Jpn. P.
国家处方集	CNF

续 表

其他推荐依据	
■ 药品名称	克拉霉素 Clarithromycin
抗菌谱与适应证	适用于敏感菌所致下列感染：①耳鼻咽喉感染：急性中耳炎、扁桃体炎、咽炎、鼻窦炎；②下呼吸道感染：急性支气管炎、慢性支气管炎急性发作、肺炎；③皮肤软组织感染：脓疱病、丹毒、蜂窝织炎、毛囊炎、疖及伤口感染；④沙眼衣原体感染的尿道炎及宫颈炎；⑤与其他药物联用，可根除幽门螺杆菌，减低十二指肠溃疡复发率
制剂与规格	克拉霉素片[基,保(乙)]：①125mg；②250mg 克拉霉素分散片[保(乙)]：①50mg；②125mg；③250mg[基] 克拉霉素缓释片：500mg 克拉霉素胶囊[保(乙)]：①125mg；②250mg[基] 克拉霉素颗粒[保(乙)]：①2g∶125mg；②2g∶100mg 克拉霉素干混悬剂：①1g∶125mg；②2g∶125mg；③2g∶250mg
用法与用量	口服 成人：轻症一次 250mg，一日 2 次；重症，一次 500mg，一日 2 次。疗程 5~14 日 儿童：6 个月以上的小儿，一般感染可一次 7.5mg/kg，一日 2 次。根据感染的严重程度应连续服用 5~10 日
注意事项	1. 与红霉素及其他大环内酯类药物之间有交叉过敏和交叉耐药性 2. 可能出现真菌或耐药细菌导致的严重感染 3. 可空腹口服，也可与食物或牛奶同服，与食物同服不影响其吸收
禁忌	对克拉霉素或大环内酯类药物过敏者禁用；孕妇、哺乳期妇女禁用；严重肝功能损害者、水电解质紊乱患者、服用特非那丁者禁用；某些心脏病（包括心律失常、心动过缓、QT 间期延长、缺血性心脏病、充血性心力衰竭等）患者禁用
不良反应	主要有口腔异味，腹痛、腹泻、恶心、呕吐等胃肠道反应，头痛，AST 及 ALT 短暂升高
特殊人群用药	肝功能、肾功能不全患者：肝功能不全者、中度至重度肾功能不全者慎用 儿童：6 个月以下小儿中的疗效和安全性尚未确定 妊娠与哺乳期妇女：妊娠安全性分级为 C 级，孕妇禁用；可分泌入乳汁，哺乳期妇女使用应暂停授乳
药典	USP、Eur. P.、Chin. P.、Jpn. P.
国家处方集	CNF
其他推荐依据	

第九节 酰胺醇类

■ 药品名称	氯霉素 Chloramphenicol
抗菌谱与适应证	1. 用于敏感菌所致伤寒、副伤寒 2. 用于沙门菌属感染的胃肠炎合并败血症

续　表

	3. 用于耐氨苄西林的B型流感杆菌脑膜炎、青霉素过敏者的肺炎链球菌脑膜炎、脑膜炎球菌脑膜炎及敏感的革兰阴性杆菌脑膜炎 4. 用于需氧菌和厌氧菌混合感染的耳源性脑脓肿 5. 可与氨基糖苷类药联用治疗腹腔感染、盆腔感染以及敏感菌所致的其他严重感染，如败血症及肺部感染 6. 用于Q热、落基山斑疹热、地方性斑疹伤寒和立克次体病
制剂与规格	氯霉素片：0.25g 棕榈氯霉素片：0.05g 氯霉素胶囊：0.25g 棕榈氯霉素颗粒：0.1g 棕榈氯霉素混悬液：1ml：25mg 氯霉素注射液[保(甲)]：①1ml：0.125g；②2ml：0.25g 注射用琥珀氯霉素：①0.125g；② 0.25g；③ 0.5g 氯霉素甘油滴耳液：10ml：0.25g
用法与用量	成人：口服，一日1.5~3.0g，分3~4次给药；静脉静滴，一次0.5~1g，一日2次 儿童：口服，一日25~50mg/kg，分3~4次给药；新生儿必需用药时，一日不能超过25mg/kg，分4次给药；静脉静滴，一日25~50mg/kg，分次给药
注意事项	1. 可能发生不可逆性骨髓抑制，应避免重复疗程使用 2. 体弱患者慎用
禁忌	对本品过敏者禁用；精神病患者禁用；孕妇和哺乳期妇女禁用
不良反应	血液系统反应如贫血、淤点、淤斑、鼻出血等；灰婴综合征；外周神经炎和视神经炎；过敏反应较少见；消化道反应如腹泻、恶心及呕吐等
特殊人群用药	肝功能、肾功能不全患者：肝、肾功能损害者慎用 儿童：新生儿（尤其早产儿）不宜应用本药，确有指征必须用药时应在监测血药浓度条件下使用 老年人：慎用 妊娠与哺乳期妇女：妊娠期尤其是妊娠末期或分娩期禁用，妊娠安全性分级为C级；禁用于哺乳期妇女，必须应用时应暂停授乳
药典	USP、Eur. P.、Chin. P.、Jpn. P.
国家处方集	CNF
其他推荐依据	

第十节　林可霉素类

■ 药品名称	林可霉素　Lincomycin
抗菌谱与适应证	1. 适用于治疗敏感葡萄球菌属、链球菌属、肺炎球菌及厌氧菌所致的呼吸道感染、腹腔感染、女性生殖道感染、盆腔感染、皮肤软组织感染等

续 表

	2. 用于对青霉素过敏的或不适于用青霉素类药物的感染性疾病的治疗
制剂与规格	盐酸林可霉素片：①0.25g；②0.5g 盐酸林可霉素胶囊：①0.25g；②0.5g 盐酸林可霉素口服溶液：①10ml：0.5g；②100ml：5g 盐酸林可霉素注射液：[保(甲)]①1ml：0.2g；②2ml：0.6g
用法与用量	成人：口服，一日1.5~2.0g，分3~4次给药；肌内注射，一日0.6~1.2g，分次注射；静脉滴注，严重感染时一次0.6~1.0g，每8~12小时1次 儿童：口服，一日30~60mg/kg，分3~4次给药；肌内注射，一日10~20mg/kg，分次注射；静脉滴注，剂量同肌内注射，分2~3次给药
注意事项	肠道疾病或有既往史者（特别如溃疡性结肠炎、局限性肠炎或抗生素相关肠炎）、既往有哮喘或其他过敏史者慎用，白色念珠菌阴道炎和鹅口疮患者慎用。用药期间需密切注意抗生素相关性肠炎的可能
禁忌	对林可霉素和克林霉素有过敏史的患者禁用；新生儿、深部真菌感染者禁用
不良反应	消化系统反应如恶心、呕吐、腹痛、腹泻等症状，严重者有腹绞痛、腹部压痛、严重腹泻等；偶可发生白细胞减少、中性粒细胞减低等；过敏反应可见皮疹、瘙痒等；静脉给药可引起血栓性静脉炎，快速滴注可能发生低血压、心电图变化甚至心搏、呼吸停止
特殊人群用药	肝功能、肾功能不全患者：肝功能减退和肾功能严重减退者慎用 儿童：新生儿禁用 老年人：患有严重基础疾病的老年人用药时需密切观察 妊娠与哺乳期妇女：妊娠安全性分级为C级；哺乳期妇女用药时应暂授授乳
药典	USP、Eur. P.、Chin. P.、Jpn. P.
国家处方集	CNF
其他推荐依据	
■ **药品名称**	**克林霉素 Clindamycin**
抗菌谱与适应证	用于革兰阳性菌和厌氧菌引起的感染： 1. 呼吸系统感染 2. 泌尿系统感染 3. 厌氧菌所致的妇产科感染如子宫内膜炎、非淋病奈瑟球菌性卵巢-输卵管脓肿、盆腔炎等 4. 皮肤软组织感染 5. 骨、关节感染，如骨髓炎（是金黄色葡萄球菌性骨髓炎的首选治疗药物）、化脓性关节炎 6. 腹腔内感染 7. 其他如心内膜炎、败血症、扁桃体炎和口腔感染等
制剂与规格	盐酸克林霉素胶囊[基,保(甲)]：①75mg；②150mg 注射用盐酸克林霉素[保(甲)]：0.5g 盐酸克林霉素注射液[保(甲)]：①2ml：0.3g；②4ml：0.3g；③8ml：0.6g 注射用克林霉素磷酸酯[保(甲)]：①0.3g；②0.6g；③1.2g 克林霉素磷酸酯注射液[保(甲)]：①2ml：0.3g；②4ml：0.6g；③1ml：0.15g 盐酸克林霉素棕榈酸酯颗粒[保(乙)]：①1g：37.5mg；②2g：75mg；③24g：0.9g 盐酸克林霉素棕榈酸酯分散片[基,保(甲)]：75mg

续 表

用法与用量	成人：肌内注射或静脉滴注，一次量不宜超过600mg；中度感染或革兰阳性需氧菌感染，一日0.6~1.2g，分2~4次给药，每12或8或6小时1次；严重感染或厌氧菌感染，一日1.2~2.4g，分2~4次给药，每12或8或6小时1次。轻中度肾功能损害的患者不需调整剂量，无尿及重度肾功能损害患者的剂量应减至正常剂量的一半。中度以上肝功能损害患者应避免使用本药，如确有指征使用时应减量 儿童：用于4周及4周以上患儿。静脉滴注，一日15~25mg/kg，分3~4次给药，每8或6小时1次；重度感染，一日25~40mg/kg，分3~4次给药，每8或6小时1次
注意事项	有胃肠疾病或病史者，特别是溃疡性结肠炎、克罗恩病或假膜性肠炎患者，有哮喘或其他过敏史者慎用
禁忌	本品与林可霉素、克林霉素有交叉耐药性，对克林霉素或林可霉素有过敏史者禁用
不良反应	消化系统反应如恶心、呕吐、腹痛、腹泻等症状，严重者有腹绞痛、腹部压痛、严重腹泻等；偶可发生白细胞减少、中性粒细胞减低等；过敏反应可见皮疹、瘙痒等；肝肾功能异常；静脉滴注可能引起静脉炎，肌内注射局部可能出现疼痛、硬结和无菌性脓肿；其他如耳鸣、眩晕、念珠菌感染等
特殊人群用药	肝功能、肾功能不全患者：肝功能不全者、严重肾功能障碍者慎用 儿童：新生儿禁用，4岁以内儿童慎用，16岁以内儿童应用时应注意重要器官功能监测 老年人：用药时需密切观察 妊娠与哺乳期妇女：孕妇用药须充分权衡利弊，妊娠安全性分级为B级；哺乳妇女慎用，用药时宜暂停授乳
药典	USP、Eur. P.、Chin. P.、Jpn. P.
国家处方集	CNF
其他推荐依据	

第十一节 多肽类抗生素

■ 药品名称	万古霉素 Vancomycin
抗菌谱与适应证	1. 用于耐甲氧西林金黄色葡萄球菌、肠球菌所致严重感染（如心内膜炎、脑膜炎、骨髓炎、肺炎、败血症或软组织感染等）；亦用于对β-内酰胺类抗生素过敏者的上述严重感染 2. 用于血液透析患者发生葡萄球菌属所致的动静脉分流感染 3. 口服适用于对甲硝唑无效的难辨梭状芽胞杆菌相关性肠炎或葡萄球菌性肠炎
制剂与规格	注射用盐酸万古霉素[保(乙)]：①500mg（50万U）；②1000mg（100万U） 盐酸万古霉素胶囊：①125mg（12.5万U）；②250mg（25万U）
用法与用量	成人：①口服，难辨梭状芽胞杆菌引起的假膜性结肠炎，经甲硝唑治疗无效者一次125~500mg，每6小时1次，治疗5~10日，每日剂量不宜超过4g；②静脉滴注，通常用盐酸万古霉素每天2g（效价），可分为每6小时500mg或每12小时1g，每次静脉滴注，在60分钟以上，可根据年龄、体重、症状适量增减。老年人每12小时500mg或每24小时1g，每次静脉滴注在60分钟以上

续　表

	儿童：①口服，肠道感染，一次 10mg/kg，每 6 小时 1 次，治疗 5~10 日。②静脉滴注，一次 10mg/kg，每 6 小时 1 次；或一次 20mg/kg，每 12 小时 1 次
注意事项	1. 听力减退或有耳聋病史者慎用 2. 不宜肌内注射，静脉滴注时尽量避免药液外漏，且应经常更换注射部位，滴速不宜过快 3. 在治疗过程中应监测血药浓度 4. 治疗葡萄球菌性心内膜炎，疗程应不少于 4 周
禁忌	对万古霉素过敏者，严重肝功能、肾功能不全者，孕妇及哺乳期妇女禁用
不良反应	休克、过敏样症状、急性肾功能不全等
特殊人群用药	肝功能、肾功能不全患者：严重肝功能、肾功能不全者禁用 儿童：儿童（尤其是低体重出生儿、新生儿）应监测血药浓度，慎重给药 老年人：老年患者确有指征使用时必须调整剂量或调整用药间隔 妊娠与哺乳期妇女：应充分权衡利弊
药典	USP、Eur. P. 、Jpn. P.
国家处方集	CNF
其他推荐依据	
■ 药品名称	**去甲万古霉素　Norvancomycin**
抗菌谱与适应证	1. 可用于对青霉素过敏的肠球菌、棒状杆菌属心内膜炎患者的治疗 2. 可用于对青霉素类或头孢菌素类药过敏，或经上述抗生素治疗无效的严重葡萄球菌所致心内膜炎、骨髓炎、肺炎、败血症或软组织感染患者的治疗 3. 可用于治疗血液透析患者发生葡萄球菌属所致动静脉分流感染
制剂与规格	注射用盐酸去甲万古霉素[保(乙)]：①400mg（40 万 U）；②800mg（80 万 U）
用法与用量	静脉滴注 成人：一日 800~1600mg，分 2~3 次给药。肾功能减退者需减少维持剂量。可延长给药间期，每次剂量不变，或减少每次剂量，给药间期不变 儿童：一日 16~24mg/kg，一次或分次给药
注意事项	1. 听力减退或有耳聋病史者慎用 2. 不可肌内注射或静脉注射 3. 治疗期间应定期检查听力、尿液中蛋白、管型、细胞数及测定尿相对密度等
禁忌	对万古霉素类抗生素过敏者禁用
不良反应	可出现皮疹、恶心、静脉炎等；可引致耳鸣、听力减退，肾功能损害等
特殊人群用药	肝功能、肾功能不全患者：肾功能不全患者慎用，如有应用指征时需在治疗药物浓度监测下，根据肾功能减退程度减量应用 儿童：新生儿、婴幼儿用药必须充分权衡利弊 老年人：用于老年患者有引起耳毒性与肾毒性的危险（听力减退或丧失）。老年患者即使肾功能测定在正常范围内，使用时应采用较小治疗剂量 妊娠与哺乳期妇女：妊娠期患者避免应用；哺乳期妇女慎用
药典	Chin. P.
国家处方集	CNF

续　表

其他推荐依据	
■ 药品名称	替考拉宁　Teicoplanin
抗菌谱与适应证	1. 用于治疗严重的革兰阳性菌感染，尤其是不能用青霉素类及头孢菌素类抗生素治疗或用上述抗生素治疗失败的严重葡萄球菌感染，或对其他抗生素耐药的葡萄球菌感染。皮肤和软组织感染、泌尿道感染、呼吸道感染、骨和关节感染、败血症、心内膜炎及持续不卧床腹膜透析相关性腹膜炎 2. 作为万古霉素和甲硝唑的替代药
制剂与规格	注射用替考拉宁[保(乙)]：200mg
用法与用量	成人：肌内、静脉滴注或静脉注射。中度感染，负荷量为第 1 日单次给药 400mg；维持量为一次 200mg，一日 1 次；严重感染，负荷量为一次 400mg，每 12 小时 1 次，共给药 3 次；维持量为一次 400mg，一日 1 次；严重烧伤感染或金黄色葡萄球菌心内膜炎，维持量可能需达一日 12mg/kg 儿童：肌内、静脉滴注或静脉注射。中度感染，推荐前 3 次剂量为 10mg/kg，每 12 小时 1 次，随后剂量为 6mg/kg，一日 1 次；严重感染和中性粒细胞减少的患儿（2 个月以上），推荐前 3 次剂量为 10mg/kg，每 12 小时 1 次，随后维持量为一次 10mg/kg，一日 1 次；严重感染和中性粒细胞减少的新生儿，第 1 日的推荐剂量为 16mg/kg，只用 1 剂；以后维持剂量为一次 8mg/kg，一日 1 次
注意事项	治疗期间定期做血液及肝、肾功能的检查
禁忌	对本药过敏者，对万古霉素、去甲万古霉素等糖肽类抗生素过敏者禁用
不良反应	局部反应可见注射部位疼痛、血栓性静脉炎；过敏反应可见皮疹、瘙痒、支气管痉挛、药物热等；胃肠道反应可见恶心、呕吐、腹泻等；神经系统反应可见头痛、嗜睡等
特殊人群用药	肝功能、肾功能不全患者：肾功能不全患者慎用 儿童：可用于 2 个月以上儿童的革兰阳性菌感染 老年人：除非有肾损害，否则老年患者无需调整剂量 妊娠与哺乳期妇女：本药一般不应用于妊娠期或可能妊娠的妇女，除非权衡利弊后必须使用；建议哺乳期妇女用药时暂停授乳
药典	Jpn. P.
国家处方集	CNF
其他推荐依据	
■ 药品名称	黏菌素　Colistin
抗菌谱与适应证	用于肠道手术前准备，用于大肠埃希菌性肠炎和对其他药物耐药的菌痢
制剂与规格	硫酸黏菌素片[保(乙)]：①50 万 U；②100 万 U；③300 万 U 硫酸黏菌素颗粒：1g：100 万 U 注射用黏菌素：50mg
用法与用量	成人：①口服，一日（100～150）万 U，分 2～3 次服用；②肌内注射或静脉滴注，一日（100～150）万 U 儿童：①口服，一日（2～3）万 U/kg，分 2～3 次服用；②肌内注射或静脉滴注，一日（2～3）万 U/kg

续 表

注意事项	不宜与其他肾毒性药物合用
禁忌	对黏菌素过敏者禁用
不良反应	食欲减退、恶心和呕吐等胃肠道反应和皮疹、瘙痒等过敏反应
特殊人群用药	肝功能、肾功能不全患者：肾功能不全患者慎用 妊娠与哺乳期妇女：孕妇用药应权衡利弊，妊娠安全性分级为 B 级
药典	USP、Eur. P.、Chin. P.、Jpn. P.
国家处方集	CNF
其他推荐依据	

第十二节　其他抗菌药

■ 药品名称	呋喃妥因　Nitrofurantoin
抗菌谱与适应证	用于治疗敏感菌如大肠埃希菌、肠球菌属以及克雷伯菌属、肠杆菌属所致的急性单纯性下尿路感染；也可用于尿路感染的预防
制剂与规格	呋喃妥因片[保(甲)]：50mg 呋喃妥因肠溶胶囊[保(甲)]：50mg 呋喃妥因栓：①50mg；②100mg
用法与用量	口服 成人：尿路感染，一次 50~100mg，一日 3~4 次；单纯性下尿路感染用低剂量，疗程不低于 1 周，或用至尿培养阴性后至少 3 日，不宜超过 14 日；预防尿路感染，对尿路感染反复发作者，可一日 50~100mg 作预防应用，临睡前服用 儿童：尿路感染，1 个月以上儿童，一日 5~7mg/kg，分 4 次服；疗程不低于 1 周，或用至尿培养阴性后至少 3 日；预防尿路感染，一日 1mg/kg，临睡前服用
注意事项	1. 宜与食物同服，以减少对胃肠道的刺激 2. 疗程至少 7 日，或继续用药至尿液中细菌清除 3 日以上 3. 葡萄糖-6-磷酸脱氢酶缺乏症患者、外周神经病变者、肺部疾病患者慎用
禁忌	新生儿、孕妇、哺乳期妇女、肾功能减退及对硝基呋喃类药过敏者禁用
不良反应	常见恶心、呕吐、食欲减退和腹泻；少见药物热、皮疹、粒细胞减少等变态反应；偶见头痛、头晕、嗜睡、肌痛等
特殊人群用药	肝功能、肾功能不全患者：肾功能减退者禁用 儿童：新生儿禁用 老年人：慎用，必须使用时宜根据肾功能调整给药剂量。老年患者的前列腺感染不宜使用本药 妊娠与哺乳期妇女：孕妇不宜应用，妊娠晚期妇女禁用，妊娠安全性分级为 B 级；哺乳期妇女用药期间应暂停授乳

续　表

药典	Eur. P. 、Chin. P.
国家处方集	CNF
其他推荐依据	
■ 药品名称	呋喃唑酮　Furazolidone
抗菌谱与适应证	主要用于治疗细菌性痢疾、肠炎、霍乱。也可用于治疗伤寒、副伤寒、梨形鞭毛虫病和阴道滴虫病。还可与制酸剂等药物合用于治疗幽门螺杆菌所致的胃窦炎
制剂与规格	呋喃唑酮片[保(甲)]：①10mg；②30mg；③100mg
用法与用量	口服：肠道感染疗程为5~7日，梨形鞭毛虫病疗程为7~10日。成人，一次100mg，一日3~4次；儿童，一日5~10mg/kg，分4次服用
注意事项	1. 不宜用于溃疡病或支气管哮喘患者 2. 用药期间和停药后5日内禁止饮酒 3. 葡萄糖-6-磷酸脱氢酶缺乏症患者、溃疡病患者、支气管哮喘患者慎用
禁忌	对本药或其他硝基呋喃类药过敏者、新生儿、哺乳妇女禁用
不良反应	主要有恶心、呕吐、腹泻、头痛、头晕、药物热、皮疹、肛门瘙痒、哮喘、直立性低血压、低血糖、肺浸润等，偶可出现溶血性贫血、黄疸及多发性神经炎
特殊人群用药	肝功能、肾功能不全患者：肾功能不全者慎用 儿童：新生儿禁用 妊娠与哺乳期妇女：妊娠安全性分级为C级；哺乳期妇女禁用
药典	USP、BP、Fr. P.
国家处方集	CNF
其他推荐依据	
■ 药品名称	甲硝唑　Metronidazole
抗菌谱与适应证	1. 用于治疗阴道滴虫病 2. 可用于治疗肠道及组织内阿米巴病 3. 可用于治疗小袋虫病和皮肤利什曼病、麦地那龙线虫感染、贾第鞭毛虫病等 4. 适用于治疗各种厌氧菌感染
制剂与规格	甲硝唑注射液[保(甲)]：①20ml∶100mg；②100ml∶200mg；③100ml∶500mg[基]；④250ml∶500mg；⑤250ml∶1250mg 甲硝唑葡萄糖注射液[保(乙)]：250ml（甲硝唑0.5g、葡萄糖12.5g） 甲硝唑片[基,保(甲)]：0.2g 甲硝唑胶囊[基,保(甲)]：0.2g 甲硝唑阴道泡腾片[保(甲)]：0.5g 甲硝唑栓[保(甲)]：①0.5g[基]；②1g 甲硝唑口含片[保(甲)]：①2.5mg；②3mg

续 表

用法与用量	成人： 1. 口服：滴虫病，一次0.2g，一日4次，疗程7日，可同时使用栓剂。厌氧菌感染，一次0.5g，一日3次，疗程不低于7日。一日最大剂量不宜超过4g 2. 静脉滴注：厌氧菌感染，首次剂量为15mg/kg，继以7.5mg/kg维持，一次最大剂量不超过1g，每6~8小时1次，疗程不低于7日 3. 阴道栓剂：用于滴虫病，每晚0.5g置入阴道内，连用7~10日 儿童： 1. 口服：滴虫病，一日15~25mg/kg，分3次给药，服用7~10日；厌氧菌感染，一日20~50mg/kg 2. 静脉滴注：剂量同成人
注意事项	1. 出现运动失调或其他中枢神经系统症状时应停药 2. 用药期间应戒酒，饮酒后出现腹痛、呕吐、头痛等症状
禁忌	对本药或其他硝基咪唑类药物过敏或有过敏史者、活动性中枢神经系统疾病者、血液病者、妊娠及哺乳期妇女禁用
不良反应	1. 消化系统：恶心、呕吐、食欲缺乏、腹部绞痛，一般不影响治疗 2. 神经系统：头痛、眩晕，偶有感觉异常、肢体麻木、共济失调、多发性神经炎等，大剂量可致抽搐 3. 少数病例发生荨麻疹、潮红、瘙痒、膀胱炎、排尿困难、口中金属味及白细胞减少等，均属可逆性，停药后自行恢复
特殊人群用药	肝功能、肾功能不全患者：肝功能不全患者慎用 老年人：应注意监测血药浓度并调整剂量 妊娠与哺乳期妇女：禁用，妊娠安全性分级为B级
药典	USP、Eur. P.、Chin. P.
国家处方集	CNF
其他推荐依据	
■ 药品名称	**替硝唑 Tinidazole**
抗菌谱与适应证	1. 用于治疗多种厌氧菌感染，如败血症、骨髓炎、腹腔感染、盆腔感染、鼻窦炎、支气管感染、肺炎、皮肤蜂窝织炎、口腔感染及术后伤口感染 2. 用于结肠或直肠手术、妇产科手术及口腔手术的术前预防用药 3. 也可用于肠道及肠道外阿米巴病、阴道滴虫病、贾第鞭毛虫病的治疗 4. 还可作为甲硝唑的替代药，用于治疗幽门螺杆菌所致的胃窦炎及消化性溃疡
制剂与规格	替硝唑片[基,保(甲)]：0.5g 替硝唑注射液[保(乙)]：①100ml：0.4g；②200ml：0.8g 替硝唑葡萄糖注射液[保(乙)]：①100ml：0.2g；②100ml：0.4g；③200ml：0.4g 替硝唑栓[保(乙)]：0.2g
用法与用量	成人： 1. 口服：厌氧菌感染，常用量为一次1g，一日1次，首剂加倍，疗程多为5~6日，口腔感染时疗程3日；外科预防用药，一次2g，术前12小时单次服用。阴道滴虫病、贾第鞭毛虫病，一次2g，单次服用。必要时3~5日可重复1次。滴虫感染时也可一次1g，一日1次，首剂加倍，连服3日

续　表

	2. 静脉滴注：厌氧菌感染，一次 0.8g，一日 1 次。疗程为 5~6 日。外科预防用药，总量为 1.6g，分 1~2 次给药，第一次于术前 2 小时，第二次于术中或术后12~24 小时内给药 3. 阴道给药：一次 0.2g，一日 2 次
注意事项	1. 如疗程中发生中枢神经系统不良反应，应及时停药 2. 用药期间不应饮用含乙醇的饮料，因可引起体内乙醇蓄积，干扰乙醇的氧化过程，导致双硫仑样反应，患者可出现腹部痉挛、恶心、呕吐、头痛、面部潮红等 3. 念珠菌感染者应用本品，其症状会加重，需同时抗真菌治疗 4. 治疗阴道滴虫病时，需同时治疗其性伴侣
禁忌	1. 对替硝唑或吡咯类药物过敏患者 2. 有活动性中枢神经疾病和血液病者
不良反应	1. 不良反应少见而轻微，主要为恶心、呕吐、上腹痛、食欲下降及口腔金属味，可有头痛、眩晕、皮肤瘙痒、皮疹、便秘及全身不适 2. 高剂量时也可引起癫痫发作和外周神经病变
特殊人群用药	肝功能、肾功能不全患者：肝功能不全者慎用 儿童：12 岁以下禁用 老年人：用药时应注意监测血药浓度并调整剂量 妊娠与哺乳期妇女：妊娠早期禁用本药，妊娠中、晚期应充分权衡利弊后谨慎使用。FDA 妊娠安全性分级为 C 级。哺乳妇女暂停哺乳，治疗结束 3 日后方可重新授乳
药典	USP、Eur. P.、Chin. P.
国家处方集	CNF
其他推荐依据	
■ 药品名称	奥硝唑　Ornidazole
抗菌谱与适应证	1. 用于由厌氧菌感染引起的多种疾病 2. 用于男女泌尿生殖道毛滴虫、贾第鞭毛虫感染引起的疾病（如阴道滴虫病） 3. 用于肠、肝阿米巴病（如阿米巴痢疾、阿米巴肝脓肿） 4. 用于手术前预防感染和手术后厌氧菌感染的治疗 5. 阴道栓用于细菌性阴道病、滴虫性阴道炎
制剂与规格	奥硝唑注射液[保(乙)]：5ml：500mg 注射用奥硝唑[保(乙)]：250mg 奥硝唑氯化钠注射液[保(乙)]：100ml（奥硝唑 250mg、氯化钠 825mg） 奥硝唑葡萄糖注射液[保(乙)]：100ml（奥硝唑 500mg、葡萄糖 5g）
用法与用量	成人： 1. 静脉滴注：①厌氧菌感染，手术前后预防感染，术前 1~2 小时滴注 1000mg，术后 12 小时滴注 500mg，术后 24 小时滴注 500mg。治疗厌氧菌引起的感染，初始剂量为 500~1000mg。然后每 12 小时滴注 500mg，连用 3~6 日。②治疗严重阿米巴病：初始剂量为 500~1000mg，以后每 12 小时滴注 500mg，连用 3~6 日 2. 阴道给药：一次 500mg，每晚 1 次，连续 5~7 日 儿童：静脉滴注，一日 20~30mg/kg，每 12 小时滴注 1 次，时间为 30 分钟
注意事项	中枢神经系统疾病患者、肝脏疾病患者、多毛性硬化症患者、酗酒者慎用

续 表

禁忌	对本药或其他硝基咪唑类药物过敏者、各种器官硬化症、造血功能低下、慢性酒精中毒患者、有脑和脊髓病变的患者禁用
不良反应	1. 消化系统：胃部不适、胃痛、口腔异味 2. 神经系统：头痛及困倦、眩晕、颤抖、运动失调、外周神经病、癫痫发作、痉挛等 3. 过敏反应：皮疹、瘙痒等 4. 局部反应：刺感、疼痛等
特殊人群用药	儿童：慎用，建议3岁以下儿童不用 妊娠与哺乳期妇女：建议孕妇（特别是妊娠早期）、哺乳期妇女慎用本药
药典	USP、Eur. P.、Chin. P.
国家处方集	CNF
其他推荐依据	
■ 药品名称	磷霉素 Fosfomycin
抗菌谱与适应证	1. 口服制剂适用于治疗敏感菌所致的单纯性下尿路感染、肠道感染（包括细菌性痢疾）、呼吸道感染、皮肤软组织感染、眼科感染及妇科感染等 2. 注射制剂适用于治疗敏感菌所致的呼吸道感染、尿路感染、皮肤软组织感染等。也可与其他抗菌药联合用于治疗敏感菌所致的严重感染（如败血症、腹膜炎、骨髓炎等）
制剂与规格	磷霉素钙片[保(乙)]：①0.1g；②0.2g；③0.5g 磷霉素钙胶囊[保(乙)]：0.1g 磷霉素钙颗粒：0.5g 注射用磷霉素钠[保(乙)]：①1.0g；②2.0g；③4.0g
用法与用量	成人：①口服，治疗尿路感染等轻症感染，一日2~4g，分3~4次服用；②静脉给药，治疗中度或重度系统感染，一日4~12g，严重感染可增至16g，分2~3次静脉滴注或缓慢静脉推注；③肌内注射，一日2~8g，分3~4次肌内注射。 儿童：①口服，一日0.05~0.10g/kg，分3~4次服用；②静脉滴注，一日0.1~0.3g/kg，分2~3次静脉滴注；③肌内注射，一日0.05~0.20g/kg，分3~4次肌内注射
注意事项	1. 静脉滴注速度宜缓慢，静脉滴注时间1~2小时 2. 应用较大剂量时应监测肝功能
禁忌	对磷霉素过敏者、妊娠及哺乳期妇女、5岁以下儿童
不良反应	主要有恶心、食欲减退、腹部不适、稀便或轻度腹泻；偶见皮疹，嗜酸性粒细胞增多，红细胞、血小板、白细胞计数降低，头晕、头痛等反应；注射部位静脉炎等
特殊人群用药	肝功能、肾功能不全者：肝、肾功能减退者慎用 儿童：5岁以上儿童应减量及慎用 老年人：应酌减剂量并慎用 妊娠与哺乳期妇女：可通过胎盘屏障，迅速进入胎儿循环，但对胎儿的影响尚无足够和严密的对照观察，妊娠安全性分级为B级；哺乳期妇女应避免使用，必须用药时应暂停授乳
药典	Eur. P.、Chin. P.、Jpn. P.
国家处方集	CNF
其他推荐依据	

续　表

■ 药品名称	夫西地酸　Fusidic Acid
抗菌谱与适应证	1. 用于敏感菌所致的骨髓炎或皮肤、软组织感染 2. 用于其他抗菌药治疗失败的深部感染，如败血症、肺炎、心内膜炎等
制剂与规格	夫西地酸片：250mg 注射用夫西地酸[保(乙)]：①0.125g；②0.5g 夫西地酸混悬液：5ml：250mg 夫西地酸乳膏[保(乙)]：15g：0.3g
用法与用量	1. 口服：成人，一次500mg，一日3次；重症加倍。1岁以下患儿，一日50mg/kg，分3次给药。1~5岁患儿，一次250mg，一日3次。5~12岁患儿，用法与用量同成人 2. 局部给药：一日2~3次，涂于患处，疗程为7日。治疗疥疮时可根据病情需要延长疗程 3. 静脉注射：成人，一次500mg，一日3次；儿童及婴儿，一日20mg/kg（按体重），分3次给药
注意事项	1. 早产儿、黄疸、酸中毒及严重病弱的新生儿使用时需留意有无胆红素脑病症状 2. 静脉注射时不能与卡那霉素、庆大霉素、万古霉素、头孢噻啶或阿莫西林混合；亦不可与全血、氨基酸溶液或含钙溶液混合
禁忌	对夫西地酸过敏者禁用；妊娠初始3个月内禁用
不良反应	静脉滴注可能导致血栓性静脉炎和静脉痉挛等
特殊人群用药	肝功能、肾功能不全者：肝功能不全者慎用 儿童：早产儿、严重病弱的新生儿使用时需留意有无胆红素脑病症状 妊娠与哺乳期妇女：在动物实验中有致胎仔畸形的报道，但目前尚无临床对照研究；可经皮肤吸收，哺乳期妇女禁止局部用于乳房部位的皮肤感染
药典	Eur. P.
国家处方集	CNF
其他推荐依据	
■ 药品名称	利奈唑胺　Linezolid
抗菌谱与适应证	1. 用于由肺炎链球菌（包括多重耐药株）或金黄色葡萄球菌（甲氧西林敏感株）引起的社区获得性肺炎 2. 用于由肺炎链球菌（包括多重耐药株）或金黄色葡萄球菌（甲氧西林敏感和耐药株）引起的医院内获得性肺炎 3. 用于由金黄色葡萄球菌、化脓性链球菌或无乳链球菌引起的复杂性皮肤和皮肤组织感染 4. 用于由金黄色葡萄球菌或化脓性链球菌引起的非复杂性皮肤和皮肤组织感染 5. 用于耐万古霉素的粪肠球菌感染
制剂与规格	利奈唑胺注射液：①100ml：200mg；②300ml：600mg 利奈唑胺片[保(乙)]：①200mg；②600mg 利奈唑胺口服混悬液：5ml：100mg

续 表

用法与用量	口服或静脉滴注 1. 复杂性皮肤或皮肤软组织感染、社区获得性肺炎，包括伴发的菌血症、院内获得性肺炎、甲氧西林耐药金葡菌感染：成人和青少年（12岁及以上），每12小时600mg。儿童患者（出生至11岁），每8小时10mg/kg 2. 万古霉素耐药的屎肠球菌感染，包括伴发的菌血症，成人和青少年（12岁及以上），每8小时10mg/kg；儿童患者（出生至11岁），每8小时10mg/kg 3. 非复杂性皮肤和皮肤软组织感染：成人，每12小时口服400mg；青少年，每12小时口服600mg；＜5岁，每8小时，10mg/kg口服；5~11岁，每12小时，10mg/kg口服
注意事项	有骨髓抑制病史者、苯丙酮尿症患者、类癌综合征患者、未控制的高血压患者、嗜铬细胞瘤患者、未治疗的甲状腺功能亢进患者慎用
禁忌	对本药过敏者禁用
不良反应	常见失眠、头晕、头痛、腹泻、恶心、呕吐、便秘、皮疹、瘙痒、发热、口腔念珠菌病、阴道念珠菌病、真菌感染等
特殊人群用药	肝功能、肾功能不全者：肾功能不全者慎用 儿童：不推荐本品经验性用于儿童患者的中枢神经系统感染 妊娠与哺乳期妇女：孕妇慎用，妊娠安全性分级为C级；哺乳期妇女慎用
药典	
国家处方集	CNF
其他推荐依据	
■ 药品名称	小檗碱 Berberine
抗菌谱与适应证	主要用于治疗敏感病原菌所致的胃肠炎、细菌性痢疾等胃肠道感染
制剂与规格	盐酸小檗碱片[保(甲)]：①50mg；②100mg
用法与用量	口服。胃肠道感染：成人，一次0.1~0.3g，一日3次
注意事项	本品静脉注射后可发生严重溶血性贫血和循环障碍，严格禁止静脉给药
禁忌	对本药过敏者禁用；溶血性贫血患者禁用；对葡萄糖-6-磷酸脱氢酶缺乏儿童禁用
不良反应	口服给药时有令人不快的鱼腥味，也偶见皮疹等过敏反应症状，但停药后可自行消退；静脉给药时有出现呼吸困难、过敏性休克的报道
特殊人群用药	妊娠与哺乳期妇女：慎用
药典	Chin. P.、Jpn. P.
国家处方集	CNF
其他推荐依据	
■ 药品名称	利福昔明 Rifaximin
抗菌谱与适应证	治疗由敏感菌所致的肠道感染，包括急慢性肠道感染、腹泻综合征、夏季腹泻、旅行者腹泻和小肠结肠炎等
制剂与规格	利福昔明胶囊[保(乙)]：100mg

续　表

用法与用量	口服，一般连续用药不宜超过 7 天 成人：一次 200mg，一日 3~4 次 儿童：6~12 岁，一次 100~200mg，一日 4 次；12 岁以上儿童，剂量同成人
注意事项	长期大剂量用药或肠黏膜受损时，会有极少量（<1%）被吸收，导致尿液呈粉红色
禁忌	对本药或其他利福霉素类药过敏者、肠梗阻者、严重的肠道溃疡性病变者禁用
不良反应	常见恶心、呕吐、腹胀、腹痛；少见荨麻疹、足部水肿等
特殊人群用药	儿童：连续服用本药不能超过 7 日；6 岁以下儿童不要服用本药 妊娠与哺乳期妇女：妊娠期妇女需权衡利弊后用药；哺乳期妇女可在有适当医疗监测的情况下服用本药
药典	USP、Eur. P.、Chin. P.、Jpn. P.
国家处方集	CNF
其他推荐依据	

第十三节　磺胺类与甲氧苄啶

■ 药品名称	磺胺甲噁唑　Sulfamethoxazole
抗菌谱与适应证	1. 治疗敏感菌所致的急性单纯性尿路感染 2. 与甲氧苄啶联用，治疗对其敏感的流感杆菌、肺炎链球菌和其他链球菌所致的中耳炎 3. 与乙胺嘧啶联用，治疗鼠弓形虫引起的弓形虫病 4. 治疗星形奴卡菌病 5. 作为治疗沙眼衣原体所致宫颈炎、尿道炎、新生儿包含体结膜炎的次选药物 6. 作为治疗杜克雷嗜血杆菌所致软下疳的可选药物 7. 预防敏感脑膜炎球菌所致的流行性脑脊髓膜炎 8. 作为对氯喹耐药的恶性疟疾治疗的辅助用药
制剂与规格	磺胺甲噁唑片：0.5g 复方磺胺甲噁唑片[基,保(甲)]：磺胺甲噁唑 0.4g 和甲氧苄啶 80mg
用法与用量	口服 成人：一般感染，首次剂量为 2g，以后一日 2g，分 2 次服用。治疗尿路感染时疗程至少为 7~10日。肾功能不全患者用量应调整为常用量的 1/2 儿童：2 个月以上患儿的一般感染，首次剂量为 50~60mg/kg（总量不超过 2g），以后一日 50~60mg/kg，分 2 次服用
注意事项	1. 葡萄糖-6-磷酸脱氢酶缺乏者、血卟啉病患者、艾滋病患者、休克患者慎用 2. 治疗中须注意检查：全血象，尿液，肝、肾功能
禁忌	对磺胺类药过敏者、巨幼红细胞性贫血患者、孕妇、哺乳期妇女、小于 2 个月的婴儿和重度肝肾功能损害者禁用

续 表

不良反应	过敏反应较为常见，可表现为药疹、剥脱性皮炎等；中性粒细胞减少或缺乏症、血小板减少症及再生障碍性贫血等
特殊人群用药	肝功能、肾功能不全患者：肝、肾功能损害者慎用 儿童：2 个月以下婴儿禁用 老年人：慎用 妊娠与哺乳期妇女：妊娠安全性分级为 C 级，孕妇、哺乳妇女禁用
药典	USP、Eur. P. 、Chin. P. 、Jpn. P.
国家处方集	CNF
其他推荐依据	
■ 药品名称	磺胺嘧啶　Sulfadiazine
抗菌谱与适应证	1. 用于预防、治疗敏感脑膜炎球菌所致的流行性脑膜炎 2. 用于治疗敏感菌所致的急性支气管炎、轻症肺炎、中耳炎及皮肤软组织等感染 3. 用于治疗星形诺卡菌病 4. 作为治疗沙眼衣原体所致宫颈炎和尿道炎的次选药物 5. 作为治疗由沙眼衣原体所致的新生儿包含体结膜炎的次选药物 6. 可作为对氯喹耐药的恶性疟疾治疗的辅助用药 7. 与乙胺嘧啶联合用药治疗鼠弓形虫引起的弓形虫病
制剂与规格	磺胺嘧啶片[基,保(甲)]：0. 5g 注射用磺胺嘧啶钠[保(甲)]：①0. 4g；②1g 磺胺嘧啶混悬液：10%（g/ml）
用法与用量	成人：①口服：一般感染，首剂量为 2g，以后一次 1g，一日 2 次；治疗流行性脑膜炎，首次量为 2g，维持量一次 1g，一日 4 次。②静脉给药：一般感染，一次 1~1. 5g，一日 3 次；治疗流行性脑膜炎，首剂量为 50mg/kg，维持量一日 100mg/kg，分 3~4 次静脉滴注或缓慢静脉注射。 儿童：①口服：2 个月以上婴儿及儿童的一般感染，首次剂量为 50~60mg/kg（总量不超过 2g），以后一次 25~30mg/kg，一日 2 次。②静脉给药：一般感染，一日 50~75mg/kg，分 2 次静脉滴注或缓慢静脉注射；流行性脑膜炎，一日 100~150mg/kg，分 3~4 次静脉滴注或缓慢静脉注射
注意事项	葡萄糖-6-磷酸脱氢酶缺乏者、血卟啉病患者、艾滋病患者、休克患者慎用
禁忌	对本药或其他磺胺类药过敏者、严重肝肾功能不全者、孕妇、哺乳期妇女、小于 2 个月的婴儿禁用
不良反应	过敏反应较为常见，可表现为药疹、剥脱性皮炎等；中性粒细胞减少或缺乏症、血小板减少症及再生障碍性贫血等；溶血性贫血及血红蛋白尿；高胆红素血症和新生儿胆红素脑病
特殊人群用药	肝功能、肾功能不全患者：轻、中度肝肾功能损害者慎用 儿童：2 个月以下婴儿禁用 老年人：慎用 妊娠与哺乳期妇女：孕妇、哺乳妇女禁用，妊娠安全性分级为 B 级（妊娠早、中期）、D 级（妊娠晚期）
药典	USP、Eur. P. 、Chin. P.

续　表

国家处方集	CNF
其他推荐依据	
■ 药品名称	甲氧苄啶　Trimethoprim
抗菌谱与适应证	1. 可单独用于治疗敏感菌所致的急性单纯性尿路感染和细菌性前列腺炎 2. 与磺胺甲噁唑或磺胺嘧啶联用，可用于治疗敏感菌所致的败血症、脑膜炎、中耳炎、肺部感染、急慢性支气管炎、菌痢、尿路感染、肾盂肾炎、肠炎、伤寒等 3. 与磺胺-2,6-二甲氧嘧啶联用，还可用于治疗对氯喹耐药的疟疾
制剂与规格	甲氧苄啶片[保(乙)]：100mg 甲氧苄啶颗粒：1g：50mg
用法与用量	口服 成人：①治疗急性单纯性尿路感染，一次 0.1g，每 12 小时 1 次；或一次 0.2g，每 12 小时 1 次。疗程为 7～10 日。②预防尿路感染，一次 0.1g，一日 1 次。肾功能不全者根据肌酐清除率调整剂量；肌酐清除率< 15ml/min，不宜使用 儿童：对 6 个月至 5 岁患儿，甲氧苄啶颗粒一次 1g（含甲氧苄啶 50mg）；一日 2 次；对 6～12 岁患儿，甲氧苄啶颗粒一次 2g（含甲氧苄啶 100mg）；一日 2 次
注意事项	1. 由于叶酸缺乏的巨幼细胞贫血或其他血液系统疾病患者慎用 2. 用药期间应定期进行外周血象检查
禁忌	对本药过敏者、早产儿、新生儿、严重肝肾疾病患者、严重血液病患者禁用
不良反应	可出现白细胞减少，血小板减少或高铁血红蛋白性贫血等；过敏反应：可发生瘙痒、皮疹，偶可呈严重的渗出性多形红斑；恶心、呕吐、腹泻等胃肠道反应等
特殊人群用药	肝功能、肾功能不全患者：轻、中度肝肾功能损害者慎用 儿童：早产儿、新生儿、2 个月以下婴儿禁用 老年人：老年患者应减少用量 妊娠与哺乳期妇女：妊娠期间应权衡利弊后用药，妊娠安全性分级为 C 级；哺乳期妇女用药应权衡利弊
药典	USP、Eur. P.、Chin. P.
国家处方集	CNF
其他推荐依据	

第十四节　氟喹诺酮类

■ 药品名称	吡哌酸　PipemidicAcid
抗菌谱与适应证	用于治疗敏感菌所致的尿路感染及肠道感染
制剂与规格	吡哌酸片[保(甲)]：①0.25g；②0.5g 吡哌酸胶囊[保(甲)]：0.25g

续 表

用法与用量	口服。成人，一次0.5g，一日总量1~2g，疗程不宜超过10日
注意事项	1. 本品可与饮食同服，以减少胃肠道反应 2. 长期应用，宜定期监测血常规和肝、肾功能 3. 有中枢神经系统疾病患者慎用
禁忌	禁用于对本品和萘啶酸过敏的患者；孕妇、哺乳期妇女禁用；18岁以下小儿及青少年禁用
不良反应	主要为恶心、嗳气、上腹不适、食欲减退、稀便或便秘等胃肠道反应；皮疹或全身瘙痒少见，偶见眩晕、头痛等。停药后可自行恢复
特殊人群用药	肝功能、肾功能不全患者：严重肝、肾功能损害者慎用 儿童：婴幼儿及18岁以下青少年不宜使用 老年人：应减少用量 妊娠与哺乳期妇女：禁用
药典	USP、Chin. P.、Jpn. P.
国家处方集	CNF
其他推荐依据	
■ 药品名称	诺氟沙星 Norfloxacin
抗菌谱与适应证	主要用于敏感菌所致的下列感染：泌尿生殖道感染，消化系统感染，呼吸道感染如急性支气管炎、慢性支气管炎急性发作、肺炎，急慢性肾盂肾炎，膀胱炎，伤寒等
制剂与规格	诺氟沙星片[基,保(甲)]：100mg 诺氟沙星胶囊[基,保(甲)]：100mg 诺氟沙星注射液：100ml：200mg 诺氟沙星葡萄糖注射液：100ml（诺氟沙星200mg、葡萄糖5g） 诺氟沙星栓：200mg 诺氟沙星药膜：20mg
用法与用量	成人： 1. 口服：①一般用法：一次100~200mg，一日3~4次；②下尿路感染：一次400mg，一日2次；③复杂性尿路感染：剂量同上，疗程10~21日；④单纯性淋菌性尿道炎：单次800~1200mg；⑤急、慢性前列腺炎：一次400mg，一日2次，疗程28日；⑥一般肠道感染：一次300~400mg，一日2次，疗程5~7日 2. 静脉滴注：一日200mg，分2次，急性感染7~14日为一疗程，慢性感染14~21日为一疗程
注意事项	1. 不宜静脉注射，静脉滴注速度不宜过快 2. 本类药物可引起中、重度光敏反应，应避免过度暴露于阳光，发生后需停药 3. 有癫痫病史者、有胃溃疡史者、重症肌无力患者慎用
禁忌	对本药及其他喹诺酮类药过敏者、糖尿病患者、孕妇、哺乳期妇女、18岁以下儿童禁用
不良反应	胃肠道反应较为常见，可表现为腹部不适或疼痛、腹泻、恶心或呕吐；中枢神经系统反应可有头晕、头痛、嗜睡或失眠；过敏反应有皮疹、皮肤瘙痒、面部潮红、胸闷等

续　表

特殊人群用药	肝功能、肾功能不全患者：肝、肾功能减退者慎用 儿童：不宜用于 18 岁以下患者。如感染由多重耐药菌引起者，细菌仅对喹诺酮类药呈敏感时，可在充分权衡利弊后应用 老年人：老年患者常有肾功能减退，因本品部分经肾排出，须减量应用 妊娠与哺乳期妇女：妊娠安全性分级为 C 级；哺乳期妇女应用时应停止授乳
药典	USP、Eur. P.、Chin. P.、Jpn. P.
国家处方集	CNF
其他推荐依据	
■ 药品名称	氧氟沙星　Ofloxacin
抗菌谱与适应证	用于敏感菌所致的下列感染： 1. 泌尿生殖系统感染，包括单纯性及复杂性尿路感染、细菌性前列腺炎、淋病奈瑟菌尿道炎、宫颈炎（包括产酶株所致者）等 2. 呼吸系统感染，包括急性支气管炎、慢性支气管炎急性发作、肺炎及其他肺部感染等 3. 消化系统感染，包括胃肠道、胆道、腹腔的沙门菌属感染等 4. 骨、关节、皮肤软组织感染及败血症 5. 结核病，作为抗结核病的二线药物，多与异烟肼、利福平等合用
制剂与规格	氧氟沙星片：0. 1g 氧氟沙星颗粒：0. 1g 氧氟沙星注射液：100ml：200mg 氧氟沙星氯化钠注射液：100ml（氧氟沙星 200mg、氯化钠 900mg）
用法与用量	口服或静脉给药 1. 下呼吸道感染：成人，一次 300mg，一日 2 次，疗程 7~14 日 2. 急性单纯性下尿路感染：成人，一次 200mg，一日 2 次，疗程 5~7 日 3. 复杂性尿路感染：成人，一次 200mg，一日 2 次，疗程 10~14 日。缓释片，成人，一次 400mg，一日 1 次，疗程 10 日 4. 细菌性前列腺炎：成人，一次 300mg，一日 2 次，疗程 6 周 5. 衣原体宫颈炎或尿道炎：成人，一次 300mg，一日 2 次，疗程 7~14 日 6. 单纯性淋病：成人，单次口服 400mg 7. 铜绿假单胞菌感染或重度感染：成人，一次 400mg，一日 2 次 8. 抗结核：成人，一日 300mg，一日 1 次
注意事项	患有中枢神经系统疾病者（如癫痫、脑动脉硬化者）慎用
禁忌	对本药及其他喹诺酮类药过敏者、妊娠期及哺乳期妇女、18 岁以下儿童禁用
不良反应	胃肠道反应较为常见，可表现为腹部不适或疼痛、腹泻、恶心或呕吐；中枢神经系统反应可有头晕、头痛、嗜睡或失眠；过敏反应有皮疹、皮肤瘙痒、面部潮红、胸闷等
特殊人群用药	肝功能、肾功能不全患者：严重肝功能减退者、严重肾功能不全者慎用 儿童：18 岁以下患者用药的安全性尚未确立，不宜使用 老年人：老年患者多有肾功能减退，应减量给药 妊娠与哺乳期妇女：妊娠安全性分级为 C 级；哺乳期妇女全身用药时，应暂停授乳
药典	USP、Eur. P.、Chin. P.、Jpn. P.

续 表

国家处方集	CNF
其他推荐依据	
■ 药品名称	环丙沙星 Ciprofloxacin
抗菌谱与适应证	可用于敏感菌所致的下列感染： 1. 泌尿生殖系统感染：包括单纯性或复杂性尿路感染、细菌性前列腺炎、淋病奈瑟菌尿道炎、肾盂肾炎、宫颈炎（包括产酶株所致者）等 2. 呼吸系统感染：包括扁桃体炎、咽炎、急性支气管炎及肺部感染等 3. 消化系统感染：包括胃肠道感染、胆囊炎、肛周脓肿等 4. 其他：还可用于骨关节感染、皮肤软组织感染及败血症等
制剂与规格	盐酸环丙沙星片[基,保(甲)]：0.25g 盐酸环丙沙星胶囊[基,保(甲)]：0.25g 乳酸环丙沙星注射液[保(乙)]：①100ml：0.1g；②100ml：0.2g；③250ml：0.25g 注射用乳酸环丙沙星[保(乙)]：0.2g 盐酸环丙沙星栓：0.2g 乳酸环丙沙星阴道泡腾片：0.1g
用法与用量	成人： 1. 口服：①常用量，一日0.5～1.5g，分2～3次口服；②骨、关节感染，一日1～1.5g，分2～3次服，疗程不低于4～6周；③肺炎、皮肤软组织感染，一日1～1.5g，分2～3次服，疗程7～14日；④肠道感染，一日1g，分2次服，疗程5～7日；⑤伤寒，一日1.5g，分2～3次服，疗程10～14日；⑥急性单纯性下尿路感染，一日0.5g，分2次服，疗程5～7日；复杂性尿路感染，一日1g，分2次服，疗程7～14日 2. 静脉滴注：常用量，一次0.1～0.2g，每12小时1次。严重感染或铜绿假单胞菌感染可加大剂量至一次0.4g，一日2～3次
注意事项	1. 宜空腹服用 2. 患中枢神经系统疾病者（如癫痫、脑动脉硬化患者）慎用
禁忌	对环丙沙星及任何一种氟喹诺酮类药过敏的患者禁用；孕妇、哺乳期妇女及18岁以下者禁用
不良反应	胃肠道反应较为常见，可表现为腹部不适或疼痛、腹泻、恶心或呕吐；中枢神经系统反应可有头晕、头痛、嗜睡或失眠；过敏反应有皮疹、皮肤瘙痒、面部潮红、胸闷等
特殊人群用药	肝功能、肾功能不全患者：肝功能、肾功能不全患者慎用 儿童：18岁以下患者禁用 老年人：应减量给药 妊娠与哺乳期妇女：禁用
药典	USP、Eur. P.、Chin. P.
国家处方集	CNF
其他推荐依据	
■ 药品名称	左氧氟沙星 Levofloxacin
抗菌谱与适应证	用于敏感细菌引起的下列中、重度感染：①呼吸系统感染；②泌尿系统感染；③生殖系统感染：急性前列腺炎、急性附睾炎、宫腔感染、子宫附件炎、盆腔炎（疑有厌氧菌感染时

续　表

	可合用甲硝唑）；④皮肤软组织感染；⑤肠道感染；⑥败血症、粒细胞减少及免疫功能低下患者的各种感染；⑦其他感染：乳腺炎、外伤、烧伤及手术后伤口感染、腹腔感染（必要时合用甲硝唑）、胆囊炎、胆管炎、骨与关节感染以及五官科感染等
制剂与规格	左氧氟沙星片[保(甲)]：①0.1g；②0.2g；③0.5g 甲磺酸左氧氟沙星片：100mg 盐酸左氧氟沙星片：100mg 盐酸左氧氟沙星分散片：100mg 盐酸左氧氟沙星胶囊：0.1g 盐酸左氧氟沙星注射液：①2ml∶0.1g；②2ml∶0.2g[基]；③3ml∶0.3g；④100ml∶0.1g；⑤100ml∶0.2g；⑥100ml∶0.3g 左氧氟沙星注射液[保(甲)]：100ml 乳酸左氧氟沙星注射液：①100ml∶100mg；②100ml∶200mg 乳酸左氧氟沙星氯化钠注射液：100ml 甲磺酸左氧氟沙星注射液 100ml∶200mg 甲磺酸左氧氟沙星氯化钠注射液：250ml∶500mg 注射用盐酸左氧氟沙星：①100mg；②200mg
用法与用量	成人： 1. 口服：一日 300~400mg，分 2~3 次服用，如感染较重或感染病原敏感性较差者剂量可增至一日 600mg，分 3 次服用。①呼吸道感染：一次 200mg，一日 2 次；或一次 100mg，一日 3 次，疗程为 7~14 日；②急性单纯性下尿路感染：一次 100mg，一日 2 次，疗程 5~7 日；③复杂性尿路感染：一次 200mg，一日 2 次；或一次 100mg，一日 3 次，疗程 10~14 日；④细菌性前列腺炎：一次 200mg，一日 2 次，疗程 6 周 2. 静脉滴注：一次 100~200mg，一日 2 次。重度感染患者或病原菌对本药敏感性较差者，一日剂量可增至 600mg，分 2 次静脉滴注
注意事项	1. 癫痫史者、低钾血症或心肌病患者避免使用 2. 皮肤有药物过敏使者禁用本药软膏 3. 有中枢神经系统疾病史者慎用
禁忌	对左氧氟沙星及氟喹诺酮类药过敏者、妊娠及哺乳期妇女、18 岁以下儿童禁用
不良反应	胃肠道反应较为常见，可表现为腹部不适或疼痛、腹泻、恶心或呕吐；中枢神经系统反应可有头晕、头痛、嗜睡或失眠；过敏反应有皮疹、皮肤瘙痒、面部潮红、胸闷等
特殊人群用药	肝功能、肾功能不全患者：肝、肾功能受损者慎用 儿童：18 岁以下儿童禁用 老年人：应减量给药 妊娠与哺乳期妇女：禁用，妊娠安全性分级为 C 级
药典	USP、Eur. P.、Chin. P.
国家处方集	CNF
其他推荐依据	
■ 药品名称	**氟罗沙星　Fleroxacin**
抗菌谱与适应证	用于敏感菌所致的下列感染： 1. 呼吸系统感染：急性支气管炎，慢性支气管炎急性发作及肺炎等

续 表

	2. 泌尿生殖系统感染：膀胱炎、肾盂肾炎、前列腺炎、附睾炎、淋病奈瑟菌性尿道炎等 3. 消化系统感染：伤寒沙门菌感染、细菌性痢疾等 4. 其他：皮肤软组织、骨、关节、耳鼻喉、腹腔及盆腔感染
制剂与规格	氟罗沙星片：①100mg；②150mg；③200mg
用法与用量	口服。成人，一次 200mg，一日 1~2 次，一般疗程为 7~14 日。重症患者，一次 300~400mg，3~5 日后剂量减至常用量
注意事项	有中枢神经系统疾病（包括脑动脉硬化或抽搐及癫痫史）者慎用
禁忌	对本品或喹诺酮类药物过敏者禁用；妊娠、哺乳期妇女及 18 岁以下儿童禁用
不良反应	胃肠道反应较为常见，可表现为腹部不适或疼痛、腹泻、恶心呕吐、食欲缺乏等；中枢神经系统反应可有头晕、头痛、兴奋、嗜睡或失眠；变态反应有皮疹、皮肤瘙痒等
特殊人群用药	肝功能、肾功能不全患者：肝、肾功能损害者慎用 儿童：18 岁以下儿童禁用 老年人：高龄患者慎用 妊娠与哺乳期妇女：禁用
药典	Chin. P.
国家处方集	CNF
其他推荐依据	
■ 药品名称	**吉米沙星 Gemifloxacin**
抗菌谱与适应证	1. 慢性支气管炎急性发作 2. 社区获得性肺炎 3. 急性鼻窦炎
制剂与规格	甲磺酸吉米沙星片[保(乙)]：320mg
用法与用量	口服。成人：一次 320mg，一日 1 次，慢性支气管炎急性发作、社区获得性肺炎和急性鼻窦炎的疗程分别为 5 日、7 日和 5 日。不应超过推荐的剂量和疗程
注意事项	1. 以下情况慎用：QT 间期延长、心动过缓、急性心肌缺血等心脏疾病患者，葡萄糖-6-磷酸脱氢酶缺乏症患者，患中枢神经系统疾病者，未治疗的电解质紊乱（低血钾或低血镁）者 2. 用药前后及用药时应当检查或监测：全血细胞计数及白细胞分类、细菌培养及药敏试验、血药浓度监测、尿液分析
禁忌	对本品或其他氟喹诺酮类抗生素过敏者，妊娠及哺乳期妇女，18 岁以下患者禁用
不良反应	可引起头痛、眩晕等中枢神经系统反应；腹泻、恶心、腹痛、呕吐等胃肠道症状；ALT、AST 升高，皮疹等
特殊人群用药	儿童：18 岁以下患者用药的安全性及有效性未确定 妊娠与哺乳期妇女：妊娠安全性分级为 C 级；哺乳期妇女用药应权衡利弊
药典	USP
国家处方集	CNF

续　表

其他推荐依据	
■ 药品名称	洛美沙星　Lomefloxacin
抗菌谱与适应证	用于敏感菌所致的下列感染： 1. 泌尿生殖系统感染 2. 呼吸系统感染 3. 消化系统感染，包括肠炎、胆囊炎、肛周脓肿等 4. 如结膜炎、角膜炎、角膜溃疡、泪囊炎等 5. 中耳炎、外耳道炎、鼓膜炎 6. 其他：伤寒、骨和关节、皮肤软组织感染以及败血症等全身感染
制剂与规格	盐酸洛美沙星片：①0.1g；②0.2g；③0.3g；④0.4g 盐酸洛美沙星胶囊：①0.1g；②0.2g 盐酸洛美沙星注射液：①2ml：100mg；②10ml：100mg；③10ml：200mg；④100ml：200mg；⑤250ml：200mg
用法与用量	1. 口服：成人，一次400mg，一日1次；或一次300mg，一日2次。急性单纯性尿路感染，一次400mg，一日1次；单纯性淋病，一次300mg，一日2次 2. 静脉滴注：一次200mg，一日2次；尿路感染，一次100mg，每12小时1次
注意事项	1. 中枢神经系统疾病患者（包括脑动脉硬化或癫痫病史者）慎用 2. 本品每次滴注时间不少于60分钟 3. 本品可引起光敏反应 4. 当出现皮肤灼热、发红、肿胀、水疱、皮疹、瘙痒及皮炎时应停药
禁忌	对本品或其他氟喹诺酮类抗生素过敏者，妊娠及哺乳期妇女，18岁以下患者
不良反应	口服时个别患者可出现中上腹部不适、食欲缺乏、恶心、口干、轻微头痛、头晕等症状，偶可出现皮疹、皮肤瘙痒等过敏反应和心悸、胸闷等，偶有ALT、AST或尿素氮（BUN）值升高
特殊人群用药	肝功能、肾功能不全患者：肝功能不全者、肾功能减退者慎用 儿童：18岁以下患者禁用 妊娠与哺乳期妇女：禁用。妊娠安全性分级为C级
药典	USP、Eur. P.、Chin. P.
国家处方集	CNF
其他推荐依据	
■ 药品名称	莫西沙星　Moxifloxacin
抗菌谱与适应证	用于敏感菌所致的呼吸道感染，如慢性支气管炎急性发作、社区获得性肺炎（包括青霉素耐药的社区获得性肺炎）、急性鼻窦炎等。也可用于皮肤及软组织感染
制剂与规格	盐酸莫西沙星片[基,保(乙)]：0.4g 盐酸莫西沙星氯化钠注射液[保(乙)]：250ml（莫西沙星0.4g、氯化钠2.25g）
用法与用量	成人： 1. 口服：一次0.4g，一日1次。慢性支气管炎急性发作疗程为5日；急性鼻窦炎、皮肤及软组织感染的疗程为7日；社区获得性肺炎的疗程为10日

续 表

	2. 静脉滴注：推荐剂量为一次0.4g，一日1次，滴注时间为90分钟。慢性支气管炎急性发作疗程为5日；急性鼻窦炎、皮肤及软组织感染的疗程为7日；社区获得性肺炎采用序贯治疗，疗程为7~14日
注意事项	1. 避免用于QT间期延长的患者、患有低钾血症及接受Ⅰa类（如奎尼丁、普鲁卡因胺）或Ⅲ类（如胺碘酮、索托洛尔）抗心律失常药物治疗的患者 2. 转氨酶高于正常值上限5倍以上者禁用 3. 在致心律失常的条件（如严重的心动过缓或急性心肌缺血）存在时慎用 4. 有或怀疑有可导致癫痫发作或降低癫痫发作阈值的中枢神经系统疾病的患者慎用
禁忌	对莫西沙星任何成分或其他喹诺酮类或任何辅料过敏者；妊娠和哺乳期妇女；18岁以下儿童禁用
不良反应	常见腹痛、头痛、恶心、腹泻、呕吐、消化不良、肝功能实验室检查异常、眩晕等；少见乏力、口干、胃肠失调、便秘等
特殊人群用药	肝功能、肾功能不全患者：严重肝功能损害者禁用 儿童：18岁以下儿童禁用 妊娠与哺乳期妇女：禁用。妊娠安全性分级为C级
药典	USP、Eur. P.、Chin. P.
国家处方集	CNF
其他推荐依据	
■ 药品名称	帕珠沙星 pazufloxacinctam
抗菌谱与适应证	本品适用于敏感细菌引起的下列感染： 1. 慢性呼吸道疾病继发性感染，如慢性支气管炎、弥漫性细支气管炎、支气管扩张、肺气肿、肺间质纤维化、支气管哮喘、陈旧性肺结核、肺炎、肺脓肿 2. 肾盂肾炎、复杂性膀胱炎、前列腺炎 3. 烧伤创面感染，外科伤口感染 4. 胆囊炎、胆管炎、肝脓肿 5. 腹腔内脓肿、腹膜炎 6. 生殖器官感染，如子宫附件炎、子宫内膜炎、盆腔炎
制剂与规格	甲磺酸帕珠沙星注射液：①100ml：0.3g；② 100ml：0.5g
用法与用量	静脉滴注。①（100ml：0.3g）一次0.3g，一日2次，静脉滴注时间为30~60分钟，疗程为7~14天。可根据患者的年龄和病情酌情调整剂量；②（100ml：0.5g）一次0.5g，一日2次，静脉滴注时间为30~60分钟。可根据患者的年龄和病情酌情减量，如一次0.3g，一日2次。疗程为7~14天
注意事项	下列情况下慎用：支气管哮喘、皮疹、荨麻疹等过敏性疾病家族史的患者，心脏或循环系统功能异常者，有抽搐或癫痫等中枢神经系统疾病的患者，葡萄糖-6-磷酸脱氢酶缺乏患者，有休克病史者
禁忌	对帕珠沙星及喹诺酮类药物有过敏史的患者禁用
不良反应	腹泻、皮疹、恶心、呕吐，实验室检查可见ALT、AST、ALP、r-GTP升高，嗜酸性粒细胞增加等

续　表

特殊人群用药	肝功能、肾功能不全患者：肾功能不全患者慎用或调整剂量 儿童：用药的安全性尚未确立，建议儿童禁用本品 老年人：应用本品时应注意剂量 妊娠与哺乳期妇女：孕妇及有可能怀孕的妇女禁用；因药物可通过乳汁分泌，哺乳期妇女应用时应停止授乳
药典	USP、Eur. P. 、Chin. P.
国家处方集	
其他推荐依据	

第十五节　抗结核药

■ 药品名称	利福平　Rifampicin
抗菌谱与适应证	1. 与其他抗结核药联用于结核病初治与复治，包括结核性脑膜炎的治疗 2. 可与其他药物联合用于麻风、非结核分枝杆菌感染的治疗 3. 与万古霉素可联合用于耐甲氧西林金黄色葡萄球菌（MRSA）所致的感染 4. 可与红霉素合用治疗军团菌感染 5. 可用于无症状脑膜炎奈瑟菌带菌者，以消除鼻咽部脑膜炎奈瑟菌
制剂与规格	利福平片[基,保(甲)]：150mg 利福平胶囊[基,保(甲)]：①150mg；②300mg 利福平注射液[保(甲)]：5ml：0. 3g 注射用利福平[保(甲)]：①0. 15g；②0. 45g；③0. 6g
用法与用量	成人：口服。抗结核，与其他抗结核药合用，一日 450～600mg，早餐前顿服；脑膜炎奈瑟菌带菌者（无症状），成人 5mg/kg，每 12 小时 1 次，连续 2 日；其他感染，一日 600～1000mg，分 2～3 次，餐前 1 小时服用。肝功能不全者，一日不超过 8mg/kg。严重肝功能不全者禁用。老年人，一日 10mg/kg，顿服 儿童：口服。抗结核，1 个月以上患儿，一日 10～20mg/kg，顿服；新生儿，一次 5mg/kg，一日 2 次；脑膜炎奈瑟菌带菌者（无症状），1 个月以上患儿一日 10mg/kg，每 12 小时 1 次，连服 4 次
注意事项	1. 酒精中毒者慎用 2. 可能引起白细胞和血小板减少，并导致齿龈出血和感染、伤口愈合延迟等。用药期间应避免拔牙等手术，并注意口腔卫生、刷牙及剔牙。用药期间应定期检查外周血象 3. 应于餐前 1 小时或餐后 2 小时服用，最好清晨空腹一次服用，因进食影响吸收
禁忌	对本药及其他利福霉素类药物过敏者、严重肝功能不全者、胆道阻塞者、3 个月以内孕妇禁用
不良反应	1. 多见消化道反应，如厌食、恶心、呕吐、上腹部不适、腹泻等胃肠道反应，但均能耐受 2. 肝毒性为主要不良反应 3. 变态反应

续 表

特殊人群用药	肝功能、肾功能不全患者：肝功能不全者慎用，肾功能减退者不需减量 儿童：婴儿慎用，5 岁以下小儿慎用 老年人：老年患者肝功能有所减退用药应酌减 妊娠与哺乳期妇女：妊娠早期妇女禁用，妊娠中、晚期妇女应慎用，妊娠安全性分级为 C 级；哺乳期妇女慎用
药典	USP、Eur. P.、Chin. P.、Jpn. P.
国家处方集	CNF
其他推荐依据	
■ 药品名称	异烟肼 Isoniazid
抗菌谱与适应证	1. 与其他抗结核药联合用于治疗重症或不能口服给药的多型结核病，包括结核性脑膜炎以及部分非结核分枝杆菌感染 2. 单用或与其他抗结核药联合用于预防结核病
制剂与规格	异烟肼片[基,保(甲)]：①50mg；②100mg；③300mg 异烟肼注射液[基,保(甲)]：①2ml：50mg；②2ml：100mg 异福片（胶囊）0.25g 异福酰胺片（胶囊）0.45g 异烟肼/利福平片[保(甲)]：用于结核病的治疗。①利福平 150mg，异烟肼 75mg；体重<50kg，一日 3 片。②利福平 300mg，异烟肼 150mg
用法与用量	成人： 1. 口服，结核病：①预防：一日 300mg，顿服。②治疗：与其他抗结核药合用时，一日 5mg/kg，最高日剂量为 300mg。或一次 15mg/kg，最高 900mg，一周 2~3 次。③急性粟粒型肺结核、结核性脑膜炎：适当增加剂量，一日 400~600mg。④间歇疗法：一日最高剂量为 900mg 或10~15mg/kg，一周 2~3 次，用前亦可先用正规剂量 1~3 个月 2. 肌内注射，结核病：一日 5mg/kg，最高日剂量为 300mg；或一日 15mg/kg，最高 900mg，一周 2~3 次 3. 静脉滴注：一日 300~400mg，或 5~10mg/kg 儿童： 1. 口服，一日 10~20mg/kg，最高日剂量为 300mg，顿服 2. 肌内注射和静脉滴注，治疗剂量为一日 10~20mg/kg，最高日剂量为 300mg；某些严重结核病患儿，一日剂量可增加至 30mg/kg，但最高日剂量为 500mg
注意事项	1. 有精神病史者、癫痫病史者、嗜酒者慎用本品或剂量酌减 2. 如疗程中出现视神经炎症状，需立即进行眼部检查，并定期复查 3. 慢乙酰化患者较易产生不良反应，故宜用较低剂量
禁忌	对本药及乙硫异烟胺、吡嗪酰胺、烟酸及其他化学结构相关的药物过敏者，精神病患者，癫痫患者，有本药引起肝炎病史者禁用
不良反应	常用剂量的不良反应发生率低。剂量加大至 6mg/kg 时，不良反应发生率显著增加，主要为外周神经炎及肝脏毒性，加用维生素 B_6 虽可减少毒性反应，但也可影响疗效

续　表

特殊人群用药	肝功能、肾功能不全患者：有严重肾功能损害者慎用 儿童：新生儿用药时应密切观察不良反应 老年人：50 岁以上患者使用本药肝炎的发生率较高 妊娠与哺乳期妇女：本品可通过胎盘，导致胎儿血药浓度高于母体血药浓度；孕妇应用时须权衡利弊，妊娠安全性分级为 C 级。在乳汁中浓度可达 12μg/ml，与血药浓度相近，哺乳期妇女用药须权衡利弊，如需使用应暂停授乳
药典	USP、Eur. P. 、Chin. P. 、Jpn. P.
国家处方集	CNF
其他推荐依据	
■ 药品名称	利福霉素　Rifamycin
抗菌谱与适应证	1. 用于治疗结核杆菌感染 2. 用于治疗耐甲氧西林的金黄色葡萄球菌、表皮葡萄球菌的重症感染 3. 用于难治性军团菌感染的联合治疗
制剂与规格	利福霉素钠注射液[保(乙)]：5ml∶0. 25g（25 万 U，以利福霉素计）
用法与用量	成人：①静脉滴注，轻度感染，一次 500mg，用 5%葡萄糖注射液 250ml 溶解，一日 2 次；中、重度感染，一次 1000mg，一日 2 次。②静脉注射，一次 500mg，一日 2~3 次 儿童：静脉滴注，一日 10~30mg/kg，一日 2 次
注意事项	1. 胆道阻塞者、慢性酒精中毒者慎用 2. 用药期间应监测肝功能 3. 本品不宜与其他药物混合使用，以免药物析出 4. 用药后患者尿液呈红色，属于正常现象
禁忌	对本药过敏者、肝病或严重肝损害者禁用
不良反应	滴注过快时可出现暂时性巩膜或皮肤黄染；少数患者可出现一过性肝脏损害、黄疸及肾损害；其他不良反应有恶心、食欲缺乏及眩晕，偶见耳鸣及听力下降、过敏性皮炎等
特殊人群用药	肝功能、肾功能不全患者：肝功能不全者慎用，肝病或严重肝损害者禁用 妊娠与哺乳期妇女：用药应权衡利弊
药典	Eur. P.
国家处方集	CNF
其他推荐依据	
■ 药品名称	乙胺丁醇　Ethambutol
抗菌谱与适应证	1. 与其他抗结核药联合治疗结核分枝杆菌所致的肺结核和肺外结核，也适用于不能耐受链霉素注射的患者 2. 可用于治疗结核性脑膜炎及非典型结核分枝杆菌感染
制剂与规格	盐酸乙胺丁醇片[基,保(甲)]：0. 25g 盐酸乙胺丁醇胶囊[基,保(甲)]：0. 25g

续　表

用法与用量	成人：口服 1. 结核初治：①一次 0.015g/kg，一日 1 次，顿服；②一次 0.025～0.03g/kg，最高 2.5g，一周 3 次；③一次 0.05g/kg，最高 2.5g，一周 2 次 2. 结核复治：一次 0.025g/kg，一日 1 次，连续 60 日，继以一次 0.015g/kg，一日 1 次，顿服 3. 非结核分枝杆菌感染：一日 0.015～0.025g/kg，顿服 儿童：口服，13 岁以上用量与成人相同，13 岁以下不宜应用本药
注意事项	1. 痛风患者、视神经炎患者、糖尿病已发生眼底病变者慎用 2. 治疗期间应检查眼部，如视野、视力、红绿鉴别力等，以及血清尿酸浓度 3. 单用时可迅速产生耐药性，必须与其他抗结核药联合应用
禁忌	对本药过敏者、已知视神经炎患者、酒精中毒者禁用
不良反应	常见视物模糊、眼痛、红绿色盲或视力减退、视野缩小等；少见畏寒、关节肿痛等
特殊人群用药	肝功能、肾功能不全患者：肝、肾功能减退患者慎用 儿童：13 岁以下儿童禁用 老年人：老年患者因生理性肾功能减退，应按肾功能调整用量 妊娠与哺乳期妇女：妊娠安全性分级为 B 级；哺乳期妇女用药时须权衡利弊
药典	USP、Eur. P.、Chin. P.、Jpn. P.
国家处方集	CNF
其他推荐依据	
■ 药品名称	**吡嗪酰胺　Pyrazinamide**
抗菌谱与适应证	本药对人型结核杆菌有较好的抗菌作用，而对其他非结核分枝杆菌不敏感。与其他抗结核药（如链霉素、异烟肼、利福平及乙胺丁醇）联合用于治疗结核病，也可用于结核性脑膜炎
制剂与规格	吡嗪酰胺片[保(甲)]：①0.25g[基]；②0.5g 吡嗪酰胺胶囊[基,保(甲)]：0.25g
用法与用量	口服。成人：与其他抗结核药联合，一日 15～30mg/kg，顿服，或者一次 50～70mg/kg，每周 2~3 次。每日服用者最大剂量为一日 3g，每周服 2 次者最大剂量为一次 4g。亦可采用间歇给药法，一周用药 2 次，一次 50mg/kg
注意事项	糖尿病患者、痛风患者、血卟啉病患者、慢性肝病患者慎用
禁忌	对本药及乙硫异烟胺、异烟肼、烟酸或其他与本药化学机构相似的药物过敏者不宜使用，急性痛风患者、高尿酸血症患者、儿童禁用
不良反应	常见肝损害、关节痛，偶见过敏反应
特殊人群用药	肝功能、肾功能不全患者：慢性肝病及严重肝功能减退者、肾功能不全患者慎用 儿童：禁用 妊娠与哺乳期妇女：妊娠安全性分级为 C 级
药典	USP、Eur. P.、Chin. P.、Jpn. P.
国家处方集	CNF
其他推荐依据	

续 表

■ 药品名称	利福喷汀 Rifapentine
抗菌谱与适应证	1. 与其他抗结核药联合用于治疗各类型、各系统初治与复治的结核病；对骨关节结核疗效较好，但不宜用于治疗结核性脑膜炎 2. 可用于治疗非结核性分枝杆菌感染 3. 可与其他抗麻风药联合治疗麻风病 4. 也可用于对其他抗金黄色葡萄球菌抗生素耐药的重症金黄色葡萄球菌感染
制剂与规格	利福喷汀胶囊[保(甲)]：①100mg；②150mg；③200mg；④300mg
用法与用量	口服。抗结核：成人，一次 600mg，一日 1 次，空腹时用水送服（体重< 55kg 者应酌减）；一周服药1~2 次。需与其他抗结核药物联合应用，疗程 6~9 个月
注意事项	1. 嗜酒者及酒精中毒者慎用 2. 应用过程中，应经常检查血象和肝功能的变化情况 3. 应在空腹时（餐前 1 小时）用水送服；服利福平出现胃肠道刺激症状时患者可改服利福喷汀 4. 单独用于治疗结核病可能迅速产生细菌耐药性，必须与其他抗结核药合用
禁忌	对本药或其他利福霉素类抗菌药过敏者、胆道阻塞者、肝病及肝功能异常者（尤其是黄疸患者）、血细胞显著减少者、孕妇禁用
不良反应	少数病例可出现白细胞、血小板减少；AST 及 ALT 升高；皮疹、头晕、失眠等。少见胃肠道反应
特殊人群用药	儿童：5 岁以下小儿应用的安全性尚未确定 老年人：老年患者肝功能有所减退，用药量应酌减 妊娠与哺乳期妇女：孕妇禁用，妊娠安全性分级为 C 级；哺乳期妇女使用时须权衡利弊后决定，用药应暂停哺乳
药典	
国家处方集	CNF
其他推荐依据	
■ 药品名称	利福布汀 Rifabulin
抗菌谱与适应证	1. 用于耐药、复发性结核病治疗 2. 用于鸟复合型分枝杆菌（MAC）感染 3. 用于预防及治疗早期 HIV 感染患者中的 MAC 复合体疾病
制剂与规格	利福布汀胶囊[保(乙)]：150mg
用法与用量	口服。抗结核：成人，一日 150~300mg，一日 1 次。抗鸟复合型分枝杆菌：成人，一日 300mg，一日 1 次
注意事项	1. 中性粒细胞减少或血小板减少患者，肌炎或眼葡萄膜炎患者慎用 2. 胆管梗阻、慢性酒精中毒患者应适当减量
禁忌	对本药或其他利福霉素类药物过敏者、用药后出现过血小板减少性紫癜的患者禁用
不良反应	常见皮疹、胃肠道反应、中性粒细胞减少症等

续 表

特殊人群用药	肝功能、肾功能不全患者：肝功能不全患者慎用 妊娠与哺乳期妇女：慎用。妊娠初始3个月内应避免使用
药典	USP、Eur. P.
国家处方集	CNF
其他推荐依据	
■ 药品名称	对氨基水杨酸钠 Sodium Aminosalicylate
抗菌谱与适应证	适用于结核分枝杆菌所致的肺及肺外结核病。静脉滴注可用于治疗结核性脑膜炎及急性血行播散型结核病
制剂与规格	对氨水杨酸钠片[保(甲)]：0.5g 对氨水杨酸钠肠溶片[基,保(甲)]：0.5g 注射用对氨水杨酸钠[保(甲)]：①2g[基]；②4g
用法与用量	成人：①口服，结核病一日8~12g，分4次服。②静脉滴注，结核性脑膜炎及急性血行播散型结核病一日4~12g 儿童：①口服，一日0.2~0.3g/kg，分3~4次服，一日剂量不超过12g。②静脉滴注，一日0.2~0.3g/kg
注意事项	充血性心力衰竭患者、消化性溃疡患者、葡萄糖-6-磷酸脱氢酶缺乏者慎用
禁忌	对本药及其他水杨酸类药过敏者禁用
不良反应	常见食欲缺乏、恶心、呕吐、腹痛、腹泻；过敏反应有瘙痒、皮疹、药物热、哮喘、嗜酸性粒细胞增多
特殊人群用药	肝功能、肾功能不全患者：严重肝、肾功能损害者慎用 妊娠与哺乳期妇女：妊娠安全性分级为C级；哺乳期妇女使用时须权衡利弊
药典	USP
国家处方集	CNF
其他推荐依据	
■ 药品名称	帕司烟肼 Pasiniazid
抗菌谱与适应证	1. 常与其他抗结核药合用于治疗结核病 2. 可作为与结核相关手术的预防用药
制剂与规格	帕司烟肼片[保(乙)]：①100mg；②140mg 帕司烟肼胶囊[保(乙)]：100mg
用法与用量	成人：与其他抗结核药合用，一日10~20mg/kg，顿服 儿童：一日20~40mg/kg，顿服。预防：一日10~15mg/kg（按体重），顿服
注意事项	1. 精神病及癫痫患者、充血性心力衰竭患者、消化性溃疡患者、葡萄糖-6-磷酸脱氢酶缺乏者慎用 2. 用药期间应定期进行肝功能检查 3. 如疗程中出现视神经炎症状，需立即进行眼部检查，并定期复查

续　表

禁忌	对本药过敏者、曾因使用异烟肼而致肝炎的患者禁用
不良反应	偶见头晕、头痛、失眠、发热、皮疹、恶心、乏力、黄疸、外周神经炎、视神经炎及血细胞减少等不良反应发生
特殊人群用药	肝功能、肾功能不全患者：慢性肝病及肾功能不全患者慎用 儿童：12 岁以下儿童慎用 妊娠与哺乳期妇女：孕妇使用应权衡利弊；哺乳期妇女应暂停哺乳
药典	
国家处方集	CNF
其他推荐依据	
■ 药品名称	卷曲霉素　Capreomycin
抗菌谱与适应证	主要用于经一线抗结核药（如链霉素、异烟肼、利福平和乙胺丁醇等）治疗失败者，或用于因药物毒性或细菌产生耐药性而不适用上述一线抗结核药者
制剂与规格	注射用硫酸卷曲霉素[保(乙)]：①0.5g（50 万 U）；②0.75g（75 万 U）
用法与用量	肌内注射。成人，一日 1g，连用60~120 日，然后改为一次 1g，每周 2~3 次。现多推荐一次 0.75g，一日 1 次
注意事项	1. 脱水患者、听力减退者、重症肌无力患者、帕金森病患者慎用 2. 用药期间应注意检查：听力、前庭功能、肝肾功能、血钾浓度 3. 卷曲霉素单用时细菌可迅速产生耐药，故只能与其他抗菌药物联合用于结核病的治疗 4. 注射时需作深部肌内注射，注射过浅可加重疼痛并发生无菌性脓肿
禁忌	对本药过敏者、孕妇、哺乳期妇女禁用
不良反应	具有肾毒性、对第Ⅷ对脑神经有损害、有一定神经肌肉阻滞作用等
特殊人群用药	肝功能、肾功能不全患者：肾功能不全患者慎用 儿童：不推荐在儿童患者中使用 老年人：需根据肾功能调整剂量 妊娠与哺乳期妇女：禁用
药典	USP、Chin. P.
国家处方集	CNF
其他推荐依据	
■ 药品名称	丙硫异烟胺　Protionamide
抗菌谱与适应证	与其他抗结核药联合用于结核病经一线药物（如链霉素、异烟肼、利福平和乙胺丁醇）治疗无效者。本药仅对分枝杆菌有效
制剂与规格	丙硫异烟胺肠溶片[保(乙)]：100mg
用法与用量	口服 成人：与其他抗结核药合用，一次 250mg，每 8~12 小时 1 次 儿童：与其他抗结核药合用，一次 4~5mg/kg，每 8 小时 1 次

续 表

注意事项	1. 糖尿病患者、营养不良者、酗酒者、卟啉病患者慎用 2. 治疗期间须进行丙氨酸氨基转移酶、天冬氨酸氨基转移酶及眼部检查
禁忌	对本药及异烟肼、吡嗪酰胺、烟酸或其他与本化学结构相近的药物过敏者禁用
不良反应	精神忧郁、步态不稳或麻木、针刺感、烧灼感等
特殊人群用药	肝功能、肾功能不全患者：严重肝功能减退者慎用 儿童：12 岁以下儿童不宜服用 妊娠与哺乳期妇女：本药可致畸胎，孕妇禁用
药典	Jpn. P. 、Chin. P.
国家处方集	CNF
其他推荐依据	

第十六节 抗病毒药

■ 药品名称	阿德福韦酯 Adefovir Dipivoxil
适应证	用于治疗乙型肝炎病毒活动复制并伴有 ALT 或 AST 持续升高的肝功能代偿的成年慢性乙型肝炎患者
制剂与规格	阿德福韦酯片[保(乙)]：10mg
用法与用量	用法：口服，饭前或饭后均可。用量：成人（18~65 岁）推荐剂量为每日 1 片，每片 10mg
注意事项	1. 患者停止治疗会发生急性加重，停止治疗的患者应密切监测肝功能，若必要，应重新进行抗乙肝治疗 2. 使用前应进行人类免疫缺陷病毒（HIV）抗体检查。使用药物，可能出现 HIV 耐药 3. 单用核苷类似物或合用其他抗逆转录病毒药物会导致乳酸性酸中毒和严重的伴有脂肪变性的肝大，包括致命事件 4. 建议用阿德福韦酯治疗的育龄妇女要采取有效的避孕措施
禁忌	对阿德福韦酯过敏者禁用
不良反应	常见虚弱、头痛、恶心、腹痛、腹胀、腹泻和消化不良
特殊人群用药	肝功能、肾功能不全患者：肾功能不全者慎用 儿童：不宜使用本药 老年人：65 岁以上患者用药的安全及有效性尚未确定 妊娠与哺乳期妇女：妊娠安全性分级为 C 级；哺乳妇女用药期间应暂停授乳
药典	
国家处方集	CNF
其他推荐依据	

续　表

■ 药品名称	拉米夫定　Lamivudine
适应证	1. 用于乙型肝炎病毒（HBV）感染：治疗伴有 HBV 复制的慢性乙型肝炎；用于慢性肝硬化活动期 2. 与其他抗逆转录病毒药联用于治疗人类免疫缺陷病毒（HIV）感染
制剂与规格	拉米夫定片[保(乙)]：100mg
用法与用量	口服 1. 用于治疗 HBV：每日 1 次，每次 100mg。儿童剂量每日 3mg/kg 2. 艾滋病患者合并慢性乙型肝炎：剂量需加大至每日 2 次，每次 150mg；并需与其他抗 HIV 药联合应用 3. 用于治疗 HIV 感染：12 岁以上患者，一次 1 片，一日 2 次
注意事项	1. 治疗期间应对患者的临床情况及病毒学指标进行定期检查 2. 少数患者停止使用后，肝炎病情可能加重。因此如果停用，需对患者进行严密观察，若肝炎恶化，应考虑重新使用拉米夫定治疗 3. 肌酐清除率< 30ml/min 者，不建议使用。肝脏损害者不影响拉米夫定的药物代谢过程 4. 拉米夫定治疗期间不能防止患者感染他人，故应采取适当保护措施
禁忌	对拉米夫定或制剂中任何成分过敏者及妊娠早期 3 个月内的患者禁用
不良反应	常见上呼吸道感染样症状、头痛、恶心、身体不适、腹痛和腹泻，症状一般较轻并可自行缓解
特殊人群用药	肝功能、肾功能不全患者：严重肝大和肝脏脂肪变性者慎用 妊娠与哺乳期妇女：妊娠早期 3 个月内禁用；哺乳期妇女用药期间应暂停哺乳；妊娠安全性分级为 C 级
药典	USP、Eur. P.
国家处方集	CNF
其他推荐依据	
■ 药品名称	恩夫韦地　Enfuvirtide
适应证	本药为 HIV 融合抑制药，为 HIV-1 跨膜融合蛋白 gp41 内高度保守序列衍生而来的一种合成肽类物质，可防止病毒融合及进入细胞内。用于 HIV 感染，常与其他抗逆转录病毒药联用
制剂与规格	注射用恩夫韦地：每瓶内含恩夫韦肽 108mg
用法与用量	成人：恩夫韦地的推荐剂量为每次 90mg，每日 2 次。注射于上臂、前股部或腹部皮下。每次注射的部位应与前次不同，并且此部位当时没有局部注射反应 儿童：6~16 岁儿童患者，推荐剂量为一次 2mg/kg，最大剂量为一次 90mg，一日 2 次
注意事项	1. 与其他抗逆转录病毒药物一样，本品必须作为联合方案中的一部分使用 2. 对非 HIV-1 感染个体（如用于暴露后预防）使用可能会诱导产生抗恩夫韦肽抗体，可能导致抗 HIV ELISA 测试出现假阳性结果
禁忌	已知对本品或所含成分过敏的患者禁用
不良反应	注射部位轻至中度疼痛或不适，不影响日常活动。少量引起的过敏反应，包括皮疹、发热、恶心呕吐、颤抖、僵直、低血压和血清 ALT 及 AST 升高等

续 表

特殊人群用药	肝功能、肾功能不全患者：慎用 儿童：6 岁以下儿童用药的安全性及有效性尚未确定 妊娠与哺乳期妇女：妊娠安全性分级为 B 级。正在使用本品者停止母乳喂养
药典	
国家处方集	CNF
其他推荐依据	
■ 药品名称	恩曲他滨 Emtricitabine
适应证	1. 用于成人人类免疫缺陷病毒 1 型（HIV-1）感染，常与其他抗逆转录病毒药联用 2. 用于慢性乙型肝炎
制剂与规格	恩曲他滨胶囊[保(乙)]：200mg
用法与用量	口服，空腹或餐后服用。成人，一次 200mg，一日 1 次或 2 次
注意事项	心功能不全者慎用
禁忌	对本品过敏者禁用
不良反应	常见有恶心、呕吐、腹泻、嗜睡、咽炎、疲乏、无力、感染、咳嗽、鼻炎等反应
特殊人群用药	肝功能、肾功能不全患者：肾功能不全者慎用 儿童：不推荐使用 老年人：慎用 妊娠与哺乳期妇女：妊娠安全性分级为 B 级；哺乳期妇女用药期间应避免哺乳
药典	
国家处方集	CNF
其他推荐依据	
■ 药品名称	恩替卡韦 Entecavir
适应证	用于治疗病毒复制活跃、血清丙氨酸氨基转移酶（ALT）持续升高或肝脏组织学显示有活动性病变的慢性成人乙型肝炎
制剂与规格	恩替卡韦片[基,保(乙)]：0.5mg
用法与用量	口服，一次 0.5mg，一日 1 次，餐前或餐后至少 2 小时空腹服用。拉米夫定治疗时发生病毒血症或出现耐药突变者，一次 1mg，一日 1 次
注意事项	1. 有慢性乙型肝炎患者停止治疗后，出现重度急性肝炎发作的报道。应在医师的指导下改变治疗方法 2. 核苷类药物在单独或与其他抗逆转录病毒药物联合使用时，已经有乳酸型酸中毒和重度的脂肪性肝大，包括死亡病例的报道 3. 使用恩替卡韦治疗并不能降低经性接触或污染血源传播 HBV 的危险性。因此，需要采取适当的防护措施
禁忌	对恩替卡韦或制剂中任何成分过敏者禁用
不良反应	常见 ALT 升高、疲乏、眩晕、恶心、腹痛、腹部不适、肝区不适、肌痛、失眠和皮疹

续　表

特殊人群用药	肝功能、肾功能不全患者：接受肝移植者，脂肪性肝大者，肾功能损害者慎用 儿童：16 岁以下患儿用药的安全性和有效性尚未建立 妊娠与哺乳期妇女：妊娠安全性分级为 C 级；不推荐哺乳期妇女使用
药典	
国家处方集	CNF
其他推荐依据	
■ 药品名称	**替比夫定　Telbivudine**
适应证	本药用于有病毒复制证据以及有血清氨基转移酶（ALT 或 AST）持续升高或肝组织活动性病变证据的慢性乙型肝炎成人患者
制剂与规格	替比夫定片[保(乙)]：600mg
用法与用量	口服：推荐剂量为一次 600mg，一日 1 次。本品可用于有肾功能受损的慢性乙型肝炎患者。对于肌酐清除率≥50ml/min 的患者，无须调整推荐剂量。对于肌酐清除率< 50ml/min 的患者及正接受血透治疗的终末期肾病（ESRD）患者需要调整给药间隔。对于终末期肾病患者，应在血透后服用本品 替比夫定在肾功能不全患者中的给药间隔调整：肌酐清除率≥50 ml/min，600 mg，每天 1 次；肌酐清除率 30~49 ml/min，600 mg，每 48 小时 1 次；肌酐清除率< 30 ml/min（无须透析），600 mg，每 72 小时 1 次；终末期肾疾病患者，600 mg，每 96 小时 1 次
注意事项	1. 停止治疗可能发生肝炎急性加重，停止治疗时应密切监测肝功能，若必要，应重新进行抗乙肝治疗 2. 单用核苷类药物或合用其他抗逆转录病毒药物会导致乳酸性酸中毒和严重的伴有脂肪变性的肝大，包括致命事件 3. 在治疗过程中可出现肌无力、触痛或疼痛，应及时报告医师 4. 使用替比夫定治疗并不能降低经性接触或污染血源传播 HBV 的危险性，需要采取适当的防护措施 5. 服用本品期间，应当定期监测乙型肝炎生化指标、病毒学指标和血清标志物，至少每6 个月 1 次
禁忌	对替比夫定及本品的其他任何成分过敏的患者禁用
不良反应	常见恶心、腹泻、腹胀、消化不良、头晕、头痛、皮疹、血淀粉酶升高、脂肪酶升高、ALT 升高、CK 升高等
特殊人群用药	肝功能、肾功能不全患者：在肾功能障碍或潜在肾功能障碍风险的患者，使用时应调整给药间隔，并密切监测肾功能 儿童：不推荐儿童使用本药 老年人：慎用 妊娠与哺乳期妇女：妊娠安全性分级为 B 级。对妊娠妇女只有在利益大于风险时，方可使用。建议用药时停止哺乳
药典	
国家处方集	CNF
其他推荐依据	

续　表

■ 药品名称	奥司他韦　Oseltamivir
适应证	1. 用于治疗成人和1岁及以上儿童的甲型和乙型流行性感冒 2. 用于预防成人和13岁及以上青少年的甲型和乙型流行性感冒
制剂与规格	磷酸奥司他韦胶囊[基,保(乙)]：75mg
用法与用量	口服 成人和青少年（13岁以上）：①预防：推荐用量为一次75mg，一日1次。与感染者密切接触后，预防用药的时间不少于7日，流感流行期间则应为6周。②治疗：推荐用量为一次75mg，一日2次，连用5日 儿童（1岁以上）治疗用药：体重≤15kg，一次30ml，一日2次，共5日。体重23~40kg，一次60ml，一日2次，共5日。体重>40kg，一次75mg，一日2次，共5日
注意事项	1. 奥司他韦不能取代流感疫苗；其使用不应影响每年接种流感疫苗；只有在可靠的流行病学资料显示社区出现了流感病毒感染后才考虑用于治疗和预防 2. 对肌酐清除率10~30ml/min的患者，用于治疗和预防的推荐剂量应做调整。不推荐用于肌酐清除率<10ml/min的患者和严重肾衰竭需定期进行血液透析和持续腹膜透析的患者 3. 应对患者自我伤害和谵妄事件进行密切监测
禁忌	对奥司他韦及其制剂中任何成分过敏者禁用
不良反应	极少见皮肤发红、皮疹、皮炎和大疱疹、肝炎和AST及ALT升高、胰腺炎、血管性水肿、喉部水肿、支气管痉挛、面部水肿、嗜酸性粒细胞增多、白细胞减少和血尿
特殊人群用药	肝功能、肾功能不全患者：肌酐清除率（Ccr）<10ml/min或严重肾衰竭需定期血液透析或持续腹膜透析者不推荐使用，肾功能不全者（Ccr为10~30ml/min）慎用 儿童：慎用 妊娠与哺乳期妇女：妊娠安全性分级为C级；哺乳期妇女应权衡利弊后使用
药典	
国家处方集	CNF
其他推荐依据	
■ 药品名称	利巴韦林　Ribavirin
适应证	1. 主要用于呼吸道合胞病毒（RSV）引起的病毒性肺炎与支气管炎 2. 用于流感病毒感染 3. 用于皮肤疱疹病毒感染 4. 局部用于单纯疱疹病毒性角膜炎 5. 与干扰素α-2b联用，用于治疗慢性丙型肝炎
制剂与规格	利巴韦林片[保(甲)]：①20mg；②50mg；③100mg[基] 利巴韦林含片[保(甲)]：①20mg；②100mg[基] 利巴韦林分散片[基,保(甲)]：100mg 利巴韦林胶囊[保(甲)]：①100mg[基]；②150mg 利巴韦林颗粒：①50mg；②100mg；③150mg 利巴韦林泡腾颗粒：①50mg；②150mg 利巴韦林口服液：5ml：150mg 利巴韦林滴眼液[保(甲)]：0.1%（8ml：8mg）

续　表

用法与用量	口服。①体重< 65kg 成人，一次 400mg，一日 2 次；②体重 65~85kg 成人，早 400mg，晚 600mg；体重> 85kg 成人，一次 600mg，一日 2 次
注意事项	长期或大剂量服用对肝功能、血象有不良反应。有严重贫血、肝功能异常者慎用
禁忌	对本药过敏者，有心脏病史或心脏病患者，肌酐清除率< 50ml/min 的患者，有胰腺炎症状或胰腺炎患者，自身免疫性肝炎患者，活动性结核患者，地中海贫血和镰状细胞贫血患者，孕妇和可能妊娠的妇女，计划妊娠妇女的男性配偶禁用
不良反应	常见贫血、乏力等，停药后即消失。少见疲倦、头痛、失眠、食欲减退、恶心、呕吐、轻度腹泻、便秘等
特殊人群用药	肝功能、肾功能不全患者：肝、肾功能异常者慎用 老年人：不推荐使用 妊娠与哺乳期妇女：妊娠安全性分级为 X 级。孕妇及可能妊娠的妇女禁用，不推荐哺乳期妇女使用
药典	USP、Eur. P.、Chin. P.
国家处方集	CNF
其他推荐依据	
■ 药品名称	金刚烷胺　Amantadine
适应证	1. 用于原发性帕金森病，脑炎、一氧化碳中毒、老年人合并脑动脉硬化所致的帕金森叠加综合征及药物诱发的锥体外系反应 2. 也用于预防或治疗亚洲 A-Ⅱ型流感病毒引起的呼吸道感染
制剂与规格	盐酸金刚烷胺片[基,保(甲)]：100mg 盐酸金刚烷胺胶囊[保(甲)]：100mg
用法与用量	成人：口服。抗帕金森病，一次 100mg，一日 1~2 次。一日最大剂量为 400mg；抗病毒，一次 200mg，一日 1 次；或一次 100mg，每 12 小时 1 次 儿童：口服。①1~9 岁儿童，抗病毒，每 8 小时用 1.5~3.0mg/kg，或每 12 小时用 2.2~4.4mg/kg，也有推荐每 12 小时用 1.5mg/kg。一日最大量不宜超过 150mg。疗程 3~5 日，不宜超过 10 日。②9~12 岁儿童，抗病毒，每 12 小时口服 100mg。③12 岁或 12 岁以上儿童，抗病毒，同成人用量
注意事项	1. 有癫痫史、精神错乱、幻觉、充血性心力衰竭、肾功能不全、外周血管性水肿或直立性低血压的患者应在严密监护下使用 2. 治疗帕金森病时不应突然停药 3. 用药期间不宜驾驶车辆、操纵机械或高空作业 4. 每日最后一次服药时间应在下午 4 时前，以避免失眠
禁忌	对金刚烷胺过敏、新生儿和 1 岁以下婴儿、哺乳期妇女禁用
不良反应	常见眩晕、失眠和神经质，恶心、呕吐、畏食、口干、便秘
特殊人群用药	肝功能、肾功能不全患者：肾功能不全者，肝脏疾病患者慎用 老年人：慎用 妊娠与哺乳期妇女：妊娠安全性分级为 C 级；孕妇慎用；哺乳妇女禁用
药典	USP、Eur. P.、Chin. P.、Jpn. P.

续 表

国家处方集	CNF
其他推荐依据	
■ 药品名称	金刚乙胺 Rimantadine
适应证	1. 本药适用于预防成人 A 型（包括 H1N1、H2N2、H3N2）流感病毒感染 2. 本药适用于预防儿童 A 型流感病毒感染
制剂与规格	盐酸金刚乙胺片[保(乙)]：0.1g 盐酸金刚乙胺口服颗粒[保(乙)]：2g：50mg
用法与用量	成人及 10 岁以上儿童：口服。①预防：一次 100mg，一日 2 次。②治疗：一次 100mg，一日 2 次。从症状开始连续治疗约 7 日。肾功能不全时剂量：对于肾衰竭（Ccr≤10ml/min）患者，推荐剂量为一日 100mg。肝功能不全时剂量：对于严重的肝功能不全患者，推荐剂量为一日 100mg。老年人剂量：对于中老年家庭护理患者，推荐剂量为一日 100mg 儿童（10 岁以下）：口服。用于预防，5mg/kg，一日 1 次，但总量不超过 150mg
注意事项	癫痫患者慎用。金刚烷类药物可改变患者的注意力和反应性
禁忌	对金刚烷类药物过敏者及严重肝功能不全者禁用
不良反应	1. 胃肠道反应：恶心、呕吐、腹痛、食欲缺乏、腹泻 2. 神经系统障碍：神经过敏、失眠、集中力差、头晕、头痛、老年人步态失调 3. 其他：无力、口干
特殊人群用药	肝功能、肾功能不全者：慎用 儿童：本药用于 1 岁以下儿童的有效性和安全性尚不明确 老年人：慎用 妊娠与哺乳期妇女：妊娠安全性分级为 C 级；哺乳期妇女用药应权衡利弊
药典	USP
国家处方集	CNF
其他推荐依据	
■ 药品名称	伐昔洛韦 Valaciclovir
适应证	1. 主要用于带状疱疹 2. 用于治疗单纯疱疹病毒感染及预防复发，包括生殖器疱疹的初发和复发
制剂与规格	盐酸伐昔洛韦片[保(乙)]：①150mg；②300mg
用法与用量	口服给药：一次 0.3g，一日 2 次，饭前空腹服用。带状疱疹连续服药 10 日。单纯性疱疹连续服药 7 日
注意事项	1. 严重免疫功能缺陷者长期或多次应用本品治疗后可能引起单纯疱疹和带状疱疹病毒对本品耐药 2. 服药期间应给予患者充分的水，防止药物在肾小管内沉淀 3. 生殖器复发性疱疹感染以间歇短程疗法给药有效。生殖器复发性疱疹的长期疗法也不应超过 6 个月
禁忌	对本品及阿昔洛韦过敏者禁用

续　表

不良反应	偶有头晕、头痛、关节痛、恶心、呕吐、腹泻、胃部不适、食欲减退、口渴、白细胞减少、蛋白尿及尿素氮轻度升高、皮肤瘙痒等
特殊人群用药	肝功能、肾功能不全患者：慎用 儿童：2岁以下儿童禁用，2岁以上儿童慎用 老年人：老年患者由于生理性肾功能衰退，剂量与用药间期需调整 妊娠与哺乳期妇女：孕妇禁用。妊娠安全性分级为B级；哺乳妇女应慎用
药典	Chin. P.
国家处方集	CNF
其他推荐依据	
■ 药品名称	沙奎那韦　Saquinavir
适应证	与其他抗逆转录病毒药物联用，治疗HIV-1感染
制剂与规格	甲磺酸沙奎那韦片：600mg
用法与用量	口服给药：一次600mg，一日3次，饭后服用
注意事项	糖尿病或高血糖症患者，A型和B型血友病患者慎用
禁忌	对本药过敏者，严重肝功能受损者禁用
不良反应	腹泻、恶心和腹部不适
特殊人群用药	肝功能、肾功能不全患者：严重肝功能受损者禁用；中度肝功能受损者，严重肾功能不全者慎用 儿童：16岁以下患者使用本药的安全性及有效性尚不明确 老年人：60岁以上老年患者用药研究尚不充分 妊娠与哺乳期妇女：妊娠安全性分级为B级；用药妇女应暂停哺乳
药典	USP
国家处方集	CNF
其他推荐依据	
■ 药品名称	阿昔洛韦　Aciclovir
适应证	1. 单纯疱疹病毒（HSV）感染：①口服用于生殖器疱疹病毒感染初发和复发患者；对反复发作患者可用作预防。②静脉制剂用于免疫缺陷者初发和复发性皮肤黏膜HSV感染的治疗以及反复发作患者的预防；也用于单纯疱疹性脑炎的治疗。③外用可用于HSV引起的皮肤和黏膜感染 2. 带状疱疹病毒（HZV）感染：①口服用于免疫功能正常者带状疱疹和免疫缺陷轻症患者的治疗。②静脉制剂用于免疫缺陷者严重带状疱疹或免疫功能正常者弥散型带状疱疹的治疗。③外用可用于HZV引起的皮肤和黏膜感染 3. 免疫缺陷者水痘的治疗 4. 眼部疾病：①结膜下注射或全身用药（口服或静脉滴注）：用于急性视网膜坏死综合征（ARN）、视网膜脉络膜炎、HSV性葡萄膜炎。②局部用药：滴眼液或眼膏，用于HZV性角膜炎、结膜炎、眼睑皮炎及HSV性角膜炎

续 表

制剂与规格	阿昔洛韦片[保(甲)]：①100mg；②200mg[基]；③400mg 阿昔洛韦咀嚼片[保(甲)]：①400mg；②800mg 阿昔洛韦胶囊[保(甲)]：①100mg；②200mg[基] 注射用阿昔洛韦[保(乙)]：①250mg；②500mg 阿昔洛韦氯化钠注射液：①100ml（阿昔洛韦 100mg、氯化钠 900mg）；②250ml（阿昔洛韦 250mg、氯化钠 2. 25g） 阿昔洛韦眼膏[保(甲)]：2g：60mg 阿昔洛韦滴眼液[基,保(甲)]：8ml：8mg
用法与用量	口服给药： 1. 急性带状疱疹：①片剂、分散片、咀嚼片：一次 200~800mg，每 4 小时 1 次，一日 5 次，连用 7~10 日。②缓释片：一次 1600mg，每 8 小时 1 次，连用 10 日 2. 生殖器疱疹： （1）初发：①片剂、分散片、咀嚼片：一次 200mg，每 4 小时 1 次，一日 5 次，连用 10 日。②缓释片、缓释胶囊：一次 400mg，每 8 小时 1 次，连用 10 日 （2）慢性复发：①片剂、分散片、咀嚼片：一次 200~400mg，一日 2 次，持续治疗 4~6 个月或 12 个月，然后进行再评价。根据再评价结果，选择一次 200mg，一日 3 次，或一次 200mg、一日 5 次的治疗方案。在症状初期，可及时给予间歇性治疗：一次 200mg，每 4 小时 1 次，一日 5 次，连用 5 日以上。②缓释片、缓释胶囊：一次200~400mg，一日 3 次，持续治疗6~12 个月，然后进行再评价。根据再评价结果，选择适宜的治疗方案 3. 水痘：①片剂、分散片、咀嚼片：一次 800mg，一日 4 次，连用 5 日。②缓释片：一次 1600mg，一日 2 次，连用 5 日 静脉滴注：一日最大剂量为 30mg/kg 1. 重症生殖器疱疹初治：一次 5mg/kg，每 8 小时 1 次，共 5 日 2. 免疫缺陷者皮肤黏膜单纯疱疹或严重带状疱疹：一次 5~10mg/kg，每 8 小时 1 次，滴注 1 小时以上，共 7~10 日 3. 单纯疱疹性脑炎：一次 10mg/kg，每 8 小时 1 次，共 10 日 4. 急性视网膜坏死综合征：一次 5~10mg/kg，每 8 小时 1 次，滴注 1 小时以上，连用 7~10 日，然后改为口服给药，一次 800mg，一日 5 次，连续用药 6~14 周
注意事项	1. 对本品不能耐受者，精神异常或对细胞毒性药出现精神反应者（因静脉应用本药易产生精神症状），脱水者慎用 2. 宜缓慢静脉滴注，以避免本品在肾小管内沉淀，导致肾功能损害，并应防止药液漏至血管外，以免引起疼痛及静脉炎
禁忌	对阿昔洛韦过敏者禁用
不良反应	常见注射部位的炎症或静脉炎、皮肤瘙痒或荨麻疹、皮疹、发热、轻度头痛、恶心、呕吐、腹泻、蛋白尿、血液尿素氮和血清肌酐值升高、肝功能异常如 AST、ALT、碱性磷酸酶、乳酸脱氢酶、总胆红素轻度升高等
特殊人群用药	肝功能、肾功能不全者：慎用 儿童：儿童用药尚未发现特殊不良反应，但仍应慎用 老年人：无充分的研究资料表明对 65 岁以上老人用药和年轻人用药有明显不同，但老年人用药仍应谨慎 妊娠与哺乳期妇女：能通过胎盘，孕妇用药应权衡利弊，妊娠安全性分级为 B 级；哺乳妇女用药应权衡利弊

续　表

药典	USP、Eur. P.、Chin. P.
国家处方集	CNF
其他推荐依据	
■ 药品名称	泛昔洛韦　Famciclovir
适应证	用于治疗带状疱疹和原发性生殖器疱疹
制剂与规格	泛昔洛韦片[保(乙)]：①125mg；②250mg 泛昔洛韦胶囊[保(乙)]：125mg
用法与用量	口服给药：一次 250mg，每 8 小时 1 次。治疗带状疱疹的疗程为 7 日，治疗急性原发性生殖器疱疹的疗程为 5 日
注意事项	乏昔洛韦不能治愈生殖器疱疹，是否能够防止疾病传播尚不清楚
禁忌	对泛昔洛韦及喷昔洛韦过敏者禁用
不良反应	常见头痛、恶心。此外尚可见头晕、失眠、嗜睡、感觉异常、腹泻、腹痛、消化不良、疲劳、发热、寒战、皮疹、皮肤瘙痒等
特殊人群用药	肝功能、肾功能不全患者：肾功能不全者慎用 儿童：不推荐使用 老年人：需注意调整剂量 妊娠与哺乳期妇女：本药的妊娠安全性分级为 B 级；哺乳期妇女用药时应暂停哺乳
药典	Chin. P.
国家处方集	CNF
其他推荐依据	
■ 药品名称	喷昔洛韦　Penciclovir
适应证	用于口唇及面部单纯疱疹、生殖器疱疹等
制剂与规格	喷昔洛韦乳膏[保(乙)]：①2g : 20mg；②5g : 50mg；③10g : 100mg 注射用喷昔洛韦：250mg
用法与用量	局部给药：外涂患处，一日 4~5 次，应尽早（有先兆或损害出现时）开始治疗 静脉滴注：一次 5mg/kg，每 12 小时 1 次
注意事项	1. 仅用静脉滴注给药，且应缓慢（1 小时以上），防止局部浓度过高，引起疼痛及炎症 2. 溶液配制后应立即使用，不能冷藏，用剩溶液应废弃，稀释药液时出现白色浑浊或结晶则不能使用 3. 软膏不用于黏膜，因刺激作用，勿用于眼内及眼周
禁忌	对喷昔洛韦及泛昔洛韦过敏者禁用
不良反应	注射后可见头痛、头晕、肌酐清除率少量增加，血压轻度下降等。外用时偶见头痛、用药局部灼热感、疼痛、瘙痒等

续 表

特殊人群用药	儿童：12 岁以下儿童用药的安全性和有效性尚未确立 妊娠与哺乳期妇女：妊娠安全性分级为 B 级
药典	
国家处方集	CNF
其他推荐依据	
■ 药品名称	**更昔洛韦 Ganciclovir**
适应证	1. 主要用于免疫缺陷患者（包括艾滋病患者）并发巨细胞病毒（CMV）视网膜炎的诱导期和维持期治疗 2. 也用于接受器官移植的患者预防 CMV 感染 3. 用于单纯疱疹病毒性角膜炎
制剂与规格	更昔洛韦胶囊[保(乙)]：250mg 更昔洛韦注射液[保(乙)]：①10ml：500mg；②5ml：250mg 注射用更昔洛韦[保(乙)]：①50mg[基]；②150mg[基]；③250mg[基]；④500mg 更昔洛韦滴眼液：8ml：8mg 更昔洛韦眼膏：2g：20mg 更昔洛韦眼用凝胶[保(乙)]：5g：7.5mg
用法与用量	静脉滴注： 1. 治疗 CMV 视网膜炎：①初始剂量：5mg/kg，每 12 小时 1 次，连用 14~21 日。②维持剂量：5mg/kg，一日 1 次，一周 5 日；或 6mg/kg，一日 1 次，一周 5 日 2. 预防器官移植受者的 CMV 感染：①初始剂量：5mg/kg，每 12 小时 1 次，连用 7~14 日。②维持剂量：5mg/kg，一日 1 次，一周 7 日；或 6mg/kg，一日 1 次，一周 5 日 口服： 1. CMV 视网膜炎的维持治疗：在诱导治疗后，推荐维持量为一次 1000mg，一日 3 次。也可在非睡眠时一次服 500mg，每 3 小时 1 次，一日 6 次。维持治疗时若 CMV 视网膜炎有发展，则应重新进行诱导治疗 2. 晚期 HIV 感染患者 CMV 感染的预防：预防剂量为一次 1000mg，一日 3 次 3. 器官移植受者 CMV 感染的预防：预防剂量为一次 1000mg，一日 3 次。用药疗程根据免疫抑制的时间和程度确定。经眼给药：一次 1 滴，一日 4 次，疗程 3 周
注意事项	1. 本品可引起中性粒细胞减少、血小板减少，并易引起出血和感染，用药期间应注意口腔卫生 2. 用药期间应每 2 周进行血清肌酐或肌酐清除率的测定
禁忌	对本药或阿昔洛韦过敏者，严重中性粒细胞减少（$<0.5\times10^9/L$）或严重血小板减少（$<25\times10^9/L$）的患者禁用
不良反应	1. 常见的为骨髓抑制 2. 可出现中枢神经系统症状，如精神异常、紧张、震颤等 3. 可出现皮疹、瘙痒、药物热、头痛、头晕、呼吸困难等
特殊人群用药	儿童：由于本药有致癌和影响生殖能力的远期毒性，在儿童中静脉或口服使用本药应充分权衡利弊后再决定是否用药 妊娠与哺乳期妇女：孕妇应充分权衡利弊后再决定是否用药。妊娠安全性分级为 C 级；哺乳妇女在用药期间应停止授乳

续　表

药典	USP、Chin. P.
国家处方集	CNF
其他推荐依据	
■ 药品名称	碘苷　Idoxuridine
适应证	用于治疗带状疱疹病毒感染、单纯疱疹性角膜炎和牛痘病毒性角膜炎
制剂与规格	碘苷滴眼液：①8ml：8mg；②10ml：10mg
用法与用量	经眼给药：滴于患侧结膜囊内，一次 1~2 滴，每 1~2 小时 1 次
注意事项	1. 碘苷对单纯疱疹病毒Ⅱ型感染无效 2. 可与睫状肌麻痹药、抗生素及肾上腺皮质激素合用。激素能促使病毒感染扩散，故禁用于浅层角膜炎，但可用于基质性角膜炎、角膜水肿或虹膜炎
禁忌	眼外科手术创伤愈合期，对本药及碘制剂过敏的患者禁用
不良反应	有畏光、局部充血、水肿、痒或疼痛等不良反应；也可发生过敏反应眼睑水肿。长期滴用，可引起接触性皮炎、点状角膜病变、滤泡性结膜炎、泪点闭塞等
特殊人群用药	儿童：儿童用药尚缺乏资料，一般不用于婴幼儿 妊娠与哺乳期妇女：孕妇不宜使用；哺乳期妇女不宜使用
药典	USP、Eur. P.、Chin. P.、Jpn. P.
国家处方集	CNF
其他推荐依据	
■ 药品名称	阿糖腺苷　Vidarabine
适应证	用于治疗疱疹病毒感染所致的口炎、皮疹、脑炎及巨细胞病毒感染
制剂与规格	注射用阿糖腺苷：200mg 注射用单磷酸阿糖腺苷：①100mg；②200mg
用法与用量	肌内注射或缓慢静脉注射。成人，一次 5~10mg/kg（按体重），一日 1 次
注意事项	如注射部位疼痛，必要时可加盐酸利多卡因注射液解除疼痛症状
禁忌	妊娠与哺乳期妇女禁用
不良反应	可见注射部位疼痛
特殊人群用药	肝功能、肾功能不全患者：慎用 妊娠与哺乳期妇女：孕妇禁用。妊娠安全性分级为 C 级；哺乳妇女禁用
药典	USP
国家处方集	CNF
其他推荐依据	

续　表

■ 药品名称	酞丁安　Ftibamzone
适应证	1. 用于各型沙眼 2. 用于单纯疱疹、带状疱疹 3. 用于尖锐湿疣、扁平疣 4. 用于浅部真菌感染，如体癣、股癣、手足癣等
制剂与规格	酞丁安滴眼液：0.1%（8ml：8mg） 酞丁安搽剂：5ml：25mg 酞丁安软膏：①10g：100mg；②10g：300mg
用法与用量	1. 经眼给药：摇匀后滴眼，一次1滴，一日2~4次 2. 局部给药：①单纯疱疹、带状疱疹，涂于患处，一日3次；②尖锐湿疣、扁平疣，涂于患处，一日3次；③浅部真菌感染，涂于患处，早晚各1次，体癣、股癣连用3周，手足癣连用4周
注意事项	1. 软膏剂、搽剂使用时注意勿入口内和眼内 2. 涂布部位有灼烧感、瘙痒、红肿等，应停止用药，洗净
禁忌	对制剂药品中任何成分过敏者禁用
不良反应	少数病例有局部瘙痒刺激反应，如皮肤红斑、丘疹及刺痒感
特殊人群用药	儿童：儿童用药尚缺乏资料，一般不用于婴幼儿 妊娠与哺乳期妇女：哺乳期妇女不宜使用；孕妇禁用，育龄妇女慎用
药典	
国家处方集	CNF
其他推荐依据	
■ 药品名称	膦甲酸钠　Foscarnet Sodium
适应证	1. 主要用于免疫缺陷者（如艾滋病患者）的巨细胞病毒性视网膜炎 2. 免疫功能损害患者耐阿昔洛韦单纯疱疹病毒性皮肤黏膜感染
制剂与规格	膦甲酸钠注射液[保(乙)]：①100ml：2.4g；②250ml：3g；③250m：6g；④500ml：6g 膦甲酸钠氯化钠注射液[保(乙)]：①100ml：2.4g；②250ml：3g 膦甲酸钠乳膏：①5g：150mg；②10g：300mg
用法与用量	静脉滴注 1. 艾滋病患者巨细胞病毒性视网膜炎：①诱导期，推荐初始剂量60mg/kg，每8小时1次，连用2~3周，视治疗后的效果而定，也可每12小时90mg/kg；②维持期，维持剂量一日90~120mg/kg，滴注时间不得少于2小时。如患者在维持期视网膜炎症状加重时，应仍恢复诱导期剂量 2. 艾滋病患者巨细胞病毒性鼻炎：初始剂量60mg/kg，每8小时1次，滴注时间至少1小时，连用2~3周。根据患者肾功能和耐受程度调整剂量和给药时间。维持量一日90~120mg/kg，滴注2小时 3. 耐阿昔洛韦的皮肤黏膜单纯疱疹病毒感染和带状疱疹病毒感染：推荐剂量一次40mg/kg，每8小时（或12小时）1次，滴注时间不得少于1小时，连用2~3周或直至治愈。外用：耐阿昔洛韦的皮肤黏膜单纯疱疹病毒感染：乳膏，一日3~4次，连用5日为一疗程

续 表

注意事项	1. 用药期间必须密切监测肾功能，根据肾功能情况调整剂量 2. 不能与其他肾毒性药物同时使用，不能与喷他脒联合静脉滴注，以免发生低钙血症 3. 注射剂避免与皮肤、眼接触，若不慎接触，应立即用清水洗净 4. 乳膏剂严格限用于免疫功能损害患者耐阿昔洛韦的单纯疱疹病毒性皮肤、黏膜感染
禁忌	对膦甲酸钠过敏者禁用
不良反应	肾功能损害、电解质紊乱、惊厥、贫血或血红蛋白降低、注射部位静脉炎、生殖泌尿道刺激症状或溃疡等
特殊人群用药	肝功能、肾功能不全患者：肌酐清除率< 0.4ml/min 者（以 kg 计）禁用。肝肾功能不全者慎用 儿童：用药应权衡利弊 老年人：老年患者的肾小球滤过率下降，故用药前及用药期间应检查肾功能 妊娠与哺乳期妇女：妊娠安全性分级为 C 级；哺乳期妇女用药期间应暂停哺乳
药典	Eur. P.
国家处方集	CNF
其他推荐依据	

第十七节 抗真菌药

■ 药品名称	两性霉素 B　Amphotericin B
抗菌谱与适应证	1. 用于治疗隐球菌病、北美芽生菌病、播散性念珠菌病、球孢子菌病、组织胞质菌病 2. 用于治疗由毛霉菌、根霉属、犁头霉菌属、内胞霉属和蛙粪霉属等所致的毛霉病 3. 用于治疗由申克孢子丝菌引起的孢子丝菌病 4. 用于治疗由烟曲菌所致的曲菌病 5. 外用制剂适用于着色真菌病、烧伤后皮肤真菌感染、呼吸道念珠菌、曲菌或隐球菌感染、真菌性角膜溃疡
制剂与规格	注射用两性霉素 B[基,保(甲)]：①5mg（5000U）；②25mg（2.5 万 U）；③50mg（5 万 U） 注射用两性霉素 B 脂质体[保(乙)]：①2mg（2000U）；②10mg（1 万 U）；③50mg（5 万 U）；④100mg（10 万 U）
用法与用量	1. 静脉滴注：①起始剂量为 1~5mg 或按体重一次 0.02~0.10mg/kg，以后根据患者耐受情况每日或隔日增加 5mg，当增加至一次 0.6~0.7mg/kg 时即可暂停增加剂量。②最高单次剂量不超过 1mg/kg，每日或隔 1~2 日给药 1 次，总累积量 1.5~3.0g，疗程 1~3 个月，视患者病情也可延长至 6 个月。治疗鼻脑毛霉病时，累积治疗量至少 3~4g，治疗白色念珠菌感染，疗程总量约为 1g；治疗隐球菌脑膜炎，疗程总量约为 3g。③对敏感真菌所致的感染宜采用较小剂量，即一次 20~30mg，疗程也宜较长 2. 鞘内注射：对隐球菌脑膜炎，除静脉滴注外尚需鞘内给药。首次剂量为 0.05~0.10mg，以后逐渐增至一次 0.5mg，最大量一次不超过 1mg，每周 2~3 次，总量 15mg 左右 3. 雾化吸入：5~10mg，一日分 2 次喷雾，疗程 1 个月

续 表

	两性霉素 B 脂质体：静脉注射，起始剂量一日 0.1mg/kg，如无不良反应，第 2 日开始增加一日 0.25～0.50mg/kg，剂量逐日递增至维持剂量一日 1～3mg/kg。输液速度以不大于 0.15mg/ml 为宜
注意事项	1. 治疗期间定期严密随访血、尿常规，肝肾功能，血钾，心电图等，如血尿素氮或血肌酐明显升高时，则需减量或暂停治疗，直至肾功能回复 2. 为减少不良反应，给药前可给非类固醇抗炎药和抗组胺药 3. 本品宜缓慢避光滴注，每剂滴注时间至少 6 小时 4. 药液静脉滴注时应避免外漏，因其可致局部刺激
禁忌	对两性霉素 B 过敏及严重肝病患者禁用
不良反应	1. 静脉滴注过程中或静脉滴注后发生寒战、高热、严重头痛、食欲缺乏、恶心、呕吐，有时可出现血压下降、眩晕等 2. 几乎所有患者在疗程中均可出现不同程度的肾功能损害，尿中可出现红细胞、白细胞、蛋白和管型、血尿素氮和肌酐增高，肌酐清除率降低，也可引起肾小管性酸中毒 3. 低钾血症 4. 血液系统毒性反应有正常红细胞性贫血，偶有白细胞或血小板减少
特殊人群用药	肝功能、肾功能不全患者：肝病患者，肾功能损害者慎用。严重肝病患者禁用 老年人：减量慎用 妊娠与哺乳期妇女：妊娠安全性分级为 B 级。哺乳期妇女应避免应用本药或用药时暂停哺乳
药典	USP、Eur. P.、Chin. P.、Jpn. P.
国家处方集	CNF
其他推荐依据	
■ 药品名称	**氟康唑 Fluconazol**
抗菌谱与适应证	1. 念珠菌病：①全身性念珠菌病：如念珠菌败血症、播散性念珠菌病及其他非浅表性念珠菌感染等，包括腹膜、心内膜、肺部、尿路的感染；②黏膜念珠菌病：包括口咽部及食管感染、非侵入性肺及支气管感染、念珠菌尿症等；③阴道念珠菌病 2. 隐球菌病：用于治疗脑膜以外的新型隐球菌病；也用于两性霉素 B 与氟胞嘧啶联用初治后的维持治疗 3. 皮肤真菌病：如体癣、手癣、足癣、头癣、指（趾）甲癣、花斑癣等，还可用于皮肤着色真菌病 4. 用于真菌感染所引起的睑缘炎、结膜炎、角膜炎等 5. 预防真菌感染的发生，常见于恶性肿瘤、免疫抑制、骨髓移植、接受细胞毒类药化疗或放疗等患者 6. 球孢子菌病、芽生菌病、组织胞质菌病等
制剂与规格	氟康唑片[保(甲)]：①50mg[基]；②100mg[基]；③150mg；④200mg 氟康唑胶囊[保(甲)]：①50mg[基]；②100mg[基]；③150mg 氟康唑注射液[保(乙)]：①50ml：100mg；②100ml：200mg[基]

续　表

用法与用量	静脉滴注 1. 念珠菌败血症、播散性念珠菌病及其他非浅表性念珠菌感染：常用剂量为第 1 日 400mg，以后一日 200mg。根据临床症状，可将日剂量增至 400mg 2. 口咽部念珠菌病：常用剂量为一次 50mg，一日 1 次，连用 7～14 日 3. 食管感染、非侵入性肺及支气管感染、念珠菌尿症等：剂量为一次 50mg，一日 1 次，连用 14～30 日。对异常难以治愈的黏膜念珠菌感染，剂量可增至一次 100mg，一日 1 次 4. 阴道念珠菌病：单剂 150mg 5. 隐球菌性脑膜炎及其他部位隐球菌感染：常用剂量为第 1 日 400mg，以后一日 200～400mg，疗程根据临床症状而定，但对隐球菌性脑膜炎，疗程至少为 6～8 周。为防止艾滋病患者的隐球菌性脑膜炎的复发，在完成基本疗程治疗后，可继续给予维持量，一日 200mg 6. 预防真菌感染（如恶性肿瘤患者等）：患者在接受化疗或放疗时，一次 50mg，一日 1 次
注意事项	1. 需定期监测肝肾功能，用于肝肾功能减退者需减量应用 2. 在免疫缺陷者中的长期预防用药，已导致念珠菌属等对氟康唑等吡咯类抗真菌药耐药性的增加，应避免无指征预防用药 3. 与肝毒性药物合用、需服用氟康唑 2 周以上或接受多倍于常用剂量的本品时，可使肝毒性的发生率增高，需严密观察
禁忌	对氟康唑或其他吡咯类药物有过敏史者禁用
不良反应	1. 常见恶心、呕吐、腹痛或腹泻等 2. 过敏反应，可表现为皮疹，偶可发生严重的剥脱性皮炎、渗出性多形红斑 3. 肝毒性，治疗过程中可发生轻度一过性 AST 及 ALT 升高 4. 可见头晕、头痛
特殊人群用药	肝功能、肾功能不全患者：肝、肾功能损害者慎用 儿童：本药对小儿的影响缺乏充足的研究资料，用药需谨慎 妊娠与哺乳期妇女：孕妇用药须权衡利弊。妊娠安全性分级为 C 级；不推荐哺乳期妇女使用
药典	USP、Chin. P.
国家处方集	CNF
其他推荐依据	
■ 药品名称	**伊曲康唑　Itraconazole**
抗菌谱与适应证	1. 注射液：用于全身性真菌感染，如曲霉病、念珠菌病、隐球菌病（包括隐球菌性脑膜炎）、组织胞质菌病、孢子丝菌病、巴西副球孢子菌病、芽生菌病和其他多种少见的全身性或热带真菌病。用于口腔、咽部、食管、阴道念珠菌感染以及真菌性结膜炎、真菌性角膜炎 2. 胶囊剂：适用于治疗肺部及肺外芽生菌病；组织胞质菌病，包括慢性空洞性肺部疾病和非脑膜组织胞质菌病，以及不能耐受两性霉素 B 或两性霉素 B 治疗无效的肺部或肺外曲霉病。浅部真菌感染，如手足癣、体癣、股癣、花斑癣等。口腔、咽部、食管、阴道念珠菌感染，以及真菌性结膜炎、真菌性角膜炎。用于皮肤癣菌和/或酵母菌所致甲真菌病 3. 口服液：适用于粒细胞缺乏患者怀疑真菌感染的经验治疗，口咽部和食管念珠菌病的治疗 4. 静脉注射液：适用于粒细胞缺乏患者怀疑真菌感染的经验治疗，还适用于治疗肺部及肺外芽生菌病；组织胞质菌病，包括慢性空洞性肺部疾病和非脑膜组织胞质菌病；以及不能耐受两性霉素 B 或两性霉素 B 治疗无效的肺部或肺外曲霉病

续 表

制剂与规格	伊曲康唑胶囊[基,保(乙)]：100mg 伊曲康唑口服液[基,保(乙)]：150ml∶1.5g 伊曲康唑注射液[基,保(乙)]：25ml∶250mg
用法与用量	口服 1. 体癣、股癣：一日100mg，疗程15日；手足癣：一次200mg，一日2次，疗程7日，或一日100mg，疗程30日 2. 花斑癣：一次200mg，一日1次，疗程7日 3. 甲真菌病：①冲击疗法：一次200mg，一日2次，连服1周。指（趾）甲感染分别需要2个和3个冲击疗程，每个疗程间隔3周。②连续治疗：一次200mg，一日1次，连用3个月 4. 真菌性角膜炎：一次200mg，一日1次，疗程21日 5. 曲霉病：一次200mg，一日1次，疗程2~5个月；对侵袭性或播散性感染者，可增加剂量至一次200mg，一日2次 6. 念珠菌病：①常用量一次100~200mg，一日1次，疗程3周至7个月；②口腔念珠菌病：一次100mg，一日1次，疗程15日；③念珠菌性阴道炎：一次200mg，一日1次，疗程3日 7. 非隐球菌性脑膜炎：一次200mg，一日1次，疗程2个月至1年 8. 隐球菌性脑膜炎：一次200mg，一日2次，疗程2个月至1年。维持量一日1次
注意事项	1. 对持续用药超过1个月者，及治疗过程中出现畏食、恶心、呕吐、疲劳、腹痛或尿色加深的患者，建议检查肝功能。如出现异常，应停止用药 2. 发生神经系统症状时应终止治疗 3. 对有充血性心力衰竭危险因素的患者，应谨慎用药，并严密监测
禁忌	1. 禁用于已知对伊曲康唑及辅料过敏的患者 2. 注射液禁用于不能注射0.9%氯化钠注射液的患者 3. 注射液禁用于肾功能损伤患者肌酐清除率<30ml/min者 4. 禁止与特非那定、阿司咪唑、咪唑斯汀、西沙比利、多非利特、奎尼丁等合作
不良反应	1. 常见畏食、恶心、腹痛和便秘 2. 已有潜在病理改变并同时接受多种药物治疗的大多数患者，长疗程治疗时可见低钾血症、水肿、肝炎和脱发等症状
特殊人群用药	肝功能、肾功能不全患者：肝功能、肾功能不全者，肝酶升高、活动性肝病或有其他药物所致肝毒性史者不宜使用本药 儿童：用药应权衡利弊 老年人：慎用 妊娠与哺乳期妇女：孕妇用药应权衡利弊。本药的妊娠安全性分级为C级；哺乳期妇女用药应权衡利弊
药典	Eur. P.
国家处方集	CNF
其他推荐依据	
■ 药品名称	伏立康唑　Voriconazole
抗菌谱与适应证	1. 侵袭性曲霉病 2. 对氟康唑耐药的念珠菌（包括克柔念珠菌）引起的严重侵袭性感染 3. 由足放线病菌属和镰刀菌属引起的严重感染

续 表

	4. 非中性粒细胞减少患者的念珠菌血症 5. 应主要用于治疗免疫功能减退患者的进展性、可能威胁生命的感染
制剂与规格	伏立康唑薄膜衣片[保(乙)]：①50mg；②200mg 伏立康唑干混悬剂：40mg/ml 注射用伏立康唑[保(乙)]：200mg
用法与用量	1. 口服 患者体重≥40kg：①用药第1日给予负荷剂量：一次400mg，每12小时1次；②开始用药24小时后给予维持剂量：一次200mg，一日2次 患者体重<40kg：①用药第1日给予负荷剂量：一次200mg，每12小时1次；②开始用药24小时后给予维持剂量：一次100mg，一日2次 2. 静脉给药 用药第1日给予负荷剂量：一次6mg/kg，每12小时1次 开始用药24小时后给予维持剂量：一次4mg/kg，一日2次 如果患者不能耐受维持剂量，可减为一次3mg/kg，一日2次
注意事项	1. 治疗前或治疗期间应监测血电解质，如有电解质紊乱应及时纠正 2. 连续治疗超过28日者，需监测视觉功能 3. 片剂应在餐后或餐前至少1小时服用，其中含有乳糖成分，先天性的半乳糖不能耐受者、Lapp乳糖酶缺乏或葡萄糖-半乳糖吸收障碍者不宜应用片剂 4. 在治疗中患者出现皮疹需严密观察，如皮损进一步加重则需停药。用药期间应避免强烈的、直接的阳光照射
禁忌	已知对伏立康唑或任何一种赋形剂有过敏史者、孕妇禁用
不良反应	常见视觉障碍、发热、皮疹、恶心、呕吐、腹泻、头痛、败血症、外周性水肿、腹痛及呼吸功能紊乱、肝功能试验值增高
特殊人群用药	肝功能、肾功能不全患者：严重肝功能减退患者慎用 儿童：12岁以下儿童的用药安全性和有效性尚未建立 妊娠与哺乳期妇女：孕妇用药应权衡利弊。妊娠安全性分级为D级。哺乳期妇女用药应权衡利弊
药典	
国家处方集	CNF
其他推荐依据	
■ 药品名称	**卡泊芬净 Caspofungin**
抗菌谱与适应证	1. 用于对其他药物治疗无效或不能耐受的侵袭性曲霉菌病 2. 用于念珠菌所致的食管炎、菌血症、腹腔内脓肿、腹膜炎及胸膜腔感染 3. 用于考虑系真菌感染引起的发热、中性粒细胞减少患者的经验治疗
制剂与规格	注射用醋酸卡泊芬净[基,保(乙)]：①50mg；②70mg
用法与用量	静脉滴注：首日给予单次70mg的负荷剂量；之后给予一日50mg的维持剂量。对疗效欠佳且对本药耐受较好的患者，可将维持剂量加至一日70mg
注意事项	与环孢素同时使用，需权衡利弊

续　表

禁忌	对本品任何成分过敏者、哺乳期及妊娠期妇女禁用
不良反应	常见发热、头痛、腹痛、疼痛、恶心、腹泻、呕吐、AST 升高、ALT 升高、贫血、静脉炎/血栓性静脉炎。静脉输注并发症、皮肤皮疹、瘙痒等
特殊人群用药	肝功能、肾功能不全患者：肝功能不全或肝脏疾病患者，肾功能不全患者慎用 儿童：不推荐 18 岁以下的患者使用本药 妊娠与哺乳期妇女：除非必要，孕妇不得使用本药。妊娠安全性分级为 C 级；用药期间不宜哺乳
药典	
国家处方集	CNF
其他推荐依据	
■ 药品名称	米卡芬净　Micafungin
抗菌谱与适应证	由曲霉菌和念珠菌引起的下列感染：真菌血症、呼吸道真菌病、胃肠道真菌病
制剂与规格	注射用米卡芬净钠[保(乙)]：50mg
用法与用量	静脉给药：成人，一次 50～150mg，一日 1 次，严重或难治性患者，可增加至一日 300mg。切勿使用注射用水溶解本品。剂量增加至一日 300mg 用以治疗严重或难治性感染的安全性尚未完全确立。体重为 50kg 或以下的患者，一日剂量不应超过 6mg/kg
注意事项	1. 可能出现肝功能异常或黄疸，应严密监测患者的肝功能 2. 溶解本品时勿用力摇晃输液袋，因易起泡，且泡沫不易消失 3. 本品在光线下可慢慢分解，给药时应避免阳光直射
禁忌	禁用于对本品任何成分有过敏史的患者
不良反应	1. 血液学异常：中性粒细胞减少症、血小板减少或溶血性贫血 2. 可能发生休克、过敏样反应 3. 可能出现肝功能异常或黄疸 4. 可能发生严重的肾功能不全如急性肾衰竭
特殊人群用药	儿童：儿童静脉使用本药的安全性和有效性尚未建立 妊娠与哺乳期妇女：妊娠安全性分级为 C 级；哺乳妇女用药需权衡利弊
药典	
国家处方集	CNF
其他推荐依据	
■ 药品名称	特比萘芬　Terbinafine
抗菌谱与适应证	1. 口服给药：①由毛癣菌、小孢子菌和絮状表皮癣菌等所致皮肤、头发和指（趾）甲的感染；由念珠菌所致皮肤酵母菌感染；②多种癣病，如体癣、股癣、手癣、足癣和头癣等；③由丝状真菌引起的甲癣 2. 局部给药：由皮肤真菌、酵母菌及其他真菌所致体癣、股癣、手癣、足癣、头癣、花斑癣

续　表

制剂与规格	盐酸特比萘芬片[保(乙)]：①125mg；②250mg 特比萘芬乳膏：①1g：10mg（1%）；②10g：100mg（1%） 盐酸特比萘芬软膏[保(乙)]：①10g：100mg；②15g：150mg 特比萘芬溶液剂：30ml：300mg（1%） 盐酸特比萘芬搽剂：15ml：150mg 盐酸特比萘芬喷雾剂：15ml：150mg 盐酸特比萘芬散：10g：100mg
用法与用量	1. 口服：一次125mg~250mg，一日1次。疗程视感染程度及不同的临床应用而定：体、股癣2~4周；手、足癣2~6周；皮肤念珠菌病2~4周；头癣4周；甲癣6~12周 2. 局部给药：涂（或喷）于患处及其外周。①乳膏、搽剂、散剂：一日1~2次。一般疗程：体癣、股癣1~2周；花斑癣2周；足癣2~4周。②溶液剂：用于体癣、股癣，一日2次，连用1~2周；用于手癣、足癣、花斑癣，一日2次，连用2~4周。③喷雾剂：一日2~3次，1~2周为一疗程，喷于患处
注意事项	1. 口服对花斑癣无效 2. 使用过程中如出现不良反应症状，应停止用药 3. 软膏、凝胶及擦剂仅供局部皮肤使用皮肤涂敷后，可不必包扎。不宜用于开放性伤口，不能用于眼内，避免接触鼻、口腔及其他黏膜
禁忌	对特比萘芬或萘替芬及本药制剂中其他成分过敏者禁用
不良反应	1. 最常见胃肠道症状（腹满感、食欲减退、恶心、轻度腹痛及腹泻）或轻型的皮肤反应（皮疹、荨麻疹等） 2. 个别严重的有皮肤反应病例，如Stevens-Johnson综合征、中毒性表皮坏死松解症
特殊人群用药	肝功能、肾功能不全患者：肝功能、肾功能不全者慎用；严重肝功能、肾功能不全者禁用 儿童：不推荐用于2岁以下的儿童 老年人：适当调整给药剂量 妊娠与哺乳期妇女：孕妇用药应权衡利弊。本药的妊娠安全性分级为B级；哺乳期妇女用药期间应暂停哺乳
药典	Eur. P.
国家处方集	CNF
其他推荐依据	
■ 药品名称	氟胞嘧啶　Flucytosine
抗菌谱与适应证	用于治疗念珠菌属心内膜炎、隐球菌属脑膜炎、念珠菌属或隐球菌属真菌败血症、肺部感染和尿路感染
制剂与规格	氟胞嘧啶片[保(乙)]：①250mg；②500mg 氟胞嘧啶注射液[保(乙)]：250ml：2.5g
用法与用量	1. 口服：一次1000~1500mg，一日4次，用药疗程为数周至数月。为避免或减少恶心、呕吐，一次服药时间持续15分钟 2. 静脉注射：一日50~150mg/kg，分2~3次给药 3. 静脉滴注：一日100~150mg/kg，分2~3次给药，静脉滴注速度为4~10ml/min

续 表

注意事项	1. 单用氟胞嘧啶在短期内可产生真菌对本品的耐药菌株。治疗播散性真菌病时通常与两性霉素 B 联合应用 2. 骨髓抑制、血液系统疾病或同时接受骨髓移植药物者慎用 3. 用药期间应检查外周血象、肝肾功能，肾功能减退者需监测血药浓度
禁忌	对本品过敏者禁用
不良反应	1. 可致恶心、呕吐、畏食、腹痛、腹泻等胃肠道反应 2. 皮疹、嗜酸性粒细胞增多等变态反应 3. 可发生肝毒性反应，一般表现为 ALT 及 AST 一过性升高，偶见血清胆红素升高 4. 可致白细胞或血小板减少，偶可发生全血细胞减少，骨髓抑制和再生障碍性贫血
特殊人群用药	肝功能、肾功能不全患者：肝、肾功能损害者，尤其是同时应用两性霉素 B 或其他肾毒性药物时慎用；严重肝功能、肾功能不全者禁用 儿童：不宜使用 老年人：需减量 妊娠与哺乳期妇女：孕妇用药应权衡利弊。妊娠安全性分级为 C 级；哺乳期妇女用药应暂停哺乳
药典	USP、Eur. P. 、Chin. P. 、Jpn. P.
国家处方集	CNF
其他推荐依据	
■ 药品名称	**制霉菌素　Nystatin**
抗菌谱与适应证	用于念珠菌属引起的消化道、口腔、阴道、皮肤等念珠菌感染
制剂与规格	制霉菌素片：①10 万 U；②25 万 U；③50 万 U 制霉菌素阴道片：10 万 U 制霉菌素阴道泡腾片：10 万 U 制霉菌素阴道栓：10 万 U 制霉菌素口含片：10 万 U 制霉菌素软膏：①1g∶10 万 U；②1g∶20 万 U
用法与用量	1. 口服：①消化道念珠菌病：一次（50～100）万 U，一日 3 次，连用 7～10 日。小儿按体重一日（5～10）万 U/kg。②口腔念珠菌病：取适量糊剂涂抹，2～3 小时一次；口含片一次 1～2 片，一日 3 次。 2. 外用：皮肤念珠菌病，应用软膏，一日1～2 次，一次 1～2g 或适量涂抹于患处 3. 阴道给药：①阴道片或栓剂：阴道念珠菌病，一次 10 万 U，一日 1～2 次。②阴道泡腾片：一次 10 万 U，一日 1～2 次，置于阴道深处，疗程 2 周或更久
注意事项	1. 本品对全身真菌感染无治疗作用 2. 本品混悬剂在室温中不稳定，临用前宜新鲜配制并于短期用完
禁忌	对本品过敏者禁用
不良反应	只服较大剂量时可发生腹泻、恶心、呕吐和上腹疼痛等消化道反应，减量或停药后迅速消失。局部应用可引起过敏性接触性皮炎
特殊人群用药	儿童：5 岁以下儿童慎用 妊娠与哺乳期妇女：妊娠安全性分级为 C 级。孕妇慎用；哺乳期妇女慎用

续　表

药典	USP、Eur. P.、Jpn. P.
国家处方集	CNF
其他推荐依据	

药品名称索引（汉英对照）

E

F

J

K

L

S

T

W

X

Y

Z

名词缩略语

γ-GT	血清-谷氨酰转移酶
ADE	药品不良事件
ADR	药品不良反应
ALT	丙氨酸转氨酶
ANA	抗核抗体
ARN	急性视网膜坏死综合征
AST	天冬氨酸转氨酶
BNF	英国国家处方集
BP	英国药典（未特殊标明系指 2010 版）
BPC	英国药方集
BSA	体表面积
CF	亚叶酸钙
Chin. P.	中国药典
CNF	中国国家处方集（2020 版）
CIOMS	国际医学科学组织委员会
CMV	巨细胞病毒
CNB	安钠咖
CRP	C 反应蛋白
CT	电子计算机 X 射线断层扫描技术
dsDNA	双链 DNA
ENA	抗可溶性抗原
Eur. P.	欧洲药典（2008 版及补充本 6.1~6.8）
FDA	食品和药物管理局
Fr. P.	法国药典（1982 版及 2003 现版）
G-6-PD	葡萄糖-6-磷酸脱氢酶
GHB	γ-羟丁酸
HAART	高活性的抗逆转录病毒治疗
HBV	乙型肝炎病毒
HIV	人类免疫缺陷病毒
HSV	单纯疱疹病毒
HZV	带状疱疹病毒
Int. P.	国际药典（第 4 版及 2008 补充本 1）
It. P.	意大利药典（2002 版）
Jpn. P.	日本药典（2006 版及补充本 1）
ICD	国际代码标识符
MAC	鸟复合型分枝杆菌
MHRA	英国药品和健康产品管理局
MRI	磁共振成像
NAPA	N-乙酰卡尼
PM	慢性代谢
Pol. P.	波兰药典（2002 版及补充本 2005）
PPI	质子泵抑制药
QT	间期
RF	原核生物蛋白质合成的终止因子
RSV	呼吸道合胞病毒
$t_{1/2}$	半衰期
USNF	美国国家处方集（2010 及补充本 1）
USP	美国药典（2006 版及补充本 1）
Viet. P.	越南药典（2002 版）

参考文献

[1] AMAGAI M, IKEDA S, SHIMIZU H, et al. A randomized double-blind trial of intravenous immunoglobulin for pemphigus [J] . J Am Acad Dermatol, 2009, 60 (4): 595-603.

[2] AMARIA RN, MENZIES AM, BURTON EM, et al. Neoadjuvant systemic therapy in melanoma: recommendations of the International Neoadjuvant Melanoma Consortium [J] . Lancet Oncol, 2019, 20 (7): e378-e389.

[3] ARMSTRONG AW, READ C. Pathophysiology, Clinical Presentation, and Treatment of Psoriasis: AReview [J] . JAMA, 2020, 323 (19): 1945-1960.

[4] BENOLDI D, MIRIZZI S, ZUCCHI A J, et al. Prevention of post-herpetic neuralgia. Evaluation of treatment with oral prednisone, oral acyclovir, and radiotherapy [J] . Int J Dermatol, 1991, 30 (4): 288.

[5] BOHAN A, PETER JB. Polymyositis and dermatomyositis (parts 1 and 2) [J] . NEngl J Med, 1975, 292 (8): 344-347, 403-407.

[6] COHEN JI, BRUNELL PA, STRAUS SE, et al. Recent advances in varicella-zoster virusinfection [J] . Ann Intern Med, 1999, 130 (11): 922.

[7] DEDEE F M, SANDRA P, PASCAL J, et al. Diagnosis and management of pemphigus: Recommendations of an international panel of experts [J] . J Am Acad Dermatol, 2020, 82 (3): 575.

[8] DENTON CP, HUGHES M, GAK N, et al. BSR and BHPR guideline for the treatment of systemic sclerosis [J] . Rheumatology (oxford), 2016, 55 (10): 1906-1010.

[9] DWORKIN RH, BARBANO RL, TYRING SK, et al. A randomized, placebo-controlled trial of oxycodone and of gabapentin for acute pain in herpes zoster [J] . Pain, 2009, 142 (3): 209-217.

[10] DWORKIN RH, JOHNSON RW, BREUER J, et al. Recommendations for the management of herpes zoster [J] . Clin Infect Dis, 2007, 44 Suppl 1: S1.

[11] ESMANN V, GEIL JP, KROON SJ, et al. Prednisolone does not prevent post-herpetic neuralgia [J] . Lancet, 1987, 2 (8551): 126.

[12] GUDU T, GOSSEC L. Quality of life in psoriatic arthritis [J] . Expert Rev Clin Immunol, 2018, 14 (5): 405-417.

[13] HAK AE, de PAEPE B, de BLEECKER JL, et al. Dermatomyositis and polymyositis: new treatment targets on the horizon [J] . Neth J Med, 2011, 69 (10): 410-421.

[14] HARPER JC. Use of Oral contraceptives for management of acne vulgaris: practical considerations in real world practice [J] . Dermatol Clin, 2016, 34 (2): 159-165.

[15] HE L, ZHANG D, ZHOU M, et al. Corticosteroids for preventing postherpetic neuralgia [J] . Cochrane Database Syst Rev, 2008 (1): CD005582.

[16] KOSMADAKI M, KATSAMBAS A. Topical treatments for acne [J] . Clin Dermatol, 2017, 35 (2): 173-178.

[17] KOWAL-BIELECKA O, FRANSEN J, AVOUAC J, et al. Update of EULAR recommendations for the treatment of systemic sclerosis [J] . Ann Rheum Dis, 2017, 76 (8): 1327-1339.

[18] LAYTON AM. Top ten list of clinical pearls in the treatment of acne vulgaris [J] . Dermatol

Clin, 2016, 34 (2): 147-157.

[19] LUNDBERG IE, TJARNLUND A, BOTTAI M, et al. 2017 European League Against Rheumatism/American College of Rheumatology Classification Criteria for Adult and Juvenile Idiopathic Inflammatory Myopathies and Their Major Subgroups [J]. Arthritis Rheumatol, 2017, 69 (12): 2271-2282.

[20] MAHMOOD F, COATES LC, HELLIWELL PS. Current concepts and unmet needs in psoriatic arthritis [J]. Clin Rheumatol, 2018, 37 (2): 297-305.

[21] MCARDLE A, PENNINGTON S, FITZGERALD O. Clinical Features of Psoriatic Arthritis: a Comprehensive Review of Unmet Clinical Needs [J]. Clin Rev Allergy Immunol, 2018, 55 (3): 271-294.

[22] MILLER GG, DUMMER JS. Herpes simplex and varicella zoster viruses: forgotten but notgone [J]. Am J Transplant, 2007, 7 (4): 741.

[23] NCCN Clinical Practice Guidelines in Oncology: Basal Cell Skin Cancer (2020. V1) (2019-11-24). https://www.nccn.org.

[24] PELLAR R E, POPE J E. Evidence-based management of systemic sclerosis: navigating recommendations and guidelines [J]. Semin Arthritis Rheum, 2017, 46 (6): 767-774.

[25] PERIS K, FARGNOLI MC, GARBE C, et al. Diagnosis and treatment of basal cell carcinoma: European consensus-based interdisciplinary guidelines [J]. Eur J Cancer, 2019, 118: 10-34.

[26] POWELL RJ, LEECH SC, TILL S, et al. BSACI guideline for the management of chronic urticaria and angioedema [J]. Clin Exp Allergy, 2015, 45 (3): 547-565.

[27] RITCHLIN CT, COLBERT RA, GLADMAN DD. Psoriatic Arthritis [J]. N Engl J Med, 2017, 376 (10): 957-970.

[28] Sontheimer RD. The management of dermatomyositis: current treatment options [J]. Expert Opin Pharmacother, 2004, 5 (5): 1083-1099.

[29] TYRING S, BARBARASH RA, NAHLIK JE, et al. Famciclovir for the treatment of acute herpes zoster: effects on acute disease and postherpetic neuralgia. A randomized, double-blind, placebo-controlled trial. Collaborative Famciclovir Herpes Zoster Study Group [J]. Ann Intern Med, 1995, 123 (2): 89.

[30] TYRING SK, BEUTNER KR, TUCKER BA, et al. Antiviral therapy for herpes zoster: randomized, controlled clinical trial of valacyclovir and famciclovir therapy in immunocompetent patients 50 years and older [J]. Arch Fam Med, 2000, 9 (9): 863-869.

[31] Van den BOSCH F, COATES L. Clinical management of psoriatic arthritis [J]. Lancet, 2018, 391 (10136): 2285-2294.

[32] van den HOOGEN F, KHANNA D, FRANSEN J, et al. 2013 classification criteria for systemic sclerosis: an American college of rheumatology/European league against rheumatism collaborative initiative [J]. Ann Rheum Dis, 2013, 72 (11): 1747-1755.

[33] WHITLEY RJ, WEISS H, GNANN JW Jr, et al. Acyclovir with and without prednisone for the treatment of herpes zoster. A randomized, placebo-controlled trial. The National Institute of Allergy and Infectious Diseases Collaborative Antiviral Study Group [J]. Ann Intern Med, 1996, 125 (5): 376.

[34] WOOD MJ, JOHNSON RW, McKENDRICK MW, et al. A randomized trial of acyclovir for 7 days or 21 days with and without prednisolone for treatment of acute herpes zoster [J]. N Engl J Med, 1994, 330 (13): 896.

[35] WOOD MJ, KAY R, DWORKIN RH, et al. Oral acyclovir therapy accelerates pain resolution in patients with herpes zoster: a meta-analysis of placebo-controlled trials [J]. Clin Infect Dis,

1996, 22 (2): 341.
[36] World health organization. Global Report on Psoriasis [R]. Geneva: WHO, 2016.
[37] ZUBERBIER T, ABERER W, ASERO R, et al. The EAACI/GA (2) LEN/EDF/WAO Guideline for the definition, classification, diagnosis, and management of urticaria: the 2013 revision and update [J]. Allergy, 2014, 69 (7): 868-887.
[38] 2015年美国疾病控制中心性传播疾病诊断和治疗指南 [J]. 中国全科医学, 2015, 18 (26-29).
[39] 陈三静, 高迎霞. 23例特应性皮炎中重度病人的护理 [J]. 全科护理, 2018, 16 (26): 3282-3283.
[40] 崔爽, 王涛, 张春燕. 抗MDA5抗体阳性皮肌炎患者的护理 [J]. 护理学杂志, 2019, 34 (21): 36-38.
[41] 代强, 孙充洲, 王帅道, 等. 皮肤恶性黑色素瘤的治疗进展 [J]. 医学综述, 2020, 26 (15): 2982-2985, 2991.
[42] 韩铭明. 加强心理护理对带状疱疹后遗神经痛患者的影响 [J]. 河南中医, 2018, 38 (3): 484-486.
[43] 寇慧玲, 王元元, 唐文. 医护一体化对老年基底细胞癌患者治疗效果的影响 [J]. 护理实践与研究, 2016, 13 (23): 96-98.
[44] 乐文蔚, 费敏, 沈歆霓. 整体护理在硬皮病治疗中的应用 [J]. 临床医药文献杂志, 2016, 3 (28): 5652-5654.
[45] 李艳阳, 王强, 李铁男. 薄芝糖肽治疗合并慢性肾功能不全代偿期的带状疱疹疗效观察 [J]. 中国中西医结合皮肤性病学杂志, 2010, 9 (6): 382-382.
[46] 林静. 恶性黑色素瘤手术的护理实践 [J]. 医药前沿, 2019, 9 (28): 169-170.
[47] 皮肤和肢端恶性黑色素瘤的外科治疗规范中国专家共识1.0 [J]. 中华肿瘤杂志, 2020, 42 (2): 81-93.
[48] 孙武燕. 舒适护理在带状疱疹护理中的实施效果分析 [J]. 皮肤病与性病, 2020, 42 (4): 593-594.
[49] 田晶, 马琳. 特应性皮炎的基础护理 [J]. 中国医学文摘 (皮肤科学), 2016 (2): 195-200.
[50] 王侠生, 廖康煌. 杨国亮皮肤病学 [M]. 上海: 上海科学技术文献出版社, 2005.
[51] 王侠生, 徐金华, 张学军. 现代皮肤病学 [M]. 2版. 上海: 上海大学出版社, 2020.
[52] 杨雪, 邹和建. 硬皮病治疗研究进展及治疗指南演变 [J]. 药学进展, 2019, 43 (4): 261-268.
[53] 杨雪圆, 闫小宁, 蔡宛灵. 中药治疗硬皮病用药规律的文献分析 [J]. 风湿病与关节炎, 2019, 8 (4): 31-34.
[54] 医政医管局. 抗菌药物临床应用指导原则 (2015年版) [EB/OL]. 国卫办医发〔2015〕43号 (2015-07-24). http: //www. nhc. gov. cn/ewebeditor/uploadfile/2015/09/20150928170007470.
[55] 张建宏, 范建中, 彭楠. 紫外线治疗带状疱疹的临床观察 [J]. 中国康复, 2005, 20 (2): 87-88.
[56] 赵辨. 中国临床皮肤病学 [M]. 2版. 南京: 江苏科学技术出版社, 2017.
[57] 郑志忠. 难治性风湿病 [M]. 上海: 上海科学技术出版社, 2007.
[58] 中国痤疮治疗指南专家组. 中国痤疮治疗指南 (2019) [J]. 临床皮肤科杂志, 2019, 48 (9): 583-588.
[59] 中国疾病预防控制中心性病控制中心, 中华医学会皮肤性病学分会, 中国医师协会皮肤科医师分会. 性传播疾病临床诊疗与防治指南 [M]. 上海: 上海科学技术出版社, 2014.
[60] 中国临床肿瘤学会指南工作委员会. 中国临床肿瘤学会 (CSCO) 黑色素瘤诊疗指南

2019［M］．北京：人民卫生出版社，2019.
［61］中国医疗保健国际交流促进会皮肤科分会．寻常型天疱疮诊断和治疗专家建议（2020）［J］．中华皮肤科杂志，2020，53（1）：1.
［62］中国医师协会皮肤科医师分会过敏性疾病专业委员会．斑贴试验临床应用专家共识（2020修订版）［J］．中华皮肤科杂志，2020，53（4）：239-243.
［63］中国中西医结合学会皮肤性病专业委员会色素病学组．白癜风诊疗专家共识（2014版）［J］．中华皮肤科杂志，2014，47（1）：69.
［64］中华医学会．临床技术操作规范·皮肤病与性病分册［M］．北京：人民军医出版社，2006.
［65］中华医学会．临床诊疗指南·皮肤病与性病分册［M］．北京：人民卫生出版社，2006.
［66］中华医学会儿科学分会免疫学组．幼年皮肌炎诊治建议（讨论稿）［C］．2011年全国儿科风湿性疾病诊治专题研讨会论文汇编，西安．
［67］中华医学会风湿病学分会．多发性肌炎和皮肌炎诊断及治疗指南［J］．中华风湿病学杂志，2010，14（12）：828，831.
［68］中华医学会风湿病学分会．系统性硬化病诊断及治疗指南［J］．中华风湿病学杂志，2011，15（4）：256-259.
［69］中华医学会皮肤性病学分会，中国医师协会皮肤科医师分会，中国中西医结合学会皮肤性病专业委员会．中国银屑病生物治疗专家共识（2019）［J］．中华皮肤科杂志，2019，52（12）：863-871.
［70］中华医学会皮肤性病学分会，中国中西医结合学会皮肤性病专业委员会，中国医师协会皮肤科医师分会．中国甲真菌病诊疗指南（2015年版）［J］．中国真菌学杂志，2015，10（2）：118-125.
［71］中华医学会皮肤性病学分会免疫学组，特应性皮炎协作研究中心．中国特应性皮炎诊疗指南（2020版）［J］．中华皮肤科杂志，2020，53（2）：81-88.
［72］中华医学会皮肤性病学分会免疫学组．中国湿疹诊疗指南（2011版）［J］．中华皮肤科杂志，2011，44（1）：5-6.
［73］中华医学会皮肤性病学分会免疫学组．中国荨麻疹诊疗指南（2014版）［J］．中华皮肤科杂志，2014，47（7）：514-516.
［74］中华医学会皮肤性病学分会荨麻疹研究中心．中国荨麻疹诊疗指南（2018版）［J］．中华皮肤科杂志，2019，52（1）：1-5.
［75］中华医学会皮肤性病学分会银屑病专业委员会．中国银屑病诊疗指南（2018完整版）［J］．中华皮肤科杂志，2019，52（10）：667-710.
［76］中华中医药学会皮肤科分会．泛发性脓疱型银屑病中药治疗专家共识（2019）［J］．中国中西医结合皮肤性病学杂志，2019，18（2）：177-179.
［77］中华中医药学会皮肤科分会．湿疹（湿疮）中医诊疗专家共识（2016年）［J］．中国中西医结合皮肤性病学杂志，2018，17（2）：89-91.
［78］周沛华，刘梦．红蓝光配合药物治疗带状疱疹42例疗效观察［J］．皮肤病与性病，2016，38（3）：234.
［79］国家药典委员会．中国药典［M］．北京：中国医药科技出版社，2020.
［80］厚生大臣津岛雄二．韩国抗生物质医药品基准（韩抗基）［M］．厚生省．1990.
［81］美国药典委员会．美国药典［M］．37版．克罗维尔：美国药典会展有限公司，2013.
［82］欧洲药典委员会．欧洲药典［M］．8版．斯特拉斯堡：欧洲药品质量管理局，2010.
［83］厚生省．日本抗生物质医药品基准（日抗基）［M］．东京都：厚生省，1998.
［84］日本药局方编辑委员会．日本药典［M］．16版．东京都：日本厚生省，2011.
［85］世界卫生组织专家委员会．国际药典［M］．日内瓦：世界卫生组织，2011.

[86] 希恩. C. 斯威曼（Sean C Sweetman），编. 李大魁，金有豫，汤光，等译. 马丁代尔大药典[M]. 北京：化学工业出版社，2008.
[87] 中国国家处方集编委会. 中国国家处方集（化学药品与生物制品卷）[M]. 北京：科学出版社，2020.

致读者

本系列图书中介绍的药物剂量和用法是编委专家根据当前医疗观点和临床经验并参考本书附录中的相关文献资料慎重制订的，并与通用标准保持一致，编校人员也尽了最大努力来保证书中所推荐药物剂量的准确性。但是，必须强调的是，临床医师开出的每一个医嘱都必须以自己的理论知识、临床实践为基础，以高度的责任心对患者负责。本书列举的药物用法和用量主要供临床医师作参考，并且主要是针对诊断明确的疾病的典型患者。读者在选用药物时，还应该认真研读药品说明书中所列出的该药品的适应证、禁忌证、用法、用量、不良反应等，并参考《中华人民共和国药典》《中国国家处方集》等权威著作为据。此书仅为参考，我社不对使用此书所造成的医疗后果负责。

中国协和医科大学出版社

《临床路径治疗药物释义》专家组